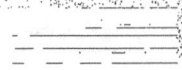

GYNÉCOLOGIE MÉDICALE

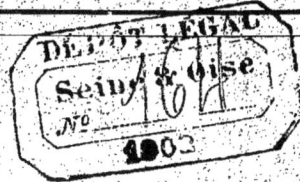

TRAITEMENT MÉDICAL

DES

MALADIES DES FEMMES

PAR

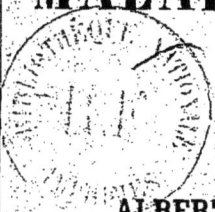

ALBERT ROBIN	PAUL DALCHÉ
DE L'ACADÉMIE DE MÉDECINE	MÉDECIN DE L'HOPITAL DE LA PITIÉ

DEUXIÈME ÉDITION

PARIS

J. RUEFF, ÉDITEUR

106, BOULEVARD SAINT-GERMAIN, 106

1902

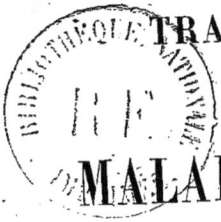

TRAITEMENT MÉDICAL

DES

MALADIES DES FEMMES

CORBEIL. — IMPRIMERIE ÉD. CRÉTÉ.

TRAITEMENT MÉDICAL

DES

MALADIES DES FEMMES

PAR

ALBERT ROBIN | **PAUL DALCHÉ**
DE L'ACADÉMIE DE MÉDECINE | MÉDECIN DES HOPITAUX

DEUXIÈME ÉDITION

Revue et augmentée

PARIS

J. RUEFF, ÉDITEUR

106, BOULEVARD SAINT-GERMAIN, 106

—

1902

PRÉFACE

Ce livre s'adresse aux étudiants et aux praticiens.

Tout médecin, à notre époque, doit connaître la gynécologie au même titre que les autres branches de la pathologie.

Les immenses progrès de la chirurgie dans le traitement des affections gynécologiques donnent aujourd'hui le droit d'intervenir d'une façon que ne soupçonnaient pas nos prédécesseurs et que sont venus justifier de merveilleux résultats.

Mais l'intervention sanglante, si utile et même indispensable pour de nombreux cas, est-elle l'inévitable aboutissant de la plupart, sinon de toutes les maladies des femmes, et devons-nous considérer qu'elle soit l'unique ressource dont puisse disposer l'art de soulager et de guérir ?

Nous ne le pensons pas.

Bien des troubles de la matrice et de ses annexes trouvent leur cause hors de la sphère génitale ; d'autres, d'une origine utéro-ovarienne indiscutable, sont exagérés par l'altération de systèmes étrangers à l'appareil sexuel, altération dont ces troubles subissent les effets. Le traitement de l'état général domine alors les indications thérapeutiques ou vient compléter le traitement local.

Par des soins minutieux, le médecin peut rendre les plus grands services à nombre de malades, et souvent il leur évitera de graves opérations; mais sans perdre en hésitations un temps précieux, il doit savoir aussi leur imposer une intervention chirurgicale dès que celle-ci devient nécessaire.

En gynécologie, le rôle de la thérapeutique médicale demeure
considérable, et c'est parce qu'il paraît avoir été obscurci dans
ces dernières années, que nous avons tenu à le mettre de nouveau en relief. Nous ne nous dissimulons pas que cette tentative
soulèvera des protestations et sera peut-être qualifiée de rétrograde; mais un esprit impartial reconnaîtra que le traitement de
toutes les maladies des femmes ne rentre pas dans le domaine
exclusif de la chirurgie, et que le médecin dispose de moyens
d'action beaucoup trop négligés.

Dans la rédaction de cet ouvrage, toute la partie plus spécialement gynécologique et la séméiologie des fausses utérines
appartiennent à Paul Dalché, Albert Robin a écrit les chapitres plus généraux relatifs au diagnostic et au traitement des
fausses utérines, ainsi qu'au traitement hydro-minéral.

Albert Robin   Paul Dalché

Juillet 1900.

PRÉFACE

DE LA SECONDE ÉDITION

L'accueil si favorable fait par le public médical à cet ouvrage dont la première édition, avec deux tirages, a été épuisée en moins d'une année, nous a montré qu'il venait à son heure, et que la *Gynécologie médicale* a conquis de nouveau son droit de cité dans la pathologie. Le médecin, aussi bien que le chirurgien, doit connaître les maladies des femmes et apporter à leur étude le tribut de ses connaissances personnelles et des moyens thérapeutiques dont il dispose. En pratique, la médecine et la chirurgie s'aident et se complètent pour faire le diagnostic et fixer le traitement de ces maladies.

Afin de combler les lacunes qu'une expérience plus étendue nous a fait apercevoir dans notre travail, nous en avons complété plusieurs chapitres. Les hémorrhagies de la puberté, la thérapeutique de certaines métrorrhagies, les troubles généraux de la ménopause surtout sont présentés avec beaucoup plus de développements.

Cette deuxième édition contient en outre deux chapitres tout à fait nouveaux : le traitement médical de la congestion utérine, et des considérations sur les applications de l'eau en gynécologie.

Mais nous ne nous faisons pas d'illusions ; le sujet que nous avons entrepris de traiter est si vaste que nous aurons longtemps encore à le creuser avant d'en atteindre les limites. Mais nous serions amplement récompensés de nos efforts si nous étions parvenus à convaincre nos confrères que la médecine peut reprendre en pathologie génitale tous les droits qu'elle avait perdus.

ALBERT ROBIN   PAUL DALCHÉ

Paris, Novembre 1901.

GYNÉCOLOGIE MÉDICALE

PREMIÈRE PARTIE

LES FAUSSES UTÉRINES

CHAPITRE PREMIER

ÉTIOLOGIE ET PATHOGÉNIE GÉNÉRALES
DES FAUSSES UTÉRINES

I

Introduction.

Des femmes très alarmées viennent parfois nous consulter pour des affections imaginaires de la matrice. Impressionnées par un exposé complaisant de maladies graves suivies ou non de grandes opérations, elles se persuadent que des accidents redoutables les menacent. Et cependant nous trouvons leurs organes génitaux sains, leur état général parfait. — *Ce sont des fausses utérines.*

D'autres femmes basent leurs craintes, moins chimériques, sur un symptôme réel, métrorrhagie, dysménorrhée, leucorrhée, douleur, etc. — L'examen le plus minutieux ne nous révèle aucune altération de leur système génital; rien de ce côté n'est anormal et nous pouvons leur affirmer que le symptôme inquiétant relève d'une affection générale ou n'est que le retentissement de troubles d'un organe éloigné : métrorrhagie hépatique ou cardiaque, dysménorrhée nerveuse, aménorrhée diabétique, etc., ou bien souffrances réelles qu'elles localisent à tort dans la matrice et dont le véritable siège se trouve dans une région voisine, fissure à l'anus, polype du rectum, etc. — *Ce sont encore des fausses utérines.*

1

Enfin, très nombreuses sont les malades qui, portant une lésion de la matrice ou des annexes, souffrent en même temps dans un autre appareil. Dyspepsie, entéroptose, rein déplacé, lithiase biliaire ou urinaire, mêlent leurs manifestations à celles de la métrite ou de la salpingite. Dans ce complexus, il est fort difficile de faire la part exacte de tous les éléments étiologiques ; non seulement ils s'enchevêtrent, mais ils retentissent l'un sur l'autre, et si notre traitement s'adresse seulement à l'utérus, il reste inefficace ou incomplet. Les patientes continuent à se plaindre, elles rechutent, disent-elles, pour une bonne part de leurs maux. — En effet, *elles rentrent aussi dans la classe des fausses utérines*.

Le sujet que nous abordons n'est pas nouveau, notre époque ne doit pas même prétendre à le sortir de l'oubli ; car, sous les formes les plus diverses, il s'est bien souvent trouvé un auteur pour signaler des influences lointaines qui agissent sur les organes génitaux de la femme. Hippocrate avait déjà remarqué que les fièvres gastriques favorisaient l'apparition des métrorrhagies. Toute l'ancienne médecine est encombrée par l'histoire des troubles menstruels d'origine sympathique, vermineuse, bilieuse (1), intestinale. La rate, le poumon, le cœur, la pression de l'air, les climats, les habitudes sont incriminés tour à tour. On découvre les causes les plus inattendues. Stoll, Boerhaave, Fincke, Saucerotte, émettent des idées que nous rencontrons plus près de nous dans Gendrin et dans le Compendium.

Une réaction inévitable dépassa les bornes ; l'exagération se commit en sens inverse et conduisit soit à nier, soit à traiter de conceptions antiques des faits bien observés où la relation n'était pas évidente qui rattachait un accident des voies génitales à la pathologie d'autres organes.

A ne rechercher, à ne considérer que les phénomènes utérins, on arrive à méconnaître leur véritable pathogénie dans nombre de cas et, partant, à instituer une thérapeutique défectueuse. Le désaccord à propos des métrorrhagies, des dysménorrhées *essentielles*, permet d'en juger. Peut-être même les auteurs ne s'entendaient-ils pas sur la valeur du mot, et ces discussions commencent aujourd'hui à paraître un peu surannées. Si le mot *essentiel* est employé dans toute sa rigueur et signifie « un simple trouble fonctionnel indépen-

---

(1) Paul Dalché. — *Les métrorrhagies dans les maladies du foie*. Société médicale des hôpitaux, 1897. *Les métrorrhagies dans les maladies du cœur*. — id.

dant *de toute lésion du système génital et de toute perturbation de l'état général* » (ARAN, COURTY, GAILLARD THOMAS), nous ne voyons pas comment on peut l'appliquer. Mais, en dehors de toute affection locale sensible (RACIBORSKI), de toute altération des organes sexuels, surviennent des métrorrhagies et des dysménorrhées dont les unes relèvent d'une maladie première parfois manifeste, dont certaines ressortissent à des troubles vaso-moteurs commandés par une étiologie parfois difficile à dépister : cette dernière catégorie a souvent été appelée essentielle, nerveuse, idiopathique. R. BARNES a été fort sévère en la qualifiant un asile de l'ignorance que GALLARD espérait voir disparaître avec les progrès de tous les jours.

Dans la première moitié du siècle, surgit un autre débat et peu s'en fallut qu'il n'éclairât singulièrement la question ; par malheur, il s'arrêta en route, après qu'on eût envisagé quelques points. — RÉCAMIER, LISFRANC, GENDRIN voient la cause des souffrances utérines dans l'inflammation et les ulcérations ; GOSSELIN, plus tard, et surtout BENNETT rapportent tout à la métrite. Au contraire, AMUSSAT, MALGAIGNE, HUGUIER et VELPEAU professent des idées tout opposées et, mettant au premier plan les versions et les flexions, attribuent les phénomènes douloureux aux déplacements de l'organe. Ils ne vont pas plus loin ; aujourd'hui, pour nous, non seulement bien des fois la métrite joue un rôle effacé, mais encore le déplacement de la matrice n'entre que pour une part dans un ensemble symptomatique auquel participe le déplacement d'autres organes. La notion des ptoses abdominales (GLÉNARD, TRASTOUR, THIRIAR, etc.) complète la théorie de VELPEAU.

Vers la même époque, à un autre point de vue, la lésion locale perd de son importance pour des auteurs qui s'efforcent d'attirer l'attention sur l'état général ou diathésique. C'est la préoccupation de GIBERT dans « ses remarques pratiques (1837) sur les ulcérations du col et l'abus du spéculum dans le traitement de cette maladie ». GUÉNEAU DE MUSSY et MARTINEAU ont à coup sûr exagéré l'action de l'herpétisme, de la dartre et de la scrofule sur l'utérus ; mais si les manifestations diathésiques directes, d'un diagnostic facile et certain, sont moins fréquentes qu'ils ne l'ont cru avec les caractères nets qu'ils ont décrits, si nous croyons peu à des lésions de nature herpétique ou scrofuleuse, du moins nous sommes bien forcés d'admettre des lésions ordinaires chez des femmes herpétiques, arthritiques ou scrofuleuses. Pourquoi l'état général n'imposerait-il pas sa marque sur l'évolution de ces maladies ? Bien plus, pourquoi la menstrua-

tion ne subirait-elle pas son influence sans qu'il existe fatalement
une altération organique? — A côté des leucorrhées lymphatiques,
etc.... nous aurons plus loin à décrire des fluxions génitales, des
dysménorrhées chez des goutteuses par exemple; l'intégrité de leur
appareil génital, en dehors des crises, nous permet encore de les
classer dans les fausses utérines.

Ce n'est pas la diathèse seule qui a préoccupé les observateurs;
les maladies aiguës, les fièvres, ont provoqué les mémoires remarquables de Hérard, de Gubler, de Raciborski.

Nous avons cité plus haut les noms de Trastour, de Glénard, de
Thiriar qui se rattachent à la description des ptoses abdominales et
du rein flottant. Après Siredey, Parrot, Lancereaux, Martin, plus
près de nous, Pichevin, Armand Siredey, la liste serait bien longue
si nous voulions ici l'établir complète.

Au cours de notre exposé, nous retrouverons nombre d'auteurs
dont les travaux ont contribué à élucider le sujet que nous abordons.

Nous nous proposons d'étudier tour à tour les troubles génitaux
dans les affections des divers organes et dans les états généraux
aux différents âges de la vie. Tout n'est pas dit lorsqu'on s'est borné
à examiner la matrice, et le traitement opératoire ou médical, qui
s'adresse seulement à l'utérus et aux annexes, demeure parfois inutile ou incomplet.

II

Des divers états morbides et des influences extérieures qui peuvent retentir sur l'appareil utéro-ovarien.

1° CONSIDÉRATIONS GÉNÉRALES. — L'évolution de l'appareil
sexuel joue un rôle dont l'importance, toujours proclamée, n'a pas
été exagérée : nous ne nous croyons pas obligés de commenter ici
l'aphorisme de Van Helmont pour démontrer l'influence de l'utérus
et surtout de l'ovaire, sains ou malades, sur l'économie entière. En
pathologie comme en physiologie, la puberté, la vie génitale, la
ménopause marquent des étapes dans la vie de la femme, où les
affections du système utéro-ovarien ont un retentissement dont tout
l'organisme est ébranlé.

Mais, en retour, combien il faut peu de chose pour causer des souffrances du côté de la matrice ou des annexes, combien la moindre altération de la santé générale suffit parfois à troubler l'ovulation et la menstruation. Ces deux fonctions si délicates, par les changements périodiques et répétés qu'elles amènent dans l'utérus et l'ovaire les prédisposent à certains accidents, et les prédisposent d'autant plus qu'elles subissent elles-mêmes des modifications pathologiques.

C'est dépasser la mesure que d'attribuer sans cesse une foule de malaises à distance aux altérations du système génital; l'action inverse est aussi fréquente et aussi vraie. L'influence de l'appareil sexuel sur tout l'organisme n'est pas plus grande que l'influence de l'organisme sur l'appareil sexuel.

Mettons à part les craintes qui ne reposent sur aucun symptôme La fausse utérine est une femme chez qui une maladie étrangère à l'utérus et aux annexes cause :

A. — Des troubles menstruels.................. $\begin{cases} a) \text{ aménorrhée} \\ b) \text{ dysménorrhée} \\ c) \text{ ménorrhagies} \end{cases}$

B. — Des flux dans la période intercalaire...... $\begin{cases} a) \text{ métrorrhagies} \\ b) \text{ leucorrhée} \\ c) \text{ hydrorrhée} \end{cases}$

C. — Des douleurs... $\begin{cases} a) \text{ localisées à l'appareil génital} \\ b) \text{ localisées et irradiées} \\ c) \text{ ayant leur siège dans un organe voisin et} \\ \quad \text{rapportées à tort à l'utérus} \end{cases}$

D. — Des tumeurs a évolution.................... $\begin{cases} a) \text{ chronique} \\ b) \text{ aiguë} \end{cases}$

voisines mais distinctes de l'appareil génital et sans aucun lien avec lui.

Avant d'entrer dans une discussion sur la pathogénie de ces divers phénomènes, il est bon de signaler que, suivant l'évolution de la maladie première étrangère à la matrice et aux annexes, suivant la phase qu'elle atteint, les troubles utérins secondaires changent souvent de caractère; au cours de la même affection, les douleurs se modifient, la dysménorrhée disparaît, l'aménorrhée succède aux métrorragies et inversement. C'est que, parmi les nombreux facteurs qui interviennent dans la situation, deux surtout entrent en ligne de compte d'une façon prépondérante : l'ovulation et la menstruation. Tout d'abord, on peut avancer que, lorsque la maladie première parvient à une période de cachexie, de détérioration profonde, suivant l'expression de MAURICE RAYNAUD, l'aménorrhée tend à s'établir, les pertes sanguines se suppriment et, par suite, la dysménorrhée s'atténue peu à peu. Au contraire, la réapparition des règles devient souvent un bon signe de convalescence ou d'amélioration. Ce n'est pas là une loi absolue, il ne faut pas l'étendre, par exemple, aux dyscrasies hémorrhagipares comme la leucocythémie ou certains purpuras; mais, dans la clinique journalière, les exceptions sont plutôt rares et la raison en est facile à donner. Les hémorrhagies utérines secondaires commencent volontiers à propos de l'éruption menstruelle; d'abord les règles deviennent plus abondantes, puis elles se rapprochent, se confondent, à la longue la métrorrhagie apparaît dans la période intercalaire.

Quand la maladie première, poursuivant son cours, débilite l'organisme au point que la menstruation se supprime et que l'ovulation même cesse, le flux sanguin pathologique tend à disparaître comme le flux normal et l'aménorrhée succède aux hémorrhagies, ou tout au moins les périodes d'aménorrhée se montrent plus fréquentes et plus longues que les périodes d'hémorrhagies.

Comment, et par quel mécanisme, les troubles des divers organes et de l'état général peuvent-ils retentir sur la matrice au point de provoquer des phénomènes qui simulent une maladie utérine? Le champ des théories est vaste et les explications ou plutôt les hypothèses varient au gré de chaque observateur suivant les cas. D'une façon générale, la pathogénie reconnaît l'intervention :

a) du système nerveux,

b) de troubles circulatoires,

c) d'une altération de la paroi vasculaire,

d) de troubles de la nutrition ou d'une altération du sang,

e) d'influences toxiques,

f) d'influences infectieuses,

g) et même de diathèses.

De plus, ces facteurs se combinent parfois, et les troubles circulatoires, par exemple, surviennent sous l'impulsion du système nerveux ou d'influences toxiques.

Passons rapidement en revue ces différentes suppositions pour éclairer l'exposé symptomatique que nous avons à faire.

2° INFLUENCE DU SYSTÈME NERVEUX. — Le système nerveux joue ici un rôle prépondérant. Chose singulière! Ce rôle a été invoqué à l'excès, mais en sens inverse, et il n'est pas de phénomène sympathique qui n'ait été complaisamment décrit comme relevant des affections utérines. BENNETT, qui a merveilleusement étudié ce sujet, consacre un long et intéressant chapitre aux « symptômes sympa- « thiques ou généraux qui, dit-il, se produisent surtout par l'inter- « médiaire du grand sympathique ». L'estomac, le foie, les reins, le cœur, le poumon, etc., subissent tour à tour le contre-coup des perturbations de la matrice, mais il semble que la réciprocité devienne impossible, car l'auteur arrive à cette conclusion singulière « ... con- « sidérer les symptômes utérins comme le résultat du trouble « fonctionnel des organes digestifs, voilà bien l'erreur la plus « complète qu'on puisse commettre ». — Mais si les phénomènes utérins réagissent par l'intermédiaire du sympathique sur le tube digestif et le foie, pourquoi, par la même voie, les phénomènes digestifs et hépatiques ne réagiraient-ils pas sur l'utérus? C'était l'opinion de GENDRIN qui rangeait, par exemple, dans l'étiologie de la dysménorrhée, « l'impression douloureuse d'un état morbide « occupant un organe important très vasculaire ou recevant beau- « coup de nerfs ». Que la douleur siégeant en dehors de la sphère génitale suffise à causer des désordres utérins, c'est incontestable. La sensation désagréable du froid sur la peau provoque des coliques utéro-ovariques, de la congestion, des ménorrhagies, de l'aménorrhée. Dans un travail trop oublié aujourd'hui, TERRILLON a étudié les troubles de la menstruation après les lésions chirurgicales ou traumatiques. En voici les conclusions :

A. — Les lésions chirurgicales ou traumatiques ont sur la menstruation une action variable qui correspond aux trois cadres suivants : 1° elles respectent la fonction menstruelle; 2° elles la suppriment, ce cas est rare; elles l'accélèrent, en amenant jusqu'à huit et dix jours d'avance, ou la retardent pendant un temps variable; 3° souvent ces lésions déterminent, en dehors de l'époque menstruelle, une épistaxis utérine, ordinairement de courte durée (deux jours environ), sans symptômes concomitants et qui n'agit que faiblement sur l'époque menstruelle suivante.

B. — Les différentes régions du corps ont une action variable aussi peut-on les diviser en plusieurs zones distinctes, au point de vue de l'influence que peuvent avoir les lésions qui leur correspondent : 1° appareil sexuel; utérus, ovaires, vagin, vulve; 2° zon voisine de l'appareil sexuel, rectum, anus, vessie, partie supérieure des cuisses, etc., que j'appellerai *zone génitale* ; 3° les seins, dont les connexions physiologiques avec l'utérus sont si intimes ; 4° les autres régions du corps et les membres dont l'action est variable.

C. — Ces zones ont une influence différente quand on tient compte principalement de la fréquence des désordres et de leurs variétés.

On peut dire en général que : *la première zone* agit en provoquant, le plus souvent, une épistaxis utérine ou le rappel des règles suspendues ; *la deuxième zone* amène une épistaxis ou une avance des règles ; *la troisième zone*, qui agit presque toujours, peut produire tous les troubles, épistaxis, avance, retard ; *la quatrième* est plus rarement la cause de quelque trouble ; cependant, à part l'épistaxis, elle peut provoquer toutes les variétés.

D. — Ces différents troubles de la menstruation ne paraissent pas avoir une influence mauvaise sur la santé des malades, ils peuvent seulement agir d'une manière fâcheuse par la préoccupation qu'entraîne, chez certaines femmes, une perturbation quelconque de leurs règles.

E. — Il est difficile de dire quelle est la cause exacte de cette perturbation, ébranlement nerveux, fièvre traumatique, perte de sang, etc. — Il est fort probable que la plupart de ces causes agissent ensemble.

Il nous paraît étrange, en effet, de nier à la pathologie utérine toutes manifestations d'ordre réflexe et de lire dans BENNETT que les admettre c'est tomber dans la plus grande erreur du monde. Nous connaissons bien un purpura traumatique (BERNE) où les hémorrhagies cutanées se généralisent et apparaissent loin de la région atteinte ; nous connaissons encore des exemples d'épistaxis, de stomatorrhagies (LANCEREAUX) d'origine émotive ; pourquoi une pathogénie analogue ne saurait-elle être attribuée à une métrorrhagie, alors que, « dans la majorité des cas (J. RENAUT), le système « nerveux semble choisir un organe malade ou *prédisposé aux* « *ruptures vasculaires* pour y réfléchir la congestion hémorrhagi- « pare ? »

TERRILLON a raison d'invoquer l'action des causes multiples et connexes, mais les phénomènes utérins par acte réflexe ou inhibitoire sont indiscutables, ménorrhagies ou métrorrhagies, douleurs, dysménorrhée, aménorrhée, leucorrhée même. Nous pouvons en rechercher l'explication dans les anastomoses des plexus ovariens et les filets qu'ils reçoivent du plexus solaire. Suivant l'opinion de ROUGET, PFLUger, Vulpian, etc... la menstruation elle-même est la conséquence directe d'un réflexe dont le point de départ est la distention du follicule de Graaf, et Lancereaux la considère comme le type physiologique des hémorrhagies névropathiques. Si l'on admet, avec Vulpian et la plupart des physiologistes, que l'inhibition du centre vaso-moteur utérin, situé dans la moelle lombaire, et la paralysie des vaso-constricteurs sont suivies de congestion et d'hémorrhagies, l'excitation du même centre vaso-moteur met obstacle à l'éruption des règles. L'aménorrhée, suivant les cas, est aussi bien due à un trouble fonctionnel d'innervation qui empêche le réflexe menstruel, qu'à un arrêt de l'ovulation.

Les accidents utérins, d'origine nerveuse, ne sont pas tous réflexes, il en est qui se produisent directement comme les pertes et les douleurs génitales au cours des *névralgies* du petit bassin. D'autres comportent une interprétation plus difficile et nous réduisent à édifier des hypothèses. Par quel mécanisme physiologique interviennent l'*hystérie*, la *neurasthénie*, etc...? Paralysie vaso-motrice probable pour les hémorrhagies. Mais les aménorrhées hystériques, psychiques, les fausses grossesses? Les femmes qui se croient enceintes parce qu'elles le désirent trop ou le redoutent encore plus? Inhibition du centre génito-spinal? Excitation des vaso-moteurs? Contentons-nous de ranger ces malades dans une classe sans appuyer sur aucune explication.

3° INFLUENCE DU SYSTÈME CIRCULATOIRE. — Les troubles du système circulatoire, qui dépendent souvent d'influences nerveuses (nous venons d'exposer ces cas dans le précédent paragraphe), interviennent souvent aussi comme cause première chez les fausses utérines. Les modifications de pression vasculaire qui accompagnent les *maladies du cœur* ont un grand retentissement non seulement sur la pathologie de la menstruation mais sur la physiologie et la pathologie de toute la sphère génitale. Nous nous contenterons ici de signaler leur importance, nous réservant d'y revenir plus longuement au chapitre clinique où nous parlerons des cardiaques. Tout en restant dans des considérations générales, nous tenons cependant à insister déjà sur ce point que la congestion passive du système génital n'implique pas fatalement l'apparition d'hémorrhagies et que l'aménorrhée est des plus fréquentes.

Les altérations de l'*appareil circulatoire périphérique* sont susceptibles, aussi bien que les lésions du cœur, de simuler une affection de la matrice. RACIBORSKY a parlé de la possibilité d'anévrysmes capillaires ; l'athérome des artères utérines, toutes leurs dégénérescences et surtout la dégénérescence scléreuse (REINICKE) qui les rendent incapables de se contracter et favorisent leurs ruptures au niveau des grosses branches et des fines ramifications, se trouvent à la source de nombreuses pertes sanguines. L'*hypertension artérielle* de l'artério-sclérose généralisée entre aussi en ligne, et certaines métrorrhagies attribuées jusqu'ici à la néphrite granuleuse doivent sans doute être rapportées à cette hypertension.

4° INFLUENCE DES ALTÉRATIONS DU SANG. — Comme les maladies du cœur et des vaisseaux, les altérations du sang, à leur tour, retentissent sur l'appareil génital, et, au cours de la *leucocythémie,* des *purpuras,* du *scorbut,* de l'*hémophilie,* des *anémies,* des *anémies pernicieuses,* nous voyons survenir des troubles de la menstruation dont la pathogénie ne nous arrêtera pas.

Il n'en sera pas de même de la *chlorose* ; les études récentes sur le rôle physiologique des glandes de l'économie ont conduit plusieurs auteurs à attribuer à l'ovaire une sécrétion interne analogue à la sécrétion interne du testicule ou de la thyroïde. Cette fonction nouvelle, si elle s'accomplit d'une façon anormale ou défectueuse, amènerait l'éclosion de la chlorose ou du moins d'une variété de chlorose ; nous revenons ainsi aux vieilles théories sur l'origine génitale « des pâles couleurs », et le sujet nous paraît vraiment assez intéressant et assez sérieux pour que nous lui consacrions un paragraphe spécial que l'on trouvera plus loin à l'exposé des troubles génitaux de la chlorose. Quoi qu'il en soit, l'intoxication ovarienne ou encore l'intoxication aménorrhéique, lorsqu'elles seront tout à fait démontrées, nous permettront de ranger la chlorose dans la classe suivante, à côté du *goitre exophtalmique,* du *myxœdème,* de l'*acromégalie,* etc.

5° INFLUENCE DES DIVERSES INTOXICATIONS. — Congestions réflexes d'origine toxique, altérations de la crase du sang, action possible sur les muscles moteurs des artérioles, dégénérescence des parois vasculaires, entraves apportées directement à une ovulation régulière, etc., les causes sont nombreuses au cours des intoxications aiguës et chroniques pour produire des phénomènes qui simuleront une affection des voies génitales.

Le problème est d'autant plus intéressant qu'il nous permet, à côté des poisons venus de l'extérieur, de considérer l'effet des poisons endogènes. Les principes chimiques élaborés dans le tube digestif, le foie, le rein, sains ou malades, entrent souvent en jeu chez les fausses utérines au sujet de phénomènes réflexes ; l'un de nous a observé que les femmes dont les urines contiennent de l'uro-érythrine sont sujettes aux pertes profuses. Nous ne ferons que citer les métrorragies de l'*ictère grave*, de l'*urémie* et du *diabète*.

Enfin, nous devons nous demander si les sucs organiques eux-mêmes n'agissent pas à la façon des toxiques. Mettons de côté l'ovaire qui fait partie du système génital. Mais dans le *myxœdème*, un des symptômes les plus réguliers et les plus fréquents est l'apparition de métrorragies très abondantes et parfois très sérieuses ; au contraire, dans le *goitre exophtalmique*, c'est l'aménorrhée qui domine. Ce contraste pour les manifestations génitales de deux maladies opposées nous semble très frappant. Le syndrome de Basedow s'accompagne souvent d'une atrophie mammaire et génitale, et, avec l'amélioration des accidents basedowiens, l'utérus reprend sa forme et sa consistance normales, la menstruation recommence et devient régulière (Lévis). Cette influence des sécrétions thyroïdiennes sur le système utéro-ovarien reçoit encore une autre confirmation du traitement de certaines métrorragies arrêtées par l'opothérapie thyroïdienne ; inversement, les préparations d'ovarine paraissent, dans quelques cas, avoir atténué les symptômes basedowiens (1). De même, la suppression de la fonction menstruelle est fort commune chez les femmes acromégaliques qui présentent une atrophie, une involution sénile précoce de l'utérus et des ovaires, avant la période de cachexie.

Ce point de pathogénie sollicite de nouvelles recherches, et il est fort intéressant, car il peut avoir de curieuses conséquences thérapeutiques.

6° INFLUENCE DES DIVERSES INFECTIONS. — Ce que nous venons de dire nous permet d'être brefs au sujet des infections : action directe, action congestive, actions nerveuses, toxiques, thermiques, vasculaires, etc., seront successivement invoquées au cours des maladies

---

(1) Il ne faut pas se hâter de conclure à l'antagonisme de l'ovaire et de la thyroïde. — Au contraire, HERTOGHE, d'Anvers, admet la suppléance possible de l'ovaire par la thyroïde. (Pour la théorie d'HERTOGHE, voy. p. 208).

infectieuses pour expliquer les désordres menstruels et autres, épistaxis utérines, pertes et aménorrhées des *fièvres graves*, douleurs, etc., qui ne relèvent pas d'une affection première de la matrice ou des annexes.

7° INFLUENCE DES DIATHÈSES. — Enfin, il nous reste à parler des diathèses, quoique le mot n'ait pas grande vogue aujourd'hui.

Chez les *arthritiques*, les *herpétiques*, des mouvements fluxionnaires se portent vers les organes génitaux et provoquent des crises dont la véritable cause, humorale, nerveuse, inexpliquée, nous reste inconnue dans sa nature, mais dont les effets sont bien certains, car ils s'accompagnent parfois des douleurs les plus violentes et de pertes sérieuses.

Les symptômes utérins alternent même volontiers avec les manifestations qui frappent d'autres organes.

La puberté, la vie génitale, la ménopause des *lymphatiques* et des *scrofuleuses* ne ressemblent pas à celles des goutteuses et des herpétiques. L'hérédité, l'origine, la race marquent l'évolution sexuelle d'une empreinte profonde.

8° INFLUENCE DE QUELQUES CAUSES ADJUVANTES. — Telles sont, rapidement exposées, les influences qui, sous l'empire de désordres étrangers à l'appareil génital, retentissent sur l'utérus et les annexes ; mais l'intervention de ces divers facteurs est encore favorisée par d'autres causes qui rendent la matrice plus apte à recevoir le contre-coup d'affections éloignées. Ces causes tiennent aux habitudes, au genre de vie et même au milieu social dans lequel vit la femme. La notion de quelques-unes passera peut-être pour la conséquence d'idées surannées, d'autres sembleront puériles et sans valeur ; il faut les connaître au moins pour en tirer des indications thérapeutiques et surtout pour instituer une bonne hygiène. Nous avons fait allusion plus haut au *tempérament* chez les lymphatiques dont les tissus à laxité plus marquée réagissent de toute autre façon que chez les neuro-arthritiques sujettes aux poussées fluxionnaires.

Les variations de *climat* ont une importance discutée, bien que GENDRIN prétende que les femmes sont plus abondamment réglées dans les pays chauds que dans les pays froids, et pendant l'été que pendant l'hiver ; « la migration des femmes, ajoute-t-il, des pays « froids dans les contrées où la température est très élevée, les pré-

« dispose aux métrorrhagies ». SAUCEROTTE raconte qu'il a observé
un grand nombre d'hémorrhagies utérines chez les femmes qui
habitent les sommets des Vosges et qu'il les a fait cesser en trans
portant ces femmes dans les vallées.

Des vêtements trop légers, le *refroidissement* habituel des téguments et surtout des extrémités inférieures, le port de *corsets* trop
serrés exagèrent et peut-être provoquent les troubles de la menstruation.

BOERHAAVE incriminait l'usage de la *chaufferette ;* l'inconvénient
de *pédiluves* ou de *bains de siège* trop chauds rentre dans la même
classe étiologique.

On a aussi accusé une *alimentation* et des *boissons excitantes ;*
l'abus des *emménagogues* constitue un danger plus sérieux.

La *station debout* continuée trop longtemps, les *efforts*, l'*équitation*, la *marche* prolongée, la *danse* et même la *bicyclette* (1)
attirent et localisent les conséquences de maladies éloignées du
côté des organes génitaux.

Enfin les *excès génésiques*, les *impressions* excitantes, les *affections morales* elles-mêmes, sont susceptibles de rendre l'appareil
sexuel moins résistant aux contre-coups des souffrances de l'organisme entier. L'importance et le nombre de ces causes multiples
pourraient être longuement développés, nous n'insisterons pas
davantage.

III

Considérations pathogéniques.

Si, dans la pratique journalière, le problème se posait toujours
avec cette rigoureuse simplicité : symptômes utéro-ovariens, système génital sain, rechercher l'influence causale, la question ne
présenterait pas de bien grandes difficultés ; il suffirait d'une enquête
minutieuse pour la résoudre. Mais il s'en faut de beaucoup que l'on

---

(1) On retrouvera tous ces points plus longuement discutés au chapitre : *Hygiène
de la puberté.*

se trouve, sans restriction en face de cas aussi nets. Deux circonstances, entre autres, compliquent singulièrement la situation au point que, si les accidents ont évolué pendant un certain temps, il devienne fort épineux d'élucider leur réelle pathogénie et de faire la part des diverses causes qui entrent en jeu.

Dans une première série de faits, la femme cesse d'être exclusivement une *fausse utérine*, elle se change en *véritable utérine* ou plutôt elle entre dans un état hybride avec des symptômes qui relèvent les uns de la fausse, les autres de la véritable utérine. La matrice n'a pas supporté avec impunité les effets des désordres lointains ; à la longue, il en est résulté pour elle quelques altérations. Des congestions répétées, des hémorrhagies, des leucorrhées l'ont rendue une proie facile aux infections secondaires de nature diverse, et la malade, parce qu'elle était une fausse utérine, finit par être atteinte d'endométrite, de salpingite, de déviation, etc.

Une seconde série de faits comprend la grande majorité des malades. Ce sont des femmes qui offrent *à la fois* à notre examen une *lésion certaine de l'appareil génital et une lésion d'un autre appareil*. Les symptômes qu'elles accusent se rapportent tantôt à la maladie utéro-ovarienne, tantôt à l'affection concomitante, ils se combinent, et, dans ce mélange, il est difficile d'attribuer, à chaque organe, les manifestations exactes qui lui reviennent ; bien plus, ces symptômes d'origine différente retentissent les uns sur les autres, s'exagèrent et se tiennent sous leur dépendance réciproque.

Une femme utérine et dyspeptique vient nous consulter : nous constatons une métrite chronique, suite de couches, et, en même temps, une affection indiscutable de l'estomac remontant à fort longtemps. La maladie gastrique n'a pas créé, de toutes pièces, la métrite chronique et ne peut davantage en être la conséquence. Mais les souffrances utérines aggravent l'état de l'estomac et celui-ci, à son tour, fait sentir son intervention sur les troubles de la matrice et les exaspère. Ce que nous disons du tube digestif se rapporte aussi bien au foie, aux reins ou au cœur, etc. Toute thérapeutique, qui s'adressera seulement à un des organes, demeurera inefficace ou incomplète, la guérison ne sera pas durable, les rechutes arriveront, et c'est là une grande cause des échecs dans la gynécologie médicale ou chirurgicale ; au bout d'un temps plus ou moins long, les patientes nous reviennent aussi dolentes qu'avant, sinon plus. Par malheur, qu'un état digestif, hépatique, rénal, nerveux, etc., passe inaperçu ou reste rebelle à nos soins, et la femme traînera sa métrite avec des alternatives de mieux et de plus mal, se plaignant de retomber alors qu'elle se croyait enfin débarrassée de tout souci. De même, la dyspeptique n'obtiendra jamais la guérison complète si la lésion utérine est négligée.

Les déviations, les métrites, les douleurs utérines, les troubles de la menstruation qui accompagnent l'entéroptose, le rein flottant, l'entérite muco-membraneuse, la fissure à l'anus, les spasmes de l'intestin, etc., réclament un traitement qui vise à la fois le système génital et un autre appareil.

Non seulement les symptômes se confondent et se commandent, mais souvent aussi la même cause a présidé à leur éclosion, et, pour prendre un exemple, la laxité tégumentaire et le relâchement de la paroi abdominale, à la suite d'une grossesse, provoqueront à la fois une déviation utérine et un rein flottant avec toute la série de leurs manifestations connexes.

CHAPITRE II

FAUSSES UTÉRINES ET AFFECTIONS
DES VOIES DIGESTIVES

I

Un mot d'historique.

Avant d'exposer les troubles utérins consécutifs aux affections des voies digestives, si nous nous proposions d'écrire un aperçu historique de ce sujet, notre tâche, des plus ardues, n'aboutirait qu'à une longue énumération dénuée d'intérêt. HIPPOCRATE déjà parlait des métrorrhagies au cours des fièvres gastriques ; dans toute l'ancienne littérature médicale nous trouvons une foule de cas, mais observés sans méthode, sans contrôle, et affirmés ou niés avec une égale opiniâtreté. Un auteur a vu des pertes utérines coïncider avec la présence de vers intestinaux, donc, elles en dépendent ; un second taxe d'enfantillage la supposition d'une pareille étiologie ; un troisième auteur accuse d'erreur les deux premiers parce qu'une aménorrhée sympathique a cessé avec l'expulsion d'un tœnia. Et ainsi de suite à propos des douleurs de l'estomac, des coliques, des flux intestinaux qui alternent avec des flux de la matrice. L'examen de l'appareil génital était pratiqué d'une façon rudimentaire ; la notion des phénomènes hystériques, neurasthéniques, des actes réflexes ou inhibitoires manquait forcément, aussi la plus grande confusion règne dans les travaux des vieux médecins ; ils avancent beaucoup de faits sans grandes preuves. Lorsqu'un peu de clarté surgit, c'est l'utérus d'abord qui prend la place prépondérante et commande à tous les accidents digestifs ; l'action inverse n'est timidement soutenue que peu à peu. Puis ces phénomènes mieux examinés se précisent, on rend à chaque organe ce qui lui revient, et, dans ces derniers temps, la connaissance des ptoses abdominales, entéroptose, rein flottant, foie flottant, marque une phase nouvelle dans l'étude de la question.

Les troubles utérins et les ptoses abdominales forment un ensemble pathologique qui constitue une classe un peu à part ; souvent même étiologie et début simultané, symptômes mêlés d'une façon presque inextricable, évolution parallèle, etc. Ils méritent d'être exposés d'une manière spéciale, aussi diviserons-nous ce chapitre en deux paragraphes.

II

Fausses utérines et affections des voies digestives sans viscéroptose.

Tout d'abord répétons ce que nous avons dit plus haut, car rarement notre proposition sera plus vraie qu'ici : l'aménorrhée tend à s'établir dès que la nutrition générale périclite, et la réapparition des règles est un très bon signe de pronostic favorable. Les fonctions digestives président d'une façon si primordiale à toute l'économie qu'il est à peine besoin d'insister.

Les fausses utérines rapportent à tort à la matrice la cause première de phénomènes dont la véritable étiologie doit être attribuée :

1° Ou à un symptôme gastro-intestinal commun à plusieurs affections du tube digestif et sans altération anatomique qui lui soit propre ;

2° Ou à une maladie proprement dite des voies digestives.

Examinons ces deux hypothèses.

1° FAUSSES UTÉRINES ET SYMPTOMES COMMUNS AUX DIVERSES MALADIES DES VOIES DIGESTIVES. — « Il faut se souvenir, dit Sneguireff, qu'au point de vue fonctionnel, les appareils génital et gastro-intestinal sont connexes ; se rappeler l'influence qu'ont la gestation, la menstruation, l'ovulation, l'endométrite, les affections des ovaires et du péritoine, sur le tube digestif. Inversement les

2

affections des intestins retentissent puissamment sur l'état de l'utérus et de ses annexes. Le rôle du médecin est de savoir discerner, dans la pathologie pelvienne et abdominale, l'affection primitive de la secondaire; c'est affaire de science et d'expérience. Quel que soit d'ailleurs le siège de l'affection primitive, la base du traitement sera *d'empêcher la constipation* par un régime approprié. »

A. — Constipation. — *La constipation !* voilà le symptôme gastro-intestinal que l'on rencontre à chaque examen. Toutes les femmes sont constipées, ou presque toutes, mais surtout les utérines fausses ou vraies.

Une déviation, une phlegmasie péri-utérine, une hématocèle, une salpingite, un fibrome, etc., produisent mécaniquement une constipation qui entraîne à sa suite tout un cortège de phénomènes dyspeptiques, c'est là un fait de notion courante.

Mais la constipation elle-même provoque des troubles dans l'utérus sain, et, par un cercle vicieux, aggrave dans l'utérus malade les accidents qui lui ont donné naissance.

Un auteur anglais, Nigel Starck, dans un fort curieux mémoire, range la constipation chronique et l'habitude de se serrer parmi les causes très fréquentes de *congestion pelvienne*, utérine, ovarienne, etc., qu'il a observée chez des femmes non mariées; et il a vu bien des cas de *ménorrhagies* chez des jeunes filles guéries par l'administration de purgatifs. Cette remarque est très juste : une de nos malades, jeune demoiselle de dix-neuf ans, grande et forte, mais un peu nerveuse, vint nous consulter pour une dysménorrhée fort pénible dont les douleurs commençaient avec les premières manifestations du molimen cataménial et cessaient dès l'éruption du sang. Mais la profusion des règles allait toujours croissant depuis quelques mois, si bien que la perte finissait par devenir inquiétante ; cette jeune fille, en proie à une constipation rebelle qu'elle était obligée de combattre par des laxatifs quotidiens, n'osait plus se purger dès qu'approchait l'époque menstruelle, craignant de provoquer une dérivation des règles, d'empêcher même leur éruption, et des préjugés, entretenus par son entourage, la portaient à se croire menacée des maux les plus redoutables si elle intervenait par le moyen le plus anodin aussitôt qu'arrivait la période cataméniale. Cependant nous eûmes assez d'empire sur elle pour obtenir qu'elle surmontât ses craintes et qu'elle prît une petite quantité de poudre purgative tous les matins et surtout aux approches du moment critique ; les douleurs et les hémorrhagies diminuèrent comme par enchantement, puis tout rentra dans l'ordre, ce fut l'affaire de peu de mois.

Dysménorrhées, métrorrhagies causées par la constipation se compliquent souvent d'une *leucorrhée* utérine, vaginale et vulvaire, fort désagréable chez les vierges qui répugnent à se soigner, et la congestion utérine qui s'établit à la longue favorise avec d'autant plus de facilité les infections secondaires, que les premières voies génitales ne sont pas toujours rigoureusement tenues propres. La *métrite des vierges* vient parfois après ces infections secondaires, et *l'hyperhémie ovarienne* qui succède à la fluxion pelvienne mène à *l'apoplexie ovarienne* et à *l'ovarite menstruelle*.

Ne parlons plus des jeunes filles. Combien de femmes confient au médecin que leurs pertes blanches sont d'autant plus abondantes qu'elles-mêmes sont plus constipées. Les suites de couches entretiennent une constipation qui, en retour, aggrave les accidents génitaux.

Affaire de science et d'expérience, comme le dit SNEGUIREFF, de reconnaître l'affection causale ; mais une de nos premières préoccupations en face d'une utérine fausse ou vraie doit être de veiller aux fonctions intestinales. Purger doucement, et repurger le lendemain et les jours suivants, malgré des plaisanteries anciennes et faciles, c'est très souvent faire de la bonne médecine. Au chapitre du traitement nous reviendrons sur ce point.

B. — **Diarrhée.** — La *diarrhée*, par elle-même en tant que symptôme, a moins d'influence sur les voies génitales que la constipation. Cependant une diarrhée assez intense, survenue à l'époque des règles, peut gêner l'éruption menstruelle, *diminuer* le flux cataménial au point qu'il ne s'écoule plus qu'un liquide à peine teinté ; toutefois nombre de femmes, au moment critique ou un peu avant, sont prises d'une petite diarrhée prémonitoire, qui, loin d'offrir des inconvénients, atténue les signes généraux du molimen.

Un de nous a soigné une dame pour une diarrhée fort douloureuse qui s'accompagna pendant deux heures environ d'une ménorrhagie incroyable ; durant quelques instants, le sang coula comme une perte à la suite d'un accouchement ; ni avant, ni depuis, la malade n'a rien accusé de pareil. Du reste, la perte fut très facile à arrêter.

Les anciens auteurs signalaient l'abus des *purgatifs âcres* parmi les causes de *métrorrhagies*, et nous tenons l'aloès pour un emménagogue.

Il arrive aussi qu'une certaine *leucorrhée* apparaît parfois avec la suppression d'une diarrhée, et on rencontre encore des femmes, surtout des personnes âgées, chez qui un flux leucorrhéique semble alterner avec l'augmentation ou la diminution d'un autre flux (hémorrhoïdaire par exemple), et en particulier d'un flux intestinal.

C. — **Douleur.** — *La douleur*, les crises douloureuses, gastralgies, entéralgies, etc., sont-elles susceptibles dans leurs paroxysmes de retentir sur les fonctions utérines? Nous sommes portés à le croire, par analogie avec d'autres accès de souffrance, nous ne pouvons en fournir la preuve.

Mais la douleur suffit à constituer une classe fort intéressante de fausses utérines qui localisent à tort dans l'appareil génital les symptômes qu'elles éprouvent et qui alors s'alarment au delà de toute mesure du plus léger trouble de la menstruation. ARMAND SIREDEY a vu les souffrances de la fissure à l'anus, de diverses lésions pelviennes, attribuées par les patientes à une maladie de la matrice. Une de nos malades rapportait à un fibrome des accès fort pénibles qui étaient en réalité des crises gastriques. Nous avons longtemps hésité à formuler un diagnostic sur une femme envoyée à Beaujon comme atteinte de salpingite; à la longue, nous avons eu la preuve qu'il s'agissait d'un spasme du gros intestin au niveau de l'S iliaque. En pareille matière, toute erreur de diagnostic est possible, et il est quelquefois difficile pour tout le monde d'éviter une confusion.

D. — **Vomissement.** — Nous ne saurions rien dire de l'influence des *vomissements*. On rencontre dans la littérature médicale des observations qui nous montrent des femmes, à la puberté ou à la ménopause, ou en état d'aménorrhée pendant la vie génitale, présentant des *hématémèses* périodiques et en rapport avec le molimen cataménial; tantôt elles souffraient auparavant d'altérations stomacales, tantôt leurs hématémèses ne provenaient d'aucune lésion organique, mais les patientes étaient des névropathes, hystériques ou neurasthéniques. Ces faits rares et singuliers que l'on a décrits sous le nom de règles déviées, ne touchent que de loin à notre sujet, car ils n'ont pas trait, dans le sens strict du mot, à des fausses utérines. De même pour les *melœna*.

E. — **Tympanisme.** — Bien plus intéressantes et utiles à connaître sont les causes d'erreur qui proviennent du *tympanisme*. SNEGUIREFF avait déjà remarqué qu' « il ne faut pas prendre le ballonnement du ventre, la tympanite et les douleurs qui en dépendent et qu'on observe surtout lors de la période menstruelle, pour des affections utérines ou ovariques ».

F. — **Tumeurs fantômes.** — Sous le titre de *tumeurs fantômes*, Pichevin a écrit un chapitre des plus curieux. Il s'agit, dit-il, d'une contracture, d'une rigidité de la paroi musculaire développée chez une nerveuse qui a un point hystérique hystérogène ; d'autres fois, le tympanisme simule une véritable tumeur lisse, arrondie, qui fait songer à un kyste ovarique, par exemple ; la distension de l'intestin par des gaz et des matières fécales, une tumeur fécale isolée, jointe à des malaises abdominaux, a pu en imposer quelquefois. Pichevin recommande au besoin la chloroformisation pour trancher le débat ; la percussion, la palpation, l'examen le plus méthodique sont de rigueur. Malgré toutes ces précautions, dans un cas l'un de nous est resté fort perplexe : il soignait pour une sérieuse attaque de grippe une jeune dame, ordinairement mal réglée et toujours très constipée, qui, dans la convalescence, fut atteinte d'aménorrhée ; un jour elle prétendit que son ventre augmentait de volume, se crut enceinte, et alors, dans la région sus-pubienne et un peu à droite, on constata une tumeur résistante, arrondie, sans bosselures, qui n'était à coup sûr pas la vessie distendue ; le col utérin n'avait subi aucune modification, le fond de l'utérus ne fut pas nettement trouvé et les mouvements imprimés à la masse paraissaient se transmettre au col. On convint d'attendre un nouvel examen ; peu de jours après, à une visite suivante, la tumeur, de beaucoup diminuée, n'inquiétait plus la malade qui ne s'en préoccupa plus et cessa de nous consulter à ce sujet.

2° FAUSSES UTÉRINES ET MALADIES DES VOIES DIGESTIVES PROPREMENT DITES. — A. — **Embarras gastrique.** — L'influence de *l'embarras gastrique* ne se fait que peu sentir sur la matrice : que nous traitions un embarras gastrique *ab ingesta*, un embarras gastrique fébrile, infection gastro-intestinale ou typhoïdette, nous observerons à peine de *légères épistaxis utérines* au début, un *retard* ou une *diminution* dans l'abondance des règles au moment de la convalescence, et c'est tout.

B. — **Ulcère de l'estomac.** — L'*ulcère de l'estomac* se présente avec une bien autre importance pour notre sujet, et la coexistence de l'ulcus et des troubles menstruels se trouve si fréquente qu'une théorie longtemps en faveur attribuait l'origine de l'ulcère à l'aménorrhée, et que Brinton se croyait obligé de discuter longuement la question : « Est-ce l'aménorrhée qui détermine l'ulcère ou l'ulcère qui engendre l'aménorrhée? » D'une façon très catégorique, Brinton répondait par la négative à la première de ces deux questions et il prouvait que c'est *l'ulcère qui produit l'aménorrhée*. Aujourd'hui ce débat ne nous arrête plus, l'unanimité est absolue. Anémie, neurasthénie, nutrition défectueuse, actes réflexes, quelle que soit la cause, dans la majorité des cas, comme dit Brinton, la diminution ou la suppression des règles est un des traits les plus saillants. « Néanmoins, ajoute ce grand observateur, il y a des femmes qui continuent à voir régulièrement; *quelques-unes ont de véritables pertes*. Chez d'autres, il y a retard dans l'apparition des règles, plutôt que suppression ou interruption. » Les métrorrhagies constituent en effet de curieuses exceptions.

La menstruation, à son tour, prend une grande importance (Mathieu) dans l'évolution de l'ulcère rond, et nous avons vu les crises douloureuses de l'estomac s'exaspérer au moment de la poussée cataméniale. L'aménorrrhée a été parfois accusée de favoriser une déviation menstruelle sous forme de règles déviées ou supplémentaires; bien que l'auteur anglais n'ait pas remarqué une seule observation authentique de ce fait (de même que, pour lui, il n'y a pas souvent de rapport entre la date de l'hémorrhagie et la période menstruelle), nous en connaissons des exemples qui nous paraissent dignes d'être admis comme indiscutables.

C. — **Cancer de l'estomac.** — Nous n'avons rien à dire du *cancer de l'estomac* qui suspend la menstruation au fur et à mesure que s'établit la cachexie, et quelquefois même de fort bonne heure.

D. — **Dyspepsie.** — Parlons maintenant des *dyspepsies*.

C'est en abordant ce chapitre que nous entrons dans le sujet le plus délicat et le plus difficile à exposer.

Ouvrez les traités de pathologie spéciale ou générale; vous n'en rencontrerez pas un qui ne considère « les troubles dyspeptiques » comme une suite inévitable des maladies génitales. Une femme se plaint de l'estomac, elle a des pesanteurs, des acidités, des flatulences; son médecin constate une légère érosion du col utérin, quelques pertes blanches. A quoi bon tant chercher ; mais l'explication des souffrances gastriques est toute simple, voyez-la dans la métrite et intervenez en conséquence. Et la recommandation ne date pas d'hier.

De notre côté aussi ne tombons pas dans une exagération systématique. Il serait puéril de partir en guerre et de s'inscrire en faux contre une affirmation aussi unanime qui renferme du reste une grande part d'exactitude et de vérité.

Notre prétention est beaucoup plus modeste ; nous voulons nous efforcer d'établir que nombre de femmes souffrent à la fois de la matrice et de l'estomac, qu'elles ne guérissent pas ou tombent de récidives en récidives tant que la thérapeutique entend rester purement gynécologique et ne s'adresse qu'à l'utérus. Bien plus, pour un certain nombre de patientes, les désordres génitaux ont complètement disparu à la suite d'un traitement dirigé contre les seuls troubles dyspeptiques.

C'est parce que les opérateurs se sont trop laissé absorber par la lésion utérine, que les malades nous reviennent au bout de quelque temps aussi dolentes, aussi atteintes, malgré les curettages, les raclages, les diverses interventions gynécologiques qu'elles ont subies. Nous ne disons pas que ces interventions soient inutiles ; à elles seules, elles constituent souvent un traitement incomplet, voilà tout. On a pratiqué l'hystérectomie à une dame âgée de quarante-cinq ans, depuis elle va plus mal ; les crises gastriques qu'on n'avait pas très bien démêlées dans le complexus symptomatique n'ont fait que s'exaspérer.

Dans la pratique, trois cas fort nets s'offrent à nous :

a) — Utérus primitivement malade ; troubles dyspeptiques incontestablement secondaires.

b) — Accidents de l'utérus et de l'estomac débutant en même temps, simultanément, à la suite d'une couche, par exemple ; puis ils réagissent les uns sur les autres.

c) — Troubles de l'estomac antérieurs sans conteste, provoquant à eux seuls des accidents utérins ou aggravant une affection génitale intercurrente.

Pouvons-nous ranger des formes de dyspepsie en face des troubles utérins et affirmer un rapport régulier entre certaines formes de dyspepsies et certains troubles utérins déterminés ?

Non.

Nous avons examiné un nombre de femmes que nous ne saurions préciser ; mais des observations toutes particulières ont porté sur *quatre-vingt-dix.*

La moitié, très exactement 44 sur 90, présentaient le type net d'hypersthénie gastrique avec hyperchlorhydrie ; l'autre moitié comprenait des hyposthéniques avec hypochlorhydrie, des dyspeptiques à chimisme variable, des malades dont le suc gastrique offrait une chlorhydrie à peu près normale mais avec des acides de fermentation en quantité plus ou moins considérable, des ulcères ronds, des gastrites ulcéreuses, alcooliques, etc.

Cette prédominance marquée de *l'hypersthénie gastrique avec hyperchlorhydrie* pour les utérines tient à deux causes. D'abord, elle est en général, en dehors de toute considération gynécologique, la forme de dyspepsie la plus commune, chez les femmes et aussi chez les hommes. Outre ses manifestations stomacales, elle tend à agir sur l'appareil génital par deux complications, l'une au moins presque inévitable, la constipation, puis l'entérite muco-membraneuse dont nous verrons plus loin le rôle et les conséquences. Cette hypersthénie gastrique provoque de vives douleurs localisées et irradiées auxquelles viennent se mêler les souffrances dues à la constipation chronique, à l'entérite muco-membraneuse, et aussi aux affections de la matrice ou des annexes. Arrive une période menstruelle et les crises gastro-intestinales s'exaspèrent avec une acuité qui aggrave périodiquement l'état de la malheureuse patiente. Et plus l'estomac va mal, plus les troubles utérins traînent en longueur, s'éternisent et augmentent. Tout l'abdomen est endolori, la malade, le médecin lui-même, ne savent plus au juste quel organe le plus atteint commande à tous ces symptômes. La neurasthénie se greffe là-dessus avec son cortège de palpitations, dyspnée, vertiges ; les malades amaigries, pâlies, gardent un facies spécial et l'on a rangé pendant longtemps la chlorose parmi les suites éloignées des maladies génitales.

Cet avenir très sombre est réservé aux cas extrêmes ; par bonheur nous pouvons enrayer les accidents avant qu'ils n'atteignent ce degré si leur évolution ne conserve pas d'elle-même une allure plus tranquille.

L'hyposthénie gastrique avec hypochlorhydrie et même une véritable *anachlorhydrie*, absence totale d'acide chlorhydrique libre, est relevée dans plusieurs de nos cas. Parfois des accidents utérins sont nettement postérieurs aux troubles de l'estomac ; plus souvent des symptômes pénibles, fatigants, un mauvais état général sont attribués à tort à une affection utérine parce qu'une légère dysménorrhée, une perte ou un retard des règles, de la leucorrhée, une érosion insignifiante, attirent trop l'attention du côté de la matrice et la détournent de l'origine réelle des malaises. Une demoiselle, âgée de 35 ans, neurasthénique peu avancée, avait subi d'abord une dilata-

tion du canal utérin; puis, en Italie, on lui pratiqua le redressement d'une déviation utérine; un troisième médecin, en France, la
soigne pour un rein mobile. Ces divers traitements n'ayant amené
aucune amélioration, elle vint consulter l'un de nous qui lui trouva
les signes d'une hyposthénie gastrique et une grande diminution
des échanges organiques : les urines contenaient seulement, par
24 heures, 7 grammes d'urée et 0 gr. 77 d'acide phosphorique. La
thérapeutique, instituée d'après ce nouveau diagnostic, lui procura
un soulagement progressif et si elle ne la guérit pas tout à fait, lui
rendit un bien-être que cette demoiselle ne connaissait plus.

Un petit nombre de personnes que nous avons suivies, et dont le
suc gastrique a été analysé à plusieurs reprises nous ont offert des
réactions différentes et un *chimisme variable*; quelques-unes étaient
des névropathes avérées, et si, dans ce cas, l'on suivait d'une façon
absolue ces résultats de laboratoire pour formuler et changer un
traitement, on risquerait fort de faire fausse route et de marcher à
l'aveugle par excès de recherches. Par contre, chez deux femmes,
entrées à l'hôpital pour de la métrite chronique, une hypochlorhydrie franche a cédé peu à peu et nous avons noté la réapparition de
l'acide chlorhydrique libre, si bien, qu'après un séjour assez long
dans nos salles, leur suc gastrique se rapprochait de la normale; la
variation du chimisme indiquait une amélioration.

Les *acidités de fermentation* se rencontrent le plus souvent avec
des hypersthénies, fréquemment encore avec des hyposthénies.
Mais il nous est arrivé de les constater chez des utérines vraies ou
fausses dont l'HCl libre et l'HCl combiné se présentaient en quantité
normale; et alors un cas assez habituel est celui où un certain degré
de ptose abdominale est associé à une déviation de la matrice. Nous
avons déjà parlé de l'ulcus, plus bas nous dirons un mot des gastrites.

Les formes de dyspepsies les plus opposées s'accompagnent de
troubles utérins qui se présentent sans aucune régularité, se succédant les uns aux autres sans qu'aucune loi semble présider à leur
apparition. Une hypersthénique conservera une menstruation normale, sera atteinte d'aménorrhée ou de métrorrhagie, et, à côté
d'elle, une seconde malade, avec des symptômes gastriques sensiblement les mêmes, offrira des phénomènes génitaux tout différents. Du moins c'est ce qui nous paraît résulter de nos observations.

Par ordre de fréquence, on constate le plus souvent l'aménorrhée, puis la dysménorrhée, enfin les pertes hémorrhagiques. Nous mettons à part la leucorrhée avec la congestion utéro-ovarienne et la métrite chronique.

L'aménorrhée est de règle à la période avancée, cachectique, de toutes les dyspepsies. Alors que la menstruation était abondante avant la maladie de l'estomac, l'aménorrhée s'installe d'une manière progressive, par une diminution du flux sanguin d'abord, ensuite des retards, enfin la disparition temporaire, puis permanente de l'éruption menstruelle. Mais les cas sont nombreux aussi où elle s'établit brusquement dès les premières manifestations de la dyspepsie. Le retour des règles se fait avec l'amélioration de la maladie première, et leur persistance constitue un indice certain de guérison. Nous avons donné des soins à une demoiselle de 33 ans, atteinte d'aménorrhée depuis deux ans ; c'était une hyposthénique cachectique dont le suc gastrique avait une acidité totale de 1 gr. 2 seulement, ne contenait pas d'HCl libre, mais renfermait des acides de fermentation en assez grande quantité. Dans ses urines nous avions trouvé 43 grammes d'urée par 24 heures. Très maigre, très fatiguée, le 28 novembre 1896 elle ne pesait que 37 kilos. Sous l'influence du traitement et du régime, son poids remonte, le 13 décembre 1896, à 39 kilos 300 ; le 8 février 1897, à 46 kilos et ce jour-là les règles absentes depuis deux ans réapparaissent. Le 27 avril 1897, nous voyons la malade pour la dernière fois ; elle pèse 47 kilos 700, et les règles ont continué à revenir périodiquement.

Une *dysménorrhée*, d'acuité fort variable, traduit parfois chez les dyspeptiques une ovulation défectueuse, un molimen caténiai pénible, lent à aboutir comme dans beaucoup d'états pathologiques qui dépriment les forces de l'économie. Plusieurs femmes nous ont dit que les mois où elles éprouvaient une crise de souffrances gastriques, les règles, plus difficiles, plus longues à s'établir, étaient précédées de malaises, de sensations pelviennes inaccoutumées. Chez d'autres malades la dysménorrhée est en rapport avec une vive congestion utéro-ovarienne, et à ce propos-là nous avons déjà fait ressortir le rôle important de la constipation. L'ovarialgie est relevée dans plusieurs diagnostics et les névropathes topoalgisent des douleurs que rien ne soulage.

Les *pertes hémorrhagiques* restent un symptôme dont la fréquence est difficile à fixer chez les dyspeptiques qui portent une matrice demeurée saine. Elle nous paraissent assez rares. D'habitude la menstruation commence par offrir de grandes irrégularités :

une dame, âgée de 25 ans, hyposthénique avec acidités de fermentation, tantôt voyait ses règles deux fois par mois, tantôt se plaignait de retards de trois semaines et ne perdait jamais que peu de sang; au contraire, une hypersthénique avec hyperchlorhydrie permanente (atteinte, à la vérité, en même temps de rein mobile), après des suppressions menstruelles de deux ou trois mois, accusait des métrorrhagies intermittentes durant un mois et plus.

Les *ménorrhagies* succèdent volontiers à la *congestion utéro-ovarienne*; la *métrorrhagie*, c'est-à-dire l'écoulement pendant la période intercalaire, ne survient guère en dehors d'un peu d'endométrite. Nous fûmes consulté le 10 mars 1892 par une jeune dame de 22 ans à qui on voulait pratiquer le curettage; elle était très effrayée par une leucorrhée intense et des hémorrhagies attribuées à de l'hyperhémie ovarienne. La malade était atteinte d'hypochlorhydrie depuis 18 mois environ. Nous instituâmes une thérapeutique qui visait exclusivement l'estomac. Le résultat fut long à obtenir; le 5 décembre 1892 survinrent de nouvelles métrorrhagies, le 16 novembre 1893 nous constations encore une poussée d'un abondant catarrhe utérin; le 28 mai 1894 seulement nous obtenions une grande amélioration de tous les symptômes.

La *leucorrhée*, en effet, est si habituelle pour les dyspeptiques que nous ne saurions peut-être citer un cas où nous ne l'avons pas notée à un degré plus ou moins accentué. Il est des femmes chez qui elle suit fidèlement les variations de l'état gastrique. Très souvent aussi elle est associée à la *métrite*; il en est de même pour les hémorrhagies et la dysménorrhée.

C'est là le point capital : les altérations de l'estomac évoluent souvent en même temps qu'une lésion de l'utérus; les deux affections marchent parallèlement, elles retentissent l'une sur l'autre; c'est un cercle vicieux, et vous aurez beau curetter la cavité de la matrice et traiter la métrite par tous les moyens, si vous bornez là votre thérapeutique, vous échouerez ou vous n'obtiendrez qu'un succès temporaire.

Soyons justes : si vous négligez la matrice dans les soins que vous donnez à une dyspeptique, vous risquez fort aussi de n'arriver qu'à une faible ou courte guérison; vous êtes exposés à voir les crises gastriques recommencer de plus belle à la première poussée des accidents génitaux.

E. — **Gastrites.** — *Les gastrites* interviennent dans la pathologie de l'appareil sexuel à la façon des dyspepsies ou des intoxications;

nous exposerons tous les détails sur cette dernière influence au chapitre où nous traiterons de l'alcoolisme.

F. — **Cancer de l'intestin.** — *Le cancer de l'intestin* peut simuler une tumeur utérine ou péri-utérine ; nous n'insisterons pas sur ce diagnostic qu'il nous suffit de signaler.

G. — **Diverses affections péritonéales.** — D'autres tumeurs à marche rapide sont capables d'induire en erreur le médecin le plus circonspect : PAUL DELBET a pris pour une salpingite suppurée un *épiploon déplacé* pelotonné dans la moitié gauche du petit bassin et constituant une masse volumineuse ; l'estomac très dilaté par des adhérences affleurait le pubis. *Les péritonites enkystées* de toute nature, tuberculeuse, etc., *les kystes* du mésentère, du bassin, etc., exigent un examen méthodique et minutieux qui ne suffit pas toujours. Rappelons encore pour mémoire *le phlegmon de la cavité de Retzius.*

H. — **Appendicite.** — Mais de toutes les tumeurs abdominales à évolution aiguë, celle dont le diagnostic à poser est parfois le plus épineux et toujours le plus important est, sans contredit, *l'appendicite.* Il est arrivé, il arrivera que l'on croie intervenir pour une salpingite et que l'on tombe sur un appendice, et réciproquement. Au mois de mars, une malheureuse patiente entre dans notre service à Beaujon avec des signes de péritonite aiguë ; au moment même où on discutait l'opération, nous hésitions encore sur l'origine de cette péritonite entre une cause intestinale, cœcale, et une phlegmasie péri-utérine ; la discussion n'était pas purement théorique puisqu'on songeait à donner issue au pus par la voie vaginale.

PICHEVIN insiste à juste raison *sur l'appendicite à forme pelvienne,* car l'appendicite plonge dans le petit bassin vingt fois sur cent, et son inflammation, ajoute-t-il, peut se propager aux annexes non seulement par contiguïté, mais par continuité des tissus, soit en fusant dans le petit bassin derrière le péritoine, soit en aboutissant à l'ovaire et à la trompe par la voie lymphatique. A ces appendicites associées à des tubo-ovarites, KRUGER ajoute une autre catégorie de faits concernant des affections annexielles survenues au cours ou à la suite d'une intervention pratiquée pour une pérityphlite. Mais la coexistence des deux lésions ne constitue pas une fausse utérine ; l'erreur qui nous intéresse le plus est celle qui attribue à une salpingite les phénomènes qui relèvent d'une appendicite méconnue. Outre la marche clinique, les commémoratifs, la prédominance des troubles menstruels dans un cas, des accidents intestinaux dans l'autre, la bilatéralité fréquente des salpingites, aideront le médecin à asseoir son jugement. Le diagnostic, dit Pichevin, finit toujours par se faire à condition que l'on ne se hâte pas, ce qui sauvegarde l'intérêt de la malade, car une « abstention armée » est préférable dans les premiers jours.

I. — **Entérites.** — Nous ne nous appesantirons pas sur l'action des *entérites* en général, après ce que nous avons écrit sur la douleur et la diarrhée. Galliard a communiqué à la Société médicale des hôpitaux une curieuse observation où une *sigmoïdite aiguë* ayant provoqué des métrorrhagies faillit passer pour une salpingite.

Mais *l'entérite muco-membraneuse* doit nous arrêter plus longtemps. La relation des selles glaireuses, muco-membraneuses, avec les maladies de la matrice, signalée déjà par Nonat, Bernutz, Goupil, Siredey, étudiée de nos jours aussi, a été interprétée de diverses façons. On a invoqué :

a) — Des causes mécaniques d'origine génitale comprimant l'intestin et produisant une constipation chronique ;

b) — Des causes infectieuses propagées grâce aux larges communications des lymphatiques vagino-utérins avec les lymphatiques du rectum.

Mais outre ces cas et ceux où affection utérine et colite sont les expressions ou les complications connexes des ptoses viscérales et du relâchement de la paroi abdominale, il est des faits où l'entérite glaireuse retentit d'une manière indiscutable sur l'appareil sexuel. Avec les poussées de colite coïncident des phénomènes de *congestion utérine, de catarrhe, une leucorrhée abondante, de la dysménorrhée, des métrorrhagies.* Notre maître Empis a vu ces poussées de colite *alterner* avec des fluxions douloureuses du côté des ovaires, de l'utérus, comme du côté de l'anus, de la vessie et des reins. Mais pour lui, il est vrai, c'est l'état névropathique qui prédomine et commande à ces divers accidents.

On a signalé des *dysménorrhées pseudo-membraneuses* survenant chez des femmes atteintes de colite pseudo-membraneuse. Certains auteurs ont prétendu qu'il y a une grande parenté entre ces deux productions utérine et intestinale, qu'elles sont de même nature et qu'elles procèdent d'une cause unique. Nous ne le croyons pas ; la différence de structure histologique, bien vérifiée, suffirait du reste, en l'absence de tout autre argument, à plaider contre cette hypothèse. Nous avons noté une seule fois cette coïncidence sur une malade ; la marche des accidents présentait une netteté tout à fait propre à nous convaincre : suite de couches, ensuite métrite chronique avec rétroflexion, au bout de quelque temps, dysménorrhée pseudo-membraneuse. La rétroflexion et la métrite entraînent et exagèrent une constipation des plus rebelles et alors, de longues années après le début des symptômes génitaux et de la dysménorrhée, surviennent des selles glaireuses, puis muco-membraneuses. Relation de cause à effet, mais non même expression d'une entité morbide.

J. — **Vers intestinaux.** — Il nous reste à glisser sur l'influence des *Vers intestinaux* qui occasionnent des aménorrhées sympathiques, des dysménorrhées, des pertes guéries par la seule médication anthelmintique ; Désormeaux cite un cas de métrorrhagie chez une enfant de huit ans. N'oublions pas ici le rôle que jouent la neurasthénie et l'hystérie.

L'alternance des *fluxions hémorrhoïdaires* et des poussées génitales est plus certaine ; au lieu de se suppléer, elles se manifestent souvent ensemble. Enfin pour terminer, Pozzi a vu un *polype du rectum* simuler une métrite.

III

Fausses utérines et ptoses abdominales.

1° ÉTUDE ÉTIOLOGIQUE. — Ne vous étonnez pas de rencontrer le *rein flottant* dans ce paragraphe qui a trait aux affections des voies digestives. Si nous voulions détacher l'histoire des fausses utérines par néphroptose et la rapporter au chapitre des maladies rénales, nous ne pourrions éviter des redites et il nous faudrait recommencer un exposé où l'étiologie, les symptômes du *rein flottant* et de l'*entéroptose* se confondent, se mêlent entre eux, tandis que se manifestent des troubles génitaux dont la signification et l'importance ont souvent trompé les patientes et les médecins.

Gardons-nous aussi de trop généraliser, l'entéroptose et le rein flottant ne sont pas toujours fatalement réunis.

L'entéroptose est très fréquente chez les fausses utérines. Glénard a eu le grand mérite de mettre ce fait en évidence : « Je dispense,

« dit-il, toutes mes malades de l'exploration de leur utérus, et, sur
« près de sept cents femmes, je n'ai peut-être pas pratiqué vingt
« touchers, je n'ai pas appliqué plus de trois fois le spéculum. La
« plupart pourtant présentaient des symptômes que l'on est con-
« venu de rapporter à l'utérus. Or, parmi les symptômes subjectifs
« réputés utérins, la plupart (douleurs, faiblesse de reins, délabre-
« ment, lassitude, pertes blanches) ne sont pas des signes d'affec-
« tion utérine, et, quand il y a une affection utérine, le plus souvent
« elle est secondaire. » Il y a là une vérité clinique indiscutable,
mais GLÉNARD exagère un peu, et le rôle de l'entéroptose ainsi compris devient trop absorbant.

L'importance de l'ectopie rénale avait depuis longtemps frappé
nombre d'observateurs. Avec LANCEREAUX qui ne manquait pas de
signaler la coexistence fréquente d'une affection utéro-ovarienne et
du rein flottant, il nous faudrait citer beaucoup d'auteurs ; mais
nous trouvons dans la traduction de BENNETT une annotation de
MICHEL PETER tout à fait saisissante :

« BENNETT, dit PETER, ne mentionne que les erreurs qui peuvent
« résulter de ce qu'on prend la métrite pour une autre affection.
« Mais il est une maladie, ou plutôt une simple ectopie, capable de
« simuler la métrite, je veux parler des *reins mobiles*. Un savant
« médecin de *Dresde*, M. WALTHER, médecin en chef de l'hôpital,
« qui examine la situation des reins chez tous les malades admis
« dans son service, a constaté la très grande fréquence d'une mo-
« bilité anormale de ces organes. Le plus souvent il n'y a aucun
« symptôme corrélatif ; mais, dans un certain nombre de cas, il a
« vu cette mobilité donner lieu à des symptômes qui simulent la
« métrite, tels que des pesanteurs, des douleurs lombaires et hypo-
« gastriques. — On conçoit que lorsqu'il existe simultanément de la
« leucorrhée et des troubles menstruels, la confusion soit possible.
« En pareil cas, l'examen direct de l'utérus et des reins fera cesser
« toute erreur (communication orale). » Toute l'histoire des fausses
utérines par ptose rénale est contenue dans ces quelques lignes si
claires.

En 1892, THIRIAR de *Bruxelles* a repris cette question en insistant
d'une façon plus précise et plus complète : « C'est en 1888, que,
« pour la première fois, j'ai été amené à rechercher les relations qui
« existaient entre le rein mobile et les affections de l'appareil géni-
« tal de la femme. C'était chez une malade souffrant depuis long-
« temps de divers troubles utérins qui avaient produit une véritable

« cachexie. Je lui découvris un rein mobile, et, avant de procéder
« au curettage utérin, je pratiquai la néphropexie. Cette opération
« suffit pour amener en peu de temps la disparition de tous les
« troubles dont elle se plaignait du côté de la matrice (pertes muco-
« purulentes, menstruation irrégulière et douloureuse, etc., etc.).

« Depuis lors, j'ai toujours soin d'explorer les régions rénales des
« malades qui sont atteintes d'affection utéro-ovarique ; souvent cette
« exploration me fait découvrir l'origine de ees altérations sous la
« forme d'un rein déplacé.

« De mes observations, il résulte que l'ectopie rénale existe au
« moins dans 20 p. 100 des cas d'affections du système génital de
« la femme. »

PICHEVIN arrive à la même conclusion : chez un assez grand
nombre de malades qui se croyaient atteintes d'une affection de
l'utérus ou des annexes, le rein était l'unique cause des accidents.
Plus souvent encore il a trouvé l'association de l'ectopie rénale et
de l'entéroptose.

Il ne nous semble pas, quant à nous, que l'association de l'ectopie
rénale et de l'entéroptose chez les fausses utérines soit plus fréquente que l'entéroptose seule ; cette divergence d'appréciation dépend peut-être uniquement du degré d'ectopie qu'implique l'expression de rein flottant. Peu importe du reste ; la néphroptose et l'entéroptose, qu'elles existent isolées ou qu'elles se réunissent, amènent
du côté de l'appareil génital des accidents tout à fait analogues.

Comment en serait-il autrement ?

Considérons les causes qui président aux relations pathologiques
de l'utérus, du rein et du tube digestif.

Pour beaucoup d'auteurs, les maladies du système génital provoquent la production du rein mobile. Depuis BECQUET qui a signalé
la fluxion rénale à chaque époque menstruelle, on admet que cette
fluxion périodique entraîne à la longue le déplacement du rein hors
de sa loge ; LANCEREAUX insiste sur l'influence des déviations, chutes,
phlegmasies utérines et des ovarites pour favoriser la néphroptose.

Cette étiologie acceptée d'une façon unanime paraissait prouvée
sans conteste, lorsque THIRIAR vint renverser la proposition : « Étant
« donnée la fréquence des deux affections utérine et rénale existant
« en même temps, il y a lieu de se demander quels rapports elles
« ont entre elles, quelle influence elles exercent l'une sur l'autre. On
« a cru jusqu'ici que c'était l'affection génitale qui produisait le

« déplacement du rein. Les faits que j'ai observés sont en contra-
« diction formelle avec cette interprétation ; tout démontre au con-
« traire que *la mobilité du rein est la cause initiale* du développe-
« ment de beaucoup d'affections de l'appareil génital chez la femme,
« surtout de beaucoup de métrites et de salpingites.

« En effet, il suffit souvent de fixer le rein par la néphropexie ou
« par un moyen orthopédique quelconque pour faire disparaître
« certaines de ces affections. Celles-ci ne peuvent dans tous les
« cas guérir si le rein mobile est méconnu.

« En outre, dans les cas où j'ai spécialement interrogé les ma-
« lades, il est resté certain pour moi que *toujours* la mobilité du rein
« avait précédé les manifestations utéro-ovariennes. Chez ces ma-
« lades le cortège symptomatique de l'ectopie rénale ouvre ordinai-
« rement la marche, et ce n'est que plus tard que la série des
« symptômes dénotant une altération génitale commence.

« Il est facile, du reste, de donner une explication suffisante de
« cette marche dans les symptômes et les complications. Lorsqu'il
« existe un rein mobile, l'appareil génital de la femme est et doit
« être particulièrement vulnérable.

« C'est dans les plexus nerveux et la circulation qu'il faut cher-
« cher la raison de cette vulnérabilité.

« Avec CHROBAK, il est rationnel d'attribuer les désordres nerveux
« utérins à une irritation du plexus ovarique anastomosé comme on
« sait avec le plexus rénal dont le tiraillement résulte presque for-
« cément du déplacement du rein.

« Le rein déplacé, cette tumeur physiologique, en outre, produit
« la plupart du temps une congestion intense dans l'appareil génital
« de la femme.

« Cette congestion unie aux troubles nerveux est une condition
« qui favorise singulièrement l'infection de l'utérus et de ses an-
« nexes. »

Ainsi, stase sanguine et troubles nerveux de la matrice ont pour
point de départ le rein mobile, et l'infection survient à leur suite.

Les faits avancés par THIRIAR sont très exacts, mais le professeur
de *Bruxelles* a le tort de généraliser d'une manière trop exclusive.
Nous avons observé des cas qui confirment sa théorie. Au commencement de l'année entrait à Beaujon, dans notre service, une jeune
fille vierge atteinte de ces accidents dits « étranglement d'un rein
mobile » ; nous avons pu suivre assez longtemps la marche des
phénomènes, puis constater des troubles menstruels postérieurs à

3

coup sûr et consécutifs à la néphroptose. Mais nous ne voulons pas
reconnaître qu'il en soit toujours de même, car la proposition inverse nous paraît indiscutable aussi ; il est des femmes chez qui la
matrice et les annexes entrent les premières en scène et entraînent
à leur suite l'ectopie rénale. Plus loin nous dirons que nous nous
trouvons en face d'un cercle vicieux, et que, dans la clinique
journalière, les deux organes réagissent l'un sur l'autre simultanément.

Nous pourrions développer des considérations analogues pour
l'entéroptose. Chez beaucoup de malades, ce n'est pas douteux,
l'entéroptose précède les troubles utérins, les fait éclater et les exagère dès qu'ils existent ; la raison en est trop évidente pour que
nous nous attardions dans une démonstration que personne ne conteste aujourd'hui.

Mais combien de fois ne voyons-nous pas les accidents utérins,
entéroptose et rein flottant débuter en même temps et reconnaître la même cause. Une femme vient nous consulter pour
ce qu'elle appelle des accidents suites de couches ; en effet,
après un accouchement, au bout d'un laps de temps variable,
elle a accusé des pertes blanches, des douleurs abdominales et des
troubles dyspeptiques ; peu marqués au début, les symptômes se
sont aggravés d'une façon progressive, elle ne sait préciser quel
est celui qui s'est manifesté le premier. Nous l'examinons et nous
trouvons une métrite avec un certain degré de déviation utérine et
d'entéroptose, assez souvent aussi nous constatons un déplacement
du rein droit. Cette malade a raison ; les couches ont provoqué tous
ces accidents.

Les causes de l'entéroptose sont surtout les relâchements
post-puerpéraux de la paroi abdominale, dit LANDAU ; à cet éclatement de la sangle abdominale joignez « le relâchement de
« l'appareil musculo-ligamenteux qui soutient l'utérus, et du plan-
« cher pelvien », et vous comprendrez pourquoi métrite, déviation
utérine, chute de l'intestin et du rein relèvent de la même origine,
débutent en même temps et forment une sorte d'ensemble pathologique. Isoler un des facteurs dans ce complexus pour lui attribuer
la pathogénie de tous les phénomènes, c'est faire œuvre schématique
et inexacte. Le rein réagit sur le tube digestif et sur l'utérus et
reçoit le contre-coup de leurs souffrances, de même l'utérus subit
l'influence du rein et de l'appareil digestif et retentit sur eux à son
tour, etc., etc. Ce mélange symptomatique se complique de la consti-

pation chronique, de l'entérite muco-membraneuse, des coliques sous-hépatiques, de la congestion du foie, etc. ; tout se tient dans cette suite de couches.

2° CLASSIFICATION DES FAUSSES UTÉRINES AVEC PTOSES ABDOMI-NALES. — Nous pourrions résumer les différents cas de fausses utérines dans le tableau suivant :

Entéroptose isolée	Organes génitaux sains		1° Symptômes abdominaux rapportés à tort à l'utérus sain et n'ayant rien de commun avec lui.
Néphroptose isolée			2° Symptômes génitaux (douleurs, troubles menstruels, etc), l'utérus et les annexes demeurent sains.
Entéroptose et néphroptose associées	Utérus malade	Métrites déviations utérines chute de l'utérus	3° Les ptoses coexistent avec des lésions utéro-annexielles ; mélange et aggravation réciproque des symptômes.
	Annexes malades	Ovarites salpingites péri-métro-salpingites	4° Les ptoses provoquent des lésions utéro-annexielles.
	Utérus et annexes malades.		

A. — **Symptômes abdominaux rapportés à tort à l'utérus sain et n'ayant rien de commun avec lui.** — Ce sont des femmes toujours fatiguées, en proie à une lassitude insurmontable surtout le matin au réveil, qui éprouvent dans tout le ventre et en particulier dans le bassin des souffrances tantôt vagues et transitoires, tantôt vives et tenaces. A ces douleurs abdominales et pelviennes s'ajoutent des douleurs dorsales et lombaires. Quelque chose les tire dans les reins, disent-elles, et ces sensations dans la région rénale contribuent pour beaucoup à les convaincre qu'elles ont une maladie de matrice. Les troubles dyspeptiques de l'entéroptose achèvent de les confirmer dans cette opinion, un spasme pénible au niveau de la corde colique voisine des organes génitaux les alarme de plus en plus et si elles ne sont pas neurasthéniques, elles le deviennent. Alors elles maigrissent, s'anémient, sont prises de palpitations et leur inquiétude est grande parce qu'elles rapportent les symptômes des ptoses abdominales à une affection utérine.

B. — **Symptômes génitaux, l'utérus et les annexes demeurant sains.** — Dans cette classe rentrent les fausses utérines les plus intéressantes et aussi les plus difficiles à diagnostiquer. Elles accusent des accidents génitaux et leurs craintes ne peuvent être regardées comme purement chimériques. Les douleurs abdominales pelviennes et lombaires se compliquent de troubles utéro-ovariens. Une femme atteinte de métrorrhagie et souffrant dans le bassin sera toujours persuadée qu'elle a une affection utérine. Si elle est un peu nerveuse, la métrorrhagie n'est pas nécessaire ; une leucorrhée, une simple perturbation menstruelle, avance ou retard des règles, suffiront pour la terrifier. Le cas est bien fréquent. L'entéroptose, la néphroptose provoquent volontiers des désordres menstruels : les règles deviennent irrégulières comme quantité et comme apparition, à une aménorrhée de six à sept semaines succède une métrorrhagie, et souvent la venue du molimen cataménial provoque de vives douleurs. Cette dysménorrhée est suivie d'une sensibilité de la région ovarienne pendant quelque temps durant la période intercalaire et nous avons vu la névralgie iléo-lombaire se greffer sur cet état et achever de donner le change. La leucorrhée surtout s'observe à chaque instant.

L'apparition des règles, accompagnée ou non de dysménorrhée, retentit parfois sur un rein déplacé et produit des paroxysmes qui ébranlent tout l'organisme ; l'estomac tout à fait intolérant ne supporte aucun aliment ; la patiente, brisée par des vomissements répétés, en proie aux crises les plus vives au niveau de l'estomac et du rein, tombe dans un état pitoyable dont elle ne se relève qu'avec lenteur si la période suivante ne vient encore l'accabler de nouveau.

C. — **Les ptoses coïncident avec des lésions utéro-annexielles.** — Ce que nous avons dit plus haut de la pathogénie commune aux ptoses abdominales et aux lésions utéro-annexielles, suites de couches, nous dispense d'insister longtemps ici sur ce sujet.

Relevant de la même cause, les divers accidents évoluent côte à côte. Érosions, ulcérations, métrites, leucorrhée, salpingo-ovarites, phlegmasies péri-utérines, subissent l'action des troubles digestifs, hépatiques ou rénaux ; et une altération de l'appareil sexuel, bien loin de le mettre à l'abri des influences étrangères, le prédispose au contraire à en ressentir les effets avec plus de facilité.

D. — **Les ptoses provoquent des lésions utéro-annexielles.** — Nous retombons dans la théorie de Thiriar. Les congestions répétées, les actes nerveux réflexes ou inhibitoires rendent le système génital plus vulnérable aux infections secondaires. La *fausse utérine* devient à la longue une *véritable utérine*.

CHAPITRE III

—

FAUSSES UTÉRINES ET AFFECTIONS DU FOIE

I

Aperçu historique.

Les relations qui unissent le foie et l'appareil génital de la femme fournissent depuis longtemps matière à controverse. Toutefois, plusieurs points sont aujourd'hui bien établis, et, parmi eux, les plus étudiés se rapportent surtout à l'influence que peut avoir sur le foie l'utérus gravide ou à l'état de vacuité.

Si les interprétations pathogéniques diffèrent suivant les auteurs, du moins la surcharge graisseuse du foie, les variations de la glycogénie hépatique, les dangers de l'ictère épidémique et de l'ictère grave sont de notion classique au cours de la grossesse qui, peut-être, favorise en outre la lithiase biliaire; de même, nous savons que l'éruption des règles provoque tantôt de la simple congestion hépatique, tantôt un ictère léger, ictère menstruel de Senator et de Fleischmann, souvent un accès de colique chez les calculeuses.

Mais, au contraire, l'action inverse du foie sur le système utéro-ovarien paraît moins élucidée et en particulier les *troubles de la menstruation consécutifs aux affections hépatiques*, surtout les *métrorrhagies*, ne sont signalés de nos jours que par un nombre fort restreint d'observateurs.

Il n'en a pas toujours été ainsi, et les anciens médecins insistaient volontiers sur la fréquence des pertes au cours des maladies du foie; leurs explications gardaient l'empreinte des idées parfois un peu étranges de l'époque, et nous devons considérer seulement

la réalité du fait clinique. Les livres hippocratiques nous ont laissé
des conceptions fort vagues sur les règles bilieuses; mais, sans
remonter si loin, au siècle passé, Stoll signale que pendant la
constitution bilieuse inflammatoire de l'année 1778, les hémorrhagies utérines furent très fréquentes. Fincke, cité par Désormeaux,
dit que dans l'épidémie de *Tecklembourg*, 1776-1780, « les mens-
« trues surtout éprouvèrent l'influence de l'affection bilieuse : tantôt
« elles étaient supprimées, tantôt elles étaient augmentées, tantôt
« elles avançaient. » Comme Désormeaux, Gendrin compte « les
hépathiques, les flux bilieux » au nombre des causes des métrorrhagies sympathiques, et il rapporte qu'en 1758, Boucher observa
la métro-hémorrhagie se montrant comme symptôme habituel
d'une fièvre bilieuse qui régnait épidémiquement à *Lille*; le praticien, ajoute-il, qui a le plus insisté sur ce rapport de l'hémorrhagie utérine avec les divers états morbides abdominaux qui
constituent les affections bilieuses et gastriques, est Strack; il
regardait ces affections comme les causes les plus puissantes des
métro-hémorrhagies.

Plus près de nous, les auteurs du Compendium, puis quelques
gynécologues se rangent à l'opinion des vieux maîtres, sans y attacher beaucoup d'importance. Très nombreux sont les traités de
pathologie générale ou spéciale qui passent ces faits sous silence.
Bien plus, nous voyons Courty écrire : « Quant aux métrorrhagies
prétendues symptomatiques ou sympathiques d'affections bilieuses,
j'avoue que je les regarde au moins comme très douteuses » ; et
Bernutz : « la rareté des métrorrhagies de cette catégorie autorise
à ne point insister sur ces faits ».

Cependant Monneret étudie les hémorrhagies produites par les
affections du foie; Verneuil et ses élèves reprennent ce sujet sans
s'occuper d'une façon particulière de la menstruation. Bennett, chez
les malades qui présentent des symptômes du côté du foie, est
accoutumé à voir l'application de sangsues sur le col de l'utérus
donner lieu à une hémorrhagie souvent fort rebelle : « Les seules
« fois, dit-il, où j'ai été obligé de tamponner le vagin pour arrêter
« une hémorrhagie causée par les sangsues, j'avais affaire à des
« malades de cette espèce. » Puis on commence à trouver des observations éparses, comme celle de Florez-Orteaga, et comme celles
de Bagdan, où un vésicatoire, appliqué sur la région hépathique,
arrête des pertes graves et rebelles d'endométrite. Nigel-Starck
expose deux cas très démonstratifs dans son travail sur « quelques

causes peu communes de ménorrhagie ». Enfin, récemment, Cornillon, dans quelques lignes un peu brèves, nous paraît avoir relevé
des cas tout à fait analogues à nos observations.

II

Fausses utérines et lithiase biliaire.

Nous ne pouvons mieux faire que citer Cornillon : « Chez les
« jeunes femmes atteintes de lithiase biliaire à accès courts et éloi-
« gnés, les règles évoluent normalement (1); mais, s'ils sont longs
« et fréquents, elles deviennent irrégulières. Tantôt elles dispa-
« raissent pendant plusieurs mois et leur retour semble coïncider
« avec une amélioration sensible de l'état général ; tantôt elles
« continuent à se montrer, mais elles n'ont rien de fixe dans leur
« apparition ; ici elles avancent de huit jours, là de quinze ; parfois,
« elles sont à peine perceptibles et se terminent en vingt-quatre
« heures, d'autres fois elles durent une semaine, et donnent nais-
« sance à de véritables métrorrhagies. Toutes ces particularités
« n'auraient rien d'extraordinaire si les organes pelviens étaient
« le siège d'une inflammation étendue ou d'une tumeur quelconque ;
« mais dans tous les cas où nous avons noté ces désordres de la
« menstruation, *l'utérus était sain.* »

Les perturbations que la colique hépathique apporte aux fonctions
menstruelles sont, en effet, des plus variables. Un des cas les plus
fréquents est celui où une colique hépathique franche, bientôt suivie
d'ictère, éclate au moment des règles, d'habitude la veille ou les
premiers jours. Le molimen caténial favorise l'accès lithiasique,
et celui-ci retentit à son tour sur le système utéro-ovarien. Les
règles deviennent alors plus abondantes, et leur écoulement prend
de telles proportions que l'on se trouve en face d'une réelle
ménorrhagie. D'autres fois, les règles, qui venaient de se terminer,
reparaissent au bout de deux ou trois jours, pour durer un temps
variable. Dans les deux cas, le flux peut traîner de la sorte jusqu'à
dix jours et plus. Souvent ces pertes provoquent l'émission de

---

(1) Cependant, nous avons vu les règles troublées par un *premier* accès de colique
hépatique de moyenne intensité.

caillots, et la menstruation, jusqu'alors peu douloureuse, s'accompagne de tranchées et de souffrances fort pénibles, indices d'une *dysménorrhée congestive* telle que la palpation du bas-ventre est difficilement supportée. Si les accès de colique hépathique se répètent, au bout de quelque temps les règles avancent de huit, quinze jours, retardent d'une à deux semaines ; les époques se confondent, s'enchevêtrent, et la malade ne s'y connaît plus. Après une période où la menstruation s'est montrée plus courte, insignifiante, ou s'est même suspendue, arrive une ménorrhagie inquiétante.

Et, dans cette confusion, le foie retentit sur l'utérus, mais le molimen caтаménial retentit à son tour sur le foie : il y a un état fort complexe.

Il est des malades atteintes de lithiase hépathique qui, après avoir à plusieurs reprises présenté seulement une augmentation dans l'abondance des règles, sont prises tout-à-coup d'une véritable *métrorrhagie* dans une période intercalaire. Ce sont, le plus souvent, des femmes qui portent une lésion de l'appareil utéro-ovarien : endométrite, fibrome, salpingite, etc. L'affection utérine concomitante restait jusqu'alors silencieuse ou ignorée, mais, hémorrhagipare en elle-même, elle a subi l'influence des coliques hépatiques et la perte qui en est résultée relève d'une étiologie un peu hybride. Ces métrorrhagies demeurent tenaces, et leur traitement comporte des indications spéciales.

Mais il n'est pas nécessaire, pour entraîner les troubles menstruels les plus ennuyeux, que la colique hépathique éclate *franche* avec grandes douleurs, ictère et décoloration des matières fécales. Une crise *fruste* ou *fort atténuée*, surtout si elle provoque une notable *congestion du foie*, retentit parfois sur la matrice tout autant que l'accès le plus violent. Nous avons même vu des cas où l'attention était uniquement attirée tout d'abord du côté de l'appareil génital, tant les symptômes utérins gardaient une prépondérance qui les plaçait au premier rang dans l'esprit et les préoccupations des malades; un examen systématique de tous les organes parvenait seul à rapporter au foie la véritable cause des accidents.

Les patientes vont-elles à *Vichy*, l'expulsion des calculs ramène les coliques, et avec elles les métrorrhagies. Cependant, d'après JARDET, les eaux de Vichy suffisent par elles-mêmes à congestionner le système utéro-ovarien, avancent les règles et exagèrent le flux menstruel.

Lorsque l'organisme est fort débilité et que la malade se trouve, suivant l'expression de Maurice Raynaud, « en état de détérioration profonde », c'est l'*aménorrhée* qui domine.

Au contraire, si l'affection hépathique s'améliore et guérit, les perturbations menstruelles disparaissent, ou bien, les règles, faibles jusque-là, conservent plus d'abondance.

C'est à peu près ainsi qu'évoluent les phénomènes pendant la *vie génitale* de la femme. Au moment de la *ménopause*, les accidents hémorrhagiques offrent une intensité toute particulière, d'autant plus inquiétante que l'esprit des malades est hanté par la crainte de tumeurs malignes, qu'elles redoutent toujours à cette période critique.

Après la ménopause, la lithiase biliaire peut-elle provoquer une métrorrhagie? C'est possible ; une observation porte à le soupçonner, mais nous n'oserions l'affirmer, nous croirions plus volontiers qu'elle favorise des pertes chez une femme qui souffre de lésions de métrite ou d'un fibrome.

III

Fausses utérines et cirrhoses.

Les cirrhoses du foie qui retentissent sur la menstruation amènent beaucoup plus souvent l'aménorrhée que des métrorrhagies.

Cependant Nigel Starck rapporte deux observations où l'influence des cirrhoses sur l'apparition des pertes utérines semble bien indiscutable, d'autant plus que le traitement, uniquement institué contre la maladie du foie, fit cesser les pertes. Mais l'étude de ces deux faits et de quelques cirrhoses que nous avons pu observer nous-mêmes tendent à faire croire que les règles sont troublées de façon différente suivant les cas et suivant la période où est parvenue l'affection hépatique. A la phase de cachexie, lorsque l'organisme est profondément touché en entier, la menstruation se suspend et tout flux sanguin, normal ou pathologique est supprimé. Mais si les forces ne sont pas perdues, si la nutrition n'est pas trop compromise, à l'époque où la cirrhose évolue encore sans grande altération de l'état général, des *ménorrhagies* peuvent se manifester et leur apparition paraît quelquefois favorisée par une poussée de *congestion hépatique*, quelquefois par un état gastrique ou biliaire surajouté. Cependant nous devons dire que dans la cirrhose hypertrophique biliaire avec ictère chronique (de Hanot), qui dure longtemps sans cachexie et s'accompagne volontiers d'hémorrhagies nasales et autres, l'augmentation du flux menstruel n'est pas signalée ; nous avons, au contraire, constaté sa diminution et sa suppression de bonne heure, et, dans un cas où il persistait assez faiblement, l'ictère est devenu plus foncé et le foie un peu douloureux à une époque cataméniale. Le retour des règles, après une aménorrhée plus ou moins longue, est même parfois un bon signe et coïncide avec un temps d'arrêt ou une amélioration de la cirrhose.

Quoi qu'il en soit, l'état d'*aménorrhée* est plus fréquent que les ménorrhagies, même au début de l'affection hépatique. Il faut en chercher la cause dans la dénutrition, l'affaiblissement progressif, la cachexie. Au cours d'un autre travail, l'un de nous a eu l'occasion de rapporter une coïncidence entre une cirrhose atrophique et une sclérose de l'ovaire, coïncidence que Normann Moore avait déjà vue et signalée deux fois.

Cette influence de l'état général sur l'ovulation et la menstruation doit suffire à empêcher la production de ménorrhagies dans des cas de foie gras, par exemple, où les hémorrhagies chirurgicales restent toujours à redouter.

IV

Fausses utérines et tumeurs du foie.

Il existe peu de documents sur les pertes utérines au cours des tumeurs du foie, bénignes ou malignes, hydatiques, etc.

Dans les *mélanomes* du foie, disent Hanot et Gilbert, les épistaxis sont assez communes, les hémoptysies et les métrorrhagies rares.

Cependant elles peuvent survenir, et nous ne saurions, comme preuve, mieux choisir qu'une fort remarquable observation de Paul Segond (1), où des ménorrhagies répétées, un amaigrissement

---

(1) Paul Segond. — Société de chirurgie, 1897.

inquiétant et la présence d'une tumeur abdominale firent croire à un fibrome utérin; or l'utérus et les organes pelviens furent trouvés sains, et la tumeur était un *cancer pédiculé* du foie.

V

Fausses utérines et ictères catarrhal et infectieux.

Au cours de *l'ictère grave*, l'apparition *d'hémorrhagies utérines*, isolées ou au milieu d'hémorrhagies diverses, n'a rien de surprenant.

Mais la ménorrhagie peut se manifester aussi pendant un *ictère catarrhal* ou un *ictère infectieux bénin*. Peut-être au début de certains états bilieux rentre-t-elle dans la classe de ces épistaxis utérines que GUBLER a décrites dans les fièvres, « particulièrement dans les fièvres à troubles abdominaux ». Mais, alors que l'ictère fébrile datait de plusieurs jours, nous avons vu les règles survenir, se terminer et, pour la première fois, recommencer à couler deux jours après, phénomènes tout à fait nouveaux pour la malade, qui, n'avait jamais rien éprouvé de pareil. Cette perte, à coup sûr, n'était pas une épistaxis utérine du début des fièvres. Du reste, dans l'ictère bénin, nous ne connaissons pas d'exemple où le symptôme utérin soit devenu inquiétant. Tout se borne d'habitude à une avance de l'éruption menstruelle, à l'augmentation de l'écoulement sanguin, ou à sa reprise après un petit temps d'arrêt; pourtant chez d'autres femmes les règles sont au contraire retardées ou diminuées. C'est, selon toute vraisemblance, dans cette classe que nous devons ranger ces nombreux cas de métrorrhagies dont les auteurs anciens nous ont conservé la description au cours des fièvres bilieuses, états bilieux, etc., qui sévissaient parfois à l'état d'épidémie.

VI

Physiologie pathologique.

Avons-nous le droit de risquer une interprétation de physiologie pathologique pour expliquer comment les maladies du foie retentissent ainsi sur la menstruation? Il est sans doute plus sage de passer en revue toutes les hypothèses.

La plus vraisemblable est celle qui attribue les métrorrhagies à une congestion menstruelle poussée, sous l'influence hépatique, au delà des limites habituelles. Mais nous ne comprenons pas bien NIGEL STARCK, quand il dit que l'engorgement du système porte amène l'engorgement de la muqueuse utérine; la circulation porte et la circulation utérine n'ont que des rapports anatomiques fort éloignés. En tout cas, nous admettrions plus volontiers une action réflexe directe ou se produisant par l'intermédiaire du cœur, et la congestion utérine ressemblerait, par exemple, à la congestion pulmonaire de la colique hépatique.

Une autre hypothèse rattache les accidents à une altération du sang ou des parois vasculaires, altération dépendant elle-même de poisons, de toxines, etc. L'un de nous a observé que les femmes *dont les urines contiennent de l'uro-érythrine*, pigment de l'insuffisance hépatique, lui ont paru prédisposées à des écoulements de sang considérables au moment de leurs époques.

Peut-être ces diverses influences entrent-elles toutes en jeu. Mais il est à remarquer que les pertes surviennent presque toujours à propos des règles, et que les maladies du foie exagèrent surtout l'abondance de la menstruation et provoquent plus rarement une métrorrhagie dans la période intercalaire; dans cette dernière éventualité, on a souvent lieu de soupçonner que l'utérus ou les annexes souffrent de lésions concomitantes. Aussi, à la période de cachexie hépatique, l'ovulation est supprimée et l'aménorrrhée devient la règle, l'hémorrhagie utérine l'exception.

CHAPITRE IV

FAUSSES UTÉRINES ET AFFECTIONS DE L'APPAREIL CIRCULATOIRE

I

Aperçu historique.

L'influence des maladies du cœur sur l'utérus, aujourd'hui prouvée sans conteste par une longue série d'observations et de travaux, a été envisagée de façons assez différentes, et plus d'un auteur, pour étudier ce sujet, s'est placé à un point de vue spécial qui l'intéressait davantage. Aussi, à côté de faits bien établis, d'autres restent encore discutés, d'autres ont moins attiré l'attention. Nous trouvons exposés d'une manière complète et sans grand désaccord l'aménorrhée, la chlorose cardiaque et les accidents que peut provoquer une lésion du cœur pendant la grossesse, la délivrance et les suites de couches ; des réserves se manifestent pour le catarrhe utérin, la congestion et la métrite consécutive ; quant aux métrorrhagies (en dehors de l'accouchement), elles soulèvent les opinions les plus opposées ou sont passées sous silence.

Bouillaud, Stokes, Grisolle, Parrot n'en parlent pas. Bernutz, à propos des troubles circulatoires que subissent les organes génitaux, écrit : « Cette dernière classe de métrorrhagies symptoma-« tiques, dont on me paraît avoir exagéré la fréquence, ne comprend « qu'un petit nombre de variétés dépendant du siège que peut occuper « l'obstacle à la circulation abdominale : maladie du cœur, affections « hépatiques, tumeurs abdominales ; la rareté des métrorrhagies dans « ces trois catégories autorise à ne point insister sur ces faits. » Sire-dey « depuis plusieurs années que son attention est fixée sur ce

« point, dans le nombre assez considérable d'affections organiques
« du cœur et des poumons qu'il lui a été donné d'observer, n'a trouvé
« possible *qu'une seule fois* de constater une métrorrhagie », et
« encore est-elle « due à un développement variqueux des veines
« et à une sorte de bourgeonnement de la muqueuse de l'utérus ».

RACIBORSKI s'informe des phénomènes menstruels chez huit femmes
portant des altérations valvulaires et les reconnaît ordinairement
aussi réguliers que dans l'état de santé ; plus loin, il émet une hypothèse : « Il ne serait pas impossible qu'une pareille disposition (état
« variqueux et rupture) existât quelquefois dans les plexus veineux
« de l'utérus » et il se demande plutôt « si un jour on ne trouvera pas
« dans le parenchyme utérin de ces anévrysmes capillaires signalés
« dans l'intérieur du cerveau». COURTY, au cours d'un long article où
il énumère une foule de causes, signale à peine, en une ligne, la
stase sanguine dans le système de la veine cave inférieure sous
l'action de la valvule mitrale insuffisante. DEPAUL et GUÉNIOT sont
encore plus nets : « Les affections cardiaques ne paraissent pas être
« notablement influencées par la menstruation, et celle-ci à son tour
« n'est pas généralement modifiée par ces maladies. »

Et cependant MONNERET, dans le COMPENDIUM, citait dans l'étiologie
des métrorrhagies les maladies du poumon et du cœur ; GENDRIN
avait insisté « sur toutes les causes qui produisent une gêne habi-
« tuelle de la respiration, comme les emphysèmes pulmonaires, les
« bronchites chroniques, les obstacles à la circulation dans les prin-
« cipaux troncs vasculaires ou aux orifices du cœur ». Depuis eux,
ARAN rattache certaines congestions de la muqueuse utérine à l'embarras même de la circulation de l'appareil cardio-pulmonaire.
NIEMEYER indique les stases sanguines qui se font dans les vaisseaux utérins au cours des maladies du poumon et du cœur qui
rendent difficile le retour du sang dans le cœur droit. SCANZONI va
plus loin et envisage l'influence des cardiopathies sur les métrorrhagies avant la puberté, pendant la vie génitale, et après la ménopause. X. GOURAUD, dans sa thèse (De l'influence pathogénique
des maladies pulmonaires sur le cœur droit), a consacré à la congestion, au catarrhe et aux hémorrhagies secondaires de la muqueuse
utérine d'origine cardiaque, un important chapitre où se trouvent
en plus de précieuses indications d'auteurs.

Plus près de nous, GALLARD, GERMAIN SÉE, PETER, HARDY et BÉ-
HIER deviennent encore plus affirmatifs et avec l'histoire du rétrécissement mitral, l'importance des métrorrhagies est mise en relief.

Mais ce n'est pas seulement au cours de la sténose mitrale qu'elles sont signalées : « L'existence d'une maladie du cœur, dit DUROZIER « (1875), retarde l'établissement des règles ; celles-ci sont irrégu- « lières et *prennent souvent la forme de pertes* ».

II

Considérations pathogéniques.

« Et prennent souvent la forme de pertes... » Cette courte phrase qui nous paraît bien être l'expression de la vérité, reste presque isolée ou à peine accompagnée de brèves réflexions dans la suite du mémoire. Lorsqu'il s'agit d'évaluer, même d'une façon approximative, la fréquence des métrorrhagies, nous rencontrons des avis tout différents ; bien plus, le désaccord persiste au sujet des troubles de la menstruation en général. « Que « d'irrégularités, d'intermittences, d'inégalités, d'arrêts, *de pertes,* « d'ovariotomies, de morts! dit DUROZIER dans un second travail « (1895). *Chez la cardiaque, l'anormal devient la règle, le nor-* « *mal, l'exception.* » Nous avons interrogé nombre de cardiaques et cette affirmation nous semble peut-être un peu exagérée. On pourrait opposer la statistique d'un auteur anglais, Gow, qui, sur 50 cas, constata 28 cas où la menstruation resta normale, 17 où elle manqua plus ou moins complètement, 5 où elle fut excessive. Cinq cas de menstruation successive, sans hémorrhagie intercalaire entre deux périodes cataméniales, c'est peu, surtout si l'on songe que, 4 fois, il s'agissait de rétrécissement mitral (la lésion valvulaire, où la ménorrhagie est un accident assez banal), une seule fois de rétrécissement avec insuffisance mitrale et que ni l'insuffisance mitrale pure, ni les lésions aortiques et autres n'ont provoqué de perte utérine.

a) Rétrécissement mitral, 22 cas, 9 menstruations régulières, 5 diminuées, 4 aménorrhées, *4 accroissements du flux sanguin.*

b) Insuffisance mitrale, 15 cas, 10 menstruations régulières, 4 diminuées, 1 supprimée.

c) Rétrécissement et insuffisance mitrale, 7 cas, 4 menstruations régulières, 1 diminuée, 1 supprimée, 1 *augmentée*.

d) Insuffisance aortique, 2 cas, pas d'altérations.

Il faut compter avec les hasards d'une série, comme dans le relevé de Raciborski; mais malgré la statistique précédente, les métrorrhagies surviennent, causées par l'insuffisance mitrale pure, encore, quoique bien plus rarement, par les altérations aortiques, et aussi par les altérations aortiques compliquées d'une lésion mitrale; il en existe des observations indiscutables, et nous verrons plus tard qu'on ne doit pas négliger la classe des aortiques avec artério-sclérose généralisée.

Ces appréciations, en apparence fort contradictoires, sont dues à ce qu'on n'a pas toujours envisagé la période à laquelle était arrivée l'affection du cœur au moment où on examinait la malade. Cependant Maurice Raynaud en avait fait la remarque : « Les règles sont souvent, au commencement des maladies du cœur, abondantes, profuses... Il se fait même des hémorrhagies utérines intercalaires, qu'il ne faut pas confondre avec le flux cataménial. Dans la période ultime ainsi que dans tous les états de détérioration profonde, les règles se suppriment. » Vallon, dans une très bonne thèse, insiste beaucoup sur ce point. Chose singulière ! Gendrin prétendait que les congestions sanguines et les hémorrhagies pulmonaires se manifestent surtout dans la première période des maladies du cœur, pour diminuer de fréquence quand le mal a produit un état cachectique. Avec juste raison Potain et Rendu relèvent cette erreur. Mais ce qui est une erreur au sujet du poumon ne l'est plus quand il s'agit de l'utérus, car un élément entre en jeu qui modifie toutes les données du problème, c'est la fluxion physiologique, *la menstruation*. Nous n'irons pas jusqu'à dire comme Duroziez : c'est l'étude de l'ovulation que l'on prétend faire quand on parle de menstruation, ce sont les rapports du cœur avec l'ovaire que l'on cherche.

Duroziez a raison lorsqu'il étudie l'aménorrhée ou la venue plus ou moins précoce ou tardive de la puberté et de la ménopause au cours des affections cardiaques, mais il aurait tort d'étendre sa proposition à toutes les métrorrhagies qui surviennent pendant la vie génitale de la femme. Si les troubles ovariens apportent de l'irrégularité dans l'apparition et même dans la quantité des règles, l'utérus, influencé par le cœur, exagère à son tour la perte sanguine, entretient et allonge sa durée, et finit par la provoquer dans la période intermenstruelle. Duroziez lui-même ajoute plus loin : la matrice, organe de second ordre, est soumise au cœur aussi bien qu'à l'ovaire. On ne doit pas exagérer le rôle de l'ovaire, on doit encore moins le passer sous silence.

Au cours des maladies du cœur, en effet, les premières métrorrhagies surviennent toujours à l'occasion des règles ; le flux cataménial s'établit, et, au lieu de se terminer après le temps ordinaire, il coule plus longtemps ; à l'époque suivante, la perte reprend avec plus ou moins d'intensité, et suivant des cas assez rares, que nous examinerons à la symptomatologie, finit à la longue par se montrer dans la période intercalaire. Mais c'est presque toujours à la suite ou à l'occasion de l'éruption des règles que se manifestent les accidents hémorrhagiques qui, au moins au début, se présentent comme l'exagération du flux habituel. Or, cette menstruation physiologique, si apte à dégénérer en perte, à prendre un caractère pathologique, indispensable même à l'apparition de la plupart des métrorrhagies, se modifie, puis se supprime à mesure qu'évolue l'affection cardiaque. « Quand la stase « sanguine s'est généralisée, la nutrition périclite et la vie se trouve « partout atteinte », la femme n'est plus réglée, et, durant cette aménorrhée, elle n'accuse aucun écoulement sanguin pas plus morbide que normal. « Ce fait, dit VALLON, peut, dans une certaine mesure, « servir d'argument en faveur de la solidarité qui unit les fonctions « utérines aux fonctions ovariennes, puisque la congestion passive « même poussée à un haut degré est impuissante à amener des hé- « morrhagies par la matrice, alors que la congestion active physio- « logique amène cette hémorrhagie tous les mois. »

Non seulement, comme le dit VALLON, la *cachexie cardiaque ou l'asystolie* permanente entraînent presque fatalement une *aménorrhée complète* et ne s'accompagnent jamais de métrorrhagies, mais il n'est pas nécessaire d'arriver à cette phase de gravité définitive, de détérioration profonde (M. RAYNAUD) pour voir la menstruation se suspendre, au moins d'une façon temporaire pendant un ou plusieurs mois successifs et les métrorrhagies perdre de leur fréquence. Dès que le cœur est assez fortement touché pour que l'on constate des œdèmes tenaces, un foie ou un rein cardiaque opiniâtre, sans noter pour cela des signes de cachexie, le flux cataménial tend souvent à diminuer de longueur et d'abondance, il manque même à certaines époques, reprend avec pauvreté, quelquefois, mais par exception, avec une intensité qui lui donne le caractère d'une perte, et la patiente, avec ces alternatives, s'achemine de la sorte vers l'aménorrhée terminale. VULPIAN, dans les cliniques de la Charité, rapporte un cas où les hémorrhagies utérines dépendaient d'une asystolie telle que les œdèmes étaient considérables, les lèvres bleuâtres, les extrémités froides, — c'est là un fait rare.

Chez les malades soumises à notre examen, comme du reste, dans la plupart des observations citées, les *métrorrhagies* se produisent au contraire de préférence lorsque la *lésion cardiaque encore bien compensée*, se manifeste seulement par de la gêne précordiale, des palpitations, de l'essoufflement à propos des efforts, des vertiges, de l'irrégularité des battements propres aux mitraux compensés, un peu d'œdème malléolaire le soir, par les signes qui, traduisant un certain embarras des voies sanguines, n'impliquent pas l'idée d'une insuffisance tricuspidienne et d'un myocarde forcé.

La fonction ovarienne encore respectée provoque la fluxion utérine menstruelle, et celle-ci subit à son tour le contre-coup de la gêne circulatoire même légère ; la congestion active physiologique appelle, localise et exagère la congestion pathologique passive ; il y a un *utérus cardiaque*, comme il y a un foie ou un rein cardiaque, sans insuffisance triscupidienne nécessaire.

La congestion sanguine se fixe sur le foie ou le rein de par le fait d'une tare antérieure : alcoolisme, lithiase, goutte, etc. ; elle se fixe sur l'utérus de par le fait d'un molimen cataménial vigoureux. Dans un organisme dont la nutrition générale n'est pas compromise par la maladie du cœur, une ovulation normale stimule l'utérus, les règles s'établissent et dépassent alors la durée et la quantité ordinaires ; mais que cette nutrition générale soit troublée par de *graves complications asystolique*s, les fonctions si délicates de l'ovaire en ressentent les effets, l'ovulation s'arrête ou, pénible, défectueuse, demeure insuffisante à solliciter l'appel du sang dans l'appareil génital, le molimen trop faible n'aboutit pas et l'*aménorrhée* succède à ce travail nul ou à peine ébauché. Voyons-en une preuve dans ce qui se passe au cours de la *cyanose ou maladie bleue* (malformations congénitales, etc.) Cette affection s'accompagne d'hémorrhagies diverses, jamais on n'a signalé d'hémorrhagies utérines ; au contraire, la puberté est tardive ; quand les aptitudes génitales s'éveillent, il est rare qu'elles manifestent de grandes exigences, la croissance ne s'achève pas ou ne s'achève que lentement (GRANCHER), les fonctions ovariennes sont réduites au minimum, le moindre trouble entraîne l'aménorrhée.

A côté de la *fluxion menstruelle*, d'autres causes chez la cardiaque contribuent à fixer, à maintenir un état de congestion au niveau de la matrice et à susciter des métrorrhagies ; ce sont nombre d'*affections utérines* telles que : métrite chronique, fibromes, tumeurs ou phlegmasies ovariennes, etc., qui jouent vis-à-vis de l'utérus cardiaque le rôle que, dans un foie ou un rein cardiaque prennent la lithiase, l'alcoolisme, etc. Hémorrhagipares en elles-mêmes, ces lésions diverses exagèrent et éternisent la perte sanguine en localisant une sorte d'*asystolie utérine* (1), comparable dans sa pathogénie à l'asystolie hépatique.

Les véritables métrorrhagies apparaissant en dehors des règles, dans la période intercalaire, résultent presque toujours de cette étiologie complexe : et si l'on considère que la gêne circulatoire et un certain degré de congestion peuvent en dernier lieu causer une *métrite* (GALLARD), comme nous l'expliquerons plus loin, il est facile de saisir pourquoi les seules cardiopathies provoquent parfois à la longue des métrorrhagies sans aucun rapport avec l'ovulation.

Cette pathogénie où l'action du molimen physiologique jointe à une lésion locale fait comprendre la venue des pertes, nous explique encore d'autres phénomènes très importants. *Les métrorrhagies de la puberté dues à un rétrécissement mitral* ont été attribuées tantôt à une friabilité spéciale des parois vasculaires, tantôt à une lésion des veines utérines consécutive à des crises d'insuffisance tricuspidienne, etc. Ces raisons sont fort plausibles, mais avant tout il faut tenir compte de l'évolution de l'appareil génital, qui, de l'état infantile et pubescent, passe à l'état adulte, alors qu'entrent en jeu les fonctions nouvelles de l'ovaire. Développement rapide de l'utérus et des annexes, transformation de tous les organes sexuels, premières poussées de la fluxion menstruelle, voilà les véritables causes qui, au niveau de la matrice, appellent, localisent et exagèrent la stase sanguine d'origine cardiaque et font naître les ménorrhagies d'un rétrécissement mitral encore bien toléré, sans asystolie, sans insuffisance tricuspidienne, « sans que rien de bien « précis, écrit MATHIEU, vienne attirer l'attention directement sur le « cœur. La lésion mitrale demeure inaperçue à moins qu'en sem-« blables circonstances on ne cherche de parti pris le rétrécisse-« ment, ainsi que le conseille LANDOUZY ».

_____

(1) Cependant le terme d'asystolie utérine n'est pas très bon dans la circonstance, et prête à la confusion, la grande asystolie cardiaque ne s'accompagnant pas de métrorrhagies.

Il reste, en effet, à citer une classe de métrorrhagies, celles dont *l'apparition précède toute manifestation symptomatique du côté de la lésion originelle, du côté du cœur.* LEBERT (*in* VALLON) mentionne l'abondance des menstrues dans certains cas où passent méconnues des altérations valvulaires ne se traduisant par aucun trouble. Il y a trois ans, nous avons observé une jeune fille forte, grande, de belle apparence, qui demandait des soins pour des ménorrhagies répétées, incoercibles ; chez elle tout moyen thérapeutique échouait ; elle sortait d'un service de chirurgie où on lui avait pratiqué en vain le curettage. A la suite d'une pleurésie, elle s'était plainte quelque temps de dyspnée, et, à l'examen des organes thoraciques, nous fûmes fort surpris de constater un rétrécissement mitral que rien ne pouvait faire soupçonner.

Il n'est donc pas étonnant que nous trouvions difficile d'évaluer la fréquence des métrorrhagies, et que l'aménorrhée nous frappe davantage : à l'hôpital, les malades entrent surtout lorsque l'affection du cœur n'est plus compensée, et à cette phase les pertes utérines deviennent plus rares, tandis que l'aménorrhée est l'aboutissant fatal de l'asystolie permanente ; de plus, nombre de cardiaques, avant la période ultime, *ne présentent jamais aucun trouble utérin,* de même qu'on voit des femmes atteintes de lésions valvulaires mener à terme sans accident plusieurs grossesses, à côté d'autres qui souffrent des plus graves complications dès leur premier accouchement.

III

Etude étiologique.

Influence des diverses affections du cœur sur les troubles des fausses utérines.

Les considérations pathogéniques qui précèdent permettent d'être plus bref au sujet de l'étiologie.

Les métrorrhagies sont favorisées par les affections cardiaques qui entretiennent une certaine gêne circulatoire sans arriver pour cela à un état grave d'asystolie ; nous les rencontrerons donc bien plus souvent au cours des *lésions mitrales* que des *lésions aortiques*.

L'aortique accuse surtout des signes d'anémie artérielle, et la stase veineuse ne se manifeste que si le myocarde ou la valvule mitrale ont cédé. Nous avons peine à croire qu'il surviennne des épistaxis utérines, comme on l'a dit, sous la seule influence de l'hypertrophie du ventricule gauche dans une insuffisance aortique. Lorsqu'une maladie de l'aorte ou de son orifice sigmoïdien s'accompagne de pertes utérines, avant d'affirmer une relation de cause à effet, il faut s'assurer si ces pertes ne ressortissent pas plutôt à l'artériosclérose généralisée ; par contre l'aménorrhée est parfois fort précoce. Les ménorrhagies signalées dans l'*angustie aortique* congénitale se rapportent à des cas d'*hémophilie* où le rétrécissement artériel ne joue sans doute qu'un rôle fort secondaire.

Ce sont les *affections mitrales* surtout qui provoquent des *métrorrhagies*. Le *rétrécissement mitral pur*, — de l'adolescence, d'évolution, etc., — paraît être l'altération valvulaire qui trouble la menstruation avec le plus de facilité ; son action congestive prédominante nous en donne la raison, comme aussi son intervention dès le début de la vie génitale, à l'époque de la puberté.

Le rétrécissement pur acquis reste encore assez rare, tandis que la *maladie mitrale* complète, *rétrécissement* avec *insuffisance*, puis *insuffisance pure*, président à l'apparition d'un certain nombre de pertes. Enfin il convient d'insister sur les cas où une maladie mitrale même légère complique une *lésion aortique*.

Dans les affections organiques du *cœur droit*, nous n'avons pas retrouvé de complications métrorrhagiques citées par les auteurs, et n'en avons pas constaté nous-même ; d'après Constantin Paul, « les règles sont régulières sans être trop copieuses. » De ces affections, la seule ayant une fréquence clinique, le *rétrécissement pulmonaire* présente une physiologie pathologique particulière : « Un phénomène, disent Potain et Rendu, qui appartient « bien au rétrécissement pulmonaire, c'est l'absence d'œdème des « jambes, et des signes de stase veineuse périphérique, à une époque « où il n'est plus possible de méconnaître une maladie du cœur... La « régularité du rythme cardiaque se maintient presque tout le « temps... on ne trouve ni l'irrégularité des battements... ni les « caractères de l'incoordination si spéciale aux mitraux ». Puis, quand le ventricule droit s'affaiblit, surviennent des troubles profonds de l'hématose qui conduisent plus volontiers à l'*aménorrhée;*

enfin les malades meurent souvent jeunes vers vingt ou vingt-cinq ans. En général aussi, dans la *cyanose ou maladie bleue*, comme nous l'avons dit plus haut, la puberté est tardive, les fonctions génitales restreintes et la menstruation se ressent de l'état d'infantilisme. Peut-être toutes ces raisons combinées expliquent-elles l'absence de métrorrhagies.

Il semblerait, d'après plusieurs auteurs, que la gêne du cœur droit luttant contre un poumon malade produise dans l'appareil génital une stase suivie de pertes sanguines ; telle est l'opinion de GENDRIN, de GOURAUD, de SCANZONI. Il est fort possible, en effet, tant que l'organisme ne périclite pas et que la force du molimen cataménial (GOURAUD) n'a pas diminué, que l'*emphysème*, les *bronchites* prédisposent aux métrorrhagies, surtout si la patiente souffre de métrite chronique, par exemple ; mais c'est une conception purement théorique de ranger dans cette étiologie comme SCANZONI, « l'*infiltration* « *pneumonique ou tuberculeuse* des poumons. »

H. HUCHARD a décrit le premier des *métrorrhagies* consécutives à l'*hypertension artérielle ;* il faut les connaître, car elles sont indiscutables aux approches de la ménopause, époque où se manifestent les atteintes de l'*artério-sclérose.*

Plus récemment, un assistant de la clinique de *Dresde*, le docteur REINICKE incrimine la *dégénérescence scléreuse* des artères utérines non pas seulement dans leurs grosses branches, mais encore dans leurs fines ramifications qui deviennent incapables de se contracter et laissent s'éterniser l'écoulement menstruel. Nous avons observé des faits de pertes utérines après la ménopause où une dégénérescence des artères nous a paru la cause la plus vraisemblable, et certaines métrorrhagies attribuées jusqu'ici à la « néphrite granuleuse » doivent sans doute être rapportées à la même étiologie. L'hypertension artérielle joue-t-elle un rôle au moment de la puberté ? C'est fort probable mais ce point toutefois demande de nouvelles recherches.

L'action des cardiopathies sur la matrice est aidée non seulement, comme nous l'avons dit plus haut, par une lésion utérine ou péri-utérine, mais encore par la coexistence d'une maladie qui peut s'accompagner elle-même de métrorrhagie, la *constipation chronique*, les *hémorroïdes*, l'*entéroptose*, les *affections du foie*, etc.

IV

Séméiologie des fausses utérines dans les diverses affections du cœur.

Les *métrorrhagies d'origine cardiaque* ont été signalées à tous les âges de la vie. Certaines observations ne laissent pas que d'étonner.

1° FAUSSES UTÉRINES ET CARDIOPATHIES AVANT LA PUBERTÉ. — Il ne serait pas rare, d'après de Scanzoni, de voir des hémorrhagies utérines, non accompagnées des phénomènes de l'ovulation et qui, par conséquent, ne constituent pas un véritable écoulement menstruel, survenir chez des *enfants* à la suite de la gêne circulatoire que produisent dans les organes abdominaux les affections du poumon et du cœur ; il faudrait exclure toute idée de puberté hâtive. Malgré l'autorité de Scanzoni, nous avons peine à croire que de pareils accidents ne soient pas rares et très rares ; rien d'analogue n'est rapporté par d'autres auteurs, et on peut vraiment se demander s'il n'y a pas eu quelques erreurs d'interprétation.

2° FAUSSES UTÉRINES ET CARDIOPATHIES A LA PUBERTÉ. — Mais avec la *puberté*, l'influence d'une maladie du cœur devient redoutable, et les troubles précoces de la menstruation sont parfois les premiers symptômes qui attirent l'attention sur une lésion valvulaire inconnue jusqu'alors ; souvent, mais non pas d'une façon exclusive, il s'agit d'un *rétrécissement mitral*. L'éruption des premières règles est difficile, leur réapparition irrégulière se précipite ou s'éloigne, leur établissement se fait mal ; à une période à peu près normale ou même pauvre en sang, succède le mois d'après un écoulement très abondant qui prend aux époques suivantes le caractère de *grandes pertes ;* à leur suite persiste une exagération de la *leucorrhée,* si fréquente à la puberté. Des phénomènes douloureux de *dysménorrhée utérine et ovarienne* aggravent la situation, car si l'ovaire n'est pas l'unique ou le principal fauteur des hémorrhagies, il n'en subit pas moins l'action du cœur, et retentit sans doute à son tour sur l'utérus. Lawson Tait a décrit, sous le nom d'*hypérémie ovarienne,* un état qui se traduit par la douleur et les métrorrhagies ; dans la menstruation des cardiaques, il y a un état complexe d'hypérémie ovarienne et utérine. Ces accidents de la puberté compromettent quelquefois toute la vie génitale ; les règles demeurent pénibles et profuses, les pertes répétées, les souffrances fatiguent la jeune fille qui, entravée dans son développement, se débilite et garde une apparence anémique ; plus tard, la femme reste stérile, ou, si la fécondation s'accomplit, la survie des enfants est diminuée (Duroziez). Mais il ne faudrait pas exagérer ces considérations inquiétantes : nombre de filles portent fort bien une lésion du cœur sans la moindre atteinte du côté de l'appareil sexuel ou tout au moins avec des atteintes transitoires et assez légères pour ne pas rendre tout à fait précaires les fonctions utéro-ovariennes.

3° FAUSSES UTÉRINES ET CARDIOPATHIES AU COURS DE LA VIE GÉNITALE. — Lorsqu'une *endocardite* et à sa suite une *altération valvulaire* débutent et évoluent plus ou moins longtemps après la puberté chez une femme dont la menstruation était bien établie, les accidents utérins se présentent de diverses manières. Tantôt, le rhumatisme ou l'infection causale à peine guéris, avec les palpitations très précoces, avec les premières inégalités des battements, commencent les troubles menstruels ; d'emblée la durée des règles s'allonge, elles deviennent plus abondantes, plus douloureuses ; nous en avons observé un remarquable exemple à la Pitié, dans le service de A. Petit, sur une mitrale d'origine varioleuse. D'autres fois l'affection du cœur dort pendant longtemps sans se manifester par aucun signe, puis surviennent une légère difficulté respiratoire après une longue marche ou des efforts, quelques irrégularités du pouls, on constate un souffle, et, à la longue, un beau jour, une ménorrhagie. Un auteur anglais, Nigel Starck, dit alors que « de tous les phéno-« mènes résultant d'une circulation déséquilibrée, la ménorrhagie « est souvent un des plus évidents et des plus dangereux ».

Enfin, dans certains cas, la perte utérine met sur la piste d'une cardiopathie dont les autres expressions cliniques passaient inaperçues jusque-là. Il est des malades qui pendant des mois et des années supportent fort bien une lésion valvulaire sans aucun retentissement sur la matrice, lorsqu'une ménorrhagie se montre sous l'influence d'une cause intercurrente : suites de couches (les règles normales auparavant conservent une abondance inquiétante), fatigue, surmenage inaccoutumé, excès de toute nature ; Nigel Starck, insiste sur les effets de la station debout prolongée ; ou bien fluxion hémorrhoïdaire, constipation opiniâtre, poussée d'entérite muco-membraneuse, etc., etc., et toutes les causes de ce qu'on appelait la pléthore abdominale.

Le plus ordinairement, comme le dit Constantin Paul, les règles ont des retours périodiques plus rapprochés, la quantité de sang perdu prend des proportions croissantes, sa profusion devient extrême, si bien que dans les cas graves, rares par bonheur, les époques menstruelles finissent par se toucher et se confondre. Nous avons vu à la Charité, dans le service de X. Gouraud, une femme mitrale qui, depuis deux ans, avait été prise *à peu près en même temps* de palpitations, d'essoufflements et de ménorrhagies ; elle prétendait qu'on aurait pu la suivre à la trace et fut obligée de rester couchée pendant deux mois pour une perte qui ne tarissait pas,

D'habitude, le sang est rouge, franchement coloré, son émission est mélangée de caillots et pendant les premiers jours, après la fin de son écoulement, il peut persister un flux séreux. Les souffrances qui accompagnent l'hémorrhagie sont des plus variables ; tantôt les malades accusent une simple pesanteur dans le petit bassin, tantôt les règles sont annoncées quelques jours à l'avance par une douleur de plus en plus vive, jusqu'au moment où l'éruption du sang amène une détente, un apaisement ; cette *dysménorrhée congestive* assez fréquente est susceptible, d'après Gouraud, de provoquer une *névralgie lombo-abdominale* plus ou moins marquée. Soumise au repos, à un traitement rationnel, la patiente voit son état s'améliorer, puis reprend ses occupations et de nouveau se plaint de rechutes, les unes insignifiantes, les autres sérieuses. Après de nombreuses péripéties, elle arrive à la ménopause ou à l'asystolie et passe par des phases de bonne santé, d'aménorrhée, d'hémorrhagies, qui alternent et se coupent au fur et à mesure qu'évolue la cardiopathie. Souvent aussi une lésion utérine concomitante, métrite chronique, fibrome, phlegmasie, occasionne dans la période intermenstruelle de véritables métrorrhagies d'autant plus tenaces qu'elles subissent l'action du cœur ; l'utérus gros, lourd, saignant au moindre contact, devient alors *un utérus cardiaque.*

D'après quelques auteurs un flux utérin abondant sans être excessif aurait dans certaines circonstances une action plutôt favorable. Pour Peter les pertes utérines, comme les hémorrhoïdes et les épistaxis, jouent parfois le rôle de crise ou mieux de décharge à l'égard de la circulation. C'est aussi l'opinion de F. Nigel Starck ; il est des cas, dit-il, où l'hémorrhagie devient profitable, elle prévient

la congestion d'autres organes, et l'utérus soulageant la tension vasculaire agit comme une soupape de sûreté.

4° FAUSSES UTÉRINES ET CARDIOPATHIES A LA MÉNOPAUSE. — La
ménopause, écrit DUROZIEZ, est *précoce* chez les *mitrales*, *tardive*
chez les *aortiques*. Tout en admettant la statistique de DUROZIEZ et
ses conclusions, il nous semble, pour expliquer cette règle, que
l'on peut invoquer aussi l'aménorrhée de l'asystolie permanente
(ménopause précoce) plus hâtive chez la mitrale, et d'autre part
l'apparition à la ménopause de l'artério-sclérose (ménorrhagies tardives) qui entre pour une grande part dans l'étiologie des affections
aortiques. L'artério-sclérose atteint le cœur, mais se manifeste aussi
sur les artères utérines : de là deux classes de métrorrhagies fort
importantes à connaître, car c'est le moment critique où la femme
est terrifiée par une perte qui signifie toujours pour elle tumeur
maligne ou affection grave. Ces métrorrhagies semblent différer des
précédentes en ce qu'elles ont parfois des retours moins périodiques ;
leur apparition subite comporte surtout une question de diagnostic
différentiel, et il ne faut pas oublier qu'à leur tour elles aggravent
une lésion utérine concomitante.

5° FAUSSES UTÉRINES ET CARDIOPATHIES APRÈS LA MÉNOPAUSE. —
Après la ménopause, on voit, à un âge même avancé, survenir
des *pertes utérines* que rien n'explique : au milieu d'une étiologie
complexe, quelques-unes d'entre elles relèvent peut-être de l'*artério-
sclérose*, et chez une femme de plus de soixante-dix ans, myocar-
ditique et albuminurique, nous avons cru pouvoir songer à cette
hypothèse en l'absence de toute lésion utérine ; la patiente est morte
deux ans après sans avoir présenté de nouveaux accidents du côté
de la matrice. Lorsque l'on constate une lésion valvulaire, quelle
que soit son origine, l'influence du cœur devient plus vraisemblable.
On trouve citée partout l'observation rapportée par ARAN et de
SCANZONI : une femme de soixante-quatre ans, après une sorte de
ménopause qui dura de quarante-huit à cinquante-deux ans, présenta un écoulement sanguin revenant toutes les trois ou quatre
semaines et qui dura jusqu'à la mort. Cette femme avait une insuffisance et une sténose mitrales. L'autopsie permit de constater
les troubles circulatoires que les lésions du cœur avaient provoqués
dans le système de la veine cave inférieure, et ces troubles étaient
bien la seule cause de l'hémorrhagie, car les ovaires atrophiés ne

montraient aucune trace de la maturation récente d'un ovule : l'utérus était grossi et la muqueuse congestionnée.

Cet exemple est loin d'être unique, nous en connaissons et nous en avons retrouvé plusieurs autres.

6° DIAGNOSTIC. — Le diagnostic de ces métrorrhagies d'origine cardiaque n'offre pas de grandes difficultés. Le tout est d'y songer, et de rechercher si l'action du cœur n'intervient pas dans la genèse des pertes s'échappant d'un utérus sain ; et même lorsque la matrice ou les annexes sont malades, il est bon de vérifier si l'hémorrhagie n'est pas entretenue ou exagérée par une lésion valvulaire. Cependant, on a décrit des cardiopathies, des asystolies d'origine utéro-ovarienne, que l'étude des symptômes et des commémoratifs évitera de confondre avec un utérus cardiaque. Avec les métrorrhagies se montrent aussi d'autres complications dont il faut connaître les rapports avec la même cause première. Parmi ces accidents favorisés par la congestion prolongée, nous nous contenterons d'indiquer le *catarrhe utérin* déjà signalé par ARAN, la *métrite chronique*, *l'infection de l'utérus et des annexes*, les *déviations* : les *règles supplémentaires ou déviées* surtout du côté du poumon ne sont pas rares. Enfin, il ne faut pas oublier les dangers d'une *grossesse intercurrente*.

V

Fausses utérines et affections du sang.

Certaines jeunes filles se présentent à notre examen avec tous les traits de la chlorose ; elles sont pâles, facilement essoufflées, nerveuses, elles souffrent de l'estomac et accusent des troubles menstruels. Nous les auscultons et nous sommes tout surpris d'entendre à la pointe du cœur, les signes d'un rétrécissement mitral net. Ces jeunes filles sont atteintes de fausse chlorose, ou plutôt de *chlorose cardiaque* suivant l'expression de GERMAIN SÉE. Les phénomènes acoustiques du rétrécissement mitral auraient pour carac-

téristique de disparaître puis réapparaître à quelques jours d'intervalle (Mathieu), et G. Sée n'admet pas l'œdème des membres
inférieurs en dehors des lésions valvulaires, affirmation, du reste,
trop exclusive. Mais ce qui nous intéresse bien plus, c'est que la
chlorose cardiaque provoque des accidents génitaux qui ne dépendent en aucune sorte de lésions utéro-ovariennes, et dont il faut
chercher la cause dans le rétrécissement mitral : puberté difficile,
alternatives d'aménorrhée et de dysménorrhée, et souvent pertes
excessives, ménorrhagies qui achèvent de décolorer la malade.
Nous avons insisté plus haut sur tous ces phénomènes.

La vraie *chlorose* s'accompagne avec une telle fréquence de perturbations menstruelles qu'une des plus anciennes théories attribuait à la rétention des règles l'étiologie « des pâles couleurs ».
L'aménorrhée marque le début de l'affection chez de nombreuses
filles et la réapparition du sang est d'un pronostic excellent ;
l'éruption d'un liquide à peine coloré produit parfois les douleurs
dysménorrhéiques les plus vives, et, dans la période intercalaire,
s'établit presque toujours une leucorrhée plus ou moins épaisse.

Sous le nom de *chlorose ménorrhagique*, Trousseau a décrit une
variété de la maladie où surviennent chaque mois des hémorrhagies
qui prennent volontiers un caractère de gravité : état déplorable,
syncopes fréquentes, matelas transpercés par l'écoulement sanguin,
menstrues d'une abondance exagérée et d'une durée fort longue,
voilà ce que nous lisons dans les observations de Trousseau, de
Thiroloix, de Bouton, de Gaulieur l'Hardy. De nos jours, l'œuvre
de Trousseau a été démembrée.

Nous admettons encore une chlorose ménorrhagique proprement
dite, sans lésions génitales ; mais chez les chlorotiques nous
connaissons aussi des métrorrhagies par *métrite virginale*, et des
métrorrhagies par *hyperplasie sexuelle* ou par *hypoplasie sexuelle*
(le sténose du col est une cause courante de la métrite des vierges) ;
enfin certaines pertes dépendent d'une *chlorose dyspeptique*. Depuis
quelque temps on a émis sur la pathogénie de la chlorose des hypothèses fort séduisantes, mais bien qu'elles touchent en partie aux
fausses utérines, nous préférons, pour éviter des redites, aborder ce
sujet plus loin, aux chapitres de la puberté et de l'opothérapie ovarienne.

Au cours des diverses *anémies*, c'est encore l'aménorrhée qui
domine même dans *l'anémie pernicieuse*, où il arrive de constater
diverses hémorrhagies muqueuses et cutanées ; de même, à la suite

de pertes sanguines répétées, de saignées copieuses, on voit les règles se suspendre pendant un ou plusieurs mois. Au contraire chez les *hémophiliques*, le flux utérin acquiert une abondance et une durée qui aggravent un état général souvent précaire. A plusieurs reprises ont été signalées dans le *scorbut* et dans la *leucocythémie* des métrorrhagiès répétées, et les anciens ne manquaient pas de ranger les maladies de la *rate* parmi les causes des hémorrhagies de la matrice

VI

Fausses utérines et lymphatisme.

S'étonnera-t-on de nous voir parler du *lymphatisme* à propos des maladies du sang et de l'appareil circulatoire? Peut-être. Les lymphatiques, d'une puberté lente à s'établir et plus tardive que chez les arthritiques, sont sujettes à des irrégularités menstruelles « sans « qu'elles en souffrent, sans que l'organe utéro-ovarien soit lésé ; « pour nombre d'entre elles, la période intercalaire atteint norma- « lement 32 à 35 jours » (Mme Guénot). Elles ressentent les douleurs du molimen moins vivement que les neuro-arthritiques, mais restent plus fatiguées après l'écoulement.

Une leucorrhée, qui s'installe avec facilité et rend menaçantes toutes les infections secondaires, constitue une complication ennuyeuse et tenace de la scrofule et du lymphatisme.

CHAPITRE V

—

FAUSSES UTÉRINES ET AFFECTIONS DES REINS

I

Aperçu historique.

Si nous mettons à part le rein déplacé que nous avons déjà étudié avec les ptoses abdominales, l'histoire des fausses utérines au cours des affections rénales est peu connue et bien incomplètement élucidée. La notion du mal de Bright, telle que nous la concevons, ne remonte pas à beaucoup d'années, et il est tout naturel que les anciens auteurs n'aient pas rapporté à leur véritable cause les phénomènes utérins qui ressortissent à une néphrite ou même à la gravelle. Lorsque PIERRE FRANCK signale les pertes utérines qui surviennent chez les hydropiques, il n'est pas sûr que toutes ses malades fussent atteintes de néphrite albuminurique, et pour plusieurs d'entre elles sans doute, l'hydropisie relevait d'une origine cardiaque, hépatique ou autre. G. JOHNSON, un des premiers, est très affirmatif : « Un symptôme, dit-il, qu'il faut rattacher à la maladie « du rein avec urine albumineuse, est la ménorrhagie. Celle-ci est « survenue dans une large mesure chez une de nos malades. » CH. WEST est non moins catégorique : « Dans les cas de dégénéres- « cence granuleuse des reins, la ménorrhagie est loin d'être un fait « rare. Le sang altéré, appauvri, paraît alors s'échapper avec plus de « facilité des vaisseaux de l'utérus, lorsqu'ils se congestionnent au « retour de la période menstruelle. J'ai devers moi trois ou quatre « cas de maladies supposées de l'utérus dans lesquelles l'examen le « plus attentif ne put faire découvrir *aucune lésion locale* capable « d'expliquer la menstruation surabondante ; mais on constata que les

« urines contenaient une forte proportion d'albumine. » En même temps les accoucheurs (BLOT, 1849, etc.) établissaient l'influence de l'albuminurie sur les hémorrhagies qui arrivent pendant la grossesse ou après la délivrance, sujet que nous n'aborderons pas ici. Puis les observations se multiplient de divers côtés, si bien que les hémorrhagies utérines sont admises par les classiques, tantôt au nombre des prodromes de *l'urémie*, tantôt au cours du *mal de Bright*, le plus souvent, et nous reviendrons sur ce point, dans la *néphrite granuleuse*. (TRIER de *Copenhague*, MARTIN de *Berlin*, MASSE, etc.)

Les métrorrhagies ne sont pas l'unique symptôme utérin capable de donner le change et de créer de fausses utérines ; les douleurs, la leuccorhée, l'aménorrhée se manifestent, et non plus seulement à la suite d'une néphrite, mais provoquées par la *gravelle*, les *tumeurs*, les *dégénérescences rénales*, etc. PICHEVIN, BOULOUMIÉ, etc., en ont publié des exemples fort instructifs.

II

Considérations générales.

Peu d'organes aussi prêtent à la confusion plus que le rein ; les circonstances, les préjugés, les habitudes, les notions courantes favorisant singulièrement les erreurs. Une malade qui souffre dans la région lombaire et constate un peu de leucorrhée, la moindre perturbation menstruelle, attribue sans hésiter à la matrice la cause de ses malaises ; les maux de reins, toute femme vous le dira, relèvent le plus souvent d'une affection génitale. Il n'en faut pas davantage pour créer une fausse utérine très convaincue. D'autant que la *douleur rénale* irradie volontiers dans le bas ventre, le long de l'uretère qui lui-même peut-être lésé, et s'il en résulte une certaine sensibilité un peu au-dessus de la vessie dans le voisinage du col utérin, il est possible de se tromper, même lorsqu'on est prévenu, et de rapporter à l'appareil sexuel ce qui appartient au rein ou à l'uretère.

Les troubles de la menstruation, sans être très fréquents, ne doivent pas être considérés comme une rareté. Diverses *métrorrhagies* méritent d'être discutées. CH. WEST les signale dans la dégénérescence granuleuse des reins ; LANCEREAUX les constate dans une fort curieuse observation (TH. DE FILLIOUX) où les reins étaient diminués de volume, parsemés de granulations jaunâtres, et où la malade mourut d'une hémorrhagie cérébrale. TRIER, de *Copenhague*, publie deux cas dans lesquels l'exploration ne révéla aucune lésion des organes génitaux, mais l'autopsie montra une néphrite chronique avec hypertrophie du ventricule gauche et un épaississement de la tunique musculaire des petites artères utérines. Nous pourrions multiplier les exemples, nous avons traité ce sujet dans un autre chapitre de ce livre à propos de l'artério-sclérose utérine. La néphrite granuleuse, interstitielle, scléreuse, s'accompagne volontiers d'une dégénérescence scléreuse, athéromateuse, de nombreuses artères de l'économie et en particulier de celles de la matrice ; parmi les métrorrhagies qui s'établissent au cours de cette néphrite, il en est qui dépendent d'une lésion locale, d'une artério-sclérose utérine. (Voir page 54). Il en est aussi qui sont dues à la maladie rénale elle-même comme dans les autres néphrites albumineuses. Nous n'entreprendrons pas de discuter la pathogénie de ces dernières métrorrhagies qui est celle des hémorrhagies en général causées par les néphrites, et n'offre rien de spécial au point de vue gynécologique. Toutefois elles se produisent avec d'autant plus de facilité, ne l'oublions pas, que le système génital porte déjà une lésion hémorrhagipare en elle-même (endométrite, fibrome, kyste, etc.), qui par sa présence favorise et aggrave la tendance aux pertes.

L'*aménorrhée*, de beaucoup plus fréquente que les métrorrhagies, leur succède, les remplace, ou alterne avec elles quand elle ne s'installe pas d'emblée, et reste le symptôme dominant, accusé le plus souvent par les albuminuriques pâles, anémiques, décolorées, surtout lorsqu'elles parviennent aux phases avancées de leur maladie. « D'après mon expérience, dit JOHNSON, à une période « avancée de la maladie de Bright, l'aménorrhée est plus fréquente « que la ménorrhagie. »

La *leucorrhée* est habituelle et abondante.

Il arrive que les phénomènes évoluent d'une manière fort compliquée chez une patiente dont l'utérus et les reins sont altérés à la fois ; les deux organes réagissent l'un sur l'autre, et l'état pathologique complexe qui en résulte nécessite une thérapeutique qui vise tous les facteurs étiologiques. Les deux affections connexes s'aggravent réciproquement, une lésion qui sommeillait dans l'appareil génital se réveille et fait éclater des accidents aigus sous l'impulsion qu'elle reçoit de l'appareil urinaire malade à son tour.

III

Fausses utérines et mal de Bright.

La *néphrite aiguë* ne produit guère de fausses utérines, les symptômes en sont d'ordinaire trop évidents ; l'anasarque, l'oligurie, les urines sanglantes, etc., attirent de prime abord l'attention du côté des reins, et s'il arrive quelques complications génitales, on ne balance pas à les considérer comme de simples épiphénomènes.

Il n'en est pas de même pour la *néphrite chronique*, maladie qui se cache, difficile parfois à dépister, à laquelle il faut songer pour la trouver ; des accidents vagues, peu nets, transitoires, imputables à l'urémie lente, passent inaperçus au cours d'un examen où le clinicien reste trop frappé par des troubles menstruels et quelques fugaces douleurs lombaires. La *néphrite diffuse*, la *néphrite dégénérative*, ne provoquent pas toujours les œdèmes, des symptômes manifestes, et tout comme la *néphrite interstitielle*, elles se traduisent seulement, dans nombre de cas, par des signes de petite urémie avec une albuminurie que nous devons rechercher. Il faut se garder alors d'attribuer aux troubles génitaux une importance qu'ils ne méritent pas.

L'*aménorrhée* est *le symptôme dominant*, non seulement comme le dit Johnson, aux phases avancées de la maladie de Bright, mais aussi dès le début. Elle s'installe brusquement, ou bien d'une façon plus graduelle les règles manquent une ou deux fois de suite, puis les suppressions deviennent plus fréquentes et plus longues. Après une interruption de quelque durée, les règles reparaissent, laissent couler à peine un peu de sang décoloré, ensuite au contraire, tout à coup se transforment en une véritable *ménorrhagie*. L'éruption menstruelle se fait avec une irrégularité croissante ; à une période d'aménorrhée succèdent plusieurs mois des écoulements aqueux, règles blanches, après lesquelles, sans cause apparente, chez quelques femmes éclate une perte abondante.

5

C'est toujours une ménorrhagie; c'est toujours à l'occasion des règles que l'on constate la perte, au moins les premières fois ; elle peut persister au point de lier deux époques consécutives, mais sa reproduction n'a rien de fixe et la patiente demeurera très bien un temps fort long sans accuser de nouvelles hémorrhagies.

Le premier dérangement de l'appareil utéro-ovarien consistera aussi bien en une simple augmentation du flux cataménial.

Dans certains cas graves et rares, surtout *quand l'utérus porte lui-même une lésion locale*, les hémorragies se répètent, s'établissent entre les époques, accablent un état général déjà délabré, et exagèrent l'anémie, la faiblesse, la pâleur, le teint blafard de la brightique.

Nous avons étudié dans une autre chapitre les pertes qui relèvent de *l'artério-sclérose utérine* évoluant en même temps que la néphrite granuleuse ; nous les observons surtout au moment de la ménopause et après cet âge critique, tandis que les autres variétés du mal de Bright font naître des accidents à toutes les périodes de la vie, mais de préférence au cours de la vie génitale, de la puberté à la ménopause.

IV

Fausses utérines et gravelle.

Pendant longtemps on a prétendu que les femmes ne sont pas sujettes à la gravelle, ou du moins que cette lithiase les atteint d'une façon fort rare; de nombreuses erreurs de diagnostic ont dû être commises, basées sur ce précepte dont la fausseté commence à être prouvée. Nous en retiendrons ce qui concerne le système génital.

Aran comptait la *gravelle urinaire* au nombre des complications les plus habituelles de la métrite chronique ; Villemin fit remarquer que cet accident doit être la conséquence du repos auquel sont astreintes les femmes affectées de lésions chroniques de l'appareil utéro-ovarien ; aussi pour obvier à cet inconvénient, Gallard, à l'exemple de Lisfranc, permettait l exercice dans une certaine mesure à ses malades. Bennett avait émis une hypothèse analogue.

Ces diverses opinions reposent sur des faits bien observés, mais dont l'interprétation ne doit pas toujours rester la même :

A. — Chez certaines patientes, la gravelle provoque des symptômes qui font songer à tort à une affection génitale ;

B. — Pour d'autres cas, des femmes, souffrant déjà de la matrice ou des annexes, voient leur état utérin compliqué et aggravé par une lithiase urinaire coexistante et dont la formation a peut-être été favorisée par une immobilité prolongée.

Dans un travail récent, BOULOUMIÉ publie deux faits très curieux et signale avec beaucoup de perspicacité « les cas dans lesquels la « gravelle : 1° simule une affection annexielle ; 2° coïncide avec une « affection annexielle bénigne ét fait considérer celle-ci comme « grave ; 3° alterne avec de la congestion des annexes ; 4° survient à « la suite d'une affection génitale et du repos que celle-ci nécessite ; « 5° survient après ablation des annexes ».

Nous tenons d'AUGUSTE BOURSIER (communication orale) que les femmes traitées pour la gravelle dans les stations hydro-minérales étaient autrefois l'exception, tandis qu'aujourd'hui on en voit un beaucoup plus grand nombre (la proportion est d'un tiers environ du total des malades) ; cependant, autrefois comme aujourd'hui, elles se plaignaient de malaises multiples, mais on soignait l'utérus, l'intestin, etc., tout autre organe que le rein. On pense à juste raison que les malades gravelleuses doivent souffrir au niveau des reins ; c'est vrai, mais pas toujours, car souvent elles souffrent dans le bas-ventre, sur le trajet des uretères, de chaque côté des aines.

Ces arthritiques, avec leurs tendances aux poussées fluxionnaires, s'aperçoivent-elles d'un écoulement leucorrhéique un peu considérable, d'une menstruation plus abondante que de coutume, elles ont vite fait de se transformer en fausses utérines. Une colique néphrétique, dont le cortège éclatant de symptômes reste caractéristique, les induit moins en erreur, mais le *passage du sable* à travers les voies urinaires simule à merveille une affection du petit bassin : même gêne, même pesanteur dans les régions lombaires et inguinales, mêmes irradiations dans le bas-ventre et les cuisses. L'hésitation est vraiment permise lorsqu'une patiente sujette à ces sensations accuse en même temps des troubles menstruels, de l'hypérémie ovarienne, et le diagnostic devient difficile s'il existe une lésion de l'utérus ou des annexes qui, sous l'influence de la gravelle, subit une exagération de tous ses phénomènes. BOULOUMIÉ a bien montré cette complication d'une affection douloureuse an-

nexielle par la lithiase urinaire ; les signes se mélangent singulièrement et nous devons rechercher ce qui appartient à chaque organe.

A. Boursier nous a communiqué l'observation fort curieuse d'une
dame issue de souche arthritique, goutteuse elle-même, qui depuis
plusieurs années souffrait dans tout le ventre mais surtout au niveau des reins et de la région ovarienne. Pendant longtemps, toute
une médication fut instituée pour combattre des accidents ovariens.
Enfin quelques troubles de la miction firent examiner les urines
où l'on découvrit des cristaux d'acide urique, d'oxalate de chaux,
et des granulations amorphes d'urate de soude. Un traitement dirigé contre la gravelle amena une grande amélioration locale et générale et confirma ce diagnostic posé en dernier lieu,

L'un de nous a soigné une femme âgée de quarante-huit ans,
atteinte d'hypersthénie gastrique et de gravelle urique, chez laquelle
des douleurs dans les régions lombaires et hypogastriques con-
duisirent à plusieurs reprises à examiner les organes génitaux qui
toujours furent trouvés sains. Le traitement de la gravelle urique
entraîna la guérison ou tout au moins un mieux des plus sensibles.

Citons encore les cas curieux observés par l'un de nous, d'une
jeune femme de trente ans qui eut, à la suite d'une fausse couche,
une salpingite gauche à forme subaiguë avec poussées fébriles irrégulières. Après trois mois de repos au lit, tout paraissait rentré dans
l'ordre, le ventre n'était plus douloureux, la trompe semblait se li-
bérer, et déjà l'on songeait à faire lever la malade, quand, soudain,
elle fut prise dans tout l'abdomen de violentes douleurs que suivit
un accès fébrile passager. On crut à une poussée péri-utérine nouvelle, d'autant que l'examen local révélait un point très sensible au
niveau de l'ancien foyer de salpingite, et l'on fit pressentir à la malade qu'une nouvelle période de repos s'imposait. Dix jours après,
elle rendait, en urinant, un fort gravier, et, en peu de jours, tous les
phénomènes qui avaient caractérisé la poussée nouvelle se dissi-
paient. Néanmoins, il est important d'ajouter que, sous l'influence
de cette crise de colique néphrétique du côté de la salpingite, celle-
ci parut subir une sorte de recrudescence passagère.

C'est surtout à la *ménopause*, chez nos malades, que nous sommes
exposés à ces causes d'erreur ; la gravelle, plus fréquente à cette
époque de la vie, se greffe sur les accidents de la ménopause, et
ses manifestations sourdes et frustes contribuent à nous la faire passer inaperçue au milieu d'une foule de malaises que médecins et
malades s'accordent à rapporter à l'âge critique.

V

Fausses utérines et tumeurs rénales.

Nous ne nous étendrons pas sur l'énumération des tumeurs rénales et leurs rapports avec la pathologie utérine : *hydronéphrose*,
pyélonéphrite, *kystes*, *tuberculose* ou *cancer* provoquent des douleurs lombaires et pelviennes, s'accompagnent de troubles menstruels qui poussent à examiner l'appareil sexuel.

L'erreur est plus difficile à éviter, comme le dit Pichevin, quand
il existe aussi une lésion ou un déplacement des organes génitaux.

Ce que nous avons dit à propos du *rein déplacé* et de la *gravelle*
nous dispense d'entrer dans de nouveaux détails. Rappelons seulement que l'un de nous signalait, parmi les erreurs de diagnostic
auxquelles peuvent donner lieu les pyélites, le cas d'une femme soignée pour une périmétrite et chez laquelle un examen attentif fit
reconnaître l'existence d'une pyélite dont le début avec un cortège
de symptômes généraux fort insolites avait localisé l'attention du
chirurgien du côté des organes génitaux. La confusion entre les
pyélites et les *affections utérines* ou *péri-utérines* est loin d'être
rare, et nous en connaissons à l'heure actuelle cinq exemples très
significatifs (1).

VI

Diagnostic.

Le diagnostic comporte certaines réserves.

Les maladies des reins causent des troubles utéro-ovariens, mais
les maladies génitales provoquent aussi volontiers *des complications rénales*, et au point de vue thérapeutique il est fort important

---

(1) Albert Robin. — *Leçons de clinique et de thérapeutique médicales*, Paris, 1887,
p. 366.

parfois de fixer quelle est, des deux affections, urinaire ou génitale, la première en date.

Bien plus elles peuvent coexister, évoluer ensemble, ne dépendre en aucune façon l'une de l'autre quant à leur origine, et cependant réagir l'une sur l'autre au cours de leurs manifestations.

Le problème est délicat, nous devons songer à toutes les possibilités pour le résoudre, car les manifestations pathologiques du rein et de l'utérus demeurent souvent frustes, et dans nombre de cas le traitement s'adressera aux deux organes à la fois.

CHAPITRE VI

FAUSSES UTÉRINES ET AFFECTIONS DU SYSTÈME NERVEUX

I

Considérations générales.

Bien souvent déjà nous avons invoqué l'intervention des influences nerveuses dans la pathogénie des désordres utérins qui surviennent au cours de maladies étrangères à l'appareil génital. Ici nous étudions encore l'action du système nerveux, mais cette action n'est plus éveillée pour transmettre aux organes sexuels l'effet réflexe ou inhibitoire d'une cause éloignée, elle entre en jeu par elle-même sous l'impulsion d'une maladie de l'axe cérébro-rachidien ou des nerfs périphériques, d'une névrose, d'une psychose, etc.

Le système nerveux ne se borne pas à présider à la sensibilité des organes génitaux; il joue un rôle de la plus haute importance dans la circulation utérine et surtout ovarienne, dans les phénomènes de l'ovulation et de la menstruation et commande en partie les rapports qui les unissent. Aussi les affections nerveuses et même les simples troubles apportés au bon fonctionnement, au parfait équilibre du système nerveux, retentissent avec facilité sur l'appareil sexuel. Fluxions hémorrhagipares, perturbations menstruelles, congestions et douleurs entraînant des infections secondaires, arrivent à la suite d'accidents nerveux graves ou insignifiants. Nous sommes exposés à voir se manifester, à grand tapage, des symptômes tout à fait en disproportion avec une cause banale, minime et inattendue.

Il n'est pas besoin d'une maladie nerveuse bien redoutable, ni même bien avérée pour modifier la régularité de la menstruation.

II

Fausses utérines et névroses.

Une *émotion* plus ou moins vive, une secousse morale suffisent pour provoquer *l'aménorrhée*. Les règles se suppriment, « subi- « tement dans le temps qu'elles coulent, si la femme a été émue de « quelque passion violente, ou frappée de quelque terreur (Astruc) » ou bien elles ne s'établissent pas à l'époque voulue, et ne reviennent qu'après une longue absence : arrêt brusque ou apparition retardée s'accompagnent parfois de *règles supplémentaires* ou *déviées* vers d'autres organes. Les auteurs les plus sérieux (1) rapportent des observations où, au lieu d'aménorrhée, ils ont constaté une exagé- ration inusitée du flux cataménial, des *ménorrhagies* d'abondance variable et même des *métrorrhagies* dans la période intercalaire. L'authenticité de ces faits nous semble indiscutable. Certains cas que nous avons suivis nous portent à nous demander si, sous une impulsion nerveuse brusque, directe ou réflexe, il ne se produit pas une véritable maladie de l'ovulation, fluxion ovarienne poussée à l'excès, apoplexie de l'ovisac, dont l'hémorrhagie utérine doit être considérée comme un des effets les plus sensibles.

1° FAUSSES GROSSESSES. — L'aménorrhée qui succède aux per- turbations morales et intellectuelles prend chez quelques névro- pathes une allure tout à fait bizarre et curieuse. A la suspension des règles se joignent des signes abdominaux, si bien que les femmes finissent par se persuader qu'elles sont enceintes. C'est l'histoire des *grossesses nerveuses, des fausses grossesses*. Une jeune femme, stérile après plusieurs années de mariage, désire ardemment un enfant; c'est le regret, l'espoir, la pensée de chaque jour. Un beau mois les règles manquent, puis le ventre commence à augmenter de volume, le fœtus remue ; on arrive au neuvième mois, on le dépasse, toujours pas de délivrance. Un médecin est appelé ; à la grande désolation de tout le monde,

---

(1) Voir thèse de Leblond. — *Du rôle des ligaments larges et de l'appareil érectile dans les hémorrhagies utérines.* Paris, 1870.

il déclare qu'il n'y a pas de grossesse, le ventre tombe comme par enchantement. C'était du tympanisme, les prétendus mouvements fœtaux se passaient dans l'intestin. La fausse grossesse n'est pas toujours menée à neuf mois ; après une absence de plusieurs époques, le sang reparaît et alors il est entendu que l'on assiste à une fausse couche. Mais si la malade devient enceinte au cours d'une aménorrhée, d'une fausse grossesse, et c'est possible, le cas peut devenir singulièrement embarrassant. Tout comme le désir immodéré, la crainte chez une nerveuse qui redoute les conséquences d'une faute, amène un cortège de symptômes capables de simuler la grossesse.

2° NEURASTHÉNIE. — Ce n'est pas toujours de grossesse qu'il s'agit, les *neurasthéniques* inventent de toutes pièces les maladies utérines les plus effroyables, et viennent exposer, avec un grand luxe de détails, les misères dont elles ont l'esprit obsédé et qui souvent ne reposent sur rien ou presque rien. Il ne faut pas les confondre avec les malheureuses patientes que de longues souffrances pelviennes et génitales rendent à la longue neurasthéniques. Les fausses utérines sont celles que notre collègue et ami ARMAND SIREDEY appelle des neurasthéniques primitives, celles, dit-il, qui recherchent un prétexte pour localiser leurs tendances névrosiques, un clou pour accrocher leur neurasthénie. Ce prétexte sera un trouble menstruel ou génital insignifiant, une douleur qui n'a rien de commun avec l'appareil sexuel. Nous avons déjà abordé ce sujet à propos des affections du tube digestif et de l'entéroptose, il nous sera donc permis de ne pas insister trop longuement.

Ce sont des femmes impressionnables que l'on a terrifiées par le récit d'opérations chirurgicales pratiquées sur leurs amies, ou qui ont entendu parler de tumeurs abdominales, de cancers, de salpingites, etc. Un jour elles ressentent dans le bas ventre une douleur et les voilà préoccupées, puis effrayées. Le médecin leur explique que cette douleur n'a pas de gravité, qu'elle prend naissance dans l'intestin, que les organes génitaux demeurent sains ; elles partent rassurées, puis retombent dans leurs craintes et vont consulter tour à tour spécialistes, gynécologues, médecins et chirurgiens, pour une névralgie, un spasme intestinal, quelquefois pour rien du tout. D'autres névropathes ont éprouvé de la dysménorrhée par quelques légers accidents menstruels. Un vaginisme, une ménorrhagie ou un retard, une simple leucorrhée gagnent une importance, une gravité à laquelle elles songent jour et nuit; la faiblesse neurasthénique, les vertiges, la céphalée, les troubles dyspeptiques se greffent sur cet état et elles finissent par tomber réellement malades. Le plus triste de leur histoire pathologique, c'est qu'on n'est jamais certain de les renvoyer convaincues de l'inanité de leurs angoisses ; elles paraissent témoigner une grande confiance, conviennent qu'elles se sont effrayées à tort, et en sortant de chez nous, vont droit chercher une nouvelle consultation.

Dans ces dernières années, on a signalé des accidents neurasthéniques dont la localisation sur l'utérus mérite de nous arrêter. Avec des hématémèses, des hémoptysies, d'origine neurasthénique, plusieurs auteurs ont publié des cas de *métrorrhagies*. AUSSET (*Revue de médecine*, 1897) en a réuni quelques observations qui nous semblent vraiment probantes : « L'hémorrhagie, dit-il, n'est habituelle-
« ment pas très abondante.... Chose remarquable, après l'hémorrha-
« gie toute sensation pénible a disparu, il ne reste plus qu'un
« affaissement considérable et une augmentation des signes neuras-
« théniques. Puis, si l'on reconnaît la cause du mal, grâce à un
« traitement approprié, en quelques jours la malade est sur pieds
« et peut reprendre son travail habituel. C'est là un fait important
« à considérer, car l'on conçoit aisément qu'une hémorrhagie,
« causée par une lésion organique, tuberculose pulmonaire, ulcère
« rond ou cancer de l'estomac, *métrite*, ne permettrait pas un retour
« aussi rapide à la santé, bien loin de là.... Il semble que ce sont
« des vaisseaux congestionnés qui se sont vidés et que là s'est
« borné le phénomène. » Ces *hémorrhagies névropathiques* (PARROT) sont parentes, comme le fait remarquer AUSSET, d'autres troubles d'origine vaso-motrice tels que la roséole émotive, les œdèmes, les crises soudaines de diarrhée, etc.

3° HYSTÉRIE. — L'*hystérie* crée des fausses utérines qui ont de grands points de similitude avec les neurasthéniques, comme pathogénie et comme manifestations. L'accident de beaucoup le plus commun qu'elle provoque est sans nul doute la suspension des règles. L'*aménorrhée hystérique* est de notion courante ; avec un léger tympanisme, elle constitue une de ces fausses grossesses dont nous avons parlé plus haut. L'exagération du flux menstruel et surtout l'apparition d'un écoulement sanguin dans la période intercalaire sont au contraire beaucoup plus rares. Cependant, *ménorrhagies* et *métrorrhagies hystériques* ont été décrites à plusieurs reprises. GILLES DE LA

Tourette cite les observations et les remarques de A. Martin et de
Fabre : « Les métrorrhagies hystériques, 'dit ce dernier auteur, ont
« à mes yeux un triple caractère : elles n'attendent ordinairement
« pas, pour se montrer, l'époque régulière de la menstruation : ce
« sont, permettez-moi l'expression, des règles irrégulières ; de
« plus, elles alternent parfois avec des menstruations insuffisantes ;
« enfin, elles sont le plus souvent accompagnées ou précédées de
« douleurs vives, même violentes, et que n'explique aucune dévia-
« tion ni aucune inflammation de l'organe. » Nous n'avons jamais
été à même de vérifier des faits analogues, mais nous sommes dis-
posés à les admettre, au moins en ce qui concerne les ménorrhagies.
Comme Fabre, il est sage de faire des réserves et de soupçonner
qu'un grand nombre de ces hémorrhagies peuvent être dues à une
affection utérine facilement méconnue.

Presqu'aussi souvent que l'aménorrhée, la *douleur* est un symptôme que nous rencontrons chez les hystériques ; douleur transitoire
ou permanente, ou continuelle, avec des paroxysmes.

Au moment de l'éruption menstruelle, c'est une *dysménorrhée*
fort vive qui cesse avec l'écoulement du sang, mais qui persiste
aussi parfois sous forme de *névralgie* à exacerbations périodiques.
Les points douloureux, dits ovariens. la sensibilité de tout le bas-
ventre rendent les investigations médicales fort difficiles ; mais on
arrive à s'assurer de l'intégrité des organes génitaux et on constate
alors les points douloureux d'une *névralgie lombo-abdominale* avec
des irradiations dans les reins et jusque dans les membres inférieurs ;
ou bien les points douloureux se localisent de préférence sur l'utérus, ou encore, selon les remarques de Pichevin, tous les organes
génitaux internes sont atteints de souffrances, c'est une névralgie
de tout le petit bassin. Gilles de la Tourette appelle l'attention sur
des douleurs hystériques pelviennes à paroxysmes atroces où il a
noté un aura initial, des convulsions terminales avec un état mental
particulier et suivies de l'émission d'une urine claire.

Les hystériques *topoalgisent* et nous en avons suivi qui, rebelles à
toute thérapeutique, ont conservé un ou plusieurs points de névralgie
pelvienne sans amélioration, sans soulagement, pendant de longs
mois, avec des accès plus violents à chaque période cataméniale.

Nous nous arrêterons peu aux autres maladies du système nerveux que l'on groupe, à tort ou à raison, sous le nom de *névroses ;*
les manifestations utéro-ovariennes qu'elles provoquent se réduisent
surtout à quelques troubles de la menstruation ordinairement sans

grande importance. Tous ces faits ont été bien étudiés dans la thèse de Lévis (*Des troubles de la menstruation dans les maladies du système nerveux*) inspirée par l'un de nous.

4° ÉPILEPSIE. — Dans *l'épilepsie*, nous constatons, chez quelques sujets, de la dysménorrhée ou de l'aménorrhée. Mais si la névrose a peu de retentissement sur les règles, l'influence du molimen cataménial sur les accidents convulsifs est plus réelle ; les crises épileptiques éclatent facilement à l'occasion des règles, et la venue de la puberté est souvent l'occasion du premier accès comitial. (Épilepsie menstruelle ; Brierre de Boismont, etc.)

5° GOITRE EXOPHTALMIQUE. — Dans le *Goitre exophtalmique*, c'est la leucorrhée et la suspension des règles que l'on observe presque toujours, d'une façon même très précoce, en même temps que se produit une atrophie mammaire et génitale; atrophie qui tend à diminuer et à disparaître avec la guérison de la maladie de Basedow. Theilabert, du reste, prétend que le goitre exophtalmique, dont les rapports avec les modifications de l'appareil génital sont bien prouvés, peut se montrer à la suite d'une grossesse ou de la lactation. Au point de vue pathogénique nous avons déjà plus haut mis en parallèle le *myxœdème* et la maladie de Basedow; l'opposition que l'on institue volontiers entre ces deux affections se poursuit jusque dans les symptômes utérins, la fréquence et la gravité des métrorrhagies au cours du myxœdème est signalée par tous les auteurs.

III

Fausses utérines et affections nerveuses trophiques ou vaso-motrices.

1° MALADIE DE RAYNAUD. — Dans la *maladie de Raynaud*, l'aménorrhée est tellement habituelle au début de l'asphyxie symétrique des extrémités que plusieurs fois elle en a été considérée comme la cause occasionnelle.

2° SCLÉRODERMIE. — C'est encore l'aménorrhée qui domine, et de beaucoup, dans la *sclérodermie* bien que l'on ait rapporté des cas de ménorrhagies et de dysménorrhée.

3° ACROMÉGALIE. — Enfin, dans l'*acromégalie*, la suppression des règles prend une telle valeur qu'elle est considérée comme un symptôme essentiel et primordial de cette affection chez la femme. (MARIE, SOUQUES, SOUZA LEITE.)

IV

Fausses utérines et Psychoses.

- Glissons rapidement sur les *psychoses*. « Tantôt, *et c'est le cas* « *le plus commun*, dit BRIERRE DE BOISMONT, les dérangements mens- « truels sont postérieurs à la perte de la raison, tantôt, au contraire, « ils précèdent le délire et paraissent réellement le produire. » Les troubles de la menstruation ne font pas éclater la folie, bien au contraire, presque toujours ils apparaissent à sa suite ; chez les *aliénées* encore réglées, il est plus exact d'avancer que les époques coïncident avec une aggravation de l'état mental. L'aménorrhée est encore ici le phénomène prépondérant au cours des *manies, délires, folies périodiques*, etc., même avant la période de cachexie. Chez certaines *lypémaniaques*, à la ménopause, écrit BALLET, il survient des métrorrhagies. Faut-il les attribuer à la lypémanie ?

V

Fausses utérines et maladies organiques des centres nerveux.

Les maladies organiques des centres nerveux arrivées à la phase ultime s'accompagnent d'aménorrhée ; la suppression est pré- cédée d'irrégularités menstruelles, quelquefois de métrorrhagies (par exemple chez les paralytiques générales). Avant la période cachectique, les désordres génitaux ne sont pas habituels ; dans le *tabes dorsalis*, nous rencontrons rarement en réalité les crises clito-ridiennes (Pitres), et ces crises vulvo-vaginales (Morselli) qui seraient dues à un spasme du constricteur du vagin.

VI

Fausses utérines et névralgies.

L'influence des *névralgies* sur les fluxions des organes génitaux signalée depuis longtemps, étudiée par Marrotte, Axenfeld et Huchard, Lancereaux, paraît aujourd'hui bien établie ; il est classique de rappeler à ce sujet, par comparaison, les congestions que l'on observe, dans les névralgies trifaciales, au niveau de l'œil et de sa muqueuse. Nous n'insisterons pas à notre tour sur les troubles vaso-moteurs qui surviennent au cours des accès douloureux, il nous suffira de remarquer que l'action de la névralgie se fait sentir au moment de l'ovulation et de la menstruation, ou pendant la période intercalaire ; *leucorrhée, ménorrhagie, métrorrhagie, engorgement, tuméfaction de la matrice* sont notés dans des observations assez nombreuses. On trouvera dans la thèse de Lévis l'histoire fort curieuse d'une femme, ayant passé la ménopause, qui vint consulter l'un de nous à l'Hôtel-Dieu pour une perte utérine provoquée par une névralgie lombo-abdominale, comme la suite nous le prouva sans conteste. C'est, en effet, la *névralgie lombo-abdominale* et cette affection décrite sous le nom de *névralgie utérine* qui retentissent le plus souvent sur l'appareil sexuel. Aux crises de souffrance correspondent des écoulements sanguins ou leucorrhéiques dont l'irrégularité varie avec les douleurs. Ces changements rapides et parallèles dans l'abondance du flux sont considérés par Marrotte comme le caractère particulier de cette variété de pertes, dont la nature est encore démontrée par l'efficacité du traitement anti-névralgique. Marrotte attribue même à cette cause la production de certaines *hématocèles péri-utérines ;* n'y a-t-il pas là quelque exagération ? La

tuméfaction de l'utérus sensible au toucher a fait à tort, ajoute LAN-
CEREAUX, diagnostiquer des corps fibreux.

Ces névralgies n'éclatent pas toujours d'une manière spontanée,
elles sont parfois le reliquat d'une affection éteinte des organes génitaux, elles la réveillent alors, et leur influence est d'autant plus
nuisible qu'elle s'exerce sur un système utéro-ovarien prédisposé
aux fluxions par des atteintes antérieures.

CHAPITRE VII

—

FAUSSES UTÉRINES ET AFFECTIONS ARTHRITIQUES

I

Considérations générales.

Pourquoi faut-il que certaines exagérations aient jeté un injuste discrédit sur les rapport des maladies constitutionnelles avec la pathologie utérine? Le sujet est si intéressant et si vrai.

Sans doute les *leucorrhées goutteuses* de STORCK et de STOLL, les *métrites arthritiques* de GUILBERT ne sont pas d'une observation irréprochable; sans doute encore, plus près de nous, MARTINEAU a dépassé la mesure et peut-être GUÉNEAU DE MUSSY s'est-il laissé entraîner sur quelques points par des conceptions générales dont l'ampleur le séduisait. Mais cette raison est-elle suffisante pour nous faire tomber dans un excès contraire et nier aux manifestations diathésiques toute action sur la vie génitale? Les fonctions utéro-ovariennes qui président à la reproduction de l'espèce ne peuvent pas être à l'abri de ces influences dont nous ressentons les effets dès la naissance et qui, « par transmission héréditaire, se prolongent au delà de la vie de l'individu ».

II

Séméiologie des accidents utéro-ovariens chez les arthritiques.

La clinique vient nous prouver que les troubles utérins, « *modifiés par la goutte ou manifestations diathésiques directes* (RENDU) », prennent volontiers chez les arthritiques une allure spéciale.

1° GOUTTE. — RHUMATISME CHRONIQUE. — HERPÉTISME. — La *puberté* est pénible chez les jeunes filles de souche goutteuse ; elle se complique, dit Rendu, de métrorrhagies abondantes et de crises douloureuses périodiques que l'on a dénommées assez ingénieusement des *migraines utérines*. Plus précoce que chez les lymphatiques, elle est suivie d'une menstruation dont les réactions sont vives et dont les périodes intercalaires assez courtes s'abaissent jusqu'à vingt-quatre et vingt et un jours.

La tendance aux poussées fluxionnaires si habituelle aux arthritiques imprime sa marque sur les phénomènes menstruels et suffit à créer des fausses utérines. Raciborski, West, Simpson, Courty, Begby, avaient déjà signalé dans les diathèses *rhumatismale*, *goutteuse*, *eczémateuse*, *herpétique*, etc., cette aptitude aux congestions utérines et aux pertes dont Verneuil, Lancereaux, Rendu, nous ont rapporté des exemples et des preuves certaines. Verneuil cite plusieurs faits de *métrorrhagies*, de nature congestive ayant alterné avec des épistaxis juvéniles, des coliques hépatiques et des hémorrhagies vulvaires ou anales ; quelques-unes avaient été inutilement traitées par un curettage.

Les *ménorrhagies* qui précèdent ordinairement les métrorrhagies, écrit Lancereaux, sont caractérisées par un flux menstruel beaucoup plus abondant qu'à l'état normal, elles ont une durée de huit à dix jours avec de l'accablement, du malaise et de la fatigue. Plusieurs de ses malades ont présenté à la suite des règles un écoulement presque continu et, dans certains cas, un flux sanguin est survenu périodiquement vers le onzième ou douzième jour de l'espace intercalaire. De même Courty relate l'histoire d'une dame de quarante-cinq ans, goutteuse et hémorrhoïdaire, dont l'utérus était atteint d'une congestion s'exaspérant douze jours après la cessation des mois au point de causer des douleurs vives, l'impossibilité de marcher et des troubles généraux graves. Ces pertes, volontiers périodiques, surviennent sans cause et tirent un caractère particulier de la *tuméfaction de la matrice*, des douleurs, de la fatigue qui les accompagnent.

La *douleur* en effet est le symptôme que nous retrouvons dans toutes les observations : douleurs précédant le molimen cataménial, douleur *dysménorrhéique* au moment des époques, diminuée sinon calmée par l'éruption du sang ; souffrances en dehors des règles, rendant pénibles la station debout, la marche, le moindre effort. Une *névralgie* utérine, ovarienne, lombo-abdominale, éclate à

6

propos d'une altération insignifiante des organes génitaux et acquiert une intensité qui ne permet de la soulager qu'avec difficulté; à la longue ou d'emblée, tout le bassin devient douloureux. Et, comme le fait remarquer Rendu, il faut soigner ces formes cliniques par la médication générale bien plutôt que par les topiques locaux.

La dysménorrhée membraneuse, que déjà Todd avait vu coïncider avec le *rhumatisme noueux*, ne semble pas reconnaître une seule pathogénie. Nombre de fois on l'a attribuée à une congestion de la muqueuse utérine, et peut-être ces cas qui ressortissent à une origine hypérémique, fluxionnaire, sont-ils ceux dont tous les auteurs s'accordent à proclamer la fréquence relative chez les neuro-arthritiques; mais il est vraisemblable que l'action de la diathèse est favorisée par un état local. Quoi qu'il en soit, au lieu de faire procéder du rhumatisme chronique certaines formes de dysménorrhée membraneuse, il est plus exact (Besnier) de les considérer comme deux manifestations morbides qui émanent d'une commune origine : **l'arthritisme.**

Par contre on trouve des femmes qui, bien loin de se plaindre d'hémorrhagies, accusent une *suppression des règles*; il n'y a pas de loi absolue. L'un de nous a soigné une dame atteinte de rhumatisme chronique, qui restait en aménorrhée depuis un an ; le traitement de l'affection rhumatismale, suivi d'une amélioration générale, amena le retour au moins momentané de la menstruation. De même dans l'*uricémie de la jeunesse*, dont il y a peu de temps encore on a publié de curieux exemples; chez les jeunes filles les règles se suppriment ou la puberté ne s'établit pas.

Enfin, notons encore le *prurit vulvaire* et surtout la *leucorrhée* dont l'abondance paraît vraiment alterner parfois avec d'autres flux ou d'autres manifestations goutteuses, eczémateuses ou rhumatismales.

L'action de la diathèse se fait sentir avec d'autant plus de facilité sur le système génital qu'il porte une altération pathologique, et c'est, à notre avis, à l'influence du terrain qu'il faut attribuer l'allure, l'évolution que prennent les affections utéro-ovariennes chez les arthritiques ; la maladie constitutionnelle favorise des complications ou des réactions, des façons d'être, si l'on nous permet ce terme, mais elle ne crée pas de lésion organique.

C'est ainsi que nous comprenons la **goutte utérine.**

2° DIABÈTE. — Nous dirons peu de chose du *diabète* qui cause tantôt des ménorrhagies, plus souvent de l'aménorrhée, du prurit vulvaire, et surtout une leucorrhée et de la vulvite à répétitions.

3° OBÉSITÉ. — *L'obésité* est pour notre travail un sujet tout à fait digne d'intérêt et qui doit nous arrêter plus longtemps.

Il est proverbial de reconnaître que l'obésité amoindrit les fonctions génitales. Les jeunes filles polysarciques ont une puberté précoce, mais ensuite elles sont peu ou mal réglées, et devenues femmes elles demeurent *stériles*. *L'aménorrhée* est si fréquente que souvent on l'a considérée non plus comme un effet, mais comme une cause de l'obésité. L'invasion de la graisse dans tout l'organisme au moment de la ménopause naturelle ou chirurgicale a même conduit à une thérapeutique qui s'efforce de rappeler les règles disparues pour lutter contre l'adipose ; c'est que l'interprétation du phénomène est également exacte pour les deux cas, l'aménorrhée est à la fois cause et effet. Sa coïncidence avec le développement d'un ventre rendu difficile à palper a parfois occasionné des erreurs de diagnostic où l'on a cru à des grossesses, alors qu'on était en présence de fausses grossesses ou *grossesses adipeuses*.

Cette action de l'obésité sur la suppression des règles était connue depuis fort longtemps, mais la notion de son influence sur les hémorrhagies de la matrice est de date beaucoup plus récente. Dancel, un des premiers (*Gazette des Hôpitaux 1866*) signala *les métrorrhagies chez les femmes chargées d'embonpoint* et vit les pertes s'arrêter par le seul traitement dirigé contre l'état général. Depuis, ce sujet a été abordé plusieurs fois, et, à Bordeaux, Monod, Piéchaud, Rivière, André Boursier ont tour à tour rapporté des cas fort curieux Un point rend l'interprétation des faits parfois assez délicate : les menstruations profuses, comme toutes les pertes de sang répétées, provoquent la surcharge graisseuse (c'est un phénomène que les physiologistes produisent à volonté en saignant fréquemment les mêmes animaux). Il n'en reste pas moins acquis que l'obésité suffit à donner naissance à des pertes utérines, les unes abondantes, les autres réduites à un suintement prolongé, alors que les organes génitaux demeurent absolument sains. Elles se manifestent encore assez souvent après la ménopause, car c'est l'époque où la femme acquiert de l'embonpoint, et, à ce moment de la vie, elles deviennent la source de légitimes inquiétudes.

Dancel invoque, pour expliquer leur apparition, d'une part le

manque de tonicité des tissus qui sont pénétrés d'une énorme proportion d'eau, d'autre part l'état aqueux du sang qui est peu riche
en globules. Nous tenons grand compte aussi de la façon dont procèdent les échanges chez les obèses, de leur nutrition intime, de
l'arthritisme qui préside à l'évolution de leur économie, des troubles
cardiaques, rénaux et hépatiques qui compliquent la polysarcie.

De son côté, l'état de l'intestin a de l'importance. GUÉNIOT (1878)
décrit un *prolapsus graisseux* de l'abdomen qui occasionne des douleurs dans les lombes, l'hypogastre, avec fatigue facile et tiraillements au niveau des flancs. Nous avons observé quelques malades
chez lesquelles le prolapsus graisseux de l'abdomen donnait les signes
des ptoses viscérales. Il n'est donc pas étonnant que sous l'influence
de ces causes multiples, surtout si l'utérus porte une lésion légère,
la métrorrhagie s'établisse avec une certaine facilité.

Une femme de quarante-sept ans, obèse depuis cinq ans, fille
d'une mère obèse et diabétique, vint nous consulter pour des pertes,
au moment de ses règles, si abondantes depuis trois ans qu'elle sa-
lissait jusqu'à quinze serviettes par jour. Elle était, en outre, habituellement constipée et présentait une chute considérable de tout
l'abdomen surchargé de graisse, avec un peu de métrite chronique.
Nous lui prescrivîmes des purgations légères, une ceinture abdominale et quelques injections chaudes. La malade revint nous voir
plusieurs mois après ; l'abondance des règles avait beaucoup diminué, elles ne duraient plus que quatre jours et ne contenaient
plus de caillots.

SNEGUIREW admet que l'obésité congénitale s'accompagne d'aménorrhée et d'une petitesse de l'utérus qui ne se développe pas,
tandis que l'obésité acquise entraîne des métrorrhagies.

CHAPITRE VIII

FAUSSES UTÉRINES ET MALADIES INFECTIEUSES ET TOXIQUES

I

Infections. — Étude clinique.

« Les maladies chroniques suppriment les règles, les maladies « aiguës les provoquent » dit Hérard, et Gubler lui fait remarquer qu'il dépasse les bornes du vrai, parce qu'il considère à tort toutes les métrorrhagies comme liées au travail menstruel. Le mémoire de Hérard, en effet, sur 71 cas, renferme beaucoup d'exemples où il a noté « une anticipation des règles bien évidemment provoquée « par l'affection fébrile aiguë. » Gubler, au contraire, prouva l'absence d'ovulation dans plusieurs de ces menstruations intempestives et tint beaucoup de métrorrhagies survenant au début des fièvres pour de simples *épitaxis utérines* et non pour de véritables règles. Mais Gubler se garda bien de tomber dans l'exagération, car il ajoute dans ses conclusions :

Trois cas peuvent se présenter : les maladies aiguës respectent la fonction menstruelle ; elles la suppriment ou elles l'accélèrent. Mais, suivant toute apparence, l'anticipation ne peut guère dépasser une semaine.

Les maladies aiguës peuvent, au contraire, déterminer des épistaxis utérines huit jours à peine après la dernière époque, aussi bien que quelques jours seulement avant la future menstruation et dans tout l'intervalle indifféremment.

La période des pyrexies la plus féconde en épistaxis utérines est celle de l'invasion.

Ainsi les épistaxis utérines se rencontrent plus fréquemment *au début des phlegmasies thoraciques et abdominales, des fièvres typhoïdes, des érysipèles ou des éruptions fébriles et surtout dans la période initiale des fièvres exanthématiques exquises* : *rougeole, scarlatine et variole.*

Et lorsqu'Hippocrate enseigne que chez beaucoup de jeunes filles les règles apparaissent pour la première fois dans le cours d'une maladie aiguë, Gubler ne peut partager son sentiment et trouve plus vraisemblable l'hypothèse d'une épistaxis utérine ; pourquoi, dit-il, penser à des règles qui ne se montrent qu'après certains changements organiques liés au développement sexuel.

Le mémoire de Gubler est resté classique parce qu'il a été admirablement observé. Au cours d'une maladie aiguë surviennent des *hémorrhagies sans aucun rapport avec l'ovulation*, des *pertes liées à la menstruation*, des *phases d'aménorrhée* surtout pendant la convalescence après une atteinte profonde de l'économie. De ces hémorrhagies, les unes sont sans aucune importance, les autres deviennent graves par leur signification ou leur abondance, comme dans la variole par exemple. Raciborski rapporte un cas de métrorrhagie mortelle pendant une scarlatine.

Aux maladies aiguës, énumérées par Gubler, nous ajouterons *les purpuras* (infectieux ou non) ; au cours de l'épidémie *de grippe* qui a sévi cet hiver à Paris, nous avons soigné plusieurs femmes dont les règles ont été avancées ou augmentées par les phénomènes d'invasion brusque de l'influenza. Dans le *choléra*, on a noté plusieurs fois des écoulements sanguins, et Slavjansky a décrit des lésions de la muqueuse utérine. Pendant l'épidémie de 1884, nous fîmes l'autopsie d'une jeune femme qui, prise d'un accès de choléra foudroyant, tandis que ses règles coulaient, mourut en quelques heures dans le service de notre maître Empis. Nous trouvâmes une apoplexie ovarienne poussée aux plus extrêmes limites : l'ovaire gorgé de sang contenait un caillot énorme entouré par un tissu dilacéré ; ce caillot enlevé laissait une poche à parois déchirées et friables. Par contre, la trompe et la matrice ne présentaient que des altérations beaucoup moins intenses.

Nous ne saurions passer en revue toutes les maladies infectieuses, quelques-unes seulement méritent de nous arrêter, et parmi elles la plus curieuse dans ses effets est certainement l'*impaludisme*, Gaillard Thomas range l'impaludisme parmi les causes de la *dysménorrhée* et, avant lui, Delioux de Savignac conseillait de traiter par le sulfate de quinine les menstruations douloureuses chez les chloro-anémiques imprégnées du miasme palustre ; il faudra songer aussi à la quinine dans les névralgies lombo-abdominales intermittentes ou fixes, qui, dans les pays à fièvres, compliquent la dysménorrhée ou tout autre accident du système génital. La *leucorrhée*, *l'aménorrhée* s'installent à toutes les phases de la maladie, mais surtout au cours de la *cachexie paludéenne* ; la *puberté* est tardive.

La question vraiment délicate est celle des *métrorrhagies* : Dubouë de Pau, Burdel de Vierzon, Coriveaud, Petit et Verneuil avaient abordé cette question sur laquelle est revenu Lardier en 1888. Tout récemment Bogdan a publié deux nouveaux cas. Pendant l'accès fébrile, au moment des congestions profondes qui accompagnent surtout le stade du froid, si les règles coulaient, il n'est pas rare de leur voir prendre une abondance tout à fait inusitée. En dehors des périodes menstruelles, les accès paludéens provoquent des pertes qui parfois se sont montrées nettement intermittentes et même quotidiennes. Le sulfate de quinine agit efficacement contre ces phénomènes. Pour le prescrire, il ne faut pas attendre que la métrorrhagie prenne un type intermittent ou arrive avec un accès ; le médicament, dans les pays à malaria, a triomphé de métrorrhagies d'apparence banale, mais derrière lesquelles on pouvait soupçonner l'infection malarique.

Mais à la suite des maladies aiguës, nous ne pouvons plus, ainsi qu'Hérard et Gubler, considérer toutes les métrorrhagies sans distinction comme des troubles fonctionnels chez des fausses utérines ; ce serait trop absolu. Les fièvres exanthématiques, pour de nombreux auteurs sont susceptibles de provoquer une *métrite*. Pozzi à la suite de la grippe à observé des poussées de *péri-métro-salpingite*, et il rapporte que Gottschalk et Goldberg ont vu la *métrite hémorrhagique* succéder à l'influenza et au scorbut. Le mauvais état général de l'organisme après les fièvres graves laisserait la matrice plus facilement vulnérable à l'action des microbes pathogènes.

Mais l'évolution des accidents, leur retour ou leur disparition, l'examen des organes génitaux permettent sans grande hésitation, dans la plupart des cas, de discerner la métrorrhagie fonctionnelle de celle qui ressortit à une endométrite.

Pour les infections à évolution plus lente et chronique, nous n'insisterons pas sur l'aménorrhée très connue de la *Phtisie*. Fournier a décrit d'une manière complète les désordres utéro-ovariens qui éclatent au cours de la *Syphilis*, et de préférence au cours des syphilis graves. La *leucorrhée*, qui n'est pas contagieuse, lui semble un effet de la débilitation générale plutôt que de la vérole elle-même. Les *névralgies* pelviennes, la névralgie utérine, l'hystéralgie ne sont pas rares, et les troubles menstruels sont fréquents. Les syphilitiques sujettes à des retards de leurs règles, à une diminution marquée de l'écoulement sanguin, accusent des phases plus ou moins longues *d'aménorrhée*, qui, chez ces femmes très souvent neurasthénisées, simule une grossesse au moins dans les premiers mois. A plusieurs suppressions menstruelles consécutives, FOURNIER a vu succéder des *métrorrhagies*.

II

Intoxications. — Étude clinique.

L'influence des poisons sur le système génital de la femme touche par de nombreux points à la thérapeutique, et nous aurons plus loin à revenir sur ce sujet lorsque nous étudierons l'histoire *des emménagogues*. Ici nous serons brefs pour éviter des redites : C'est ainsi que les métrorrhagies observées au cours d'un traitement par *l'iode* ou *l'iodure de potassium* nous mèneraient d'une façon inévitable à parler de la teinture d'iode préconisée pour favoriser l'établissement du flux cataménial ; il en serait de même pour la *sabine*, la *rue*, etc., dont les préparations sont dangereuses et toxiques à doses relativement peu élevées.

Contentons-nous d'envisager quelques cas généraux.

Les premières étapes de *l'alcoolisme* sont volontiers marquées par des *métrorrhagies* abondantes et répétées (LANCEREAUX). PIERRE FRANCK, dans son *Traité de médecine pratique*, signalait déjà cet accident chez les personnes adonnées aux boissons spiritueuses. Nous en avons observé un curieux exemple dans le service de notre maître, X. GOURAUD, à la Charité, chez une femme atteinte de gastrite éthylique ; des règles profuses et des pertes sanguines intercalaires accompagnaient les paroxysmes des souffrances stomacales et nous croyons aussi que par réciproque la venue de la menstruation exaspérait les accès douloureux.

Plus tard, les règles se suspendent d'une manière définitive, même si la malade est encore jeune, vers 30 ou 35 ans.

Les intoxications par le *phosphore*, le *sulfure de carbone*, le *mercure*, l'*arsenic*, provoquent souvent des hémorrhagies utérines ; à la phase de *cachexie mercurielle*, etc., l'aménorrhée s'installe au contraire, comme dans le *morphinisme*.

Les métrorrhagies sont favorisées par le *salicylate de soude*, et l'empoisonnement par l'*oxyde de carbone*, s'il n'entraîne pas la mort, est parfois suivi d'une éruption menstruelle précoce et abondante.

Le *saturnisme* mérite une petite mention spéciale ; la colique de plomb, lorsqu'elle éclate au moment où les règles coulent, devient capable de les diminuer et même de les supprimer. Tanquerel parle d'une femme dont la menstruation s'est brusquement arrêtée pour ne reparaître que le mois suivant ; chez deux autres, la colique saturnine empêcha l'écoulement du sang à la période attendue. Cependant, il ne faudrait pas édifier une loi absolue : une colique de moyenne intensité reste parfois sans effet sur le flux utérin si elle ne l'exagère pas. On doit aussi tenir grand compte de l'état général : la *cachexie saturnine* entraîne l'aménorrhée ; mais avant la cachexie, dans le *saturnisme chronique*, en dehors des accès de colique, il n'est pas rare que le plomb produise des pertes utérines susceptibles d'alterner avec des phases d'aménorrhée.

Il nous est impossible d'envisager tous les cas successifs ; contentons-nous de nous rappeler que les troubles menstruels les plus divers peuvent se manifester au cours de toutes les intoxications, sans que les organes génitaux soient altérés.

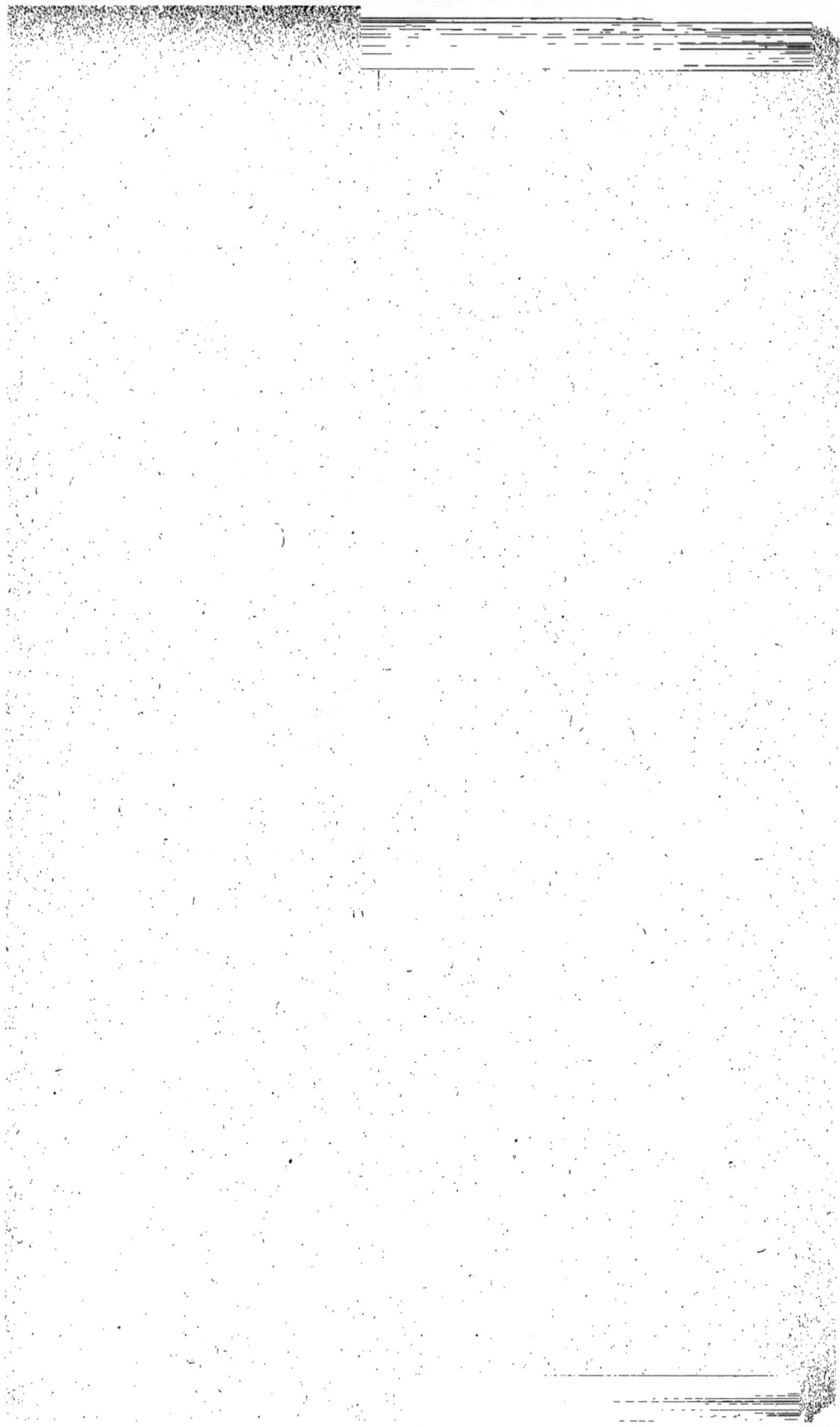

DEUXIÈME PARTIE

LES FAUSSES UTÉRINES

Diagnostic et traitement.

CHAPITRE PREMIER

—

INDICATIONS GÉNÉRALES DU DIAGNOSTIC DES FAUSSES UTÉRINES

I

Considérations générales.

Nous avons étudié isolément les fausses utérines et montré quelles sont les maladies qui peuvent engendrer les symptômes utérins. Maintenant il faut porter la question sur le terrain de la clinique et rechercher les *indications principales* sur lesquelles on peut se fonder pour établir le diagnostic et instituer le traitement.

Le nombre des femmes qui se présentent à nos consultations en se plaignant de souffrir des organes génitaux est légion. On peut les diviser en quatre grands groupes :

1° Le premier comprend celles qui portent véritablement une lésion utérine ou annexielle. Il va sans dire que celles-là ne nous intéressent point en ce moment, puisque ce sont de vraies utérines ; nous les passons donc sous silence et nous ne nous occupons que des fausses utérines qui forment les trois autres groupes.

2° Encore assez nombreux, le deuxième groupe comprend les femmes qui se plaignent de phénomènes qu'elles rapportent à l'utérus et chez lesquelles l'examen le plus attentif ne permet pas de découvrir la moindre lésion, ni même le moindre trouble fonctionnel. Il ne s'agit que de pures sensations subjectives. La menstruation est régulière, les organes sont restés tout à fait sains et normaux, et la malade localise fictivement dans ses organes génitaux les douleurs réelles qu'elle ressent.

Ces femmes sont tout simplement des hystériques, des névropathes, généralement suggestionnées par leur entourage et par des récits d'amies qui souffrent de l'utérus ou qui ont subi des opérations. Elles relèvent uniquement du traitement psychique. N'oublions pas, en effet, que la femme a une vie cérébrale dans laquelle l'utérus joue un rôle capital : la nécessité de s'inquiéter perpétuellement de ses fonctions menstruelles, la possibilité constante d'une grossesse, les relations conjugales, tout est là pour appeler son attention soutenue sur l'organe qui est, pour ainsi dire, sa raison d'être physiologique. Il n'y a donc pas lieu de s'étonner si les femmes, entre elles, parlent volontiers de leurs misères sexuelles et si cette influence extérieure agit facilement pour faire redouter, à chacune d'elles, l'apparition des symptômes éprouvés par quelques autres.

3° La troisième catégorie est la plus nombreuse. Nous y rangeons les femmes qui, à propos d'un trouble dans les organes génitaux, se croient malades de l'utérus, quand, en réalité, ces troubles simplement fonctionnels, sont sous la dépendance d'un état morbide où l'utérus n'a rien à faire. Notons pour les mêmes raisons que celles exposées un peu plus haut que, dès qu'elle éprouve une sensation utérine, la femme rapporte tout à cette sensation, et qu'elle détourne ainsi l'attention de son médecin lui-même de la véritable cause des symptômes qu'elle ressent.

Ainsi, voici une femme qui se plaint de troubles menstruels, aménorrhée ou dysménorrhée, ménorrhagie ou métrorrhagie, mais, en même temps, elle est dyspeptique, anémique, diabétique, hépatique ou cardiaque; or, rarement elle attirera d'elle-même nos investigations sur les divers organes, et si elle parle de phénomènes autres que ses troubles génitaux, ce sera toujours pour les rattacher à ceux-ci et pour les considérer comme purement accessoires : nous aurons donc la plus grande difficulté à la confesser sur les accidents qui ne se rattachent pas directement à son appareil utérin.

Naturellement, toute thérapeutique dirigée contre les seuls troubles utérins qui sont parfaitement secondaires, n'aura aucune chance de succès, et la médication doit, pour réussir, s'adresser surtout à la maladie causale ; c'est seulement ainsi qu'on pourra se rendre maître des troubles locaux.

4° Enfin, chez les malades qui forment le quatrième et dernier groupe, on pourra constater une lésion utérine ou annexielle manifeste ; mais en même temps, on diagnostiquera la coexistence d'une affection extra-utérine ; et c'est alors que la question devient délicate, car dans ces phénomènes pathologiques imbriqués les uns à travers les autres, le mécanisme des actions causales est extrêmement difficile à fixer.

Mais au point de vue thérapeutique, il est bien certain que le médecin devra s'attacher avant tout à établir un traitement double, agissant à la fois sur les phénomènes locaux et sur l'état général. Une médication ne visant qu'une seule cause resterait inefficace ou incomplète. Ce sera le seul procédé pratique pour arriver à un résultat favorable.

II

Exemples sommaires des principaux cas qui se présentent dans la pratique.

La question étant ainsi posée, résumons rapidement, en procédant par exemples, les principaux cas qui se présentent dans la pratique. Cela nous facilitera l'établissement des indications diagnostiques et thérapeutiques.

Tout d'abord, remarquons une chose très importante. C'est que pour l'utérus, comme pour tout autre organe, un simple trouble fonctionnel, primitif ou secondaire, peut, à la longue, et par sa répétition ou par sa continuité, aboutir à une lésion anatomique matérielle de l'organe. Tel gastropathe, par exemple, d'abord dyspeptique fonctionnel par hypersthénie, insuffisance ou fermentations, finira par l'une des formes de la gastrite chronique, si sa maladie se prolonge au delà de certaines limites. Le trouble fonctionnel aura été l'étape initiale de la lésion organique ; et comme l'a dit ALBERT

Robin, le trouble de la fonction finira par créer la lésion de l'organe.

Il en est de même pour les troubles fonctionnels de l'utérus. Une fausse utérine purement fonctionnelle et secondaire peut devenir une vraie utérine. Ce fait est suffisant pour démontrer l'intérêt extrême que nous avons à établir, de manière claire et précise, la cause exacte des troubles, car c'est le seul moyen d'obtenir des résultats thérapeutiques sérieux; et nous estimons que dans les maladies des femmes comme dans les troubles gastriques, les interventions thérapeutiques erronées ou intempestives jouent un rôle souvent aussi grave que l'évolution naturelle des phénomènes.

Ceci dit, établissons bien ce fait que toute maladie de l'estomac, de l'intestin, du foie, des reins, du cœur ou des vaisseaux, toute diathèse peuvent retentir sur l'utérus et créer de fausses utérines.

1° TROUBLES UTÉRINS D'ORIGINE DYSPEPTIQUE. — Voici une femme qui se plaint d'aménorrhée. Elle est maigre, pâle, presque cachectique et cependant elle déclare que son appétit est excellent. Elle a des crises douloureuses abdominales qu'elle rapporte à l'utérus ; elle dort mal et son nervosisme prend les caractères de la neurasthénie.

Des traitements locaux et généraux sont institués pour faire revenir les époques avec la supposition que l'aménorrhée est cause de tous les troubles. Aucun résultat. La malade passe alors en médecine, et là, on reconnaît l'existence d'une *dyspepsie hypersthénique* manifeste. Un traitement purement gastrique amène le rétablissement de la santé générale, les règles reparaissent, et les manifestations subjectives, du côté de l'appareil génital, disparaissent parallèlement.

2° TROUBLES DE POSITION DUS A LA VISCÉROPTOSE. — Voici une autre femme qui se présente à notre observation. Interrogée, elle accuse des troubles utérins multiples. L'exploration directe montre que l'utérus présente une déviation avec ou sans flexion, parfois un certain degré d'abaissement, ce qui entretient plus ou moins de sensibilité au niveau du petit bassin, et cause certaines difficultés pour la marche. On a proposé à cette malade de porter un pessaire et même de lui pratiquer la ventro-fixation.

Examinez l'abdomen sans vous préoccuper uniquement de l'utérus;

vous reconnaissez que le foie est abaissé de plusieurs centimètres, que le rein droit est notablement plus bas qu'à l'état normal, que l'intestin flotte : en un mot, la malade est une *viscéroptosique* évidente. La ceinture de GLÉNARD ou l'une des ceintures qu'ALBERT ROBIN a imaginées sous le nom de *ceinture de la Pitié* suffisent pour remettre les organes en place, et l'utérus, qui n'est plus surchargé par les viscères, reprend à peu près sa position normale. Ajoutez le traitement ordinaire des ptoses, de manière à remédier aux retentissements divers qu'elles déterminent, et voilà une femme guérie sans qu'il soit besoin de traitement utérin proprement dit, et cela malgré les déplacements apparents de cet organe.

3° TROUBLES UTÉRINS D'ORIGINE HÉPATIQUE. — Prenons, parmi nos observations, un cas type. Il s'agit d'une jeune personne de dix-neuf ans qui fut atteinte de troubles fonctionnels importants de l'appareil génital. La menstruation, jusque-là très régulière, devint fort abondante, et peu après, se présentèrent des métrorrhagies graves, accompagnées de phénomènes douloureux particulièrement intenses. En présence de symptômes aussi spéciaux, la famille s'adressa naturellement à un gynécologue qui attribua les métrorrhagies et les crises douloureuses qui les précédaient ou les accompagnaient à une endométrite. Devant la persistance et la gravité des crises, il n'hésita pas à proposer le curettage qui fut accepté. On pratiqua donc l'incision de l'hymen et la malade fut curettée.

Deux mois après, nouvelle crise hémorrhagique, nouvelles douleurs, et à partir de cette période, les crises vont se répétant de plus belle. C'est à ce moment que l'un de nous est appelé. La jeune fille avait une perte, mais quoiqu'elle se plaignît uniquement de vives douleurs dans le bas-ventre, on examina l'ensemble de la personne avec le plus grand soin, et la première constatation fut que les yeux étaient certainement jaunes. On demande les urines, elles sont sanglantes, ce qui empêche tout examen. On sonde alors la malade et on recueille un liquide à teinte ictérique manifeste. Il n'y a pas de doute que la malade soit atteinte d'une affection hépatique, en outre des phénomènes purement utérins. Du reste, la région du foie est douloureuse à la pression et la vésicule est nettement sensible. Quelques semaines après, une nouvelle crise recommençait et l'on avait la chance d'arriver dès son début; cette fois, il n'existait aucune erreur possible : on se trouvait en présence d'une *colique hépatique* franche, et quelques heures après, une perte se déclarait.

Or, c'est là un fait de coïncidence connue, VERNEUIL a souvent vu des métrorrhagies suivre des crises hépatiques, qu'il s'agisse de coliques calculeuses ou d'une simple *congestion*.

Voilà donc une jeune fille qui rentre de la façon la plus nette dans la classe des fausses utérines, et cependant elle a subi l'incision de l'hymen, opération bénigne à coup sûr, mais moralement fâcheuse; on lui a pratiqué un curettage et tout cela était parfaitement inutile, puisqu'il suffit ensuite du traitement ordinaire de la *lithiase biliaire* et de trois saisons successives à Vichy pour amener la guérison de la malade.

4° TROUBLES UTÉRINS D'ORIGINE RÉNALE. — BOULOUMIÉ (de Vittel) a fourni un intéressant mémoire sur ce sujet, et il a reconnu cinq catégories de fausses utérines dont les troubles génitaux n'avaient pas d'autre origine qu'une *maladie graveleuse*. Citons trois de ces catégories qui relèvent plus spécialement de notre sujet.

A. — Gravelle simulant une lésion annexielle. BOULOUMIÉ signale entre autres une malade qui devait subir une opération sérieuse et qui vit disparaître la pseudo-lésion des annexes à la suite d'une saison à VITTEL.

B. — Gravelle concomitante avec une lésion annexielle légère et donnant à celle-ci une apparence de gravité réelle.

C. — Cas fréquents, dans lesquels des poussées congestives du côté de l'utérus alternent avec des crises de gravelle et même des coliques néphrétiques frustes.

Nous nous rappelons avoir vu, il y a trois ans, un cas fort curieux qui peut se rattacher à la deuxième catégorie de BOULOUMIÉ. Une jeune femme avait fait une fausse-couche suivie de salpingite gauche. Le repos avait suffi d'abord pour amener une réelle amélioration. La malade était à la campagne dans d'assez mauvaises conditions; voyant les symptômes s'aggraver, elle demande le transport à Paris qui s'effectue assez facilement. Au bout de quelques semaines, un traitement purement médical ayant amené la disparition des phénomènes inflammatoires, on autorise la malade à se lever, quoique avec ménagement. Mais, vingt-quatre heures après, une crise aiguë se déclare. Nous trouvons le sujet au lit, la face décomposée, en proie à de violentes douleurs abdominales; c'est une poussée aiguë, la température monte à 38°; bref, on est inquiet.

La nuit est mauvaise, la crise encore plus violente, assez pour que le médecin ordinaire se croie obligé de pratiquer une injection de morphine. Le matin, en arrivant, nous constatons une défervescence complète, le ventre est souple et indolore au point qu'il est possible de faire une palpation assez profonde. Nous examinons les urines et nous y trouvons un calcul de la grosseur d'un haricot.

Une véritable *colique néphrétique* avait donc été prise au début pour une poussée annexielle. C'est un cas fréquent parce que la femme *sent* toujours à son utérus, ce qui peut parfaitement tromper le médecin le mieux prévenu.

5° TROUBLES UTÉRINS D'ORIGINE CARDIAQUE. — Les relations de l'utérus avec l'appareil cardio-vasculaire sont bien connues. Dalché a décrit, à la Société médicale des Hôpitaux, des cas de métrorrhagie dans lesquels la perte est le premier indice d'une *rupture de la compensation circulatoire* chez les femmes cardiaques.

On connaît également bien les métrorrhagies de la *puberté* chez les jeunes filles atteintes de *rétrécissement mitral*. Signalons aussi ces métrorrhagies si fréquentes à l'époque de la *ménopause*, qui parfois font penser à l'existence d'un néoplasme fibreux ou cancéreux, et qui sont tout simplement l'une des premières expressions de l'*hypertension artérielle* décrite par Huchard.

Trousseau a signalé l'aménorrhée des *chlorotiques*, qui, chez les jeunes femmes, peut faire croire à une lésion utérine. Par contre, il existe aussi des métrorrhagies chez les chlorotiques et aussi chez les *leucocythémiques*.

6° TROUBLES UTÉRINS D'ORIGINE TOXIQUE, PALUDÉENNE, DIATHÉSIQUE. — Toutes les intoxications, par poisons minéraux, végétaux ou organiques, sont susceptibles de provoquer de l'aménorrhée, de la dysménorrhée, des ménorrhagies ou des métrorrhagies. On connaît les troubles menstruels du *saturnisme*, de l'*hydrargyrisme*. Gubler a décrit les épistaxis utérines, si bien nommées, observées dans les maladies infectieuses, notamment dans la *fièvre typhoïde*. On connaît également des accidents utérins liés au *paludisme* et disparaissant par le sulfate de quinine. Tous ces phénomènes peuvent faire croire à des lésions utérines et risquent, par conséquent, de mettre le thérapeute sur une mauvaise voie. Inutile d'insister sur ces faits; inutile également d'appuyer sur les troubles utérins si divers que peut provoquer la *syphilis*.

Un mot particulier au sujet des manifestations qui relèvent de la *diathèse arthritique*, indépendamment des affections rénales déjà

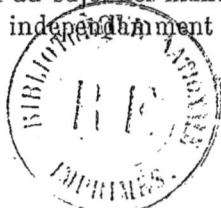

7

signalées. Toute femme arthritique, et combien y en a-t-il ? est susceptible de présenter des troubles utérins qui peuvent faire croire à une lésion. Ce sont des poussées douloureuses survenant sans autre raison bien évidente qu'un voyage ou l'exercice génital, qui sont en somme des faits de la vie normale, plutôt que des causes vraiment pathologiques. La malade éprouve des sensations pénibles, des coliques utérines plus ou moins vives irradiant vers les lombes ; elle est obligée de se coucher. Un écoulement leucorrhéique se produit, liquide à apparence de blanc d'œuf, empesant le linge, très abondant, laissant une tache grise. Un traitement local ne ferait rien sur ces phénomènes ; ils cèdent le plus souvent à l'administration du *salicylate* ou du *benzoate de soude*. C'est particulièrement dans ces cas que les *cures hydro-thermales* sont favorables, en raison de l'origine même de la maladie.

Nous pourrions donner bien plus d'exemples, mais ce que nous venons de dire suffit à l'établissement de la question. On voit clairement que la catégorie des fausses utérines est extrêmement importante et qu'elle doit être justiciable d'une thérapeutique spéciale, où le traitement local doit forcément occuper le second plan.

III

Les étapes du diagnostic.

Plaçons-nous maintenant en présence de la malade et recherchons comment nous pourrons arriver à établir nettement si les troubles utérins sont attribuables à une des affections extragénitales qui viennent d'être spécifiées. En d'autres termes, passons en revue les diverses opérations du diagnostic.

Celui-ci se divise en cinq étapes :

1° La première étape comprend le *diagnostic local* des troubles utérins, abstraction faite de tous leurs retentissements et de leurs complications extra-utérines.

2° La deuxième étape est celle du *diagnostic causal*, c'est-à-dire la recherche de toute affection extra-utérine capable de réagir sur les organes génitaux.

3° La troisième étape consiste à rapprocher la maladie extra-utérine du trouble utérin constaté et à rechercher si la symptomatologie locale rentre dans le cadre des troubles que peut engendrer cette affection extra-utérine. C'est le *diagnostic de la relation*.

4° La quatrième étape consiste à étudier les troubles réactionnels et à rechercher s'ils dépendent des troubles utérins, de la maladie extra-utérine ou des deux. C'est le diagnostic des *troubles réactionnels*.

5° La cinquième étape est celle du *diagnostic différentiel*.

1°PREMIÈRE ÉTAPE. — DIAGNOSTIC LOCAL. — La première chose à faire quand une malade se plaint de troubles utérins, c'est naturellement d'examiner tout de suite l'utérus et ses annexes, avant de pousser plus loin l'interrogatoire, de peur de se diriger, malgré soi, dans une direction préjugée. Cet examen est immédiat et s'impose même quand la malade accuse, spontanément, des phénomènes réactionnels généraux. Trois cas principaux peuvent alors se présenter :

A. — Les organes génitaux sont sains et ne présentent aucun trouble fonctionnel. Mais la malade se plaint de phénomènes généraux complexes, qu'elle met sur le compte de la matrice.

Dans ce cas, il est évident que l'utérus n'a rien à voir dans la question et que c'est du côté général qu'il faut porter l'attention.

B. — L'examen direct dénote seulement des accidents locaux de minime importance ; le col occupe sa place normale, mais il offre à sa surface un peu congestionnée, un peu rouge, quelques granulations ou une légère exulcération ; du reste, le toucher vaginal combiné au palper abdominal ne réveille aucune douleur. Cependant, on observe de la leucorrhée, ou la malade accuse des troubles fonctionnels tels qu'une ménorrhagie ou une métrorrhagie ; d'autres fois, ce sont des crises dysménorrhéiques qui alternent avec des phases d'aménorrhée, et la pauvre femme accompagne ses plaintes de récits où défile toute la série des troubles généraux qui ressortissent aux affections extra-utérines signalées plus haut. Il est évident que les lésions constatées ne peuvent être considérées comme la cause suffisante d'une pareille complexité symptomatique et qu'il faut rechercher ailleurs.

C. — On trouve une lésion utérine ou annexielle incontestable et permettant d'expliquer un certain nombre des phénomènes réactionnels révélés par l'interrogatoire.

Dans ce cas, il ne faut pas s'en tenir à cette unique constatation, mais mener les recherches sur l'état général, car des lésions réelles de l'appareil génital peuvent fort bien être aggravées par la coexistence d'une affection extra-utérine.

Voici, par exemple, une femme qui présente une *endométrite* caractérisée, et telle autre qui porte un *fibrome* de date ancienne. Un beau jour, des pertes se produisent. Certes, elles peuvent être à coup sûr causées par l'affection locale, mais si la malade est également une *cardiaque*, il se peut que les pertes soient le premier signe du fléchissement de la compensation et, dans ce cas, au point de vue thérapeutique, la malade est tout simplement une cardiaque, et la lésion génitale passe au second plan.

Autre exemple : Huchard a nettement mis en lumière l'histoire de ces malades si nombreuses qui, atteintes d'un fibrome, jusque-là silencieux, voient, à l'époque de la ménopause, survenir des pertes qui, comme nous le disons plus haut, ne sont pas autre chose que l'une des expressions de cette *hypertension artérielle* dont les femmes éprouvent quelquefois les premières manifestations réactionnelles au moment de l'âge critique. Dans ce cas, faut-il traiter la tumeur utérine seule et peut-on se désintéresser de l'état de la circulation artérielle?

2° DEUXIÈME ÉTAPE. — DIAGNOSTIC CAUSAL. — L'état local une fois précisé, la seconde étape du diagnostic consiste à passer en revue tous les organes et tous les appareils, afin de déterminer si l'un d'eux n'est pas le siège d'une affection propre qui puisse expliquer tout ou partie de la symptomatologie.

A. — **S'agit-il d'une dyspeptique ?** — La malade peut se présenter sous trois aspects différents :

a) Le teint est blafard, les traits tirés. L'appétit normal ou exagéré contraste avec l'aspect du visage, l'amaigrissement, quelquefois la cachexie. La langue est rouge, l'estomac est distendu et clapote, le foie est gros et douloureux à la percussion, les fonctions intestinales sont ralenties, et la palpation dénote de la coprostase cæcale ou iliaque.

Des crises gastriques se manifestent, deux ou trois heures après le repas. Ajoutez à ce tableau le syndrome neurasthénique, des intermittences du pouls et de la dyspnée sans lésions cardiaques, vasculaires ou pulmonaires, des dermatites fugaces, des troubles oculaires, etc. — L'examen de contenu stomacal après repas d'épreuve dénote un excès d'HCl libre.

La malade est une *hypersthénique gastrique* et la plupart des symptômes qu'elle présente relèvent de cet état morbide.

b) Le teint est pâle, la face est un peu bouffie, l'appétit perdu ou très faible, et malgré cela l'amaigrissement est moins marqué que ne le ferait supposer le degré de l'inappétence. L'estomac est même souvent distendu, le foie est peu ou pas augmenté, la coprostase variable. La malade souffre de l'estomac aussitôt après le repas : elle se plaint de gonflements, de lourdeurs, de bouffées de chaleur pendant la digestion stomacale. — Des troubles réflexes sur le système nerveux et les divers appareils se manifestent comme dans la forme précédente. — L'HCl libre est diminué ou absent dans le contenu stomacal.

La malade est atteinte d'*insuffisance* ou d'*hyposthénie gastrique*.

c) Avec l'un des ensembles symptomatiques qui précèdent, l'haleine est fétide, la flatulence prend une importance majeure, les douleurs gastriques éclatent quatre à cinq heures après le repas, etc.

— L'analyse du contenu stomacal dénote un excès d'acides organiques.

La malade a une *dyspepsie par fermentation* primitive ou surajoutée à l'un des types précédents.

B. — S'agit-il d'une viscéroptosique ? — Le sujet a eu plusieurs enfants. La paroi abdominale est molle et a perdu toute élasticité ; le ventre proémine en avant et en bas. Placez-vous derrière la malade et relevez le ventre en l'embrassant des deux mains, aussitôt, il en résultera un soulagement et une sorte de bien-être ; laissez retomber le ventre et le malaise recommencera. Examinez la malade étendue sur le dos et vous trouverez un véritable *déséquilibre viscéral*. L'estomac est abaissé et clapote ; le foie déborde les fausses côtes ; le rein est perceptible, souvent déplacé et mobile ; le cæcum et l'S iliaque contiennent des matières fécales denses et amassées en forme de boudin. De plus, nous constatons, superposée à cet ensemble, toute la série des symptômes de la neurasthénie.

C. — S'agit-il d'une hépatique. — Vous avez trouvé l'estomac normal, ou tout au moins les accidents gastriques sont peu marqués ou insignifiants, les viscères abdominaux sont en place. Dans ce cas, portez votre attention sur le foie, examinez avec soin l'organe, et recherchez tous les signes qui peuvent traduire un trouble dans ses fonctions.

C'est surtout la *lithiase biliaire* qu'il s'agit de dépister, car elle est le plus souvent, nous l'avons déjà constaté, la cause fréquente de troubles utérins qui peuvent présenter une certaine gravité. Si la lithiase est caractérisée par des attaques hépatiques franches, il est facile d'en faire le diagnostic, mais souvent, c'est par des attaques frustes et des symptômes réactionnels assez vagues que la maladie se manifeste.

Il devient alors parfois fort délicat d'affirmer nettement l'existence de calculs biliaires, d'autant que la malade rapporte tous les phénomènes qu'elle éprouve à son état utérin. C'est fort naturel, puisque les sensations abdominales tendent alors à se généraliser et qu'il est extrêmement difficile pour la femme de préciser le siège de son mal.

Si la crise franche fait défaut, rappelez-vous que la lithiase biliaire peut révéler son existence presque uniquement par des troubles dyspeptiques. Mais si l'on fait, dans ces cas, l'examen du chimisme stomacal, on constate qu'il est très souvent variable, en ce sens que l'HCl est tantôt augmenté, tantôt normal ou diminué. Les crises gastriques sont du reste variables aussi dans leur fréquence et dans leur intensité. La percussion et la palpation dénotent alors une légère augmentation du volume du foie et une sensibilité plus ou moins douloureuse. Or, ces faits coexistant avec l'absence des autres signes de la dyspepsie hypersthénique, doivent appeler l'attention du côté de la lithiase biliaire. La vésicule biliaire peut être notamment distendue et il est quelquefois possible de la percevoir par une palpation approfondie.

Il est fréquent que tous ces signes manquent. Recherchons alors à la suite des crises frustes et indécises si l'urine ne contient pas de pigments biliaires, si les garde-robes ne sont pas décolorées, si, en même temps, il n'y a pas une teinte jaunâtre des sclérotiques.

A défaut de symptômes ictériques, n'oublions pas l'*acholie pigmentaire* décrite par Hanot et Albert Robin et pouvant suivre des coliques hépatiques frustes, ou en dehors de la lithiase biliaire, manifester l'existence d'un trouble hépatique, car il suffit d'avoir constaté la décoloration simultanée des selles et de l'urine, sans ictère, pour être à même d'affirmer l'existence d'une affection hépatique.

Si aucun de ces signes d'une maladie de foie ne peut être décelé, on peut utiliser un fait mis en évidence par Albert Robin, c'est l'augmentation notable, dans les urines, du soufre incomplètement oxydé. Il a été en effet démontré que l'activité hépatique pouvait être jugée par la perfection de l'oxydation du soufre dans l'écono- mie. Généralement, on trouve au plus 10 °/₀ de soufre incomplète- ment oxydé par rapport au soufre total de l'urine. Or, souvent à la suite d'attaques de coliques hépatiques frustes, on peut doser 15, 20 ou même 30 °/₀ de soufre incomplétement oxydé dans les urines. Il y aurait donc lieu, si l'on est à même de faire exécuter une sérieuse analyse d'urine, d'user de ce moyen qui permet d'affirmer l'existence d'un trouble hépatique. Pour notre compte, il nous a servi plus d'une fois à éclairer des cas douteux et presque jamais il ne nous a trompé.

D. — **S'agit-il d'une cardiopathe?** — L'examen n'a révélé aucun trouble gastrique ou hépatique, il faut alors examiner l'appareil cardio-vasculaire.

Nous ne nous étendrons pas sur les signes bien connus des *lésions cardiaques* ou des *maladies des vaisseaux*, car ce serait sortir de notre sujet. Mais si une lésion est reconnue du côté de ces organes, il sera nécessaire d'en tenir compte au point de vue de l'établissement de la thérapeutique à appliquer.

L'existence d'une *cardiopathie artérielle* à son début est plus diffi- cile à déceler; mais on aura rarement l'occasion de commettre une erreur si l'on recherche les signes si précis qui ont été fixés par notre éminent ami H. HUCHARD, à savoir: l'hypertension artérielle, la dyspnée d'effort, les souffles provoqués par la marche et l'existence d'une légère albuminurie.

E. — **S'agit-il d'une chlorotique.** — Le diagnostic est trop clas- sique pour qu'il soit besoin d'insister.

F. — **S'agit-il d'une rénale?** — Si les fonctions digestives, le foie, le cœur, les vaisseaux sont hors de cause, cherchez du côté du rein. Il faudra alors pratiquer une analyse de l'urine et en examiner au microscope les sédiments, doser l'acide urique, rechercher s'il n'y a pas de décharges d'urates ou d'oxalate de chaux, de pus, de bou- chons purulents, de globules rouges du sang ; s'enquérir s'il y a eu des attaques de *coliques néphrétiques,* et si la malade n'offre pas quelque symptôme attribuable à la *lithiase rénale* ou à une forme du *mal de Bright.*

Une affection souvent méconnue et qui pourrait faire attribuer à l'utérus des troubles où celui-ci n'est pour rien, c'est la *pyélite.* Mais le diagnostic en est facile si l'on pratique l'examen de l'urine. La présence du pus, le trouble de l'urine persistant après le repos, la présence dans les sédiments d'épithéliums du bassinet, etc. sont autant d'éléments qui viennent nous aider.

Nous possédons trois observations de femmes qui ont été soignées pour des troubles utérins et qui souffraient uniquement de pyélite. L'une d'elles aurait subi l'hystérectomie si nous n'avions mis la pyélite en évidence.

G. — **S'agit-il d'une névropathe?** — On s'attachera à dépister les stigmates de la *neurasthénie*, de l'*hystérie*, des diverses *psychoses*. On n'oubliera pas de rechercher la *maladie de Basedow*, le *myxœdème*, etc.

H. — **S'agit-il d'une arthritique?** — En dehors des manifestations innombrables de l'arthritisme, on procédera à une analyse complète de l'urine qui révélera, par l'étude des *rapports d'échange*, tel trouble de nutrition dont la thérapeutique puisse tirer parti.

I. — **S'agit-il d'une infectieuse ou d'une intoxiquée?** — Si l'examen le plus minutieux n'a rien révélé qui puisse mettre sur la voie de la maladie causale, il reste à passer en revue l'*impaludisme*, la *syphilis*, la *tuberculose*, puis l'*alcoolisme*, le *saturnisme*, le *morphinisme*, le *cocaïnisme*, l'*éthéromanie*, l'*intoxication oxycarbonée chronique*, etc.

3° TROISIÈME ÉTAPE.— DIAGNOSTIC DE LA RELATION. — L'état local et la phénoménologie utérine, d'une part, l'état général et telle maladie fonctionnelle ou lésionnale d'un organe ou d'un appareil extra-utérin, d'autre part, étant déterminés, *le troisième acte du diagnostic consiste à rapprocher la maladie extra-utérine du trouble utérin constaté et à rechercher si la symptomatologie utérine rentre dans le cadre des troubles utérins que peut engendrer cette affection extra-utérine.*

Par exemple, et pour fixer les idées, voici une femme qui se plaint de pesanteurs dans le bas-ventre, de leucorrhée, de tiraillements douloureux vers les lombes et chez laquelle on trouve un certain degré *d'abaissement de l'utérus*: mais cette femme a un rein mobile et elle est *entéroptosique et neurasthénique*. N'avons-nous pas le droit de mettre les divers accidents constatés sur le compte de l'entéroptose et de rattacher à la neurasthénie consécutive à l'entéroptose une partie au moins de l'ensemble morbide dont nous aurions fait des réflexes utérins, si l'utérus s'était trouvé d'abord seul en cause? Et n'avons-nous pas alors le devoir de commencer à traiter cet ensemble complexe, en nous attachant essentiellement à l'entéroptose, puisque c'est elle qui forme le premier anneau de la série morbide, et en n'intervenant d'une façon active sur l'utérus qu'au moment où nous aurons modifié cet élément étiologique, et fixé ainsi la part qu'il prenait dans la genèse du syndrome neurasthénique ?

De même, voici une femme qui se plaint de *métrorrhagies* ; l'utérus est peut-être un peu gros et sensible au toucher ; mais nous constatons que cette malade a de la *lithiase biliaire* et des coliques hépatiques ; nous nous assurons que les métrorrhagies ont sensiblement coïncidé avec une crise hépatique, ou avec une période d'acholie pigmentaire consécutive à la colique, ou avec une sorte d'accès de gonflement douloureux du foie accompagné d'émissions d'urines chargées d'uro-érythrine. Alors, ne devrons-nous pas nous inquiéter d'abord de traiter la lithiase biliaire et les troubles fonctionnels qu'elle engendre dans le foie, avant de recourir aux moyens locaux capables de remédier à ces métrorrhagies ?

Ce que nous venons de dire là s'applique aussi à toutes les autres fausses utérines, et nous croyons inutile d'insister davantage sur cette étape importante du diagnostic.

4° QUATRIÈME ÉTAPE. — DIAGNOSTIC DES TROUBLES RÉACTIONNELS. — L'état local utérin, la maladie générale ou locale génératrice, les rapports entre cette maladie causale et le trouble utérin étant établis, on étudiera, dans une quatrième phase du diagnostic, *les nombreux troubles réactionnels qu'un examen superficiel aurait pu laisser uniquement sur le compte de l'utérus et qu'une analyse plus minutieuse permettra de rapporter à la maladie causale.* C'est ainsi qu'on ne fera plus d'emblée de l'*entérite muco-membraneuse* une conséquence de l'affection utérine ; mais on recherchera si derrière cette entérite, il n'y a pas de constipation, cette constipation spéciale décrite par l'un de nous et caractérisée par une composition si anormale des garde-robes, et si derrière cette constipation particulière, il n'y a pas l'*hypersthénie gastrique* avec sa physionomie clinique si typique (1).

De même pour la *neurasthénie* qui relève alors bien plutôt des réflexes gastriques, des troubles de nutrition produits par un état dyspeptique prolongé, ou du déséquilibre abdominal, et qui manifestera la réaction de la maladie causale sur le système nerveux, comme

(1) Albert ROBIN. — Discussion sur l'appendicite. *Académie de médecine*, 1897.

les métrorrhagies, les aménorrhées, les dysménorrhées, représente-
ront une réaction parallèle du côté du système utérin.

5° CINQUIÈME ÉTAPE. — DIAGNOSTIC DIFFÉRENTIEL. — Enfin, il faut
bien se garder de mettre — comme nous l'avons vu faire à diverses
reprises — certains accidents sur le compte d'une soi-disant affection utérine.

Deux exemples récemment observés sont significatifs. Dans l'un,
une femme de vingt-huit ans se plaignant d'une leucorrhée abondante et chez laquelle on constata une ulcération (par macération)
de la lèvre inférieure du col, attirait vivement l'attention sur des
crises douloureuses quotidiennes, mais exaspérées à l'époque des
règles; ces crises paraissaient avoir un point de départ hypogastrique et s'irradiant dans tout l'abdomen avec une intensité telle
qu'il fallut, à plusieurs reprises, recourir aux injections sous-cutanées de chlorhydrate de morphine. On fit de ces crises une conséquence d'endométrite. On usa sans succès des injections, des tampons médicamenteux, des cautérisations, et, en désespoir de cause,
on proposa le curettage. Or, ces crises étaient simplement des *crises
gastriques* par hyperacidité, et elles disparurent presque instanta-
nément à partir du jour où on leur opposa la saturation alcalino-
terreuse.

L'autre cas est celui d'une veuve de quarante ans chez laquelle
on prit pour des crises d'origine utérine d'irrégulières douleurs qui
étaient dues à l'élimination d'urines chargées de poussière d'acide
urique et d'oxalate de chaux, et qui s'atténuèrent bientôt par le
traitement approprié.

CHAPITRE II

—

INDICATIONS GÉNÉRALES DU TRAITEMENT DES FAUSSES UTÉRINES

I

Considérations générales.

Le diagnostic une fois établi et la part étant faite à chacun des éléments morbides dûment hiérarchisés, on aborde la question du traitement.

Quand il s'agit d'instituer le traitement d'une fausse utérine quelconque, la règle fondamentale qui doit diriger l'intervention médicale, c'est qu'il faut bien se garder d'isoler un quelconque des éléments du syndrome complexe qui caractérise l'association d'un trouble utérin, quel qu'il soit, avec l'affection causale ou associée, et de lui attribuer une importance prépondérante dans la fixation des indications.

Prenons, par exemple, le cas des *fausses utérines dyspeptiques gastro-intestinales*. Toutes les souffrances des divers organes en cause retentissent les unes sur les autres, et ceci se complique encore des actions et des réactions de la constipation, de l'entérite muco-membraneuse, des spasmes intestinaux, du déséquilibre abdominal, des coliques sous-hépatiques, des crises gastriques, de la congestion et de l'hypertrophie fonctionnelles du foie, puis des troubles nerveux induits par ces éléments morbides, et enfin de la déchéance nutritive avec ses multiples altérations bio-chimiques.

Si l'on ajoute à cette complexité déjà si enchevêtrée le fait que des congestions utéro-ovariennes répétées, des actes nerveux réflexes ou inhibitoires rendent le système génital plus accessible aux infections secondaires ; si, enfin, on est convaincu, comme nous l'avons dit plus haut, que des conditions multiples font qu'une fausse utérine est toujours au moins prédisposée à devenir une véritable utérine, on acquiert bientôt la certitude qu'aucun élément morbide isolé, si dominante que soit la part qu'il prend dans l'extériorisation symptomatique de la maladie, ne peut devenir le pivot de la thérapeutique.

En principe donc, et nous ne saurions trop insister sur ce fait essentiel, en présence des tendances de la gynécologie contemporaine, il ne faut pas que le médecin s'immobilise dans un traitement uniquement utérin, quand bien même les troubles utérins occuperaient la première place parmi les préoccupations de la malade et même du médecin. Surtout, en fait de thérapeutique utérine, tout moyen violent et soi-disant décisif ou radical, toute intervention chirurgicale, même celles réputées les plus bénignes, comme le curettage, le redressement de l'utérus, les cautérisations profondes, etc., doivent être écartées au début. Et malgré que notre affirmation coure le risque d'être taxée de rétrograde, nous ne craignons pas d'affirmer que le traitement de toutes les fausses utérines qui font l'objet de notre travail doit revenir entièrement à la médecine et être distrait résolument du groupe des affections relevant de la chirurgie.

En fait, qu'arrive-t-il à chaque instant dans la pratique ? C'est que ces fausses utérines dyspeptiques, viscéroptosiques, neurasthéniques, hépatiques, rénales, etc., qui ont vu trop souvent leurs souffrances résister à des tentatives de thérapeutique médicale mal conçues et mal dirigées, finissent, en désespoir de cause, par s'adresser à l'intervention chirurgicale. Et combien d'exemples pourrions-nous citer qui démontreraient que, dans ces cas, cette intervention est inutile, sinon dangereuse. Nous n'en citerons qu'un seul, récemment observé et typique.

L'un de nous a soigné, à l'hôpital de la Pitié, une jeune femme de vingt-cinq ans pour des troubles divers ressortissant à l'hypersthénie gastrique, compliquée de fermentations acides. Mais, comme cette malade était rebelle à tout régime, le résultat du traitement avait été insignifiant, pour ne pas dire nul. Cependant, elle insistait toujours sur ses douleurs utérines, avec sensation pénible de pesanteur lombaire, sur de la leucorrhée, quoique l'examen local plusieurs fois répété ne montrât autre chose qu'une érosion superficielle avec un col gros et mou. Persuadée que nous avions méconnu sa maladie, cette patiente sortit de la Pitié et s'en fut de service en service, qualifiée tantôt d'utérine, tantôt de neurasthénique, jusqu'au moment où un chirurgien lui proposa de la guérir en lui enlevant l'utérus et les ovaires. Un an après, elle rentrait à la Pitié, plus misérable que jamais, n'ayant rien gagné à la grave opération qu'elle avait subie et n'éprouvant enfin quelque amélioration qu'à partir du moment où convaincue de l'origine gastrique de son mal, elle se décida à suivre énergiquement le régime et le traitement qui lui furent fixés.

Aujourd'hui, ces cas-là sont légion. Nous possédons exactement 27 observations d'extirpation de l'utérus et des annexes pratiquée chez des fausses utérines d'origine gastrique, hépatique et rénale ou névropathique. Chez aucune de ces malades, les troubles originels n'ont cessé après l'opération.

Bien évidemment, dans cette rapide revue que nous allons faire du traitement, nous ne pouvons que poser des règles générales, et il nous est impossible d'entrer dans le détail de ce qu'il convient de faire contre chacune des maladies qui sont capables de créer des fausses utérines ou de venir aggraver la symptomatologie de vraies utérines. Si l'on voulait, en effet, traiter ces détails, il faudrait résumer presque toute la thérapeutique; aussi n'envisagerons-nous que les grandes indications, en passant successivement en revue les principaux groupes de fausses utérines.

II

Indications générales du traitement de la maladie causale.

1° TRAITEMENT DES FAUSSES UTÉRINES D'ORIGINE DYSPEPTIQUE. — C'est le traitement de la dyspepsie qui s'impose tout d'abord. Ce traitement variera nécessairement suivant la forme de dyspepsie en cause (1) et nous renvoyons à l'article récemment publié par l'un

---

(1) Albert ROBIN. — Traitement des dyspepsies. Traité de thérapeutique appliquée. T. XII, 1898.

de nous sur ce sujet. Combien n'avons-nous pas observé de crises douloureuses abdominales, soi-disant d'origine utérine, qui ont été calmées, puis guéries par un traitement dont les termes principaux sont l'emploi d'une macération de *quassia amara*, à jeun, de la teinture de noix vomique avant les repas, et de poudres alcalino-terreuses, associées suivant la prescription dont voici les principaux termes :

1° Au réveil, prendre un verre à bordeaux de macération de *quassia amara*. On fera cette macération en mettant, le soir, 2 grammes de copeaux de *quasia amara*, dans un grand verre d'eau sur lequel on prélèvera, le lendemain, la dose prescrite.

2° Exactement une demi-heure après, prendre le premier déjeuner qui se composera d'un ou de deux œufs à la coque avec un tout petit morceau de pain grillé et de fruits cuits. Autant que possible, ne pas absorber de liquide à ce premier repas. Si la soif est trop vive ou si l'on ne peut manger sans boire, se contenter d'un verre à bordeaux d'eau fraîche.

3° Ne pas restreindre la quantité des boissons aux autres repas, mais ne boire absolument que de l'eau pure ou additionnée d'une très petite quantité de cognac.

4° S'astreindre strictement au régime alimentaire suivant : On évitera beurre cuit, sauces, graisses, fritures, charcuterie, condiments, viandes marinées, conserves, poissons gras, pâtisseries, crudités, acides.

Se nourrir de bouillon frais, de viande et de volailles rôties, bien cuites, lentement mâchées, d'œufs à la coque, de poisson au court-bouillon, de légumes en purée, de fruits cuits.

5° Immédiatement après le déjeuner et le dîner, prendre une petite tasse d'une infusion aromatique très chaude de camomille, menthe, tilleul ou feuilles d'oranger.

6° Dix minutes avant le déjeuner et le dîner, prendre quatre gouttes de *teinture de noix vomique* dans un petit verre à bordeaux d'eau de Vichy ou de Vals.

7° Après le déjeuner, le dîner et en se couchant, un des paquets ci-dessous qu'on délaiera dans un peu d'eau :

Magnésie calcinée....................................	} 4 grammes
Bicarbonate de soude.................................	
Craie préparée......................................	6 —

Divisez en 12 paquets.

8° On continuera ces paquets pendant 4 jours ; on les cessera pendant 8, on recommencera pendant 4 et ainsi de suite. Néanmoins, au moindre malaise gastrique, on usera d'un paquet supplémentaire.

9° On entretiendra la régularité des garde-robes en prenant, soit le matin au réveil, un *lavement à l'eau tiède*, soit un *grain de santé de Franck* le soir en se couchant.

2° TRAITEMENT DES FAUSSES UTÉRINES D'ORIGINE VISCÉROPTO-SIQUE. — Les ptoses sont des troubles mécaniques difficiles à traiter car elles nécessitent tout un attirail de moyens contentifs fort délicats à établir et à utiliser. Elles demandent, en outre, un traitement externe local très long et très minutieux. Nous pensons donc pouvoir rendre service aux praticiens en insistant particulièrement sur les détails de ce traitement, parce qu'ils sont mal connus. Nous nous étendrons surtout sur la description des ceintures qui peuvent convenir aux femmes atteintes de viscéroptoses, car c'est là un des points les plus importants de la thérapeutique à instituer.

Ce chapitre sera divisé en deux paragraphes : A. — Moyens de contention ; B. — Traitement complémentaire.

A. — **Moyens de contention.** — On rétablira d'abord l'équilibre des viscères abdominaux, en conseillant le port d'une *ceinture hypogastrique* spéciale qui soulève l'abdomen par le bas au lieu de le soutenir et de le comprimer en même temps, comme le font toutes les ceintures actuellement en usage.

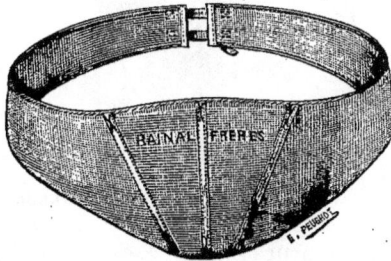

Fig. 1. — Ceinture abdominale, modèle des hôpitaux.

Les figures 1 et 2 représentent les modèles les plus connus des ceintures abdominales. La première est le modèle ordinaire des hôpitaux ; elle est en coutil épais et s'attache par derrière ; une cavité est ménagée pour recevoir la pointe du ventre.

La figure 2 représente un modèle analogue dont le tissu plus élastique s'adapte aisément chez les femmes maigres, mais exerce, par contre, une compression plus énergique.

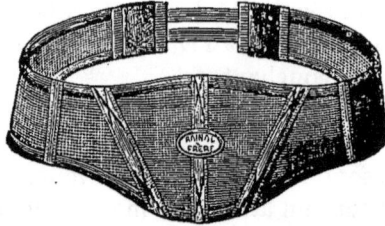

Fig. 2. — Ceinture abdominale, tissu élastique.

La figure 3 représente une des ceintures précédentes mise en place sur la malade elle-même.

C'est un modèle pour femme grasse ; les attaches sont placées de côté de manière à ce que la malade puisse fixer elle-même sa ceinture plus facilement.

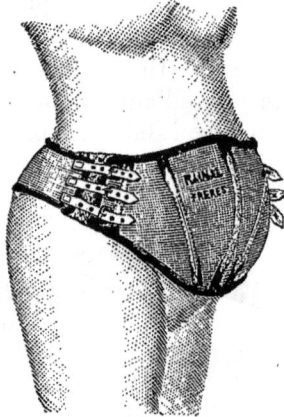

Fig. 3. — Attache de côté pour femmes très fortes.

En examinant cette ceinture en place, on se rend immédiatement compte du principal inconvénient des modèles de ce genre. Cet inconvénient, c'est que ces modèles sont tous trop fortement excavés ; le ventre se trouve comprimé par le bord supérieur et par le bord inférieur de la ceinture. Aussi le soutien n'est qu'illusoire parce que les organes placés dans le champ de la compression sont seuls maintenus en position, et comme, en réalité, ces organes sont comprimés par les bords de la ceinture, ils viennent peser sur l'utérus, ce qui aggrave d'autant le déplacement de celui-ci. D'autre part, chez les femmes maigres, cette ceinture tient mal, même quand on ajoute des sous-cuisses. Elle tend à remonter chaque fois que la malade s'assied, ce qui rend son rôle de sustentation tout à fait illusoire. Elle ne sert plus alors qu'à augmenter le déséquilibre des organes et à grossir le volume du ventre.

En réalité, il n'est pas aisé de soutenir d'une manière convenable une masse arrondie comme le ventre, et il ne faut pas se dissimuler, d'un autre côté, que les femmes par raison de coquetterie s'accommodent très mal des ceintures. Vous aurez toujours les plus grandes difficultés à faire accepter la ceinture abdominale à une mondaine ; elle trouvera de multiples raisons à vous donner pour expliquer sa répugnance ; mais le vrai motif, c'est que la ceinture fait épaisseur, augmente le volume du ventre et engonce la taille. Il faut donc que le choix de la ceinture soit fait avec le plus grand soin, car le but à

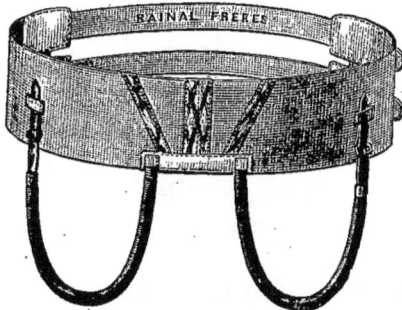

Fig. 4. — Ceinture de Glénard (sangle pelvienne).

atteindre c'est son adaptation minutieuse sur les parois du ventre, avec soutien sans compression. La difficulté est grande, surtout chez les femmes maigres dont les lignes sont plus élégantes et qui, par conséquent, sont plus facilement déformées, sans compter que l'aplatissement du ventre permet mal de fixer une sangle. Chez les femmes fortes qui sont plus aisément moulées par une ceinture, vous avez l'inconvénient du relèvement du ventre qui se laisse moins aplatir par le corset.

Le modèle de GLÉNARD, figures 4 et 5, qui présente d'assez grands avantages et qui, en particulier, soutient bien le ventre sans le comprimer, réalise certainement un progrès sur la ceinture classique.

La figure 4 présente la sangle proprement dite munie de ses

8

sous-cuisses. C'est une bande de tissu élastique, renforcée vers la région médiane, par des piqûres droites et obliques ; elle s'attache par derrière, au moyen de deux boucles. Si la viscéroptose se complique d'un rein mobile, on dispose, de chaque côté de la ceinture, dans la partie de celle-ci qui correspond à la partie supérieure du pli de l'aine, une pelote très douce qu'on fixe obliquement (*fig. 5*).

La ceinture de GLÉNARD est certainement avantageuse et l'emporte de beaucoup sur la ceinture classique ; mais son bord supérieur a l'inconvénient de mal s'adapter à la paroi abdominale, de faire pour ainsi dire bec quand la femme s'assied et de pincer souvent

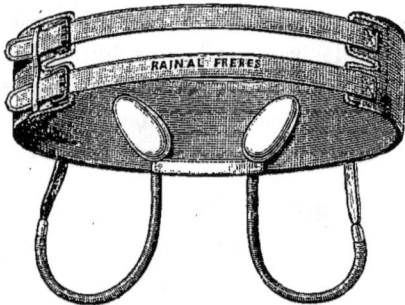

Fig. 5. — Sangle de Glénard avec pelotes pour rein mobile.

la peau du ventre entre la sangle et le corset. C'est par contre un modèle utile chez l'homme, mais qu'une femme tant soit peu élégante n'acceptera jamais.

Une bonne ceinture abdominale doit soutenir le ventre sans le comprimer et réaliser ce que l'on pourrait obtenir avec une main placée au-dessus du pubis et exerçant une pression douce de bas en haut. La ceinture idéale serait celle qui, agissant autant que faire se peut, comme la main dont nous venons de parler, posséderait, en outre, une parfaite élasticité. C'est ce que ALBERT ROBIN a essayé de réaliser dans les divers modèles que nous allons décrire.

Ces modèles sont connus chez les fabricants sous le nom de *Ceintures de la Pitié* et sont désignés par les numéros « 1, 2, 3, 4. »

Le n° 1 se construit de trois façons différentes :

La figure 6 donne le dessin du numéro 1 qui est le modèle le plus fréquemment ordonné pour les malades de l'hôpital, c'est-à-dire les malades peu regardantes au point de vue de la coquetterie. C'est une sangle dont le bord supérieur est droit, mais dont le bord inférieur est échancré et arrondi suivant la courbure du ventre de la

femme. Elle est faite en un tissu fort, mais des élastiques placés en
E permettent à la ceinture de s'appliquer sur les hanches; des fentes
(f' f et f'') laissent l'appareil libre de prendre la forme de courbure
de la partie supérieure du ventre et l'empêchent de former bec quand
la malade s'assied. Enfin, des sous-cuisses (sc) peuvent s'adapter si
c'est nécessaire.

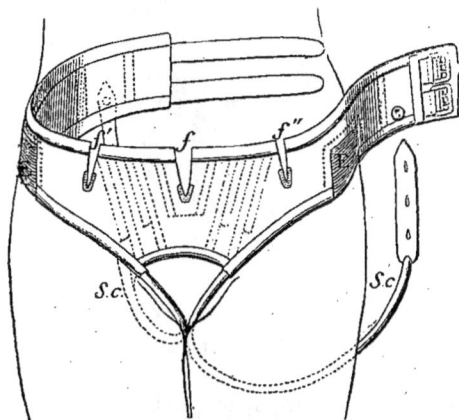

Fig. 6. — Ceinture n° 1.

La ceinture 1 *bis* (fig. 7) réalise à peu près la même disposition
que la ceinture 1 (fig. 6), mais elle est plus confortable; elle a des
élastiques plus larges et des lacets (1, 2, 3) pour fixer la largeur des
échancrures. En cas de besoin, c'est-à-dire en cas de rein mobile,
on y adapte des pelotes.

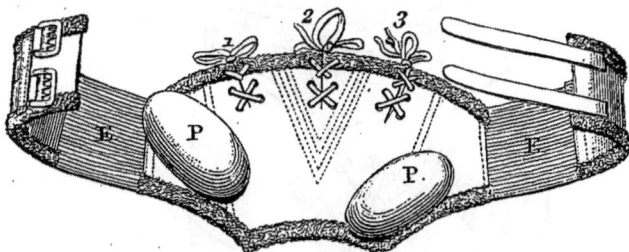

Fig. 7. — Ceinture n° 1 *bis* (avec pelotes rénales).

En général, les pelotes que l'on adapte aux ceintures pour soutenir le rein mobile sont trop grosses, trop dures, et on les
place trop haut. Il faut les fixer immédiatement au-dessus du
bord latéral inférieur de la ceinture, ainsi qu'on le voit en P à la

droite de la figure 7. Vous voyez, par opposition, sur cette même figure, que la pelote de gauche est mise trop haut; une pelote ainsi placée comprime le rein beaucoup plus souvent qu'elle ne le soutient,

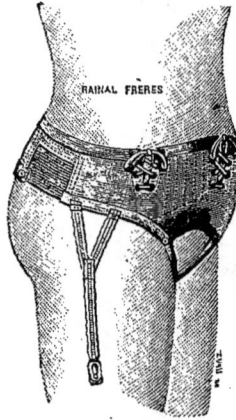

Fig. 8. — Ceinture n° 1 *bis* (en place).

et au bout de très peu de temps, le port de la ceinture devient si douloureux que la malade se refuse absolument à la porter davantage.

Ce type 1 *bis* est, en général, mieux accepté que le précédent, sur-

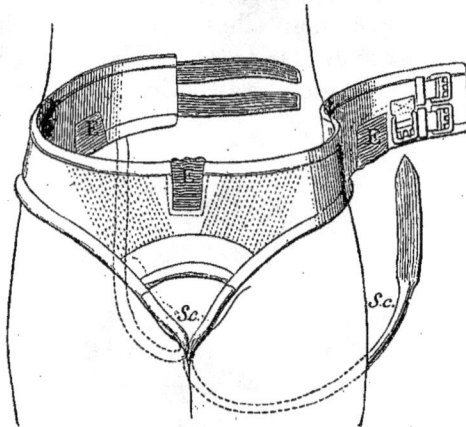

Fig. 9. — Ceinture n° 1 *ter*.

tout parce qu'il s'agrafe mieux.

La figure 8 représente la ceinture 1 *bis* en place avec les jarretelles et les sous-cuisses qui sont indispensables à son maintien.

Dans le type 1 *ter* (fig. 9) les trois fentes supérieures sont remplacées par une fente unique E munie d'un élastique.

La ceinture est tout entière en tissu élastique, et ses courbures

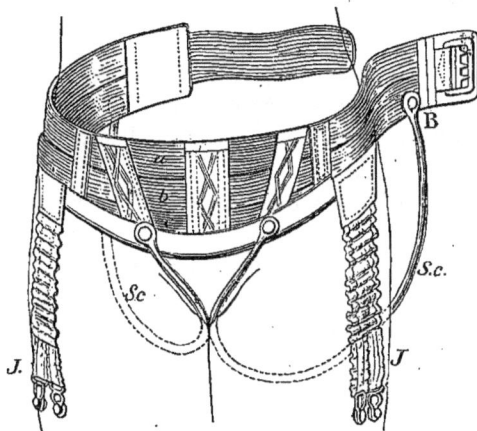

Fig. 10. — Ceinture nº 2.

sont calculées de façon à ce qu'elles puissent se mouler sur le ventre
le plus plat. Ce modèle comporte des sous-cuisses et des jarretelles.

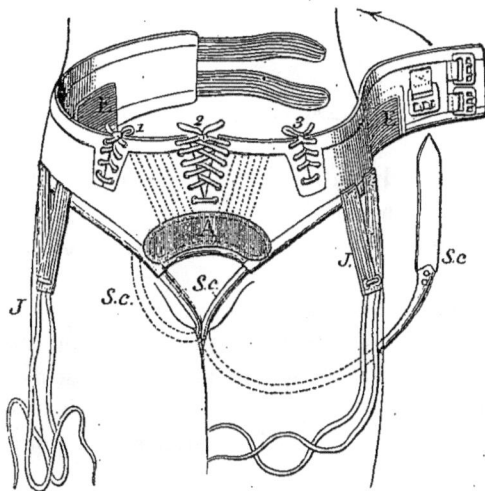

Fig. 11. — Ceinture nº 3 (détails).

Mais pour les femmes élégantes, surtout quand elles sont maigres
et de fine taille, même ce dernier modèle est difficilement accepté

parce que, malgré tout le soin du fabricant, il épaissit trop la taille.
On peut conseiller alors le dispositif suivant (fig. 10) qui répond à
cette objection et qui est plus facilement toléré parce qu'il n'augmente pas le volume du ventre et parce qu'il est très souple ; il
a seulement l'inconvénient de nécessiter une fabrication parfaite.
Le tissu élastique est remplacé par trois bandes de tissu caoutchouté,
maintenues par des piqûres verticales sur la partie antérieure de la
ceinture qui se ferme par une seule boucle ; des jarretelles sont disposées sur les côtés.

La figure 11 représente un modèle qui rendra service dans maintes
circonstances.

C'est le type n° 1 *bis* avec ses élastiques E et ses échancrures 1,
2. 3 ; mais, en outre, une plaque, véritable main en aluminium, est

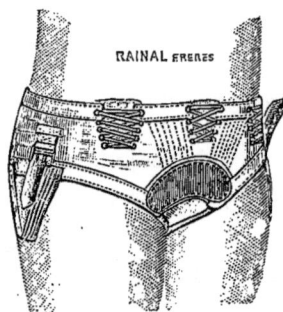

Fig. 12. — Ceinture n° 3 (en place).

placée juste au-dessus du pubis (A) ; des jarretelles (J) permettent à
la malade d'attacher ses bas.

La figure 11 donne le détail de la ceinture et la figure 12 la
montre en place.

On voit que ce modèle est parfaitement ajusté, que l'indication de
soutènement du ventre est bien remplie sans que la ceinture soit
trop gênante ; d'ailleurs, son seul inconvénient est de nécessiter le
port de sous-cuisses.

Pour les malades plus difficiles à satisfaire, on pourra conseiller
le modèle n° 4 (fig. 13).

Ce type est une sorte de bandage herniaire. Une plaque ajustable,
portant à sa partie médiane une échancrure à lacets et munie inté-
rieurement de deux petites pelotes latérales de refoulement, est
maintenue sur la partie antérieure du ventre par deux ressorts qui

contournent la taille. Il est impossible de trouver un mode de contention plus mince. Cette ceinture dispense des sous-cuisses,
n'épaissit nullement la taille et laisse la femme s'habiller sans que
personne, pas même une autre femme, puisse soupçonner le port
d'un bandage.

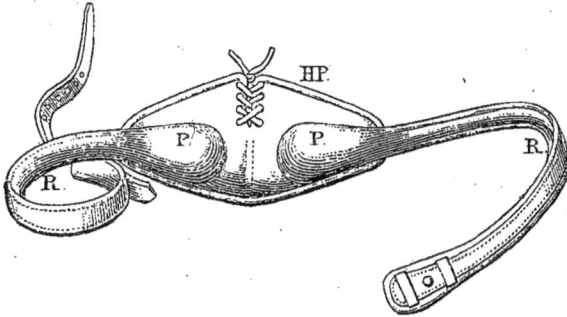

Fig. 13. — Ceinture nº 4.

La figure 14 montre l'appareil en place. Le soutènement de l'abdomen n'est certainement pas aussi parfait qu'avec les autres modèles, mais celui-ci rendra cependant de grands services chez les
malades qui n'acceptent pas un des modèles précédents.

Parmi les ptoses, il en est une qui présente une gravité particu-

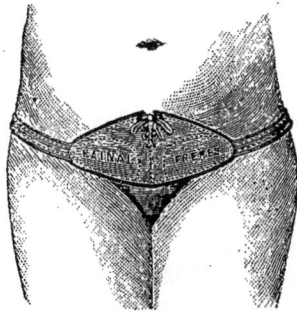

Fig. 14. — Ceinture nº 4 (posée).

lière et qui agit plus que tout autre sur la matrice ! C'est le *rein
mobile.*

On peut adapter aux ceintures précédentes des pelotes destinées à
maintenir le paquet intestinal ou à le refouler en haut de façon à ce
qu'il puisse servir de point d'appui au rein ; mais quand la ptose

rénale est très importante, il serait bon de soutenir le rein par un
appareil spécial dans le genre de celui qui est représenté par la
figure 15 et qui se compose d'une plaque latérale et verticale, fixée
par une ceinture et un sous-cuisse.

Une ceinture n'est bonne que si elle est bien tolérée. Si elle est
mal tolérée, c'est qu'elle est mal faite ou mal placée. Donc, quand
on s'est assuré que la ceinture est bien faite et qu'elle exerce bien
efficacement le soutènement du ventre, il est indispensable d'ap-
prendre à la malade à bien placer elle-même cette ceinture. Le plus
souvent, que fait la malade ! Elle met cette ceinture debout, sa toilette
une fois finie et avant de s'habiller. Or, quand il s'agit d'une plaque
rénale ou d'une ceinture ordinaire avec ou sans pelotes, c'est une

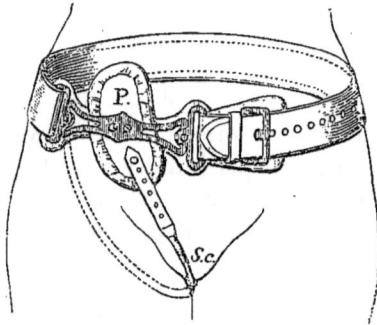

Fig. 15. — Ceinture rénale (en place).

mauvaise pratique, car la station debout laisse descendre les organes,
et lorsqu'on pose l'appareil de contention, celui-ci vient s'appliquer
sur les viscères et, au lieu de les soutenir, il les comprime. Il faut
absolument que ces appareils soient posés pendant le décubitus. La
malade étant couchée, le rein doit être refoulé en situation normale,
et alors seulement la ceinture peut être appliquée. Dans ces conditions, le rein trouve un support quand la malade reprend la situation debout et le résultat cherché est atteint.

Mais, pour que cette petite opération puisse être faite en évitant
toute erreur, il faut que la malade apprenne à reconnaître son rein
et par conséquent que le médecin lui enseigne à le distinguer des
autres organes de l'abdomen.

Il faut, ensuite, qu'elle sache ne pas confondre le rein avec une accumulation de matières fécales dans le cæcum, avec la vésicule biliaire, etc. La manœuvre, en somme, est facile. Il suffit, avec la main droite, de soulever le rein, de le refouler en haut et d'appliquer ensuite la ceinture, après quoi la malade peut se lever et s'habiller.

B. — **Traitement complémentaire.** — Il nous reste maintenant à voir quels *moyens externes* l'on peut opposer à la viscéroptose pour rendre aux organes non seulement leur position normale, mais encore la tonicité qui leur font défaut.

Le port de la ceinture n'est pas le seul procédé de traitement à opposer aux troubles utérins qui sont occasionnés par la viscéroptose. Il y a lieu d'ordonner également certaines pratiques qui ont pour but de redonner à la paroi intestinale cette tonicité qui lui manque. Ces moyens sont au nombre de trois : les compresses échauffantes ; un massage spécial pratiqué avec différents agents ; enfin, une médication interne.

1° LES COMPRESSES ÉCHAUFFANTES. — Cette médication peu connue en France, mérite d'être généralisée, car elle fournit d'excellents résultats. Elle est très employée en Russie, en Allemagne et en Autriche où elle a été vulgarisée par PRIESSNITZ. En réalité, c'est une vieille pratique populaire, mais son origine ne doit pas la faire dédaigner.

Voici comment s'applique cette *compresse* dite *échauffante*. On prend une serviette de toilette que l'on plie en long et que l'on trempe dans l'eau froide ; on applique ensuite la serviette sur le ventre et on la recouvre de deux ou trois couches de ouate ; on coiffe le tout d'une plaque de taffetas gommé. Comme on le voit, c'est une sorte de cataplasme.

Il doit être gardé toute la nuit ; mais au début, en raison de la gêne qu'il cause parfois, on commencera par ne le laisser en place que pendant une ou deux heures et l'on augmentera peu à peu la durée de l'application. La compresse froide s'échauffe rapidement, et sous l'action prolongée de cette pratique, il est certain que l'on voit diminuer l'état adipeux de la paroi abdominale tandis que les muscles reprennent une tonicité très appréciable. On peut remplacer l'eau froide par des *eaux chlorurées sodiques fortes* ou même par des *eaux mères* ; mais, dans ce cas, on aura le soin de ne pas employer d'eaux mères *chlorurées magnésiennes* et de s'en tenir aux eaux mères *chlorurées sodiques* ou *calciques*, car les premières sont moins stimulantes que celles-ci.

2° MASSAGE ET MÉDICAMENTS LOCAUX. — Le mot *massage* n'est pas le mot exact, car le véritable massage irait contre le but cherché ; c'est l'*effleurage* qu'il faudrait dire. La manœuvre demande en effet à être pratiquée avec la plus grande discrétion, et en alternant méthodiquement l'effleurage avec l'usage des compresses échauffantes on obtient de très bons effets.

Ce massage spécial sera effectué avec la paume de la main et non pas avec les doigts, lesquels doivent être soigneusement relevés. Plus la friction sera douce, meilleur sera l'effet. Chaque séance durera de vingt-cinq à trente minutes. On agira particulièrement dans le sens des fibres musculaires.

A ce massage, on joindra l'usage de pommades ou de liniments excitants, dont voici les formules :

Extrait de noix vomique....... ....   1 gramme.
Sulfate d'alumine.......   2   —
Vaseline blanche...................................   30   —
Teinture de benjoin ....   Q. S.
                                                       pour aromatiser.

F. S. A. — Pommade.

Cette préparation servira pour le massage. On peut également faire précéder l'application de la compresse échauffante d'une onction avec le liniment suivant :

Teinture de quinquina.........'..................   100 grammes.
Baume de Fioraventi   100   —
Alcool camphré ....,................   100   —
Menthol   3   —
Essence de girofle.................................   1   —
Teinture de noix vomique   25   —

F. S. A. — Liniment.

Ce liniment peut également être appliqué sur le ventre, le matin, au réveil; on n'essuiera pas et l'on recouvrira d'une couche d'ouate que la malade gardera pendant toute la journée.

3° MÉDICATION INTERNE. On administrera, cinq minutes avant le repas, une cuillerée à café d'*élixir de Gendrin*, et après le repas, dans une infusion aromatique, six gouttes de la préparation suivante :

Teinture de sang-dragon...........................   1 gramme.
   —   d'ipéca..................   1   —
   —   de noix vomique.,.......   6   —
   —   de badiane..............................   4   —

Mêlez et filtrez.

Ces divers procédés nous ont souvent permis d'obtenir une amélioration sensible des fonctions musculaires des parois abdominales. On les utilisera également avec quelque succès chez les jeunes mères pour favoriser le retour de la paroi du ventre et prévenir ainsi les troubles viscéroptosiques, si fréquents à la suite des couches.

3° TRAITEMENT DES FAUSSES UTÉRINES D'ORIGINE HÉPATIQUE. — Toute fausse utérine d'origine hépatique est justiciable du traitement ordinaire de la maladie du foie qu'elle accuse.

La thérapeutique considérera surtout les fausses utérines liées à la *lithiase biliaire* et à ses accidents. Les autres maladies du foie qui peuvent retentir sur l'utérus, telles que la *cirrhose*, les *diverses tumeurs*, les *ictères non lithiasiques*, etc., dominent tellement la symptomatologie ou sont si évidentes qu'elles attirent d'emblée l'attention du médecin sur elles et que le trouble utérin n'apparaît plus qu'avec un caractère secondaire.

Nous supposons d'abord qu'il s'agit d'une lithiasique caractérisée ou latente. On instituera un régime et une médication.

A. — **Régime**. — Pas de plats compliqués, mais des viandes et surtout des volailles rôties, le gibier excepté. Poissons au court bouillon, pris sans sauce, avec seulement un peu de sel et de jus de citron. Œufs sous leurs diverses formes, mais sans beurre noir. Interdiction du beurre cuit.

Légumes verts assaisonnés sur la table même d'un peu de beurre frais. Comme desserts, fruits cuits, peu sucrés. On autorisera, parmi les fruits crus, les prunes de reine-Claude, le raisin et les pommes.

B. — **Médication**. — C'est la *médication cholagogue* qu'il faut instituer en tenant compte des deux indications fondamentales qui sont d'augmenter la quantité de bile et de s'efforcer, en même temps, de diminuer la quantité des matériaux solides qu'elle contient.

Augmentent la sécrétion : la *glycérine*, le *phosphate*, le *benzoate* et le *salicylate de soude*, le *boldo* et le *boldo-glucine*. Ce dernier médicament a des propriétés complexes et très intéressantes, car c'est un hypnotique léger en même temps qu'un excitant des sécrétions intestinale et hépatique.

Diminuent la quantité des matériaux solides de la bile : le *bicarbonate de soude* et les *alcalins*, la *lithine*, l'*arsenic* sous ses diverses formes (mais à petites doses), les *purgatifs biliaires* tels que l'*évonymine* et la *podophylline*. Mais le moyen le plus efficace demeure encore la *cure hydro-minérale de Vichy* où nous avons vu guérir nombre de fausses utérines hépatiques, témoin cette jeune fille de vingt ans, atteinte de métrorrhagies assez sérieuses pour qu'on ait résolu de faire un curettage et qui guérit sans opération et presque sans traitement local par la cure de Vichy.

Quand le foie est gros et douloureux, on se trouvera bien de faire une révulsion douce et répétée, soit avec des *pointes de feu* très fines et très superficielles, soit avec de petits *vésicatoires* volants de la grandeur d'une pièce de 5 francs, appliqués systématiquement chaque semaine. Rien ne vaut cette pratique pour venir à bout d'engorgements hépatiques anciens et tenaces. Toutefois, chez de telles malades, la cure de *Vichy* ou de *Carlsbad* est absolument nécessaire, et si l'on n'est pas en saison, on instituera en tout cas, une cure à domicile.

4° TRAITEMENT DES FAUSSES UTÉRINES D'ORIGINE CARDIAQUE. — Chez les cardiaques, il ne viendra à personne l'idée de délaisser le cœur pour l'utérus et de ne pas concentrer tout d'abord l'effort thérapeutique sur les moyens propres à régulariser l'action cardiaque et vasculaire.

Dans le cas de *lésions valvulaires*, les troubles utérins sont ordinairement en relation avec une rupture de la compensation; c'est donc à maintenir cette compensation que l'on devra s'attacher et, pour cela, nous avons trois bons médicaments à notre disposition ; la *digitale*, la *spartéine* et la *caféine* qui possèdent chacune des propriétés très précises.

La *digitale* accroît la diurèse, relève les contractions du cœur et augmente la tension artérielle : c'est donc à elle qu'on s'adressera dans le plus grand nombre des cas, c'est-à-dire quand le pouls est petit, le cœur rapide, irrégulier et mou.

La *spartéine* produit seulement une action tonique sur le muscle cardiaque; on la préférera donc quand le pouls étant peu rapide et à peu près régulier, il s'agit uniquement d'augmenter l'énergie des contractions du cœur. La spartéine pourra, par conséquent, suivre l'emploi de la digitale et continuer l'œuvre de celle-ci.

Enfin, la *caféine* a surtout pour effet de remonter le système nerveux du cœur; elle s'emploiera donc comme tonique général de la circulation en dehors des crises, pour lesquelles les deux premiers médicaments seront plus spécialement réservés.

En cas de *myocardite*, l'extrait de *strophantus* (2 à 4 milligrammes) est le médicament de choix, particulièrement dans la *myocardite segmentaire* décrite par Renaut de Lyon.

Les *cardiopathies artérielles* ont été surtout bien étudiées par Huchard qui en a fixé les éléments de diagnostic et constitué le traitement. Cet auteur a montré que, dans les cas qui nous préoccupent, c'est-à-dire dans beaucoup de métrorrhagies d'origine cardiaque, l'hypertension artérielle intervient très fréquemment. Le meilleur médicament que l'on puisse alors appeler à l'aide, c'est la *théobromine*.

Pour notre compte, nous en faisons un fréquent usage, et dans les métrorrhagies causées par l'hypertension artérielle, on obtient assez rapidement des résultats formels.

5° TRAITEMENT DES FAUSSES UTÉRINES CHLOROTIQUES. — Au point de vue gynécologique, les fausses utérines chlorotiques se divisent en deux classes : les *aménorrhéiques* et les *hémorrhagiques* Chacun de ces groupements fournit des indications différentes au point de vue de la thérapeutique.

A. — **Chlorotiques aménorrhéiques.** — Le cas est extrêmement fréquent et c'est l'un de ceux où de nombreuses erreurs de thérapeutique sont commises. Il est bien évident que l'on n'a pas le droit de procéder alors par excitation utérine. Si une chlorotique de ce groupe n'a pas ses règles, c'est parce qu'elle n'a pas de sang à perdre ; il n'y aurait donc lieu de provoquer une excitation utérine fonctionnelle que le jour où, après reconstitution du milieu sanguin, les règles ne reparaîtraient pas ; mais auparavant, il est de toute nécessité de traiter uniquement la chlorose.

C'est ici que se présente l'opportunité de discuter la question du *fer*, question sur laquelle l'un de nous a eu si souvent l'occasion de revenir. C'est, en effet, une pratique courante et habituelle que de donner systématiquement du fer à toute chlorotique : or, sur un nombre de chlorotiques prises au hasard, il en est un peu plus des deux tiers qui seront guéries par la médication martiale; les autres n'éprouveront aucun bénéfice du traitement, si tant est qu'elles le supportent. Dans ces cas, on passe par tradition à l'*arsenic* qui réussira, en effet, sur certains sujets ; mais il en restera toujours quelques-unes qui ne retireront aucun avantage de ces deux médications. En désespoir de cause, on envoie ces chlorotiques, soi-disant invétérées, aux eaux minérales, et particulièrement à certaines eaux *chlorurées sodiques* faibles, que Gubler appelait si justement

« Lymphes minérales », et on s'aperçoit que ce dernier traitement réussit fort bien. Un peu d'étude de raisonnement aurait évité tous ces tâtonnements pour le plus grand bien de la malade.

C'est que, comme ALBERT ROBIN le soutient, la chlorose n'est pas une maladie ; c'est un syndrome complexe, une association de symptômes qui sont la résultante de troubles divers de la nutrition. Faites pratiquer, chez toutes les chlorotiques, de bonnes analyses d'urine et déduisez-en les rapports d'échange.

Le rapport de l'azote de l'urée à l'azote total fournit le *coefficient des oxydations azotées*. Le rapport des éléments minéraux aux éléments totaux dissous dans l'urine fournit le *coefficient de déminéralisation*, qui permet de savoir si le sujet perd assez ou trop de principes minéraux. Avec ces renseignements, ALBERT ROBIN a constaté que les chlorotiques se divisent en trois groupes très différents, au point de vue de la pathogénie et partant des indications thérapeutiques :

1° Malades chez lesquelles les oxydations azotées sont diminuées.

2° Malades chez lesquelles les oxydations azotées sont augmentées.

3° Malades chez lesquelles les oxydations sont variables, mais chez lesquelles le coefficient de déminéralisation est augmenté.

Le *fer* augmente les oxydations : il ne rendra donc de services que dans la première classe de malades, et il sera au moins inutile chez les chlorotiques du deuxième groupe.

L'*arsenic* diminue les oxydations : il sera donc indiqué pour le traitement de chlorotiques du deuxième groupe.

Enfin, la dernière catégorie réunit les sujets qui relèvent du *traitement hydro-minéral* et, particulièrement, de la cure de *Royat*, de *Saint-Nectaire* ou de la *Bourboule*, en un mot, des lymphes minérales de GUBLER. C'est seulement après qu'on aura obtenu le relèvement minéral de ces organismes appauvris que le fer pourra intervenir à son tour de manière utile. Toutes ces considérations sont extrêmement importantes, car elles expliquent les insuccès et peuvent servir de guide sûr dans l'institution du traitement de la chlorotique.

B. — **Chloroses hémorrhagiques.** — Nous les divisons en trois catégories :

D'abord les chloroses hémorrhagiques vraies dont l'existence est encore discutée par nombre d'auteurs et qui, en tout cas, sont relativement rares.

Puis, les anémies consécutives à des hémorrhagies utérines, ou fausses chlorotiques d'origine utérine qui relèvent surtout du traitement local de l'affection causale, mais qui demandent aussi un traitement général et reconstituant.

Dans ces deux premières catégories, l'emploi du fer n'est pas contre-indiqué ; mais à la condition de s'en tenir à l'administration du *perchlorure de fer* qui n'est pas congestif, et qui agit, à la fois comme ferrugineux et comme astringent.

Viennent enfin les fausses chloroses hémorrhagiques qui sont l'un des masques habituels du *rétrécissement mitral*. Le traitement ne devra viser, dans ce cas, ni l'utérus, ni l'anémie, mais bien l'affection cardiaque génératrice.

6° TRAITEMENT DES FAUSSES UTÉRINES D'ORIGINE RÉNALE. — Nous avons vu que le mal de Bright, la lithiase rénale et les pyélites pouvaient retentir sur l'utérus ; passons rapidement en revue les indications fournies par chacune de ces étiologies.

A. — **Maladie de Bright.** — Le mal de Bright provoque des aménorrhées qui traduisent la déchéance de l'état général, et plus rarement des métrorrhagies qui sont une des manifestations de ce que l'on pourrait appeler la pré-urémie.

Inutile d'ajouter, qu'au point de vue thérapeutique, ces troubles utérins n'ont aucune espèce de valeur et que l'on doit s'occuper uniquement de l'affection rénale, sans compter qu'il importe de respecter d'une manière absolue les métrorrhagies de cette origine qui constituent un mode d'élimination qu'il serait très imprudent d'arrêter.

Mais, un point sur lequel il est intéressant d'insister, c'est la coïncidence de certains fibromes utérins avec une albuminurie variable, et qui peut, dans certaines circonstances, prendre un développement considérable, puisque l'un de nous l'a vue atteindre 8 et 10 grammes dans les vingt-quatre heures. Cette albuminurie est certainement sous la dépendance du fibrome, et nous avons tout lieu de croire qu'elle est due à une compression exercée sur les uretères, le bassinet ou sur le rein lui-même. Ces albuminuries, si intenses qu'elles soient, ne contre-indiquent nullement les *cures balnéaires chlorurées sodiques*, à la condition que ces cures soient menées avec une grande prudence et qu'on n'arrive pas aux bains de haute concentration.

A proprement parler, ces cas ne rentrent pas dans notre cadre des fausses utérines, puisqu'il s'agit, au contraire, de fausses brightiques d'origine utérine, et que l'albuminurie passe au second plan, la thérapeutique devant s'adresser principalement au fibrome.

B. — **Lithiase rénale.** — Dès que l'on a reconnu la liaison des troubles utérins avec la lithiase urinaire, on doit instituer le traitement de cette dernière affection en insistant surtout sur le régime, car les médicaments en usage et soi-disant spécifiques, les *sels de lithine*, la *pipérazine*, les *benzoates*, etc., ne jouent, en réalité, qu'un rôle accessoire. Puisque l'excès d'acide urique dans les urines est la principale cause de la lithiase rénale, il faut, par un bon choix d'aliments, diminuer l'apport des éléments à l'aide desquels l'organisme fabrique cet acide urique.

Le régime recommandé par ALBERT ROBIN diffère notablement de celui qui figure dans les auteurs classiques.

La plupart des médecins bornent en effet leurs recommandations à l'usage du vin blanc, à la suppression de presque toutes les viandes, mais surtout des viandes rouges et à l'indication du régime végétal, sauf les asperges, l'oseille et la tomate, interdits parce qu'ils sont acides ou parce qu'ils contiennent des oxalates. Mais le vin blanc est aussi nocif que le vin rouge, et, puisque l'on craint les acides, il possède certainement plus d'acidité que les légumes défendus.

Le régime en question a pour but d'éliminer les aliments d'épargne, les aliments nucléiniques, et les aliments qui, après expérience faite sur l'homme sain, semblent accroître la formation de l'acide urique. Sans entrer dans le détail des expériences qui ont conduit à la constitution de ce régime, en voici les éléments principaux :

1° Surveiller l'alimentation. On évitera ou l'on restreindra les aliments suivants : Ris de veau, cervelles, laitances, foie gras, rognons, gibier, aliments gélatineux et gelées de viande, sauces, pieds de mouton, tête de veau, graisse, beurre, fritures, ragoûts, poissons gras, comme saumon et anguille, légumes farineux, pommes de terre, pois, haricots, lentilles, fromages, plats sucrés, entremets, sucreries, pâtisseries, alcools, champagne, liqueurs.

2° On se nourrira surtout de viandes rouges et blanches et de volailles rôties, grillées, d'œufs à la coque, de légumes verts, de fruits. Comme boisson, de l'eau pure ou telle eau minérale inerme, ou des infusions aromatiques chaudes (*reine des prés, fleurs de fèves*

de marais, etc.). L'alimentation doit comporter deux tiers de végétaux pour un tiers de viandes et d'œufs.

3° Éviter toute fatigue, tout surmenage, mais éviter aussi la sédentarité. Après chaque repas, il est nécessaire de marcher à pied,
sans arriver jusqu'à la fatigue.

4° Frictions matinales, après le tub, avec l'alcool camphré.

A ce régime, ajouter des doses faibles, mais prolongées de *carbonate de lithine*, d'*arséniate de soude*, de *sulfate de strychnine*, de
benzoate et de *bicarbonate de soude*, des *balsamiques*, etc. ; puis, en
saison, les cures de *Vittel, Contrexéville, Martigny, Capvern,
Evian*, etc.

Régime, hygiène, médicaments, cures hydro-minérales, constitueront les éléments essentiels de la médication, et ces éléments, on les
associera ou on les alternera suivant le cas et suivant les indications
particulières.

C. — **Pyélites**. — S'il s'agit de pyélite, calculeuse ou non, on s'inspirera du traitement médical de cette affection (1) et l'on retirera
surtout de grands avantages des *bains de vapeur térébenthinés*, dont
l'action spéciale sur l'utérus n'est pas à dédaigner. C'est dans ces
cas de pyélite chronique à retentissement utérin que les *cures hydro-minérales de lavage* seront aussi spécialement indiquées.

7° TRAITEMENT DES FAUSSES UTÉRINES D'ORIGINE NÉVROPATHIQUE.
— Chez les *névropathes* et spécialement chez les neurasthéniques,
on recherchera d'abord si la neurasthénie a une origine dyspeptique
ou viscéroptosique. Si cette étiologie n'est pas manifeste, on fera
l'étude des échanges organiques qui permettra de découvrir soit
une phosphaturie absolue (augmentation du rapport brut de l'acide
phosphorique total à l'azote total), soit un trouble des oxydations
azotées, soit une déminéralisation organique totale ou partielle, soit
enfin, tel autre trouble de la nutrition élémentaire dont le traitement
particulier devra toujours précéder ou accompagner l'emploi des
moyens classiquement usités pour combattre le syndrome neurasthénie. Les cures hydro-minérales de *Plombières, Luxeuil, Néris,
Saint-Sauveur, Biarritz, Salies-de-Béarn, Salins-du-Jura, Bagnères-
de-Bigorre*, etc., seront de bons compléments du traitement.

Si le système nerveux est atteint primitivement, le problème de-

---

(1) Albert ROBIN. — Traitement médical des pyélites. *Bulletin de thérapeutique*,
1897 et *Traité de thérapeutique appliquée*, t. II.

vient plus complexe et le médecin doit alors conseiller les traitements spéciaux et classiques qui ont été proposés contre la neurasthénie essentielle. Nous ne pouvons naturellement les indiquer tous ici, mais la seule réflexion que nous ferons est la suivante : c'est surtout dans les états névropathiques que l'on a eu le plus d'occasions de constater l'abus de l'intervention chirurgicale. L'un de nous a actuellement, dans son service, une jeune fille de 18 ans, vierge, à laquelle on a enlevé l'utérus et ses annexes, pour la guérir d'une soi-disant neurasthénie d'origine utérine. Or, trois mois après l'opération ont éclaté des crises hystériques de la plus haute sévérité, et les accidents qui ont motivé cette inutile opération, loin de s'atténuer, se sont considérablement aggravés.

8° TRAITEMENT DES FAUSSES UTÉRINES D'ORIGINE ARTHRITIQUE. — La diathèse arthritique, si tant est qu'on ne trouve pas ce mot diathèse trop démodé, est un protée qu'il est bien difficile de suivre dans toutes ses phases : mais au point de vue utérin, les phénomènes morbides qui en dépendent sont surtout liés à quatre états particuliers qui sont : l'*obésité*, de beaucoup le plus fréquent, le *diabète*, la *phosphaturie*, et l'*uricémie*. Cette dernière affection est liée elle-même à la lithiase biliaire ou rénale : elle est par conséquent justiciable du même traitement, et nous n'aurons plus à y revenir. Le diabète est une affection tellement définie que nous la mettons forcément hors cadre en renvoyant aux leçons publiées par l'un de nous sur ce sujet, en 1895 (1). Restent donc l'obésité et la phosphaturie dont nous dirons quelques mots.

A. — Obésité. — Les obèses sont fréquemment aménorrhéiques ou oligorrhéiques, et il ne servirait à rien de faire un traitement spécial destiné à combattre ce symptôme secondaire. On obtiendra de meilleurs résultats avec une cure de réduction, d'autant que celle-ci est très facile à conduire, et l'on peut dire que celle dont nous allons parler sera presque toujours suivie de succès. Nous possédons, en effet, 16 observations de femmes obèses et aménorrhéiques qui ont vu leurs règles reparaître ou revenir à la normale quand la cure de réduction a été suivie pendant un temps suffisant.

On a beaucoup vanté dans ces dernières années l'emploi de la *médication thyroïdienne* pour le traitement de l'obésité. Il est réel que certains sujets maigrissent rapidement, mais ce n'est pas là un ré-

(1) Albert Robin. — Traitement du diabète. *Traité de thérapeutique appliquée*, t. I, et *Bulletin de thérapeutique*, 1895.

sultat toujours avantageux, car l'amaigrissement n'est alors qu'un des accidents de l'empoisonnement thyroïdien. Nous ne conseillons donc jamais à une obèse la cure thyroïdienne dont les inconvénients cardiaques, entre autres, ne sont plus en discussion. Lancereaux vient, il est vrai, de montrer qu'on obtient par l'emploi de la *thyroïdine* des résultats remarquables dans la thérapeutique de certains phénomènes de l'arthritisme ; mais nonobstant ces résultats qui demandent à être confirmés, de l'avis de l'auteur lui-même, nous estimons qu'il est inutile d'employer un traitement périlleux quand on peut obtenir la guérison avec le seul régime.

Il est inopportun et dangereux de faire jeûner les obèses ; il suffit de régler leurs repas et de faire un choix convenable parmi les aliments. Voici comment l'on peut arriver à ce résultat :

A 7 heures du matin, la malade mangera de la viande froide à volonté, avec 10 grammes de pain, pas plus. Finir par un peu de fruits cuits sans sucre. Une tasse de thé très léger et très chaud également sans sucre.

A 10 heures du matin, 2 œufs à la coque très peu cuits, avec 5 grammes de pain et 125 grammes d'eau et de vin.

A midi, viande froide à volonté, mangée avec une assiettée de cresson ou de salade verte légèrement salée et additionnée d'un peu de jus de citron ; 30 grammes de pain ; légumes verts en purée, sans sauce. Fruits à volonté. Une tasse de 250 grammes de thé léger sans sucre.

A 4 heures, une simple tasse de thé léger, sans sucre.

A 7 heures, même repas qu'à midi, mais avec la liberté d'y ajouter un plat chaud de viande ou de poisson, sans sauce, assaisonné avec un peu de jus de citron et de sel.

Après chaque repas, même après la tasse de thé de quatre heures, une promenade au dehors ou dans l'appartement jusqu'à l'apparition de la plus légère sensation de fatigue.

Ce régime si simple a l'avantage de donner à la malade, presque toujours douée d'un appétit énergique, une quantité plus que suffisante de nourriture ; mais il supprime tout aliment capable de fournir de la graisse à l'organisme. La première semaine, on constate une diminution de poids de 1 à 2 kilogrammes ; puis la diminution continue progressivement plus ou moins grande suivant les sujets. La cure doit durer environ deux mois, après lesquels on autorisera un repos. Bien fréquemment, dès la fin de la cure, les règles reprendront leur cours.

B. — **Phosphaturie**. — L'un de nous a suffisamment indiqué ailleurs le traitement de la phosphaturie ou mieux des phosphaturies, pour qu'il soit inutile d'y revenir encore ici (1).

D'une façon générale, on usera du *phosphure de zinc*, des *strychniques*, des *hypophosphites*, des *glycérophosphates*, du *fluorure de calcium*, de l'*hydrothérapie méthodique*, des cures de *Néris* ou de *Brides*, etc. On surveillera les fonctions du foie et de l'estomac, de façon à lutter contre l'insuffisance hépatique et contre l'hypersthénie gastrique si fréquentes chez les arthritiques phosphaturiques.

9° TRAITEMENT DES FAUSSES UTÉRINES INFECTIEUSES ET INTOXIQUÉES. — Chez les infectieuses et les intoxiquées, le traitement de l'*impaludisme*, de la *tuberculose*, de la *syphilis*, de l'*alcoolisme*, du *saturnisme*, de la *morphinomanie*, etc., accompagnera toujours l'emploi des médications dirigées contre les troubles utérins.

III

Indications principales du traitement local.

Parallèlement à la médication de la maladie génératrice, on s'occupera des manifestations utérines. Dans les chapitres suivants, nous nous occuperons en détail de tout ce qui touche la thérapeutique de l'*aménorrhée*, de la *dysménorrhée*, des *métrorrhagies*; il ne s'agit donc à présent que d'indications générales.

Nous fournissons ici le résultat de la pratique employée dans le service d'ALBERT ROBIN à la Pitié pour tous les petits troubles utérins qui ne nécessitent que des moyens palliatifs ou prophylactiques, plutôt que curatifs, la guérison dépendant surtout du traitement de la cause, dont la disparition est le moyen le plus sûr de modifier ces accidents locaux.

1° LEUCORRHÉE. — La leucorrhée est, on peut le dire, l'éternel symptôme dont se plaint le plus grand nombre de malades, et il est

---

(1) Albert ROBIN. — Traitement de la phosphaturie. *Traité de thérapeutique appliquée*, t. I.

nécessaire d'intervenir localement pour diminuer, tout au moins, les inconvénients réels de cet état en attendant les effets de la médication générale.

La malade fera matin et soir, dans la situation couchée, à la temrature de 35° à 40°, une injection vaginale lente, avec le mélange suivant :

<pre>
Eau.. 2 litres.
Tannin.. 1 cuillerée à café.
Laudanum de Sydenham.................... LX gouttes.
</pre>

Mêlez.

Cette simple précaution est suffisante pour diminuer considérablement le flux, s'il n'y a pas de cause profonde à la leucorrhée.

2° ULCÉRATIONS DU COL. — Après une injection antiseptique à *l'eau stérilisée* ou à la *liqueur de van Swieten*, étendue de cinq fois son volume d'eau, prenez un tampon trempé dans le mélange suivant :

<pre>
Tannin.............................)
Glycérine .... } ãā parties égales
</pre>

M. S. A.

et appliquez-le sur le col utérin où il devra rester pendant plusieurs heures, de 2 à 12 heures.

Si l'ulcération est tenace, on se trouvera bien des applications, le soir, d'*ovules à l'ichthyol*, et au besoin, d'un traitement prolongé par la *teinture d'iode* ou le *perchlorure de fer* par attouchements au pinceau répétés tous les deux ou trois jours.

3° DÉVIATIONS OU PROLAPSUS. — Comme souvent ces déviations et ces prolapsus sont la conséquence de la viscéroptose, on doit les traiter en appliquant l'une des *ceintures* longuement décrites plus haut : mais si, outre la déviation, la malade souffre d'un vrai prolapsus utérin, il faudra utiliser le *pessaire de Dumontpallier*.

4° CONGESTION UTÉRO-OVARIENNE. — La malade devra garder le lit jusqu'à disparition des phénomènes congestifs. Elle prendra tous les jours un grand bain additionné de 250 grammes de *gélatine* de Paris, bain d'une durée de 20 minutes à 1 heure. On mettra sur le ventre la compresse échauffante de Priessnitz, suivant la méthode, déjà décrite. On fera, si besoin est, des applications de *petits vési-catoires* sur la région sensible, et même, si les phénomènes inflammatoires prenaient un certain caractère d'intensité, on n'hésiterait pas à appliquer des *sangsues* sur la zone hypogastrique ou à la partie supérieure des cuisses, ou dans quelques circonstances, sur le col utérin.

5° DYSMÉNORRHÉE. — La dysménorrhée, cet épiphénomène fréquent des affections causales décrites plus haut, relève principalement de leur traitement. Mais, comme la malade souffre, il faut, avant tout, la soulager. Nous ne décrirons pas les traitements classiques. Nous insisterons seulement sur un point qui nous paraît important. Pour nous, le meilleur traitement des douleurs menstruelles c'est le *vésicatoire*. Nous allons ainsi, nous le savons, à l'encontre des idées qui sont en honneur aujourd'hui. On a fait, il n'y a pas longtemps encore, une violente campagne contre le vésicatoire à la Société de thérapeutique, en l'accusant d'être la cause de beaucoup d'accidents et de n'avoir aucune utilité ; mais l'un de nous a réagi de son mieux en soulevant, l'an dernier, à l'Académie de médecine, une discussion contradictoire.

Il y a dans cette campagne contre le vésicatoire une généralisation singulièrement exagérée. Oui, le vésicatoire a des inconvénients ; oui, il a été plus d'une fois la cause d'accidents sérieux ; mais quelle est la médication qui n'a pas d'accidents à son passif ? En médecine, le fait seul a de l'importance, et devant lui, les questions de doctrine disparaissent : or, le fait, c'est que le vésicatoire est un procédé thérapeutique d'une utilité incontestable dans les accidents congestifs douloureux, et que, dans ces cas, qui sont si nombreux, il amène toujours une accalmie qui le fait accepter avec reconnaissance par la malade. Nous nous élevons donc contre la proscription dont on a voulu frapper le vésicatoire, et nous continuerons à le prescrire dans les congestions utérines et dans les cas de dysménorrhée, convaincus que nous n'avons pas à notre disposition de moyen plus certain pour calmer les douleurs.

6° MÉTRORRHAGIE. — Le meilleur procédé pour arrêter les pertes, c'est de faire pratiquer des injections très chaudes de 40° à 50°, avec une *solution de gélatine* à 7 p. 1000. En même temps on fera prendre dans les 24 heures 4 à 6 pilules de la formule ci-dessous :

Ergotine Bonjean.. 0gr,10.
Poudre de Sang-Dragon............ .... 0gr,10.

Pour une pilule.

ou 4 à 6 cuillerées de la potion qui voici :

Ergotine Bonjean. .... 4 grammes.
Acide gallique............... .... 0gr,50.
Sirop de térébenthine............................... 30 —
Hydrolat de tilleul...... .... 120 —

F. S. A. — Potion.

7° MÉNORRHAGIE. —Beaucoup de fausses utérines ont des règles avançantes qui prolongent ainsi la durée de l'écoulement cataménial et augmentent des déperditions déjà fâcheuses pour des sujets en médiocre état de nutrition. Il est donc nécessaire d'agir pour obtenir une régularisation de l'époque menstruelle. On ordonnera à la malade de prendre au moment des deux principaux repas, huit jours avant l'époque présumée des règles, une à trois cuillerées à café de l'élixir suivant :

Elixir de Garus.................................. 100 grammes.
Extrait fluide d'hydrastis canadensis..............)
    —   de viburnum prunifolium........... } āā 5 —
    —   de gossypium herbaceum.... ......)

F. S. A. — Elixir.

On cessera dès le jour réglementaire de l'époque, afin de ne pas influencer celle-ci ; mais si le flux traîne plus que de raison, ce qui est fréquent, on reprendra la mixture dès le quatrième jour. En cas d'intolérance pour les médicaments de cette prescription, on pourrait conseiller l'usage des *pilules d'ergotine* indiquées plus haut.

8° AMÉNORRHÉE. — En cas d'aménorrhée, nous ne donnons le conseil d'intervenir que dans le cas où, supposant le moment propice pour provoquer une excitation sur l'appareil génital, on désire

exercer une poussée congestive capable d'accélérer une époque difficile à mettre en train. Alors, nous prescrivons les pilules suivantes
à raison de deux ou trois par jour :

> Sulfate de fer (ou tartrate ferrico-potassique) ..... $0^{gr},05$ à $0^{gr},10$.
> Aloès du Cap................................... $0^{gr},10$.
> Extrait de quinquina........................... $0^{gr},05$ à $0^{gr},10$.

> F. S. A. — Une pilule.

Associer un traitement général aux moyens locaux et purement
médicaux dirigés contre les troubles utérins, c'est-à-dire revenir,
en la complétant et en la modernisant, à la pratique des gynécologistes de la génération précédente, telle est, en résumé, la marche que
nous conseillons de suivre, pour faire rentrer dans le domaine de
la médecine un grand nombre de soi-disant affections utérines que
la chirurgie revendique aujourd'hui.

TROISIÈME PARTIE

LA MENSTRUATION ET SES ACCIDENTS

Hygiène et Thérapeutique.

CHAPITRE PREMIER

—

LA PUBERTÉ CHEZ LA FEMME

I

Définition.

La *puberté*, dit Rullier, est « l'époque de la vie particulièrement
« caractérisée par le développement rapide, le complément d'organi-
« sation, et l'aptitude à l'exercice de leurs fonctions, qu'acquièrent les
« organes de la reproduction de l'espèce. » Au point de vue spécial
de thérapeutique qui nous occupe, nous n'avons pas à considérer
si les premières règles coïncident toujours avec la première ovulation, et si la nubilité, comme le veulent Littré et Robin, est plus
tardive que la puberté. Il y a, dans la vie de la jeune fille, une période plus ou moins longue, pleine de changements pour tout son
être, qui commence au moment où elle prépare ses premières règles et finit lorsque la menstruation est établie d'une façon définitive et régulière. Cette période demande des soins particuliers qui
rentrent dans l'hygiène ou dans la thérapeutique de la *puberté*.

II

Considérations générales.

La *ménopause* est appelée l'âge critique ; combien plus critique est la *puberté* où débutent parfois des affections dont les symptômes troubleront longtemps la vie génitale de la femme, sinon toute son économie. Cependant la littérature médicale contemporaine est loin d'être aussi riche sur ce sujet que sur d'autres chapitres de gynécologie ou de pathologie plus générale.

A la fin du siècle passé et au commencement du nôtre, plusieurs auteurs se sont occupés de la *puberté* et des conseils que le médecin doit donner aux mères de famille. A ce dernier point de vue surtout, les écrits de certains d'entre eux reflètent d'une manière fort attrayante les idées des philosophes et des grands éducateurs de l'époque ; quelques-unes de leurs pages ressemblent à des passages détachés de J.-J. ROUSSEAU. Aujourd'hui encore, nous aussi, nous pouvons avec les disciples de JEAN-JACQUES, regretter que nos filles ne portent plus comme les femmes de l'antiquité ces vêtements dont l'aisance « ne gênait point le corps, contribuait beaucoup à lui laisser ces « belles proportions qu'on voit dans les statues, et qui servent encore « de modèle à l'art, quand la nature défigurée a cessé de lui en « fournir parmi nous ; » ces vêtements amples et souples permettraient à leurs formes de mieux s'épanouir sans entraves, au moment où leur organisme évolue pour se préparer aux fonctions de la maternité. Quelques jeunes personnes d'une intelligence trop précoce, d'une imagination vive et exaltée, éviteraient à coup sûr bien des orages de la *puberté*, si, vivant au sein d'une nature champêtre, elles avaient conservé cette candeur et cette simplicité que ROUSSEAU admirait chez les filles des montagnards du Valais réglées d'une façon tardive et facile. ROSTAN a pu rendre grâce « au « philosophe de Genève dont la noble éloquence contribua si puis- « samment à détruire les préjugés gothiques dont les enfants nou- « veau-nés étaient les victimes dans leur habillement ». Mais ni ROUSSEAU, ni personne n'obtiendra qu'une jeune fille ne tienne au-

cun compte des obligations mondaines et des lois de la mode pour
suivre les conseils des éducateurs et des sages. Nos mœurs ne subiront point de changement radical, aussi le médecin doit-il prévenir les troubles provoqués au moment de la *puberté* par le genre
de vie, le travail, l'instruction, l'éducation, les usages, suivant le
tempérament, le climat, et la situation sociale. Dans un autre chapitre nous aurons à exposer la thérapeutique des accidents proprement dits de la *puberté*.

III

Notions sur les phénomènes de la puberté.

L'éruption des premières règles a lieu d'habitude entre 13 et
16 ans. Plusieurs auteurs rapportent des observations où ils ont vu
une menstruation régulière s'établir chez des petites filles de 8 ans,
4 ans, 2 ans, 9 mois et même au-dessous. On ne saurait vraiment
considérer ces exceptions comme des cas de *puberté* hâtive; ce
sont plutôt de véritables *monstruosités emméniques*, compatibles
avec une bonne santé durant tout le cours de la vie, mais présentées
aussi par des enfants dont la constitution restera maladive et
débile.

La puissance génitale, ou *sens génital*, vigueur plus ou moins
grande que la nature déploie dans le développement des vésicules de
DE GRAAF (RACIBORSKI) est assez souvent la seule cause que nous puissions invoquer pour expliquer la précocité ou le retard du premier
écoulement menstruel. Cette puissance génitale, attribut personnel
de chaque femme, et susceptible de varier suivant les sujets en
dehors de toute condition de milieu et de climat, ne se manifeste
cependant pas toujours sans avoir subi l'impression de diverses
influences. En tout pays, aussi bien dans les régions du nord que
dans celles du centre ou du midi, sous l'impulsion d'une activité
ovarienne plus forte ou plus faible, des jeunes filles sont réglées
à 11 et 12 ans à côté d'autres qui le sont à 16, 17 et 18; mais,
pour la majorité des cas, l'origine, l'hérédité maintiennent dans
la race l'apparition de la *puberté* à un âge moyen.

Si la famille s'expatrie, cette influence de l'origine se fait encore sentir au moins pendant longtemps : il est classique de citer les jeunes Anglaises nées aux Indes de parents européens et réglées plus tard que les indigènes. Cette sorte de loi physiologique, cette empreinte durable que l'hérédité impose à une race, résultent de l'action continue de causes multiples sur une longue série d'individus. Pour la menstruation le climat et la latitude géographique, le genre de vie et d'occupations jouent le plus grand rôle. A mesure que l'on s'éloigne du nord pour se rapprocher des contrées équatoriales, on trouve les femmes pubères plus hâtivement. Dans un même pays, en France par exemple, les filles de la campagne sont réglées plus tard que les filles des grandes villes, et dans les villes, les demoiselles de la classe aisée plus tôt que les ouvrières. Les petites paysannes en effet, soumises parfois à des fatigues trop grandes pour leur âge, avec un régime alimentaire peu délicat et même peu substantiel, se livrent presque exclusivement à des travaux manuels qui laissent leur esprit dans le calme. Au contraire, une jeune fille riche, élevée dans le bien-être, dont l'intelligence est éveillée par l'étude, le milieu de la grande ville, verra son activité ovarienne sollicitée d'une façon plus pressante ; à côté d'elle, l'ouvrière, étiolée dans un atelier loin de la lumière et du grand air, sans nourriture suffisante ou bonne, aura une puissance génitale plus faible. En tenant compte de toutes ces différences, en France, l'*âge moyen* de la *puberté* est de 14 ans 1/2.

En dehors des monstruosités emméniques signalées plus haut, des *pubertés précoces* se manifestent bien avant 14 ans 1/2, de même que des *pubertés tardives* débutent à 20, 24, et même 26 ans, sans qu'il en résulte pour la jeune fille aucun trouble morbide, aucun inconvénient sérieux. Ces écarts de la puissance génitale se montrent parfois sur plusieurs personnes de la même famille (GENDRIN), mais on en observe aussi des cas isolés qui surviennent sans qu'on puisse les attribuer à aucune des influences énumérées plus haut.

L'éruption des premières menstrues arrive quelquefois d'une façon tout à fait inopinée, mais cette surprise est rare. Elles sont fréquemment précédées d'un écoulement séreux, séro-muqueux, teinté de sang certains jours où surviennent des coliques, et qui dure des semaines et même des mois. Chez les lymphatiques surtout, cet écoulement prend les caractères d'un *flux leucorrhéique* épais, irritant la vulve, tuméfiant les grandes lèvres sur lesquelles apparaissent, ainsi que sur la face interne des cuisses et sur le périnée, des *érythèmes*, des vésicules d'*eczéma* et d'*herpès*. A la même époque aussi des crises de *diarrhée* semblent remplacer des règles qui ont de la peine à s'établir. La jeune fille se plaint d'une lassitude générale ; dans les lombes, dans le bassin, elle souffre de pesanteurs, et par périodes de coliques douloureuses ; les régions sus-inguinales sont sensibles, les besoins d'uriner fréquents. Des bouffées de chaleur lui montent à la face, elle a des vertiges, des palpitations, un peu d'oppression respiratoire, quelques nausées, des troubles dyspeptiques et de l'inappétence, des maux de tête, des frissons, le pouls est plus fort et plus rapide. Ces prodromes se manifestent fort souvent très atténués ; mais il n'en est pas toujours ainsi, et en particulier les filles issues de souche goutteuse ou arthritique sont tourmentées de *migraines* et de *névralgies* tenaces et violentes, avec éblouissements et tintements d'oreille ; des *épistaxis* abondantes, des *fluxions dentaires*, des *conjonctivites, blépharites, angines, rhumes, furoncles* se répètent ou alternent, en même temps que sur le front, le nez, les joues, les épaules s'installe l'*acné* de la *puberté*. Comme les *furoncles* et l'*acné*, l'*eczéma*, le *prurigo*, l'*urticaire* auront une tendance à reparaître à la *ménopause*, à la fin de la vie génitale, ainsi que des *œdèmes simples* ou accompagnés de *névralgies* (1). Des crises douloureuses périodiques, que l'on a dénommées assez ingénieusement des *migraines utérines* (RENDU, LABADIE-LAGRAVE) sont un jour accompagnées d'une *métrorrhagie* abondante que la tendance aux congestions des arthritiques pourra reproduire aux menstruations suivantes. D'une évolution génitale en général plus lente et plus sourde, les lymphatiques et les scrofuleuses, sujettes à la *leucorrhée*, présentent moins de complications nerveuses et cutanées.

Enfin le premier flux sanguin apparaît, c'est une détente, un soulagement pour tout l'organisme. D'emblée, les règles suivantes ne s'établissent pas toujours avec une périodicité régulière ; la seconde hémorrhagie cataméniale peut se faire attendre plusieurs semaines, quelques mois, un an même. Malgré l'autorité d'ASTRUC écrivant qu'une jeune fille doit être parfaitement réglée dans l'espace de 6 mois, il ne faut pas qu'une exception à cette loi cause trop d'inquiétudes.

Cette entrée en fonctions de l'ovaire, le développement rapide de

---

(1) Voir *Ménopause*.

l'utérus, ne s'accomplissent pas toujours sans des complications génitales qui seront exposées plus loin avec les moyens de les prévenir
ou de les combattre. Mais les changements que cette époque de la
vie apporte à la jeune fille ne siègent pas uniquement dans l'appareil sexuel, et l'organisme entier subit une impulsion ; les modifications de chaque système expliquent les accidents si variés de
la *puberté*, et leur énumération rapide nous permettra d'envisager
d'une façon plus générale la thérapeutique à instituer.

Parallèlement à l'utérus et à l'ovaire, les organes génitaux externes se développent à leur tour. On voit en même temps le cou,
la glande thyroïde augmenter de volume ; la poitrine s'élève, les
seins se gonflent, le mamelon s'allonge et rougit, « les membres,
« les épaules et les hanches prennent un caractère d'expansion, de
« grâce et de rondeur ; » la femme se forme. Toutefois ces caractères
de la sexualité féminine ne se manifestent pas indifféremment ;
des travaux pénibles et rudes, un genre de vie semblable pour les
femmes et les hommes rapprochent la femme de l'homme. C'est là
une observation dont la valeur a bien été mise en relief par les an-
thropologistes : il y a moins d'écart entre les deux sexes dans les
classes et peuplades d'agriculteurs, de pêcheurs, de chasseurs, etc.,
que dans les classes industrielles, commerciales et autres
(Charles Robin). « C'est d'ailleurs un fait bien connu que, chez
« beaucoup de peuples sauvages ou seulement barbares, la consti-
« tution de la femme diffère bien moins que chez nous de celle de
« l'homme (Broca). »

Le bassin s'élargit (la grande distance des épines iliaques antéro-
supérieures forme l'un des caractères les plus expressifs du bassin
de l'aryenne (Campana), les fémurs deviennent obliques ; le système osseux participe à la croissance générale ; aussi, à l'époque
de la *puberté* débutent souvent les *déviations de la colonne vertébrale*.

Du côté des voies respiratoires, le *larynx* et la glotte éprouvent
plusieurs changements importants ; le larynx s'allonge d'avant en
arrière, la voix mue, elle modifie son timbre, moins cependant que
pour le jeune homme. L'accroissement du *thorax* donne plus d'ampleur à la capacité pulmonaire. Andral et Gavarret ont prouvé
que la quantité d'*acide carbonique* exhalé par la respiration augmente dans des proportions égales chez les enfants des deux sexes
jusqu'à la *puberté*. Mais de l'éruption des premières règles aux approches de la *ménopause* s'établit une période de taux invariable

d'acide carbonique expiré alors que chez l'homme cette quantité d'acide carbonique progresse jusqu'à l'âge de 30 ans. Aran en concluait que cette différence en carbone se retrouve dans le sang perdu et on en revenait à cette hypothèse que le flux cataménial sert de dépuration à l'organisme. Que ce soit là le *seul rôle, la cause unique de la menstruation*, c'est une idée théorique très exclusive, et qui n'est pas admise aujourd'hui en général; cependant on la discute de nouveau.

Albert Robin et Maurice Binet (1) ont repris récemment l'étude du *chimisme respiratoire* pendant la menstruation et démontré que celle-ci augmente le nombre des respirations, la capacité pulmonaire (2,5 0/0), la ventilation (12,73 0/0), l'acide carbonique exhalé (19,73 0/0), et l'oxygène consommé total (12,73 0/0), tandis que l'oxygène absorbé par les tissus tend plutôt à décroître par suite de la prédominance de la surproduction de l'acide carbonique sur l'absorption de l'oxygène total. En somme, ces auteurs ont démontré qu'il y a, pendant les règles, augmentation des échanges respiratoires.

Des recherches faites à la même époque à la Pitié, par H. Keller, dans le laboratoire d'Albert Robin, sur les modifications subies par les *échanges généraux* sous l'influence des règles, démontrent que si, pendant la menstruation, il y a diminution de la quantité d'albumine consommée, il y a, par contre, augmentation des oxydations azotées, en d'autres termes, que la désintégration azotée diminue, mais que l'évolution de l'azote désintégré est sensiblement meilleure. Avant H. Keller, les travaux de Rabuteau, de Mary-Putnen Jacobi, et de T . Schrader étaient arrivés déjà à des résultats analogues quoique beaucoup moins complets (2).

La conclusion résumée de tous ces travaux, c'est que la menstruation, par elle-même, suscite un accroissement des fonctions

---

(1) Albert Robin et Maurice Binet. — Les échanges respiratoires dans les hémorrhagies. *Archives générales de médecine*, juin 1897.

(2) H. Keller. — La nutrition pendant la menstruation et son rôle dans le processus vital de la femme. *Archives générales de médecine*, mai 1897.

Rabuteau. — De l'influence de la menstruation sur la nutrition. *Gazette médicale de Paris*, 1871.

Mary Putnen Jacobi. — *The question of rest for woman during menstruation*, Londres, 1878.

Th. Schrader. — *Untersuchungen über den Stoffwechsel während der Menstruation*. In C. Von Noorden. — *Beiträge zur Lehre von Stoffwechsel der gesunden und kranken Menschen*, Berlin, 1894.

vitales et particulièrement de la grande fonction oxydante de l'organisme.

La rapide croissance de nombreux organes, la métamorphose complète de toute l'habitude du corps excitent la nutrition déjà si vigoureuse chez les enfants et les adolescents, mais les moyens réparateurs qui doivent faire face à cette dépense exagérée ne suffisent pas toujours à leur tâche et alors des troubles du côté du sang et du système circulatoire achèvent de rendre critique l'établissement de la menstruation à l'époque de la vie où la genèse des hématies devrait être particulièrement active et durable. De tout temps, la *chlorose,* — il serait plus exact de dire une forme de la *chlorose* — a été considérée comme une maladie de la puberté. Elle provoque des accidents génitaux, mais selon nombre d'auteurs, ne relève pas d'eux ; véritable hypoplasie hématique, elle est expliquée par la difficulté de la transformation des hématoblastes, la malformation des hématies, et leur destruction trop précipitée. Souvent elle s'accompagne en outre d'autres hypoplasies artérielles, génitales, mais qui ne sont pas des conditions essentielles pour son apparition. Charrin, rééditant une théorie surannée, suppose que l'étiologie de la *chlorose* réside dans l'insuffisance d'élimination d'un poison que l'organisme chasse par les menstrues. Spillmann et Etienne attribuent à l'ovaire un triple rôle : 1° ovigenèse; 2° expulsion des toxines ; 3° sécrétion interne analogue à celle du testicule et jouant un rôle dans la nutrition générale; de l'insuffisance ovarienne procèdent tous les phénomènes de la *chlorose*. Il paraît, en effet, bien difficile de ne pas admettre qu'au moins une variété de *chlorose* reconnaît une origine génitale.

Il est une variété de *rétrécissement mitral* pur, ressortissant à des causes mal connues, tenu dans certains cas pour une aplasie, qui a de la tendance à ne se dévoiler qu'à la puberté. Ses accidents s'accentuent surtout à ce moment, dysménorrhée, métrorrhagies, règles douloureuses, avec des hémorrhagies à distance, hémoptysies, hématémèses, épistaxis, etc., avec de la pâleur, des essoufflements, des palpitations constituant le tableau pathologique auquel on a donné le nom de *fausse chlorose*. Les battements exagérés d'un cœur paraissant gros, accompagnés de souffles, de tachycardie, d'irrégularités du pouls, ont été attribués par G. Sée à l'hypertrophie de croissance, disproportion entre un cœur trop brusquement développé, et un thorax de trop petite largeur. Potain et Vaquez ont prouvé que ces modifications de volume résultent non d'une hypertrophie mais de dilatations passagères, et que les symptômes concomitants se rattachent au surmenage, à la neurasthénie, ou à des troubles primitifs d'autres organes. C'est à l'hypertension arté-rielle qu'Huchard attribue ces dilatations ainsi que certains accès de tachycardie. Dans les malformations cardiaques, dans la *cyanose*, la puberté est tardive et ne s'accompagne pas des métrorrhagies abondantes qui se répètent jusqu'à devenir inquiétantes au cours des autres maladies du cœur.

Enfin on a vu des hémorrhagies diverses, accompagner — *règles supplémentaires* — ou remplacer — *règles déviées* — l'instauration du flux menstruel ; les unes rentrent, comme le voulait Parrot, dans la classe des hémorrhagies névropathiques, d'autres sont de nature suspecte. Une hémoptysie, par exemple, éveillera toujours l'attention vers la possibilité d'une congestion péri-tuberculeuse favorisée par le molimen cataménial.

Les poussées fluxionnaires, obéissant à l'impulsion partie de l'appareil génital, se portent surtout sur les divers organes, quand le sang ne trouve pas son issue naturelle au niveau de la matrice ou lorsque son écoulement est insuffisant. Mais ces poussées n'abou-tissent pas toujours à l'hémorrhagie, et elle se traduisent souvent par des phénomènes d'allure moins inquiétante qu'une hématémèse ou une hémoptysie ; c'est à elles que ressortissent, l'*albuminurie*, transitoire de la puberté, certains troubles *dyspeptiques* et *hépa-tiques*, des *paraplégies douloureuses* relevant d'une *congestion rachidienne momentanée*, etc.

Une description qui se bornerait à énumérer les changements dans la constitution physique serait vraiment bien incomplète ; la transformation intellectuelle et morale n'est pas moins grande, elle demande à être suivie avec des soins et des ménagements aussi mi-nutieux, une attention peut-être plus délicate. La jeune fille, trou-blée par des impressions vagues et mal définies, exalte sa sensibilité générale ; son caractère est mobile, à des explosions de gaieté suc-cèdent des crises de larmes, elle s'abandonne à la mélancolie, et dans une sorte de langueur « tout l'émeut et l'agite ». Des sensa-tions inconnues jusqu'alors la surprennent et éveillent la réserve et la pudeur ; l'imagination devient plus vive, la mémoire plus éten-due, l'attention et le goût se forment. Chez les prédisposées, le sys-tème nerveux reçoit les contre-coups de cette évolution morale et physique, et ses perturbations varient de symptômes insignifiants aux complications les plus redoutables.

L'instabilité, les tendances irritables d'un esprit capricieux s'accroissent ou tombent soudain et font place à des accès de *neurasthénie* ou à des accès d'*hystérie* ; les premières attaques d'*épilepsie* éclatent souvent à l'époque des premières règles ; la *chorée* est assez fréquente. Il existe même une *folie* pubérale (Delasiauve, Ball), tantôt simple arrêt de développement intellectuel, tantôt manie délirante ou stupeur lypémaniaque (Mairet), dont l'explosion est favorisée par l'hérédité, la chloro-anémie, le fatigue cérébrale, et enfin l'abus de la masturbation que les vieux auteurs Tissot, Daignan, Rullier, Virey, comptaient au nombre des accidents de la puberté.

IV

Hygiène de la puberté.

« L'état purement naturel ne demande point de remèdes, et l'on n'a qu'à laisser agir la nature (Astruc) ». Certes il serait inutile et même dangereux d'instituer une thérapeutique active pour une jeune fille vigoureuse et robuste parce qu'elle est réglée pour la première fois. Mais, avec même la meilleure santé du monde, des précautions doivent être prises, des écarts de régime évités ; le médecin aura toujours des principes d'hygiène générale à conseiller ; à plus forte raison lorsqu'on lui amènera une enfant délicate, de faible constitution, surtout si elle est née de parents tuberculeux, car la chlorose la guette comme elle menace les filles de névropathes exposées en outre à des complications nerveuses. La syphilis héréditaire qui enraye le développement, ralentit la croissance, atrophie les ovaires (Fournier), le séjour dans un pays paludéen ou dans un milieu exposé à des intoxications chroniques telles que le mercurialisme ou le saturnisme par exemple, exigeront une surveillance et des soins attentifs.

1° HABITATION. — Autant qu'il lui sera possible, la jeune fille à la période de la puberté vivra dans sa famille, à condition bien entendu qu'elle n'y trouve pas encore plus de privations et de fatigues. Les

filles de la campagne ne choisiront pas ce moment pour venir chercher du travail dans les villes, ni les ouvrières pour entrer dans un
atelier. Les jeunes personnes qui sont depuis assez longtemps dans
une maison d'éducation pourront y rester, entourées des prévenances
que réclame leur état, et retourneront s'il le faut chez elles à la première alarme. Mais à aucun prix les parents ne commenceront l'in-
ternat de leur enfant dans une pension juste au moment où elle va
être réglée ; c'est malheureusement ce qui arrive quelquefois sous la
préoccupation d'examens que l'on passe à quinze et seize ans et
dont la dernière et complète préparation exige le séjour dans une
ville. Quels que soient les progrès dans le bien-être réalisés par les
maisons d'éducations, elle ne peuvent donner (ou donnent très
rarement) à la jeune fille le grand air, le soleil qui lui sont nécessaires à la puberté ; une claustration relative, le régime alimentaire
peut-être un peu parcimonieux et s'éloignant toujours de celui de la
famille, la nostalgie parfois, aggravent la tendance déjà si marquée
à la langueur et à la fatigue. Nous ne pouvons accepter l'opinion
d'un prélat éminent de notre siècle qui, dans des lettres sur l'éducation, professe que les enfants les plus faibles se fortifient en pension, à cause de la régularité des heures des repas, du lever et du
coucher ; une mère impose toujours chez elle, quand elle le veut,
cette régularité bienfaisante.

2° ALIMENTATION. — La nouriture doit être généreuse et tonique ;
les repas seront nombreux, et les deux principaux comprendront des
viandes rôties ou grillées et du vin. Les goûts bizarres des anémiques
et des nerveuses qui se manifestent alors, la perte de l'appétit, la répulsion même pour les aliments, combattus à temps, ne mèneront
plus à l'étiolement et prépareront moins de dyspeptiques. L'ingestion
de boissons glacées pendant le flux menstruel en a provoqué la suspension ; de même, dans quelques cas, les purgatifs que nécessite
une constipation très fréquente.

3° VÊTEMENTS. — Dangereux pour toutes les femmes durant la
menstruation, le froid l'est bien plus encore au début de la vie génitale, et tous les classiques rapportent des accidents attribués à l'immersion des mains et des pieds dans l'eau à basse température. Aussi
le choix des vêtements a-t-il son importance ; assez amples pour ne
point comprimer les organes, il faut qu'ils protègent efficacement
contre les variations de l'air et du climat, et qu'ils empêchent de

ressentir de trop brusques transitions. Il n'est pas de méfaits dont n'ait été accusé l'usage du corset qui commence de douze à seize ans. On lui reproche à juste titre de serrer les seins, le thorax, et le ventre à l'heure où ils se développent le plus ; refoulant la masse abdominale, il presse de la sorte sur l'utérus et ainsi le gêne et le déplace. CHAPOTTOT et, après lui, HAYEM et LION décrivent la maladie du corset et mettent en évidence son pernicieux effet sur la pathologie de l'estomac et de l'intestin. Mais malgré toutes les bonnes raisons, le corset n'est pas prêt à disparaître, contentons-nous de protester contre sa constriction exagérée, avertissons des dangers qu'entraîne son abus ; au reste, convenablement appliqué, il peut être bien toléré et dans certaines occasions rendre même de véritables services.

4° EXERCICES PHYSIQUES. — Parmi tous les moyens employés pour fortifier la jeune fille et faciliter son évolution au moment de la puberté, deux nous arrêteront de préférence : les *exercices gymnastiques* ou autres et l'*hydrothérapie* ; car, très utiles en général, mal entendus et prescrits d'une façon intempestive, ils deviennent nuisibles et causent beaucoup de tort. A coup sûr, il faut fuir la nonchalance et l'inaction, mais la période est critique, elle s'accompagne d'une lassitude naturelle, et trop de fatigues épuisent, énervent des organismes délicats et conduisent aux suites les plus fâcheuses ; le résultat obtenu est tout le contraire de celui qu'on se proposait : bien loin d'affermir leur santé, les enfants se débilitent, perdent l'appétit en même temps que leur aptitude au travail intellectuel diminue ; elles sont prises de maux de tête persistants, de douleurs arthralgiques et musculaires, et de ces prétendues fièvres de croissance qui en réalité ne nous présentent qu'une forme de surmenage. Ce ne sont pas seulement les petites paysannes et les ouvrières se livrant à des occupations pénibles qui restent exposées à ces accidents, des idées erronées sur les exercices physiques en excès les font naître dans toutes les classes de la société.

En tenant compte de ces restrictions, toute espèce de *gymnastique* cadencée, modérée, aura des effets très heureux ; la *gymnastique suédoise* réunit tous ces avantages, mais elle n'est pas la seule. La *promenade* est des plus salutaires, parce qu'elle nécessite un mouvement rythmé et fait passer une ou deux heures en plein air ; je n'insisterai pas sur la *course*, le *patinage*, les *divers jeux*, etc. Quant à l'*escrime* dont on commence à parler pour les femmes, on attendra avant de la permettre que la menstruation soit bien établie.

RACIBORSKI attribue une singulière efficacité à l'*équitation* : dans les cas, prétend-il, d'ovulation lente, elle sert d'excellent emménagogue et précipite l'éruption des règles dont l'abondance, bien plus, ne constitue pas une contre-indication. Ce moyen, malgré l'autorité de RACIBORSKI, ne me rassure pas entièrement ; STOLZ, de son côté, craint que des secousses, des cahotements, n'occasionnent des troubles génitaux et même des hématocèles (?). Que l'équitation soit ordonnée pour fortifier une jeune fille dans sa croissance, c'est rationnel ; mais lorsqu'une poussée nouvelle et imminente de phénomènes inaccoutumés va modifier toute la physiologie du bassin, il me paraît plus prudent, pendant quelques mois, de chercher des procédés moins brusques pour faciliter l'écoulement cataménial. J'en dirai autant d'un autre sport fort en vogue maintenant : la *bicyclette*. L'activité des muscles attire le sang sur certaines régions, dégorgeant ou engorgeant par suite des organes voisins, et THURE BRANDT a remarqué que les mouvements des pieds, des genoux, des hanches et de la paroi abdominale le font affluer dans la cavité pelvienne. On objectera que, nuisibles aux femmes à tendances congestives, l'équitation et la bicyclette combattent certaines formes d'aménorrhée asthénique. Il faut conclure qu'une méthode ne saurait être érigée en principe absolu, et le médecin prescrira ou déconseillera, suivant les sujets, les exercices susceptibles de fluxionner les voies génitales.

Que chez une femme faite, dont les règles sont trop abondantes, la bicyclette arrive parfois à modérer les pertes et à favoriser le retour graduel à l'état physiologique, nous ne le nions pas ; et encore doit-on se méfier de la congestion utérine et de la douleur utéro-ovarienne. Les idées de P. LE GENDRE nous semblent fort judicieuses : la puberté s'accompagne de troubles ovariens et de dysménorrhées peu compatibles avec certains exercices physiques. Le bicycle, ajoute-t-il, dont l'usage modéré est excellent après un entraînement convenable, peut produire ou réveiller les inflammations articulaires des genoux et des hanches, la psoïtis, les typhlites, ovarosalpingites, la cyphose, les palpitations. Dans tous les cas, nous concluons comme lui : Encourager l'exercice, mais faire la guerre au sport.

A l'exemple des vieux auteurs, il nous reste à parler de la *danse :* excellente en elle-même, des vêtements trop étroits (ROSTAN), des heures prises sur le sommeil, passées dans des appartements trop chauds, la changent en une distraction peu hygiénique.

5° HYDROTHÉRAPIE. — L'hydrothérapie, très bon adjuvant de la gymnastique, comporte d'identiques réserves; on recommandera bains de mer ou de rivière, douches, etc., mais non pas indifféremment et en surveillant de près leur effet sur l'utérus et les ovaires.

Dans une discussion récente sur la chlorose, on a dit que sinon la mer, du moins le bain de mer, presque toujours mal administré, fait plus de mal que de bien, ce qui est vrai.

6° ATTITUDES VICIEUSES. — Tous les écrits qui traitent de la puberté appellent l'attention sur la fréquence des *déviations de la colonne vertébrale* débutant à cette époque de la vie. Déjà Mme DE MAINTENON les signale dans ses recommandations aux dames de Saint-Cyr : « Il faudrait exiger que les enfants se tinssent toujours bien droites, en classe, à l'étude, en écrivant, en lisant; c'est là un point très important qui doit être l'objet d'une surveillance incessante. » Divers facteurs entrent en ligne pour produire ces malformations; d'abord les modifications du système osseux, puis la fatigue disproportionnée à la résistance de l'économie, les attitudes vicieuses, en particulier les mauvaises positions prises pendant les travaux scolaires et que l'habitude finit par rendre continuelles. Cette dernière étiologie mérite d'être mise en relief aujourd'hui où plus que jamais l'instruction des jeunes filles les oblige à de longues études. L'attitude défectueuse la plus ordinaire provient de ce que l'enfant s'asseoit mal et fait porter tout le poids de son corps sur un seul ischion; pour rétablir l'équilibre, qu'elle s'appuie ou non sur l'avant-bras, elle est obligée de soulever l'épaule du même côté, grâce à une courbure de compensation de la colonne vertébrale. Il en résulte que les déviations les plus fréquentes sont les scolioses, beaucoup plus rares les cyphoses et les lordoses. Nous pouvons seulement signaler ici ces accidents étudiés avec grand soin par les médecins qui s'occupent d'hygiène pédagogique. Pour les prévenir, il faut exiger que l'enfant, bien assise, reste droite sans se laisser aller d'un seul côté, ses deux pieds reposant également sur le sol; elle aura un pupitre incliné plutôt qu'une table. Une gymnastique bien entendue, et au besoin un *corset orthopédique*, corrigeront une malformation déjà produite. Une surveillance analogue sera exercée pour les fonctions visuelles : mais la *myopie scolaire* n'est pas la seule affection des yeux qui menace la jeune fille à la puberté. PUECH a rapporté des observations de *kératites interstitielles*, d'*iritis*, de *choroïdite hémorrha-*

gique, de *névrite optique*, de *décollement de la rétine*. Divers troubles oculaires subissent des exacerbations cataméniales.

7° INSTRUCTION. ÉDUCATION. — FÉNELON intitulait un des chapitres de son *Éducation des filles* : Il ne faut pas presser les enfants. Que dirait-il aujourd'hui?

Pendant bien longtemps les garçons ont conservé le peu enviable privilège de subir des examens à la fin de leurs études; depuis plusieurs années les jeunes filles, jalouses de rester en arrière, se mettent à préparer à outrance des programmes assez surchargés, bien moins dans le but de se donner une instruction plus complète que d'obtenir un certificat, un diplôme. Passe encore pour celles à qui les besoins de la vie imposent ce travail, mais combien y en a-t-il qui s'y soumettent par pure gloriole, parce que c'est l'habitude ou la mode du jour. C'est juste à quinze ou seize ans qu'elles affrontent cette fatigue intellectuelle, ces alternatives d'inquiétude et d'ennui, ces émotions enfin inévitables en face d'une épreuve malgré tout redoutée. La jeune fille supporte moins bien que le jeune homme cet état d'esprit à la fois anxieux et surchauffé, et il serait facile de citer des faits où, chez des sujets prédisposés, l'hystérie s'est montrée pour ne plus disparaître, à la suite d'échecs inattendus par exemple ; d'autres fois, il survient de la dépression neurasthénique.

On alléguera toujours de remarquables exceptions et un certain nombre de femmes, de haute valeur, prouvent qu'elles n'avaient rien à redouter d'une surcharge cérébrale; mais, dans la grande majorité des cas, l'instruction d'une jeune fille serait-elle considérée comme imparfaite, parce qu'elle se ferait d'une façon plus tranquille et moins compliquée? Depuis que J. STUART MILL, dans son livre de l'*Assujétissement des femmes*, a réclamé « une égalité parfaite sans privilège ni pouvoir pour un sexe, comme sans incapacité pour l'autre », la question a été envisagée et discutée sous des points de vue bien différents. Ce n'est certes pas ici le lieu d'entrer dans le débat, mais ne craint-on pas que des études trop absorbantes, le genre de vie, les impressions qui en résultent, précisément à l'époque de la puberté, ne nuisent à la santé de la jeune fille, à l'équilibre de son système nerveux, et ne gênent l'établissement régulier de sa menstruation? Les conséquences méritent qu'on y réfléchisse, elles visent à plus ou moins brève échéance les fonctions de la maternité. Épargnons les nerfs ; c'était bien l'avis des vieux maîtres qui se préoccupaient tellement de l'*instruc-tion* et de l'*éducation* à ce moment critique. Avec quelle complai-sance aussi ils s'étendaient sur les précautions délicates dont il convient d'entourer une intelligence qui s'éveille : proscrire les romans, les lectures bizarres, ne pas abandonner à elle-même une imagination vagabonde, éviter d'émouvoir trop vivement la sensi-bilité, en matière religieuse redouter « l'illuminatif », ne s'adonner aux beaux-arts, à la poésie, qu'avec discrétion, etc. D'un accord unanime la *musique* était presque bannie : elle provoque des rêveries, des sensations profondes qui troublent l'appareil génital. L'harmonie, je le crois, impressionne des natures bien douées, mais les exercices musicaux habituels, répétés à satiété, ne doivent guère bouleverser personne. Lawson Tait, plus prosaïque, estime préjudiciable de maintenir pendant plusieurs heures une demoiselle sur un tabouret, le dos non soutenu, jouant du piano sans goût et sans plaisir, corvée intolérable et inutile lorsque manquent les aptitudes nécessaires. J'aime mieux Virey qui approuve la culture des beaux-arts, et si elle devient pernicieuse, accuse « moins la « chose elle-même que son usage mal entendu » (1).

Quelques lignes de Lawson Tait à propos de l'éducation me paraissent fort judicieuses et dignes d'être rapportées : « C'est « peut-être une pure coïncidence, dit-il, mais j'ai remarqué cette « affection (l'hypérémie ovarienne) surtout chez les filles qui n'ont « pas de frères, ou qui ont des frères plus jeunes ; et je suis presque « certain qu'il est grand dommage pour beaucoup parmi elles de « vivre dans une rigide retraite loin de la société des jeunes gens.

---

(1) Une dame, qui depuis longtemps s'occupe de l'instruction des demoiselles, a bien voulu nous écrire les lignes suivantes : « Jamais je n'ai remarqué comme mauvaise l'influence de la musique au moment dont vous parlez ; tout au plus, chez certaines jeunes filles dont l'impressionnabilité est extrême à cette période, pourrait-elle pro-duire selon ce qu'elle exprime, une excitation ou une tristesse momentanée. Mais il me semble que la lecture, et même les circonstances insignifiantes de la vie, doivent avoir un effet semblable, car cet effet provient moins de la cause elle-même, que de la personne qui la ressent. J'ai connu une jeune fille dont l'ouïe avait acquis une telle acuité que tout bruit lui était insupportable, surtout celui de la musique ; obligée d'abord de quitter la pièce où l'on en faisait, peu à peu, une fois l'époque critique franchie, elle perdit cette sensibilité exaltée et maladive...

. . . .

« Une dose modérée de travail occasionne souvent des maux de tête si violents qu'il faut en arriver à un repos presque absolu, le surmenage intellectuel est surtout dan-gereux de seize à dix-sept ans. »

. . . .

« Sous une surveillance convenable, aucun mal ne pourrait survenir
« de fréquentations moins restreintes entre garçons et filles à leur
« période critique ; il me semble que c'est un mauvais plan d'élever
« une large barrière entre les deux sexes au moment où ils doivent
« commencer à se comprendre eux-mêmes l'un et l'autre ; par des
« relations innocentes beaucoup de périls seraient évités qui, plus
« tard, les assailliront lorsque surviendront des rapports inaccou-
« tumés à un âge où l'instinct prend le dessus. »

Le *mariage* regardé comme une suprême ressource, en face de
certaines pubertés orageuses (ASTRUC, RACIBORSKI), a parfois amené
une détente à des troubles généraux ou localisés sur les voies
génitales ; mais il n'entre guère plus dans nos mœurs de marier les
jeunes filles d'aussi bonne heure, et, dans tous les cas, le remède
paraît assez sérieux pour ne pas être conseillé à la légère.

V

Thérapeutique des accidents de la puberté.

1° LEUCORRHÉE. — De tous les accidents génitaux de la puberté,
le plus fréquent et le plus précoce est la *leucorrhée* : les pertes
blanches résultent de l'état hypérémique et fluxionnaire qui accompagne l'évolution de la matrice et provoque une hypersécrétion de
la muqueuse, mais souvent aussi elles sont l'expression d'un état
général faible, débile, et deviennent quelquefois assez abondantes
pour créer une nouvelle cause de fatigue, et entretenir une inflammation locale dont les suites restent fâcheuses à divers points de
vue. L'écoulement leucorrhéique qui précède pendant des jours, des
semaines et même des mois l'éruption des premières régles, provoque de l'*irritation vulvaire* surtout chez les lymphatiques, les
scrofuleuses, ou chez des filles robustes dont la peau et les muqueuses secrètent beaucoup. On conseille d'abord des lotions à l'*eau
bouillie chaude* et l'isolement des surfaces avec la poudre de *talc*.
Les soins de propreté les plus minutieux n'amenant pas de mieux,
il faut avoir recours à des lavages avec la *décoction de feuilles de*

roses de Provins ou de *feuilles de noyer* (20 grammes par litre d'eau) (1).

Les organes génitaux externes seront largement saupoudrés d'un mélange à la fois absorbant et antiseptique, par exemple :

> Poudre d'amidon.................................... 20 grammes.
> Sous-nitrate de bismuth............. ....⎱ ãã 5 —
> Salol ....⎰

Mêlez exactement.

Si au lieu d'une simple rougeur, il survient un gonflement considérable avec tendance aux excoriations, après avoir recommandé des *bains de siège émollients*, il est nécessaire d'empêcher les lèvres tuméfiées d'entrer en contact, de les séparer par une feuille de *gaze vaselinée*, ou de les enduire du glycérolé suivant qui évite les frottements.

> Glycérolé d'amidon .... 30 grammes.
> Résorcine.. 3 —

M. S. A.

Ces moyens ne suffisent pas toujours, les flueurs blanches changent de caractère, prennent une apparence muco-purulente, et, pour modifier cet état, on prescrira des lotions chaudes avec du *sublimé* au deux-millième, et si l'on désire un effet plus astringent, avec une solution de *sulfate de zinc :*

> Sulfate de zinc................................... 0gr,30
> Eau distillée.................................. 200 grammes.

Dissolvez.

ou encore avec la solution suivante :

> Sulfate de cuivre......................... 0gr,50 à 1 gramme.
> Eau distillée............................. 100 grammes.

Dissolvez.

---

(1) Encore : Emulsion coaltarée du Codex, de 1 à 2 cuillerées à soupe par litre d'eau.

On combine encore le sulfate de zinc au sulfate de cuivre dans la solution suivante (1) :

Sulfate de zinc....................................... } ā̃ de 1ᵍʳ,50 à 2 grammes.
Sulfate de cuivre.................................... }
Eau bouillie... 1 litre.
Essence de Winter-green........................ de IV à V gouttes.

F. S. A. — Solution.

Chez quelques leucorrhéiques, les lavages répétés sur le bidet avec de l'eau tiède additionnée de cinq à dix gouttes d'*extrait de Saturne* et de XL à L gouttes de *laudanum* nous ont donné d'excellents effets.

Des pertes épaisses, l'inflammation de toutes les parties, nécessitent, malgré des répugnances bien naturelles, des injections vaginales ; nous avons eu de bons résultats avec la *décoction de feuilles d'eucalyptus* à laquelle on ajoute un peu d'*acide borique*, et au besoin on essaye l'introduction de *petits suppositoires ou crayons médicamenteux* préconisés par divers auteurs. On pourra conseiller aussi avec succès les injections avec de l'*eau bouillie* et *réchauffée à* 30°, additionnée par litre d'une cuillerée à café d'acide *tannique* et de XXX gouttes de *laudanum*. Quelques légères ulcérations d'*acné* écorchée, de *folliculite vulvaire*, touchées avec un pinceau imbibé de *nitrate d'argent* au cinquième guériront rapidement (2).

___

(1) Quand on emploie cette solution comme celles de *permanganate*, de *nitrate d'argent*, de *sublimé*, qui coagulent les mucosités, il est important de faire au préalable une lotion (ou une injection) d'eau bouillie.

(2) Chez les petites filles, il faut aussi songer à la possibilité de la *leucorrhée blennorrhagique* (qui sévit parfois à l'état épidémique), beaucoup plus fréquente qu'on ne le croyait autrefois, puisque VEILLON et HALLÉ ont constaté le gonocoque 23 fois sur 28.

MARFAN qui a étudié d'une façon complète cette *leucorrhée* décrit plusieurs modes de contagion.

1° *Contagion familiale*. — De la mère à l'enfant par objets de toilette communs, lit commun, etc.

2° *Contagion hospitalière*. — Par éponges, vases communs, siège de cabinets, thermomètres, etc.

3° *Contagion scolaire*. — Siège des cabinets.

4° *Contagion vénérienne*. — Suite de viol.

A notre avis ce serait une exagération de croire que toutes les *leucorrhées* infantiles sont gonococciques.

Du reste, MARFAN lui-même admet une vulvite saprophytique (par malpropreté, etc. — une vulvite pyodermique — eczémateuse — impétigineuse — ecthymateuse — des inflammations diffuses, etc.

La mauvaise hygiène, la scrofule, le travail de dentition, les fièvres éruptives, les

2° PRURIT VULVAIRE. — Le *prurit vulvaire*, tenace, exaspéré par la chaleur du lit, ne résulte pas toujours d'une grande leucorrhée, mais se montre aussi à l'occasion d'un simple flux séreux; chez certaines malades il persiste d'une telle sorte, alors que les symptômes de vulvite ont disparu, que certainement il dépend d'un état nerveux.

Cet accident mérite une attention toute spéciale, il est souvent la cause première d'habitudes de masturbation à laquelle les filles se livrent avec d'autant plus de frénésie que leurs sens s'éveillent. DAIGNAN (1) a reçu les confidences les plus singulières de femmes qui, quoique mariées, et déjà d'un âge mûr, n'ont jamais pu se débarrasser de cette souillure contractée à la *puberté*. Les parents prévenus exerceront une surveillance discrète, car il est des enfants qui au début n'osent pas avouer les ennuis que leur occasionnent ces incessantes démangeaisons. Par malheur ce *prurit* est rebelle à bien des traitements; des applications d'ouate hydrophile trempée dans le *sublimé au millième* chaud, et maintenue pendant des nuits entières; dans le *chloral* (hydrate de chloral 10 grammes, eau distillée 1000 grammes); dans une solution d'*hydrate de chloral* à 1/400 additionnée de 1 ou 2 °/₀ de *teinture d'aloès;* dans la cocaïne au 1/10 ou au 1/20, comptent parmi les plus efficaces. Nous avons vu disparaître un *prurit*, remontant à fort longtemps, à la suite de pansements au *sublimé* continués sans interruption durant une quinzaine de jours pour un abcès de la grande lèvre. Nous conseillons la pommade suivante :

Vaseline..................................	30 grammes.
Gaïacol...................................	de 0ᵍʳ,30 à 1 gramme.
Menthol...................................	0ᵍʳ,05.
Oxyde de zinc.............................	de 6 à 10 grammes.

F. S. A. — Pommade.

---

corps étrangers, les traumatismes, etc., donnent naissance à des pertes blanches d'une façon indiscutable.

La *leucorrhée* gonococcique sera traitée, comme le conseille MARFAN, par le permanganate de potasse à 1 p. 1000 en lavages et même en irrigations. Dans les cas rebelles, sublimé à 1 p. 10000 sans alcool. Bougies d'iodoforme et d'ichtyol.

(1) DAIGNAN. — Tableau des variétés de la vie humaine avec les avantages et les désavantages de chaque constitution et des avis très importants aux pères et aux mères sur la santé de leurs enfants de l'un et de l'autre sexe surtout à l'âge de la *puberté*, P is 1785.

et aussi la *solution de Gowland :*

Bichlorure de mercure....................... }
Chlorhydrate d'ammoniaque................... } āā de 0gr,10 a 0gr,20
Emulsion d'amandes amères..................... 200 grammes

M. S. A.

Deux lavages par jour : dans l'intervalle saupoudrer avec de l'*iodoforme* porphyrisé et désodoré ou du *di-iodoforme*.

Auparavant, le médecin s'assure si l'excitation sexuelle n'est pas entretenue par un léger vice de conformation, tel que longueur du clitoris ou des nymphes, qui réclamerait une intervention différente.

3° ÉRUPTIONS. — Les *éruptions* diverses dont l'apparition sur les grandes lèvres, la face interne des cuisses, le périnée, est favorisée par la poussée fluxionnaire qui se porte sur tout le bassin, comportent les indications les plus variables suivant leur irritation ou leur torpidité ; il est difficile de donner des règles générales. A la période aiguë, lorsque prédomine leur état de confluence et d'inflammation, on les traitera par des *topiques émollients*. Plus tard, après la chute des premiers symptômes, l'*herpès* sera lavé avec de l'*eau blanche* étendue, et recouvert d'*alun* ou de *tannin* mélangés à une plus grande quantité de poudre inerte. On pourra saupoudrer aussi avec la poudre suivante :

Poudre d'amidon................................. 60 grammes.
Oxyde de zinc 15   —
Camphre pulvérisé...............................   2   —

Mêlez exactement.
                                    (ALBERT ROBIN).

Et s'il y a des *ulcérations* rebelles, les enduire deux fois par jour de la pommade suivante :

Soufre sublimé et lavé............... }
Camphre .... } āā 5 grammes.
Glycérine pure........................ Q. S. pour une pâte molle.

F. S. A.
                                    (ALBERT ROBIN).

L'*herpès*, facilement périodique, menace de se montrer à chacune des règles ; aussi, dès les premières menstruations faut-il se méfier et ne pas le laisser s'installer ; et pour cela, entre les récidives conformément aux conseils de BESNIER, par l'application continuelle d'*astringents*, on s'efforcera de tannifier les muqueuses et les téguments ; les cas rebelles à toute thérapeutique envoyés à des eaux minérales sulfureuses, notamment à la source principale d'*Uriage*, reviennent presque toujours très améliorés sinon guéris.

Dans l'*eczéma leucorrhéique*, peu inquiétant mais susceptible de s'étendre largement chez des jeunes filles prédisposées par l'hérédité, une fois l'acuité du début tombée, des pommades à base de *vaseline* ou de *lanoline* dans lesquelles on incorporera de l'*oxyde de zinc*, suffiront la plupart du temps ; on utilisera aussi les applications au pinceau de *baume du commandeur* récemment préconisé par ALBERT ROBIN. L'important est de mettre la surface cutanée à l'abri du contact irritant des *flueurs blanches*.

4° AMÉNORRHÉE. — Le retard dans l'apparition de la *puberté* inquiète au plus haut degré les familles ; cependant, combien de femmes formées à 18, 20 ans et plus tard, sont devenues mères et ont conservé une santé parfaite. Vivement sollicité d'instituer un traitement actif, prié de donner des préparations qui font venir les menstrues, le médecin ne cédera pas à la légère : les médicaments réputés *emménagogues* peuvent être dangereux, administrés d'une manière systématique, en l'absence de toute ébauche de molimen cataménial (Voir AMÉNNORRHÉE et EMMÉNAGOGUES.)

Lorsqu'une jeune fille, toujours non réglée, arrive à dépasser largement l'âge moyen de la *puberté*, les parents inquiets nous consultent. La jeune fille paraît-elle souffrante ? Non. Sa santé est-elle bonne ? Très bonne. Il faut attendre en s'occupant de l'état général, etc. Mais un jour vient, où les parents ne veulent plus, ne peuvent plus attendre. On a parlé d'un mariage, il n'y a pas moyen d'éluder une réponse, ils s'adressent à leur médecin, qui va dès lors endosser une responsabilité sérieuse, car sa décision sera écoutée. Il procède alors à un minutieux examen.

A. — L'*aménorrhée* résulte d'une maladie telle que la *tuberculose*, la *cachexie paludéenne*, le *mal de Bright chronique*, etc. Aucune médication n'est à instituer du côté des organes génitaux, l'affection première domine tout, la situation est simple et nette, les parents sont prévenus que l'on ne doit pas songer au mariage tant que la santé demeurera aussi précaire.

B. — L'*aménorrhée* dépend d'un état pathologique moins grave, dont la guérison se montre d'une manière fréquente, mais pas sûre, tel que la *chlorose*, *l'hystérie*, le *goitre exophtalmique*, etc.

Soyez plus rassurants, mais n'affirmez rien et cherchez avec le plus grand soin si par hasard il ne s'est pas manifesté quelque ébauche de *molimen* passée inaperçue. Il peut se faire malgré tout que les règles ne viennent jamais, ou du moins que la menstruation ne s'établisse jamais d'une façon complète et normale ; et d'autre part l'expérience nous apprend que dans plusieurs cas le mariage amène une amélioration notable des troubles morbides. La famille prévenue saura que, malgré la rareté du fait, il y a un certain risque d'absence persistante de tout travail ovulaire, et que par conséquent la fécondité *souvent possible* (ne l'oublions pas), peut néanmoins être toujours empêchée par le fait de la cause première dont le traitement constitue l'indication thérapeutique primordiale.

C. — Une jeune fille de constitution robuste, aux hanches larges, aux seins bien développés, présentant toutes les apparences d'une femme formée, n'est cependant pas réglée ; mais elle se plaint de poussées congestives, de bouffées de chaleur au visage, de céphalalgies ininterrompues ou mensuelles, en même temps qu'elle ressent des pesanteurs dans les lombes, l'abdomen et les cuisses, tous les symptômes en un mot indiqués au chapitre de la *nosographie*. Les mois se passent, le travail commence bien, mais il lui est difficile de se localiser et de produire sur l'utérus ses effets habituels. Alors, sans aucune crainte, on doit essayer de stimuler l'appareil génital.

1° S'il se manifeste à époque fixe une sorte de *molimen* moins *l'hémorrhagie*, c'est le moment que l'on choisira pour intervenir.

2° Si les troubles, au contraire, sont continuels, on reprendra le traitement à intervalles réguliers, tous les 28 à 30 jours, afin de créer un appel périodique.

Les moyens usités depuis bien longtemps sont des plus simples : matin et soir, *bains de pieds à la farine de moutarde* de quelques minutes de durée ; *sinapismes* sur les reins et la partie supérieure des cuisses ; pendant la nuit, *larges cataplasmes laudanisés* au niveau de la région sous-ombilicale de l'abdomen ; pendant le jour, une *ceinture chaude* autour du ventre ; *révulsifs, bains de siège* et même *grands bains* (RACIBORSKI affirme qu'un bain tiède n'a jamais occasionné de pertes ; il craint plutôt le refroidissement à la suite du bain). Enfin, au bout de 3 ou 4 jours, application de *sangsues* autour de la vulve ; dans une observation où l'état général déjà fort inquiétant se compliquait de *convulsions?* (sans doute *hysté-riques?*) quelques sangsues posées au périnée et sur les cuisses amenèrent une détente immédiate ; personne n'a recours aujour-d'hui à la *saignée* qui a pourtant compté des succès autrefois. Les *boissons chaudes aromatiques*, les *excitants diffusibles*, *acétate d'ammoniaque, safran*, aident aussi, mais dans une faible mesure, à l'établissement de la menstruation. Au besoin, on donnera discrète-ment les *emménagogues*. En face de *règles déviées*, d'*hémorrhagies* par d'autres organes, il est bon d'insister avec d'autant plus de rigueur. Il est rare que la *fluxion* vers la matrice n'obéisse pas à ces divers procédés, surtout si on les combine avec les principes d'hygiène exposés plus haut.

D. — La jeune fille a dépassé l'âge moyen de la *puberté*, et ce-pendant elle a conservé les apparences de l'infantilisme ; elle reste maigre, la poitrine plate, les hanches ne se sont pas développées. Tout porte à croire qu'il n'est survenu aucun mouvement, aucune modification du côté de l'utérus et des ovaires, et l'on soupçonne quelque *anomalie* ou *arrêt de développement.* D'autres fois, il est vrai, une certaine évolution a bien changé l'habitude du corps, et cependant l'*aménorrhée* persiste toujours, les ovaires dorment, la puissance génitale s'éveillera-t-elle un jour ?

C'est dans ces cas que l'examen fait constater le *défaut des or-ganes génitaux, imperforation du vagin, absence d'utérus, absence d'un ovaire*, plus rarement des *deux ovaires*, si difficile à diagnos-tiquer.

Un *simple arrêt de développement* permet de conserver un peu d'espoir. L'*utérus* demeuré *infantile ou pubescent,* avec des *ovaires* dans un état analogue, peut tôt ou tard avancer ou terminer son évolution, et le médecin doit tenter de stimuler cette torpeur. Nous avons suivi une malade, grande et forte femme de 26 ans, qui par trois fois largement espacées, fut prise d'un écoulement mens-truel malgré une matrice restée très petite. Ces efforts naturels de l'organisme engagent à intervenir avec quelques chances de succès. Ainsi que nous l'exposons plus loin, au chapitre de l'*aménorrhée*, on aura recours à la médication emménagogue, qu'on instituera tous les 28 ou 30 jours pour créer une sorte de *molimen* artificiel. L'*ergot de seigle* à petites doses (0,10 centigrammes deux fois par jour) seul ou associé au *gossypium* ; l'*opothérapie ovarienne* sur-tout, fort rationnelle en pareille circonstance; les *tiges* ou *pessaires* intra-utérins ont été tour à tour préconisés pour solliciter le réveil de l'appareil génital et comptent quelques succès. On combinera leur emploi avec l'électricité, l'hydrothérapie et surtout la gymnastique suédoise, les mouvements raisonnés et les divers procédés que nous avons énumérés parmi les soins hygiéniques. HERTOGHE qui considère, avec d'autres auteurs, l'infantilisme et le développement insuffisant de l'appareil sexuel comme une forme atténuée de myxœdème ou d'hypothyroïdie bénigne, a vu l'évolution des organes génitaux se terminer sous l'influence de l'*opothérapie thyroïdienne*. Il conseille le traitement thyroïdien contre les *épistaxis de la puberté* et la *rétroflexion des vierges* qui sont d'origine dysthyroïdienne.

5° HÉMORRHAGIES. — Si l'*aménorrhée* n'est pas dangereuse en elle-même, les *hémorrhagies* génitales de la *puberté*, au contraire, constituent des accidents sérieux tant par leur signification pathogénique que par leurs suites toujours à craindre. L'*hyperémie ovarienne* de la puberté (LAWSON TAIT) semble provoquer moins d'inquiétudes sans doute parce que son importance reste méconnue : prélude d'*apoplexies ovariennes* à répétitions, première phase de l'*ovarite menstruelle*, qui passe à la longue à l'*ovarite chronique* et à la *sclérose*, elle devient ainsi une cause de stérilité. Les deux symptômes primordiaux de cette *congestion* sont la *douleur* et la *ménorrhagie*. Les pertes de sang prennent des proportions fort abondantes et cet écoulement considérable finit par entraîner un état d'*anémie*; la douleur très vive éclate avec le début du *molimen cataménial* et se calme d'habitude lorsque le flux est bien établi. Avant tout, il convient d'imposer à la maladie le *séjour au lit* pendant la periode menstruelle. LAWSON TAIT donne des capsules d'*ergotine* durant les pertes, des *bromures* dans l'intervalle et redoute beaucoup l'usage des préparations *martiales*. Cette crainte est purement théorique, TROUSSEAU en même temps que *l'ergot* prescrivait le *fer* qu'il ne considérait pas comme un emménagogue, mais tout au contraire comme un hémostatique, et nous avons obtenu les meilleurs effets de la formule suivante de GALLARD :

```
Ergotine..................................  }
                                             } ãã 10 grammes.
Sous carbonate de fer......................  }
Sulfate de quinine....  ...  ...  ...........   2    —
Poudre de feuilles de digitale.............   1    —
```

Divisez en cent pilules non argentées dont on prendra cinq par jour.

11

Nous modifions volontiers cette formule en remplaçant les 10 grammes de sous-carbonate de fer par 5 grammes de *glycérophosphate de fer* avec un gramme de *glycérophosphate de manganèse*, ou bien en évitant les composés ferrugineux :

Ergoline 0gr,10
Sulfate de quinine 0gr,02
Poudre de feuilles de digitale.. .... 0gr,01
Poudre de coca .... Q. S.

Pour une pilule. — En prendre une le matin, deux à midi, deux le soir avant les repas.

Depuis que nous avons expérimenté le *seneçon*, nous préférons recommander :

Extrait fluide de senecio vulgaris : soixante gouttes dans 45 grammes d'eau sucrée ; à prendre en trois fois d'heure en heure.

On a recours aussi à l'*hydrastis canadensis*, à l'*hamamelis* et l'on doit songer à la *solution gélatinée* lorsque ces divers moyens n'arrêtent pas la perte.

Si dans la période intercalaire la douleur persiste, spontanée et provoquée par la palpation abdominale et le toucher, avec un caractère d'acuité « exquise », et surtout si des *métrorrhagies* se montrent en dehors de l'époque des règles, il est fort à craindre qu'à l'*hyperémie ovarienne* n'ait succédé l'*ovarite menstruelle*, qui, dans les cas extrêmes, se complique d'une véritable *apoplexie ovarienne*. La vie génitale de la jeune fille est compromise, l'ovarite menstruelle tend à se reproduire sinon chaque mois, au moins très souvent pendant de longues années.

Bon nombre de ces *hémorrhagies* de la *puberté* qui entretiennent un état marqué d'*anémie* rentrent dans la *chlorose ménorrhagique* de TROUSSEAU singulièrement démembrée aujourd'hui. Il nous semble cependant qu'il ne faut pas tout oublier de la description de TROUSSEAU. Les chlorotiques, souvent nerveuses et appartenant à la famille névropathique par leurs antécédents héréditaires ou personnels, sont sujettes à des *hémorrhagies utérines* qui surviennent sous l'influence de troubles vasculo-nerveux de l'appareil génital (GAULIEUR L'HARDY), et auxquelles les qualités pathologiques du sang contribuent à donner une abondance et une durée extrêmement inquiétantes. Cette forme est la vraie *chlorose ménorrhagique* relativement rare.

Mais en outre, dans la *chlorose* les vices d'évolution des organes sexuels, étudiés et connus depuis longtemps, jouent encore un grand rôle pour l'étiologie d'une autre variété de pertes.

Tantôt il s'agit d'*hyperplasie sexuelle* (VIRCHOW) *avec hypertrophie et hyperactivité ovarienne ;* cette classe renferme sans doute beaucoup des *hyperémies ovariennes* de LAWSON TAIT et nous nous sommes souvent demandé si cette *hyperactivité ovarienne* ne se bornait pas dans quelques cas à une hyperfonction de la sécrétion interne, ou à une hypersécrétion interne, opposée à l'hypofonction à laquelle on tend à attribuer certaines *chloroses aménorrhéiques* (SPILLMANN et ÉTIENNE etc.). Tantôt, au contraire, il s'agit d'une *hypoplasie sexuelle* dont la conséquence est fréquemment la *sténose* du col utérin. Le rétrécissement de l'orifice et du canal cervical (POZZI), en empêchant la libre évacuation du mucus, devient, par infection ascendante, une des causes les plus fréquentes de la *métrite* des vierges, métrite facilement hémorrhagique, et véritable origine d'une nouvelle variété de pertes.

N'oublions pas aussi qu'*hyperplasie* ou *hypoplasie* se rencontrent en dehors de la chlorose et que les hémorrhagies provoquées par ces anomalies débilitent à la longue la jeune fille et la conduisent à l'anémie. Une anémie secondaire donne alors l'illusion d'une chlorose primitive, et on conçoit que beaucoup d'erreurs aient pu être commises de la sorte comme dans toutes les anémies qui s'accompagnent de pertes.

En parlant des fausses utérines, nous avons signalé plus haut la grande influence des maladies du foie sur les métrorrhagies. Dans l'état morbide que l'on a voulu individualiser récemment sous le nom d'*ictère acholurique* et qui n'est autre chose qu'un *retentissement hépathique de la dyspepsie hypersthénique* déjà signalé par ALBERT ROBIN (1); l'abondance des pertes menstruelles chez une malade dont le visage garde une apparence blême, avec une teinte jaune mat, malade qui se plaint de troubles dyspeptiques et nerveux, a souvent conduit à porter à tort le diagnostic de chlorose ménorrhagique, et par conséquent à instituer une thérapeutique défectueuse. L'erreur est excusable, car les retentissements hépatiques de la dyspepsie hypersthénique simulent vraiment la chlorose si l'on n'a pas l'esprit prévenu.

Cette étiologie un peu complexe réclame, on le comprend, des

---

(1) Albert ROBIN. — *Les maladies de l'estomac,* p. 565, Paris, 1901.

procédés thérapeutiques assez différents. Tandis que la simple médication hémostatique, combinée au traitement de l'état général, suffit aux troubles vasculo-nerveux et aux cas d'hyperactivité ovarienne, elle reste impuissante vis-à-vis de la sténose du col et de la métrite consécutive. Pour parer aux accidents, on a parfois seulement besoin de pratiquer une *dilatation progressive du col;* quand elle demeure inefficace, une opération plus radicale devient indispensable, et on est obligé d'en arriver au *curettage* (Pozzi). Frœlich a signalé des *ménorrhagies* avec *hypertrophie du col, végétations polypiformes* et *métrite fongueuse,* où il a dû intervenir par un *curettage* et *l'ablation* du col utérin.

Notons encore les *déviations utérines* au nombre des causes qui produisent les hémorrhagies génitales de la puberté et parmi elles *l'antéflexion* congénitale ou acquise. « L'antéflexion peut être acquise au moment de la puberté, dit Pozzi, si l'hygiène est mauvaise ; quand l'utérus se gonfle et se ramollit, les fatigues excessives de l'équitation, la masturbation et toutes les causes de la métrite virginale peuvent ici entrer en ligne de compte pour amener à la fois l'inflammation et la déviation de l'utérus. » La rétroflexion est moins souvent observée ; cependant elle succède à la métrite, et peut même être primitive. Les *fibromes* sont plus rares.

Castan et Quénu ont décrit des *métrorrhagies de la puberté* d'origine *dyscrasique,* sous la dépendance « d'un état général, d'une auto-intoxication créés par une hérédité morbide (tuberculose, arthritisme), une hygiène défectueuse, une maladie constitutionnelle ou une déviation des échanges interstitiels ; l'utérus et les annexes demeurent sains ». La raison de ces pertes doit être recherchée dans un trouble de la fonction sécrétoire, ou dans une lésion cliniquement inappréciable de l'ovaire (Quénu). L'écoulement, qui, tantôt reste très faible, acquiert d'autres fois une profusion capable d'entraîner la mort ; il commence avec la première époque menstruelle ou avec la seconde ou la troisième, et se continue sans interruption ou coupé de légers arrêts, pour se reproduire à la moindre occasion. L'examen des autres organes fait constater fréquemment un état dyspeptique avec dilatation de l'estomac et constipation habituelle. Pour notre part, nous verrions volontiers dans ces malades des *fausses utérines* d'origine gastro-intestinale.

Les influences que nous avons étudiées en effet chez les fausses utérines se font aussi bien sentir (et peut-être mieux) au moment de la *puberté* que pendant le reste de la *vie génitale.* Nous ne reviendrons pas sur ce sujet, déjà longuement développé ; il nous suffira de rappeler l'action sur les premières règles de la *constipation chronique*, du *rétrécissement mitral*, de l'*hémophilie*, du *neuro-arthritisme*, etc.

L'*hémophilie*, la *leucocythémie*, etc. jouent dans la pathogénie de ces pertes pubérales un rôle que vous connaissez et qui ne ressortit pas à la congestion.

Mais bien des causes interviennent aussi en provoquant de la fluxion utérine. CASTAN (de Béziers), qui regarde le flux menstruel comme un émonctoire, voit dans ces hémorrhagies le résultat d'une intoxication de l'économie due à la *coprostase* et produite par les ptomaïnes, l'indol, le phénol, le scatol d'origine intestinale. Cette étiologie explique sans doute un certain nombre de faits, mais nous ne croyons pas devoir l'étendre à la généralité.

RICHELOT (1), à juste raison, attribue une grande importance au *neuro-arthritisme*. Ces jeunes filles neuro-arthritiques, qui, pendant la durée entière de leur vie génitale souffriront de congestions utérines répétées, aboutissant même à la sclérose, ont dès la puberté, dit-il, « des règles difficiles, irrégulières, tantôt *profuses*, tantôt insignifiantes ; la congestion menstruelle les fait terriblement souffrir ». C'est exact ; les jeunes filles de souche goutteuse, arthritique, herpétique, se plaignent souvent d'une puberté pleine d'ennuis ; leurs règles, *douloureuses*, prennent facilement une abondance qui finit par alarmer les familles. Cependant, avec une hygiène et une thérapeutique judicieuses, on vient à bout de ces accidents la plupart du temps.

Nous avons observé chez des pubères des *ménorrhagies peu ou pas douloureuses*, auxquelles il nous a été impossible d'attribuer une cause plausible utérine ou extra-utérine ; comme souvent elles sont temporaires et disparaissent au fur et à mesure que la jeune fille avance en âge, nous croyons volontiers que le simple travail évolutif de la matrice, qui passe de l'état infantile à l'état pubescent puis à l'état adulte, suffit à produire une hyperémie plus ou moins accentuée, se traduisant par une leucorrhée durant la période intermenstruelle, et par un écoulement de sang très abondant au moment des règles. Quand le changement anatomique est terminé, tout rentre dans l'ordre et les époques cessent d'être profuses.

Avec le développement rapide des organes génitaux entre en

_____

(1) Voir plus loin : Traitement médical de la congestion utérine.

scène la *sécrétion interne* de l'ovaire dont l'influence nous paraît grande sur la genèse des ménorrhagies de la puberté. Cette sécrétion interne exerce-t-elle une action générale toxique ou antitoxique ? Faut-il dire intoxication par sécrétion génitale, ou intoxication par insuffisance d'action neutralisante des sécrétions ovariques sur les déchets de la nutrition ou sur des produits nocifs élaborés par certains organes ? Cela nous paraît encore discutable, et nous pensons plutôt que cette sécrétion interne intervient encore d'une autre façon pour amener des hémorrhagies utérines.

Sa seule présence suffit à exciter des phénomènes vaso-dilatateurs au niveau de la matrice ; une sécrétion exagérée ou irrégulière produit l'hyperémie, la fluxion et l'hémorrhagie, de même qu'une sécrétion supprimée ou diminuée conduit à l'aménorrhée. C'est ainsi que l'on peut comprendre, à notre avis, certaines *chloroses* d'origine génitale, les unes *ménorrhagiques*, les autres *aménorrhéiques*.

Le *traitement* de ces métrorrhagies de la puberté comporte d'abord le *repos* absolu au lit, tout autant que dure la perte, et même, par précaution, il faut le reprendre aux approches de la période suivante. Tous les soirs la jeune fille prendra et gardera aussi longtemps que possible un *lavement* chaud ou un lavement *gélatiné* selon la formule ci-après :

> Gélatine de Paris...........................   5 grammes.
> Eau....................................   250   —
> Dissolvez.

Les petites malades acceptent bien plus volontiers le lavement chaud que les *injections vaginales chaudes* (de 40° à 50°), auxquelles cependant nous serons obligés de recourir si les accidents ne s'amendent pas. Injections vaginales simples ou *gélatinées* (de 7 à 10 p. 100) demeurant insuffisantes, il nous reste le tamponnement à la *gélatine*, tel qu'il est décrit plus loin à propos du traitement des métrorrhagies en général.

Mais avant d'en arriver à ce procédé fort ennuyeux chez une vierge, il est bon de venir en aide aux injections et aux lavements chauds avec les pilules d'*ergotine* composées, formulées plus haut, avec le *senecio*, l'*hamamelis virginica*, et surtout l'*hydrastis canadensis* que l'on ordonne de la manière suivante :

> Extrait fluide d'*hydrastis canadensis*..................   LX gouttes.
> A prendre en trois fois, dans un peu d'eau sucrée, pendant la journée.

Dans l'intervalle des règles, la malade recommence la médication pendant une semaine et quelques jours aussi avant la date probable de la venue des prochaines menstrues. Le *sulfate de quinine*, dont l'influence demeure indiscutable pour modérer et arrêter les hémorrhagies fluxionnaires chez les neuro-arthritiques, trouve ici une de ses bonnes indications à la dose de 0 gr. 50 à 1 gramme et même 1 gr. 50. Enfin nous avons obtenu de très bons résultats avec le *chlorure de calcium* qui nous semble destiné à rendre de grands services contre beaucoup de métrorrhagies :

Chlorure de calcium..........................	2 à 4 grammes.
Sirop d'opium.................................	30 —
Eau de tilleul........................	120 —

F. S. A. potion, qu'on prendra par cuillerée à soupe toutes les heures, toutes les deux heures.

Contre la poussée fluxionnaire, lorsqu'elle nous semble jouer un rôle prépondérant, nous prescrivons l'application de *ventouses sèches* dans les parties supérieures du thorax ou, à leur défaut, des *sinapismes* ou des *cataplasmes sinapisés* dans le dos et le long des jambes et des parties inférieures des cuisses pour favoriser une dérivation. C'est pour arriver au même but que beaucoup d'auteurs conseillent des douches froides au niveau du dos et des parties supérieures de la poitrine ou sur les pieds, ou bien encore un bain de pieds à eau courante qui suffit dans nombre de cas pour arrêter les règles, même quand elles ne sont pas profuses. Nous préférons avoir recours à ces douches dans l'intervalle des règles comme moyen préventif, tout en reconnaissant leurs propriétés et leurs indications. L'*hydrothérapie* générale, du reste, est excellente chez ces jeunes filles pour régulariser les fonctions menstruelles et stimuler un organisme fatigué.

Lorsque nous constatons non plus une véritable perte, mais des règles qui traînent un peu, s'éternisent dans un petit écoulement qui ne veut pas finir, il suffit d'un grand bain tiède (ARAN) pour mettre un terme à ces ennuis.

Dans l'intervalle des règles, les jeunes filles doivent se soumettre à une hygiène déjà exposée à propos de la puberté et des fausses utérines et dont vous lirez plus loin quelques indications complémentaires au traitement de la congestion utérine.

6° MÉTRITE. — Nous avons décrit une *métrite des vierges* qui succède à la sténose du col, par un mécanisme d'infection ascendante analogue à celui qui donne naissance à l'angiocholite, par exemple, lorsque les voies biliaires sont obstruées par un calcul.

Mais le rétrécissement du canal cervical ne préside pas à coup sûr à la genèse de toute métrite virginale. « Je l'ai observée, dit BENNETT, qui le premier l'a décrite, je l'ai parfois observée sous sa forme la plus accentuée chez des jeunes filles de seize à dix-sept ans dont la menstruation n'était pas encore entièrement établie. »

Il n'est pas douteux que la *vulvo-vaginite* ne puisse se compliquer chez la jeune fille de métrite et même, comme nous l'avons constaté, de *phlegmasie péri-utérine*, en l'absence de toute hypoplasie de la matrice. Les phénomènes fluxionnaires et congestifs qui se manifestent d'une manière si intense, surtout au moment de la menstruation, favorisent l'infection de la matrice par les germes que, dans le vagin, laissent pulluler la blennorrhagie, le manque de soins, etc. La sténose du col favorise grandement les infections ascendantes, mais son existence n'est pas indispensable pour que les causes habituelles de la métrite amènent l'inflammation de la muqueuse utérine. Fort douloureuse, produisant une *leucorrhée* très épaisse et des *métrorrhagies*, cette métrite virginale conserve longtemps un caractère aigu et le col utérin finit par s'ulcérer. Aussi, le *traitement antiphlogistique* est-il, au moins au début, le plus rationnel et le plus recommandé. La malade, matin et soir, dans un bain de siège préparé avec la décoction ci-dessous,

Feuilles de belladone........................ .... |
— de morelle.............................. .... āā 30 grammes.
— de jusquiame .. .. |
Têtes de pavots .... n° 2
(Pour un bain de siège.)

se fera des injections avec l'eau du bain.

En outre, on prescrira une ou plusieurs *irrigations* chaudes, longues et *antiseptiques*; des *cataplasmes* et des *lavements laudanisés*, et même des *émissions sanguines locales* dans les cas particulièrement sérieux.

Quand les phénomènes aigus se sont amendés, on institue le traitement habituel. Le médecin conservera toujours son attention éveillée sur ces affections utérines des vierges, même dans leurs formes les plus atténuées, d'allures les plus anodines, car, outre leurs inconvénients propres, elles deviennent souvent la cause d'accidents du côté des annexes, accidents graves par eux-mêmes, et par la gêne ou l'impossibilité qu'ils apportent à la fécondation.

7° DYSMÉNORRHÉE. — Aussi inquiétante parfois et plus fréquente que les hémorrhagies, la *dysménorrhée* qui se manifeste à l'occasion des premières règles arrive pour de malheureuses jeunes filles à un degré d'acuité à peine tolérable. Fort vive au cours de l'hypérémie ovarienne et surtout de l'ovarite menstruelle, la *douleur* s'accompagne, dans certains cas heureusement fort rares, d'un cortège symptomatique capable de faire songer à une péritonite au début : le ventre se ballonne, les extrémités se refroidissent, le pouls devient petit, la face se tire, les vomissements se répètent, tandis que les coliques touchent à leur paroxysme. C'est la *dysménorrhée paroxystique* de la puberté, analogue sans doute à *l'hématocèle cataméniale* de TROUSSEAU, forme contestée du reste aujourd'hui en tant qu'inondation péritonéale.

Une autre cause de dysménorrhée se rencontre dans les malformations génitales, *atrésie du vagin, imperforation de l'hymen*, etc., qui apportent un obstacle à l'issue du sang et dont on s'aperçoit habituellement pour la première fois à l'époque de la puberté. La *métrite*, les *déviations utérines* contribuent de leur côté à donner à l'éruption des règles une plus ou moins grande sensibilité, mais l'âge de la malade n'apporte pas d'indications thérapeutiques particulières et nous renvoyons aux chapitres qui exposent les moyens destinés à calmer les douleurs menstruelles et à prévenir les suites des arrêts ou vices de développement. Ajoutons cependant que pour atténuer des crises de *dysménorrhée congestive*, il a suffi de porter des vêtements convenablement chauds.

Ces différents traitements des accidents génitaux de la puberté resteraient inefficaces si, au delà d'un trouble local, on ne recherchait pas une influence quelquefois prépondérante. A la genèse de nombreuses complications, président la *chlorose*, les *anémies*, la *scrofule*, la *phtisie*, l'*arthritisme*, l'*herpétisme*, l'*hystérie*, les *maladies du cœur*, etc., qui réclament chacun une thérapeutique spéciale.

Il faut songer aussi à conseiller un séjour dans une station d'eaux minérales variant suivant les sujets : *Luxeuil, Plombières, Evaux, Néris, La Malou, St-Honoré, Royat, La Bourboule*, etc.

Les soins les plus minutieux risquent d'échouer si on néglige l'état général.

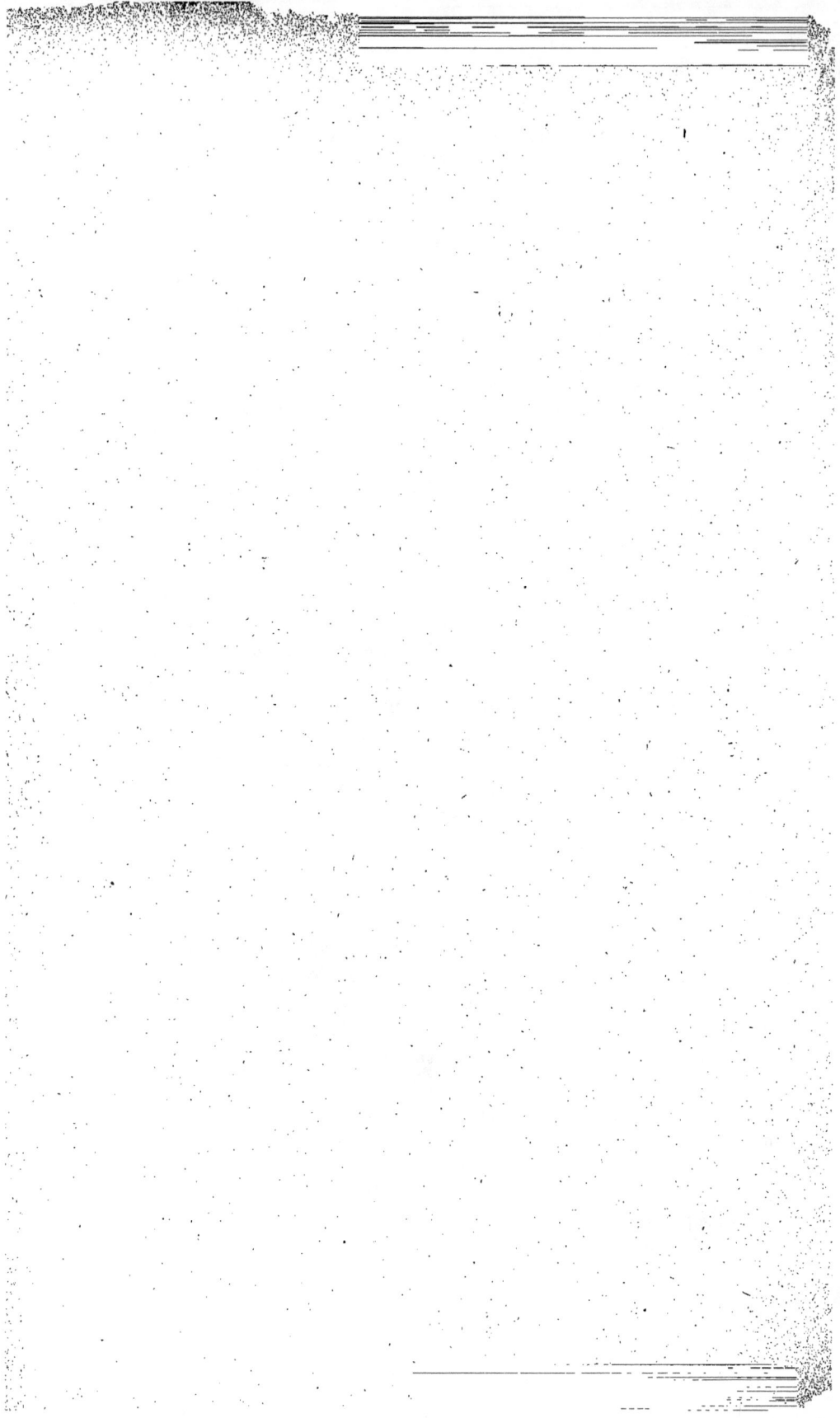

CHAPITRE II

TRAITEMENT DE L'AMÉNORRHÉE
ET DE LA DYSMÉNORRHÉE

I

Division du sujet.

L'*aménorrhée* est constituée par la suppression accidentelle ou l'absence de la menstruation. GALLARD ajoute par un simple retard des règles ; la définition ainsi étendue, a sa raison d'être à certains points de vue cliniques, mais elle risque de conduire à une erreur par une fausse interprétation, et nous ne l'acceptons pas. Elle alterne souvent chez la même malade avec la *dysménorrhée* : menstruation difficile et douloureuse. Ces deux syndromes, qui se succèdent volontiers l'un à l'autre, reconnaissent au milieu d'une étiologie des plus complexes un certain nombre de causes communes et alors ils réclament les mêmes soins ; ils nous sera donc permis de réunir leur thérapeutique dans un même chapitre.

Mais il convient de séparer nettement l'aménorrhée *vraie* de quelques formes de dysménorrhée.

L'*aménorrhée vraie* est caractérisée non seulement par le manque d'écoulement sanguin au niveau de la vulve et des parties inférieures des voies génitales, mais surtout par l'absence de toute hémorrhagie à la surface de la muqueuse utérine dans la cavité de la matrice. En un mot, pour qu'il y ait aménorrhée, le sang ne doit sortir en aucun moment des vaisseaux de la muqueuse utérine ; tandis que dans la dysménorrhée relevant d'une atrésie de l'hymen ou du vagin, par exemple, le flux cataménial se produit, mais ne peut trouver issue à l'extérieur.

L'*aménorrhée de la grossesse* et de *la lactation* ne rentre pas dans notre sujet; celle de la *ménopause* sera traitée plus loin; ce que nous avons dit au chapitre de la *puberté* nous dispensera d'insister longuement sur *l'aménorrhée et la dysménorrhée des jeunes filles.*

II

Considérations générales.

De tout temps les médecins ont été vivement préoccupés par l'absence des règles chez des femmes ayant atteint l'âge nubile, mais des théories erronées sur la pathogénie et les conséquences de cette « rétention », les amenèrent à instituer des traitements inutiles ou dangereux. Des notions nouvelles sur la physiologie des ovaires et de la menstruation rendaient une réaction inévitable; lorsqu'elle survint, dépassant de justes limites, elle fit table rase de tout le passé et jeta sur les médications et les *médicaments emménagogues* un discrédit trop exclusif et vraiment immérité.

Certes, bien des idées que nous ont laissées les anciens sur ce sujet sont absolument fausses : « A d'aucunes, dit Ambroise Paré, le sang menstruel ne s'écoule, si que ne pouvant sortir, regorge en la masse sanguinaire qui s'altère et corrompt, faulte d'être évacué... d'où procèdent les *palles couleurs.* » Aussi, afin de remédier efficacement au *chlorosis*, fallait-il jusqu'à la fin du xviiie siècle, et même au commencement du xixe, provoquer l'éruption des règles trop tardives ou rappeler leur cours supprimé. Parmi les moyens indiqués dans ce but, on en retrouve d'étranges: la *rate de bœuf* est préconisée par Paracelse. Une pareille origine n'est guère propre à accréditer ce remède, dit dédaigneusement Astruc qui proteste contre son efficacité; mais lui-même donne le *sang* de *bouquetin* à la dose d'un scrupule jusqu'à un demi-gros, tandis que pour le *sang* de *bouc domestique*, moins actif, la dose doit être d'un gros. Gravement il conseille « les errhines ou sternutatoires, qui par les éternuements qu'ils excitent ébranlent la matrice », et si la

malade a été émue par quelque passion violente ayant arrêté le
flux hémorrhagique, « on lui fera humer la *fumée de plumes*, de *cheveux*, de *cuir*, de *corne de cheval*, ou de *petit ruban de fil bleu* ».
A côté de ces réflexions qui étonnent un peu, on reste surpris de
rencontrer des préceptes très sagaces et très prudents. La curation
des règles supprimées ou diminuées est, dans ASTRUC, un singulier mélange de pratiques bizarres et de vues justes et sages ; il est,
sans doute, le premier auteur qui ait envisagé deux cas très dissemblables pour le traitement, suivant que le sang cesse de couler
tout à coup et par accident au beau milieu d'un flux normal et
bien établi, ou que l'aménorrhée se manifeste dans le cours d'une
maladie qui empêche les menstrues de revenir.

III

Aménorrhée accidentelle.

Des médications et des médicaments emménagogues.

Avant d'instituer une médication pour rappeler les règles, le
médecin devra toujours dans son for intérieur songer à la possibilité d'une *grossesse*, et ne se laisser influencer par aucune considération ; tous les maîtres ont à juste titre répété cette maxime.
Beaucoup de femmes sont sincères, lorsqu'elles croient avoir
d'excellentes raisons pour ne pas être enceintes et les exposent de
très bonne foi ; mais il s'en trouve, d'autant plus difficiles à reconnaître et à convaincre, qui n'ignorent pas leur état, et cherchent
dans l'intervention médicale « un moyen d'avortement moins
compromettant (GALLARD). » Quelle que soit donc la situation
sociale de la malade, quelles que soient les apparences (on connaît
des faits incroyables) il faudra discrètement s'assurer de la vérité,
et, s'il subsiste le moindre doute, rester dans la réserve.

De même à l'âge moyen de la *ménopause*, il peut être parfois
très embarrassant mais nécessaire au point de vue de la thérapeutique à prescrire, de juger si une suspension des règles est pathologique, ou si elle relève de la période critique qui va commencer.

1° AMENORRHÉE ACCIDENTELLE. — *Suspension des règles pendant leur écoulement ou au moment de leur imminence.* — Cette variété d'aménorrhée est pour nous des plus importantes, car elle est, à coup sûr, une de celles qui sollicitent le plus notre intervention. Sous des influences diverses, l'impression du froid, de vives émotions morales, un traumatisme, et d'autres que nous n'avons pas à énumérer, les règles qui coulaient déjà ou qui allaient s'établir s'arrêtent brusquement ; elles ne reviennent pas durant les trois ou quatre mois qui suivent, on a même cité des cas où la suppression a été définitive. Parfois une métrite aiguë, une congestion pelvienne, une phlegmasie péri-utérine se déclarent dès le début. Tantôt surviennent des accidents nerveux : hystérie, épilepsie, délire, manie. Tantôt des poussées fluxionnaires se portent vers d'autres organes : le cerveau, le poumon, le foie (congestion hépatique, ictère menstruel), etc...; l'un de nous a observé un accès de tachycardie ; c'est à ces accidents qu'appartiennent un grand nombre de règles supplémentaires ou déviées. Même lorsqu'il ne se manifeste aucune complication, aux époques consécutives correspondant au molimen qui n'aboutit pas, la femme éprouve de pénibles malaises, des coliques, des souffrances abdominales, elle réclame des soins qui la soulagent.

Et pour cela il est rationnel de songer d'abord à ramener le flux cataménial par une **médication emménagogue**.

2° MÉDICATION EMMÉNAGOGUE. — Le nom d'*emménagogue*, disent LITTRÉ et ROBIN, est donné à tous les moyens thérapeutiques qui provoquent les règles.

Cette médication qui a pour but de rappeler le sang brusquement arrêté comporte dans son usage une méthode assez précise.

A. — Elle sera instituée durant les trois ou quatre premiers jours après la suppression des menstrues, puis pendant une semaine, ou un peu moins, aux dates probables où devraient normalement se montrer la menstruation ou les menstruations suivantes qui font défaut.

B. — Dans l'intervalle, toute médication emménagogue est suspendue; impuissante alors à provoquer l'ovulation, elle risque de devenir dangereuse. La femme observera le repos pour éviter les fluxions ou phlegmasies génitales toujours à redouter.

Supposons une aménorrhée résultant d'un refroidissement, l'immersion dans l'eau à basse température par exemple. Tout de suite après l'accident, on réchauffera la malade et on lui donnera des stimulants diffusibles : *acétate d'ammoniaque* (de 4 à 10 grammes), une infusion de *plantes aromatiques* contenant un peu d'alcool. Ensuite, comme lorsque l'aménorrhée reconnaît une autre cause, des *bains de siège*, des *pédiluves* alterneront avec des *cataplasmes* sur le bas-ventre, des *sinapismes* aux cuisses, des *irrigations* d'eau très chaude, ou des *fumigations* sur les parties sexuelles pratiquées à l'aide de la décoction suivante :

Absinthe.................................... ⎫
Armoise incisée............................ ⎬ āā 20 grammes.
Eau bouillante............................. 1000 —

En présence surtout d'accidents congestifs imminents, on posera plusieurs *sangsues* au périnée, à la vulve, ou même sur le col (1). Nous préférons les sangsues mises sur le col, aux scarifications de l'organe. Trousseau par crainte d'un thrombus ou d'une inflammation des grandes lèvres appliquait les sangsues au condyle interne de chaque fémur. De tous les *purgatifs* conseillés pour aider à l'action de ces divers moyens, l'*aloès* paraît le plus efficace. Les symptômes douloureux seront calmés par les *lavements laudanisés*, les *bains narcotiques*, les préparations d'*opium* ou de *morphine*, etc. ; les phénomènes nerveux par les antispasmodiques, le *valérianate d'ammoniaque*, le *bromure de camphre*, etc.

Enfin, dans quelle mesure pouvons-nous employer les **médicaments emménagogues** ?

3° MÉDICAMENTS EMMÉNAGOGUES. — Ils sont tombés dans un profond oubli. Pour Dujardin-Beaumetz (*Dict. Encycl.*) « l'on comprend facilement qu'il ne puisse exister de médicaments, mais seulement des médications emménagogues ;..... la plupart des thérapeutes nient à la rue, à la sabine, au safran, à l'asa fœtida, toute action directe à ce point de vue. » Trousseau et Pidoux les classent parmi les excitants, et pensent qu'ils peuvent provoquer les règles à la façon de tous les stimulants généraux ; des gynécologues très autorisés se contentent de prescrire l'apiol « parce que, du moins, celui-là a l'avantage de ne pas faire de mal ». Bien plus, Beau

---

(1) Il faut surveiller avec attention les sangsues appliquées sur le col. Les scarifications, auxquelles on a la ressource de s'adresser à la place des sangsues, n'enlèvent pas toujours autant de sang.

ordonne la rue, la sabine, comme anti-métrorrhagiques et les associe dans ce but à l'ergot de seigle.

Faut-il donc les rayer de la thérapeutique, et cette rigueur n'est-elle pas un peu injuste? Il semble étrange de considérer seulement comme inutiles ou dangereux des remèdes dont la propriété, admise depuis les temps reculés, préconisée par les Hippocratiques et les Arabes, connue des Chinois, est encore acceptée de nos jours par des cliniciens qui se basent sur des observations leur paraissant incontestables.

L'expérimentation sur les animaux, si précieuse en thérapeutique, ne nous est ici que d'un faible secours. Nous nous heurtons à des difficultés nombreuses dont une capitale : l'absence de flux périodique chez les femelles. Cependant, de patients essais sur des femelles mises en expérience, ont montré après l'ingestion de la *rue* que la température du vagin s'est élevée, et les organes génitaux internes ont été trouvés congestionnés à l'autopsie (HAMELIN); en outre, des lapines avortèrent sans présenter une inflammation gastro-intestinale susceptible (comme on l'en a accusée) de se propager à l'utérus ou de retentir sur cet organe. La *sabine*, trop calomniée, dit SIREDEY, a de même produit expérimentalement la congestion des trompes et des ovaires. TROUSSEAU et PIDOUX, GUBLER sont d'accord pour attribuer une fluxion active de l'utérus et une stimulation de ses fibres à la *rue*, un éréthisme vasculaire de la matrice qui dépasse souvent le but et cause des métrorrhagies à la *sabine*. Nous n'avons pas à insister ici sur les vertus abortives de ces plantes, mais il faut aussi mettre bien en évidence les dangers de leur absorption à doses trop élevées : irritation du tube digestif, vomissements, diarrhées sanglantes, dépression allant jusqu'au collapsus, dans quelques cas phénomènes nerveux convulsifs qui, pour leur part, ont encore contribué à rebuter les médecins.

Ainsi donc, comme l'*ergot de seigle* qui est aussi un emménagogue assez puissant, la *rue* paraît surtout influencer la contractilité musculaire de l'appareil utéro-ovarien, la *sabine* fluxionne plutôt le système circulatoire. Le *safran* est discutable, quant à l'*apiol* il exercerait son action sur les nerfs vaso-moteurs (1); le

_____

(1) Nous ne pouvons passer en revue tous les remèdes employés, la *teinture d'iode* à la dose de XV à XX gouttes dans un verre d'eau sucrée (TROUSSEAU), etc... ASTRUC donne une liste de 19 racines, 17 feuilles, 6 fleurs, 11 semences, 2 baies, 3 aromates, 3 écorces, 7 gommes ou résines, 3 préparations d'origine animale, 3 minéraux, 19 composés galéniques, 14 chimiques.

gossypium herbaceum se rapproche de l'ergot de seigle et de plus est toujours parfaitement toléré par l'estomac et l'intestin. L'*opothérapie ovarienne*, dont l'importance devient chaque jour plus grande, est exposée plus loin dans un chapitre spécial.

Donner une de ces préparations au hasard à une femme qui n'a pas ses règles, c'est à coup sûr s'exposer à un mécompte. En retournant la phrase de DUJARDIN-BEAUMETZ nous pourrions dire : ces médicaments sont d'autant plus efficaces qu'ils font partie d'une médication emménagogue.

1° — Avant tout, il faut s'abstenir de les prescrire toutes les fois qu'il y a inflammation de la matrice ou de ses annexes ; le résultat serait néfaste, cela se conçoit d'après leur effet sur les fibres lisses et les vaisseaux.

2° — On les ordonnera aux périodes qui correspondent à l'époque probable de la menstruation, ou un et deux jours avant, en combinant leur action avec celle des divers moyens que nous avons indiqués plus haut : bains de siège, pédiluves, sangsues, etc... On se propose une excitation légère des formations érectiles utéro-ovariennes et de l'appareil tubo-ovarien (HAMELIN) afin de réveiller un système génital inerte ou endormi ; de faibles doses suffisent, plus élevées elles risquent de dépasser le but et de provoquer des contractions qui s'opposent à la poussée sanguine et exagèrent alors l'aménorrhée. C'est ce que BEAU avait entrevu lorsqu'il considérait ces préparations comme anti-métrorrhagiques. La formule suivante de COURTY est bonne :

Poudre de rue............................	
Poudre de sabine.........................	ãã 0gr,05
Poudre d'ergot de seigle.................	
Aloès....................................	0gr,02 à 0gr,05

F. S. A. une pilule — En prendre 3 par jour.

COURTY va même jusqu'à neuf pilules, qui déterminent des coliques et un peu de diarrhée. Ces pilules et les préparations analogues sont surtout indiquées contre l'ovulation paresseuse, la fluxion nulle ou insuffisante.

Des deux formules suivantes la première est la plus active.

1° Poudre de rue...........................	1 gramme.
Extrait alcoolique de rue.................	1 —

F. S. A. 10 pilules. — En prendre 2 par jour.

2° Poudre de sabine........................	
Poudre de safran.........................	ãã 2gr,50
Extrait d'absinthe.......................	
Sirop de sucre...........................	Q. S.

F. S. A. 25 pilules. — En prendre de 2 à 4 par jour

L'*apiol* en capsules de 0ᵍʳ,25 (2 par jour) rend aussi des services
et ne fait courir aucun danger. RACIBORSKI a essayé la *noix vomique*
et les préparations de *strychnine* auxquelles on revient aujourd'hui.
Dans le cas de suppression brusque et accidentelle des règles, la
malade se trouvera bien de prendre matin et soir une tasse de tisane
de *feuilles d'armoise* ou *d'absinthe* (feuilles, de 4 à 10 grammes
pour un litre d'eau) édulcorée avec une cuillerée à soupe de *sirop
de safran*; au besoin elle pourra ajouter chaque fois de deux à
quatre gouttes *d'huile essentielle de rue*, et pour masquer le goût
une à deux gouttes *d'essence de menthe*. L'antique *élixir de propriété*
de PARACELSE, si réputé autrefois, comprend les mêmes substances
que les pilules de RUFUS :

Teinture de myrrhe............................	400 grammes.
Teinture de safran.............................	300 —
Teinture d'aloès...............................	300 —

Mêlez et filtrez. — En prendre 10 à 20 grammes.

Il est difficilement accepté à cause de son mauvais goût. L'*élixir
de Garus*, d'une composition assez analogue, le remplace avec avantage, seul ou dans une tisane de *millefeuilles* par exemple.

4° MÉTHODE DE BRANDT. — Parmi les procédés usités pour rappeler les règles, nous citerons maintenant la méthode de BRANDT.
Fort en vogue dans plusieurs centres médicaux étrangers, elle est
moins connue ou moins vulgarisée en France; et, bien que nous
n'ayons pas une grande expérience sur sa pratique, les heureux résultats rapportés par de nombreux observateurs nous engagent à lui
consacrer quelques lignes.

Mme PELTIER dans sa thèse (p. 87) expose ainsi ce qui a trait à
l'aménorrhée : « BRANDT a observé que les mouvements qui provoquent un afflux de sang vers les membres inférieurs (mouvements
des pieds, des genoux et de l'articulation coxo-fémorale, extension
des jambes et rapprochement des genoux exceptés) augmentent la
tension sanguine dans les organes du bassin ; de même les mouvements où entrent en fonction les muscles de la paroi abdominale.

BRANDT classe les mouvements congestionnants en deux groupes
selon leur action.

Le groupe dont l'action est moins forte se compose des mouvements suivants :

1° Station de marche ou assise écartée, bras de côté : ramener les
bras en avant.

2° Tapotement des membres supérieurs et inférieurs et leur pétrissage.

3° Station demi-couchée, abduction et adduction des genoux avec le soulèvement du bassin.

4° Station demi-couchée dorsale, flexion des genoux avec résistance, extension passive avec vibration.

5° Station verticale écartée, tapotement de la région lombaire et du sacrum.

6° Station verticale, mains appuyées, tapotement du dos.

7° Station demi-couchée, rotation de la hanche.

8° Station assise à cheval, circumduction du tronc.

9° Station assise, penchée en avant, cuisses fixées, rotation à droite et à gauche.

10° Station à genoux écartés et appuyée, torsion passive du tronc.

11° Station assise écartée, élévation passive du thorax.

12° Station verticale, mains appuyées, extension du thorax.

Le groupe des mouvements plus actifs se compose de :

1° Station verticale, écartée, appuyée, rotation du tronc.

2° Station verticale, un pied en appui élevé en arrière, bras élevés, flexion et extension des genoux avec résistance sur les mains.

3° Station renversée en arrière avec un appui élevé des mains, circumduction passive de la hanche.

4° Station verticale écartée, tapotement de la région lombaire et sacrée.

5° Station verticale, mains appuyées, tapotement du dos.

6° Station assise à cheval, circumduction du corps.

7° Station à genoux écartés et appuyée, torsion passive du tronc.

8° Station demi-couchée, lancement du genou.

9° Station demi-couchée, pression du genou en bas. »

Ce traitement inefficace et inutile contre l'aménorrée due à une maladie cachectisante, pourra être essayé toutes les fois qu'on jugera utile de provoquer la fluxion génitale et l'éruption des menstrues ; s'il y a une maladie des annexes passée à l'état chronique, on peut le combiner avec le massage (PELTIER).

5° ÉLECTRICITÉ. — L'électricité, préconisée par de nombreux auteurs, exige des réserves et des précautions pour son emploi que nous n'avons pas à décrire ; un chapitre spécial serait nécessaire pour traiter de l'électricité en gynécologie.

IV

Indications thérapeutiques
suivant les diverses variétés d'aménorrhée.

Le traitement de l'aménorrhée, tel que nous venons de l'envisager
jusqu'à présent, concerne les cas qui nécessitent une intervention
active par une médication et des médicaments emménagogues. On
a lieu de l'instituer toutes les fois que la suspension des règles
devient une cause d'accidents pathologiques pour la femme au
moment de la suppression menstruelle ou aux périodes suivantes
qui avortent : *molimen cataménial* dont le travail n'aboutit pas à
l'écoulement du sang, mais menace de provoquer des complications
locales ou éloignées; *douleurs aiguës* au niveau du bassin et
irradiées ; *persistance* pendant plusieurs mois de cet état qui finit
par ébranler la santé et amène des troubles nerveux et généraux.
L'intégrité ou l'altération des voies génitales commandent différentes
indications dont il a été parlé plus haut et sur lesquelles il faudra
revenir au sujet de l'aménorrnée dans les affections utérines et
péri-utérines.

1° MALADIES EXTRA-GÉNITALES. — De nature très opposée à
celle des faits précédents, une seconde classe d'aménorrhée comporte un traitement tout autre. L'absence des règles passe au
second plan, elle n'est plus qu'un symptôme sans grande conséquence et c'est la cause surtout que doit viser la thérapeutique.

Au cours ou pendant la convalescence des *maladies aiguës*,
personne ne s'efforce de combattre l'arrêt momentané de la menstruation, tentative qui, du reste, n'aurait aucun succès. Mais les
médecins ont encore aujourd'hui à lutter contre l'erreur des anciens
qui voyaient dans la rétention du sang l'origine de plusieurs *maladies chroniques*. Des *chloro-anémiques*, des *névropathes*, des *tuber-
culeuses* réclament avant tout la réapparition de leurs règles, alors
que le seul traitement à établir est celui de la *chlorose*, de l'*hystérie*,
de la *phtisie*, de la *syphilis*, du *mal de Bright*, du *diabète*, de la
maladie de *Basedow*, du *saturnisme*, de l'*impaludisme*, etc... La

chlorotique seule mérite d'être écoutée, aujourd'hui où l'origine génitale d'une variété de chlorose, sinon de la chlorose, est remise à l'étude, et à ce sujet, nous exposons plus loin l'opothérapie ovarienne.

L'expulsion de *vers intestinaux* à elle seule met un terme à une aménorrhée « sympathique », et il a parfois suffi d'affirmer la vacuité de l'utérus pour voir cesser brusquement une *fausse grossesse*. Cependant (AUVARD) une *grossesse nerveuse*, apportant des craintes ou des espérances vaines, peut retentir sur la santé générale et l'état psychique d'une façon telle qu'une médication emménagogue devienne nécessaire.

Ne pourrions-nous pas encore faire quelques réserves au sujet de la *polysarcie* ? Sans affirmer absolument comme divers auteurs « que la cessation du flux menstruel a souvent été la cause occasionnelle de l'obésité (DEMANGE) », il faut reconnaître que souvent l'obésité a été précédée pendant plus ou moins longtemps par un état d'aménorrhée, qu'il y ait entre eux rapport de cause à effet ou manifestations parallèles d'une même influence étiologique. La division en polysarciques anémiques et polysarciques pléthoriques est généralement admise ; chez les anémiques on se contentera du traitement général, mais chez les pléthoriques il est permis de songer à une intervention plus active. L'un de nous observe depuis plusieurs années une jeune femme obèse, pléthorique, qui, alors que sa menstruation est suspendue pendant trois et quatre mois de suite, souffre de bronchites, de dyspnée asthmatique, de palpitations, de malaises multiples ; toutes ses misères disparaissent ou s'atténuent grandement le jour où les règles s'établissent d'une façon normale durant plusieurs périodes, pour recommencer à un nouvel arrêt du sang. Chez cette malade nous nous croyons autorisé à continuer une médication emménagogue.

2° MALADIES DE L'UTÉRUS ET DE SES ANNEXES. — Les *phlegmasies utérines* et *péri-utérines* ne demandent pas souvent une thérapeutique spéciale contre l'aménorrhée qu'elles provoquent, qualifiée autrefois d'*aménorrhée congestive*. Si l'on juge nécessaire de favoriser l'écoulement menstruel pour diminuer la turgescence des parties ou la douleur, toute préparation susceptible d'irriter ou d'exciter les fibres musculaires et la vascularisation des organes génitaux doit être évitée ; il faut se contenter de prescrire les *antiphlogistiques*, les *émollients*, les *émissions sanguines*, etc..., des pommades à la *cocaïne* ou à la *belladone*, lorsqu'on soupçonne des phénomènes spasmodiques.

Plusieurs affections chroniques de la matrice, *polypes, végétations, flexions* de l'organe, *déchirures* et *plaies cicatrisées, cautérisations*, en un mot toutes les causes de rétrécissement accidentel du conduit, provoquent bien plus souvent la dysménorrhée que l'aménorrhée susceptible cependant de se montrer, au moins d'une manière transitoire; le traitement qui fait disparaître l'obstacle mécanique en s'adressant à la lésion première est le seul à instituer.

Il en est de même pour l'aménorrhée et la dysménorrhée qui accompagnent les *atrésies* et *sténoses congénitales, vulvaires, hymenéales, vaginales, utérines* et dont on ne s'aperçoit d'habitude qu'à l'époque de la puberté. Une intervention opératoire est indispensable et les différents procédés de débridement ou de dilatation sont exposés dans le chapitre de ce volume qui a trait aux vices de conformation des voies génitales.

Dans les *arrêts de développement* des ovaires et de l'utérus, il arrive que la menstruation ne se produit pas. Si par l'investigation directe vaginale ou rectale, on acquiert la certitude que les ovaires et la matrice existent, quelques succès rapportés par plusieurs auteurs invitent à stimuler ces organes pour qu'ils terminent leur évolution incomplète. En face d'un utérus pubescent par exemple, il faut, suivant la marche indiquée plus haut, essayer des emménagogues à petites doses. DE SINÉTY ordonne l'*ergot de seigle* seul à la dose de 0 gr. 15 à 0 gr. 20 deux fois par jour durant deux ou trois semaines consécutives; il en suspend l'usage pendant un temps égal, puis le reprend de nouveau. Le *gossypium herbaceum* (1) peut aussi être prescrit, de préférence associé à l'ergot :

Ergot de seigle.. 0ᵍʳ,10
Extrait de gossypium herbaceum................. 0ᵍʳ,03 à 0ᵍʳ,05
F. S. A. Une pilule. — En prendre 2 par jour.

Les préparations d'*ovarine* ont donné quelques bons résultats dans ces dernières années; c'est un moyen qu'on n'a pas le droit de négliger aujourd'hui.

Employée isolément ou avec la médication interne l'*électricité* a rendu des services. Enfin l'introduction de *tiges* ou *pessaires intra-*

___
(1) Pour le gossypium, voir article *Métrorrhagies.*

utérins a été préconisée pour exciter la muqueuse et provoquer par là l'hyperémie ovarienne.

Quant au *mariage*, son influence a parfois suffi pour finir l'évolution d'organes génitaux dont le développement était arrêté; mais avant de le conseiller, il faut prévenir la famille que malgré tout la jeune femme peut demeurer stérile.

V

Traitement de la dysménorrhée.

1° DYSMÉNORRHÉE AU COURS DES AFFECTIONS UTÉRO-OVARIENNES. — La thérapeutique de l'aménorrhée que nous venons d'exposer, abrège de beaucoup ce qui nous reste à dire au sujet de la *dysménorrhée*. La même étiologie préside souvent à ces deux états. Une *phlegmasie utérine* ou *péri-utérine* suspendent les règles ou ne permettent qu'un écoulement difficile. Dans les deux cas la douleur peut être aussi grande : aménorrhée, dysménorrhée d'origine congestive, inflammatoire, comportent le même traitement combiné à celui de l'affection première. Quand les souffrances résultent d'un obstacle mécanique au flux du sang, *atrésie, sténose congénitales* ou *accidentelles, flexions, déviations, polypes* et *végétations* de toute nature, c'est encore à leur cause que notre thérapeutique doit s'adresser. Si l'on soupçonne que des *brides* fixent l'ovaire ou la trompe dans une position vicieuse et gênent leur turgescence, le *massage* pratiqué dans l'espace des périodes intercalaires libère les organes et diminue l'acuité des symptômes. En étudiant la thérapeutique des maladies utéro-ovariennes nous décrivons plus loin les complications dysménorrhéiques propres à chacune d'elles, et les indications qui en résultent.

Mais nous ne pouvons nous contenter d'envisager ainsi seulement la dysménorrhée chez des personnes qui portent des *organes génitaux malades ou malformés*.

2° DYSMÉNORRHÉE FONCTIONNELLE. — Beaucoup de femmes se plaignent de vives souffrances au moment de leur menstruation, sans qu'il soit possible d'incriminer avec certitude une altération anatomique de l'appareil sexuel. Elles ont conservé *les organes génitaux sains* ou du moins *sans lésion cliniquement appréciable*, ce qui est la même chose au point de vue spécial du traitement.

Nous devons les diviser en deux grandes classes nettement séparées.

A. — Flux normal ou augmenté.

Les unes sont prises de douleurs, d'une intensité variable, à propos d'un flux menstruel normal ou d'abondance exagérée

B. — Flux diminué.

a) Les autres souffrent, au moment de règies peu abondantes dont l'éruption, irrégulière ou retardée, alterne avec des phases d'aménorrhée.

Un écoulement sanguin pâle, faible, suffit à réveiller une grande sensibilité au niveau du petit bassin de ces aménorrhéiques faciles (chlorotiques, nerveuses, débilitées, etc.).

b) Un petit nombre accusent des crises de dysménorrhée fort pénibles, pour une menstruation qui ne peut s'établir franchement, mais qui ne demande qu'à trouver son issue. Le molimen provoque des poussées congestives sur divers organes, des règles déviées ou supplémentaires, et nous avons tout intérêt dans ce seul cas à combiner les médications emménagogues et sédatives pour appeler le sang du côté du pelvis.

3° CONSIDÉRATIONS PATHOGÉNIQUES. — Des états aussi différents commandent, on le conçoit, des traitements particuliers. Mais pour faciliter notre exposé, il nous sera permis de dire quelques mots fort brefs de pathogénie et de séméiologie, au sujet de la dysménorrhée en général des femmes ayant les organes génitaux sains.

Cette *dysménorrhée* n'est pas seulement *ovarienne*, ainsi que l'ont prétendu certains auteurs, elle est aussi *utérine*, et encore *tubaire* : la trompe laisse un passage difficile au sang ou à des petits caillots, dont la migration provoque des coliques.

Il est peu de femmes qui soient prises de leurs règles à l'improviste sans que rien n'ait annoncé leur approche et leur apparition. Le plus souvent le molimen cataménial s'accompagne de troubles généraux et locaux, de phénomènes dits « sympathiques ».

dont la durée s'étend de 1 à 8 jours. Dans ce cortège symptomatique les *douleurs abdominales* ne manquent presque jamais, tout en conservant une intensité fort variable suivant les sujets et suivant les époques chez la même personne; *pesanteurs* dans le *bassin*, *sensibilité* de la région *lombaire*, se mêlent à de la *gêne*, à un malaise indéfinissable au niveau de la *taille* et de l'*estomac*; surviennent des *coliques* de chaque côté du bas-ventre, au milieu, coliques qui se rapprochent, se précipitent, et le sang apparaît. Tantôt les souffrances se calment avec l'éruption du flux hémorrhagique, tantôt elles débutent seulement avec lui, ou se continuent pendant toute sa durée et même quelque temps après sa fin. Un grand nombre de malades, que nous avons interrogées, nous ont dit que les premiers symptômes prémonitoires se manifestent pour elles du côté des lombes.

Mais l'acuité de ces phénomènes change à l'infini avec les sujets. Certaines femmes, malgré quelques coliques, n'interrompent pas leurs occupations. Chez d'autres, au contraire, les accidents prennent une allure presque inquiétante : l'abdomen se ballonne, la moindre palpation du bas-ventre réveille des crises, le facies est tiré; des vomissements achèvent de donner au tableau un faux air de péritonisme.

Les coliques montent à leur paroxysme, elles irradient vers les reins, les cuisses, et laissent la malheureuse brisée quand l'écoulement commence à sourdre.

Entre ces deux situations extrêmes, nous observons toute la série des intermédiaires.

Et pour expliquer ces douleurs génitales, tantôt nous avons beau chercher, nous ne pouvons découvrir aucun motif à invoquer; plus souvent, et c'est fort heureux pour les indications thérapeutiques, nous trouvons une cause que nous savons capable d'exagérer ou d'entretenir les souffrances menstruelles.

Parmi ces causes, nous allons signaler ici les principales :

Le refroidissement; — surtout lorsqu'il a amené un retard ou une suppression des règles, et que celles-ci apparaissent le mois suivant.

Mais en dehors de ces cas où la dysménorrhée succède à l'aménorrhée accidentelle, l'impression du froid suffit à rendre pénible chez certaines personnes la venue des époques.

La chlorose; — s'agit-il d'un travail ovulaire défectueux ou faut-il incriminer la prédisposition des chlorotiques à toutes les névralgies?

L'hystérie, — et en général toutes les *névropathies*, que nous ne passerons pas en revue, en mentionnant toutefois, d'une manière spéciale, le *goître exophtalmique*.

L'impaludisme; — le *sulfate de quinine* a guéri des dysménorrhéiques paludéennes.

La goutte, — avec ses poussées fluxionnaires et ses crises génitales douloureuses que l'on a appelées « des migraines utérines ».

Les troubles gastro-intestinaux ; — tous les états dyspeptiques, l'entéroptose, surtout quand elle s'accompagne de rein déplacé. Nous ne saurions trop insister sur ce point, les *ptoses abdominales*, et au premier rang la *néphroptose*, deviennent une grande cause de dysménorrhée.

Mettons aussi dans une place à part la *constipation* chronique qui retentit sur les organes génitaux de toute façon, entretenant la leucorrhée, des métrorrhagies, et pendant les menstrues des phénomènes douloureux. Ces accidents sont encore plus marqués lorsque la constipation se complique d'*entérite glaireuse*.

Les cardiopathies, — le rétrécissement mitral de la puberté notamment.

En général, les maladies des organes étrangers à l'appareil génital retentissent sur lui et provoquent les manifestations utéro-ovariennes les plus diverses, parmi lesquelles nous sommes fréquemment appelés à constater la dysménorrhée. Ce que nous avons écrit sur *les fausses utérines* nous dispense d'insister ici davantage, mais non de tirer une conclusion. Lorsqu'une femme, ayant conservé la matrice et les annexes sains, accuse des règles douloureuses, nous devons examiner avec le plus grand soin toute l'économie avant de diagnostiquer une dysménorrhée *essentielle* — (?) — car il y a bien des chances pour qu'elle relève d'une affection extra-utérine.

A la *puberté*, nous avons indiqué l'*hyperémie ovarienne* comme éveillant des souffrances périodiques. La *dysménorrhée paroxystique* de la puberté, qui répond peut-être aux faits dénommés par TROUSSEAU, sans doute à tort, *hématooèle cataméniale*, arrive à simuler la *péritonite* au début. Quant à la *dysménorrhée intermenstruelle*, elle se produit régulièrement douze à quinze jours après la menstruation normale, dans l'intervalle de deux époques, et, d'une acuité fort variable selon les sujets, elle s'accompagne d'un écoulement blanc, strié de sang ou sanguinolent.

Menstruation intermédiaire, dépendant d'un molimen imparfait, ou symptomatique de lésions tubo-ovariennes, elle sort un peu du cadre des faits que nous nous proposons de soigner.

Car ce préambule de pathogénie et de séméiologie, que nous abrégeons à dessein, n'est pour nous qu'un moyen de poser les bases d'une thérapeutique aussi rationnelle que possible.

4° INDICATIONS DU TRAITEMENT. — De tout ce que nous venons d'exposer il résulte que, chez nos dysménorrhéiques, le traitement doit viser la cause et l'effet, — l'état général et local, — les maladies étrangères à l'appareil sexuel et la douleur. Combattre la douleur au moment des crises reste insuffisant, elle renaîtra à la prochaine époque ; nos soins doivent se continuer dans la période intercalaire et prévenir le retour des paroxysmes.

Le médecin formulera ses prescriptions en se préoccupant du *nervosisme*, de la *chlorose*, de la *goutte*, du *paludisme*, des *dyspepsies*, etc.... Il luttera contre la *constipation chronique*, et prescrira des purgations légères, de simples laxatifs, sans inconvénient, bien plus dans ce cas avec avantage, jusqu'à la veille des règles. On les évitera à ce moment pour les malades qui, bien qu'habituellement constipées, sont prises d'une débâcle, véritable diarrhée supplémentaire, un jour ou deux avant la venue du sang.

Ici rappelons notre division étiologique, qui va nous servir pour instituer notre traitement.

A. — La dysménorrhée se manifeste à propos d'un flux d'abondance exagérée ou normale.

Dans cette classe rentre la plus grande part des anciennes *dysménorrhées congestives*.

D'une façon générale, il est bon, si les phénomènes se manifestent avec une acuité sérieuse, que la malade garde le lit pendant les règles et même un peu avant leur apparition, dont la date est prévue. Nous tenons essentiellement au *repos au lit*, du moins les premiers jours, toutes les fois en particulier que nous constatons de l'entérite glaireuse ou un rein flottant.

Puis on a recours à des procédés thérapeutiques dont quelques-uns restent un peu anodins. C'est ainsi que beaucoup de mères soulagent leurs filles au moyen d'applications chaudes : *serviettes chauffées, cataplasmes* et *lavements laudanisés, embrocations* calmantes sur le bas-ventre et les reins (*huile de camomille cam-*

phrée, etc.), ne sont pas à dédaigner. Des pommades à la *bella-done* et à la *jusquiame,* le soir un *suppositoire belladoné*

> Extrait de belladone................................... 0^{gr},03
> Beurre de cacao....................................... 4 grammes.
> F. S. A. Un suppositoire.

rendent de véritables services. Et quand on connaît bien sa malade et que l'on croit ne pas avoir à redouter une perturbation du flux hémorrhagique, on ajoutera des *bains de siège narcotiques* ou des *injections émollientes opiacées.*

Les applications de *glace* nous effraient un peu.

Mais quand ces moyens demeurent vains, l'on est obligé d'intervenir d'une manière plus énergique.

Dans les cas où le sang coule très abondamment, on a tenté de diminuer les douleurs en agissant sur la fluxion génitale. C'est ainsi, comme nous l'avons dit, que Lawson Tait prescrivait l'*ergotine* dans l'hyperémie ovarienne, et que nous donnons les pilules suivantes :

> Ergotine.................................... ... 0^{gr},10
> Sulfate de quinine........................... 0^{gr},02
> Poudre de feuilles de digitale.............. 0^{gr},01
> Poudre de coca............................... Q. S.
> F. S. A. Une pilule. — En prendre 4 à 5 par jour.

Mais il n'est pas toujours nécessaire de s'adresser à l'ergot, et nous trouvons pour nous aider plusieurs médicaments que nous essaierons tour à tour :

L'*hydrastis canadensis* qui s'emploie à l'état d'extrait fluide jusqu'à 60 gouttes par jour, par doses de 10 à 20 gouttes.

Plusieurs auteurs le combinent au *viburnum prunifolium* dans une formule courante :

> Extrait fluide de viburnum prunifolium.......... } āā 10 grammes.
> Teinture d'hydrastis canadensis................. }
> F. S. A. Mixture. — En prendre X gouttes toutes les deux heures dans de l'eau sucrée, 8 à 10 fois par jour.

Huchard recommande :

> Teinture de piscidia erythrina.................. } āā 10 grammes.
> Teinture de viburnum prunifolium............... }
> F. S. A. Mixture. — En prendre XX gouttes, 4 à 5 fois par jour.

L'*hamamelis virginica,* le *cannabis indica* ont été employés avec des succès divers. Enfin l'un de nous a expérimenté le *senecio vulgaris*.

Depuis longtemps, en Amérique et surtout en Angleterre, les seneçons passent pour posséder des vertus emménagogues et sédatives, et les femmes de la campagne, lorsqu'elles se plaignent de troubles menstruels, absorbent volontiers des infusions de cette plante ; les médecins emploient le *Senecio Jacobæa* (plus commun dans ces pays), en extrait fluide de vingt à soixante gouttes dans les vingt-quatre heures. Avec Heim, professeur agrégé d'Histoire Naturelle à la Faculté de Paris, nous avons expérimenté l'*extrait fluide de Senecio Vulgaris*. Les parties souterraines du seneçon vulgaire nous ont fourni des résultats plus fidèles, plus rapides, que les parties aériennes, mais ces dernières ne sont cependant pas dépourvues d'une certaine efficacité.

La dose moyenne d'extrait fluide de senecio vulgaris (parties souterraines et aériennes mélangées) est de *soixante gouttes* que nous versons dans *quarante-cinq grammes* d'eau sucrée ; le mélange est pris en trois fois, par cuillerées à soupe, d'heure en heure. Nous tenons beaucoup à ne pas espacer les doses dans la journée et nous insistons sur ce point, que l'on doit donner une cuillerée à soupe contenant vingt gouttes d'extrait fluide, à trois heures *consécutives*, sept heures, huit heures, neuf heures du matin par exemple. Il nous arrive aussi d'administrer la dose en deux fois. Prescrit de la sorte à nos malades, le seneçon calme les douleurs qui précèdent, accompagnent ou suivent les règles, surtout chez les femmes dont les *organes génitaux* demeurent *sains* ; quand la dysménorrhée dépend d'une affection utérine ou péri-utérine, l'effet du médicament est plus faible contre les souffrances menstruelles, devient nul contre les crises qui ne relèvent pas de la poussée cataméniale, et dangereux même s'il s'agit d'une phlegmasie. A la dose encore assez forte de soixante gouttes, l'extrait fluide de senecio vulgaris est plutôt très légèrement hémostatique ; aussi le trouvons-nous tout indiqué dans l'*hyperémie ovarienne* et dans les dysménorrhées avec flux sanguin abondant. Bardet et Bolognesi (1) ont constaté que le seneçon provoque l'apparition des menstrues, et l'ordonnent pour combattre l'aménorrhée, mais à des doses beaucoup moindres que les nôtres ; ces phénomènes, d'apparence contradictoire, sont

(1) Bardet et Bolognesi. — *Bulletin de la Société de Thérapeutique*, juin et novembre 1896.

déjà signalés à propos de l'ergot, de la sabine, de la rue, etc....
En thérapeutique, les résultats varient à l'extrême et semblent
parfois tout à fait opposés, suivant la quantité et le mode d'absorption du principe actif; le volume, les qualités de l'excipient ne
sont pas eux-mêmes sans importance, et il n'est pas indifférent de
verser quelques gouttes d'un extrait fluide dans 250 grammes ou
dans 45 grammes d'eau sucrée.

Surtout que l'on n'aille pas croire que nous considérons le
senecio vulgaris comme un remède infaillible; il n'y a pas de
remède infaillible. Depuis nos deux communications, l'expérience
continue à nous prouver son efficacité dans de nombreux cas,
mais il serait puéril de ne pas s'attendre à des échecs.

Nous serions tentés de penser qu'il agit sur les vaisseaux et sur
la douleur. Le *senecio aureus* est conseillé par GUNDRUM « comme
hémostatique dans les hémorrhagies capillaires », d'autres seneçons
ont été employés contre les hémoptysies. Le senecio vulgaris
que VALMONT DE BONNARD, LIEUTAUD, recommandaient déjà pour
diminuer la *fluxion hémorrhoïdaire* nous a semblé utile à cet effet
chez quelques malades. « Il calme, dit LIEUTAUD (édition de 1777)
les douleurs des hémorrhoïdes et convient dans l'inflammation des
testicules. (1) » Enfin plusieurs tentatives toutes récentes nous
engagent à l'expérimenter contre certaines souffrances *gastralgiques*,
à l'exemple, du reste, de ce qui a été fait en Angleterre.

B. — La dysménorrhée se manifeste à propos d'un flux diminué et peu abondant.

Cette dysménorrhée alterne volontiers, comme nous l'avons écrit
plus haut, avec l'aménorrhée et se manifeste chez des malades
dont l'état général est débilité par la chlorose, le nervosisme, etc.
Son traitement doit se combiner avec celui de cette variété d'aménorrhée, et l'on sait combien rarement, dans ces cas, il est indiqué
de provoquer l'augmentation des règles (2). Plus que jamais il faut
être prudent et discret pour l'usage de la médication emménagogue,
à laquelle cependant nous aurons recours sans hésitation si les
douleurs menstruelles éclatent à propos de règles qui, coulant peu

---

(1) Le Dr DUMAS, médecin de la marine, nous a dit l'avoir prescrit une fois contre
les douleurs d'une orchite; il survint très vite du soulagement, sans doute pure
coïncidence.
(2) Voir *Aménorrhée*.

et mal par les voies génitales, provoquent des fluxions sur divers organes (règles supplémentaires ou déviées), à plus forte raison lorsque ces accidents surviennent chez une femme vigoureuse et résistante, car ils ne sont pas exclusivement l'apanage des personnes faibles et anémiées. Qu'elle soit robuste ou non, la malade alors gagne toujours à voir le sang appelé du côté du bassin, et si l'on redoute pour elle, à cause d'une santé délicate, l'intervention trop énergique de médicaments tels que la sabine et la rue ou d'autres emménagogues, on commencera par des moyens plus anodins, sinapismes au niveau du bas-ventre, apiol, etc., que nous avons déjà énumérés.

Mais n'oublions pas aussi de calmer les douleurs, très vives parfois, malgré le peu d'abondance du sang.

En Angleterre, le *permanganate de potasse* à la dose de 0 gr. 10 à 0 gr. 20 par vingt-quatre heures jouit d'une grande vogue. A la rigueur nous pourrons tenter, mais sans insister en cas d'échec, l'administration du *senecio* ; d'une façon plus rationnelle le *cannabis*, le *viburnum*. Et sachons aussi que l'*antipyrine*, la *phénacétine*, le *chloral*, le *bromure de potassium*, le *valérianate d'ammoniaque*, l'*hyosciamine* sont appelés à nous rendre de grands services; le *salicylate de soude* réussit moins. En désespoir de cause, une piqûre de *morphine* est toujours fidèle et sûre.

Dans l'intervalle des règles, nous songerons à tout mettre en œuvre, pour favoriser leur établissement facile. Rappelons seulement ce que nous avons exposé sur la méthode de BRANDT, la gymnastique raisonnée, la bicyclette, l'équitation, la danse. L'*hydrothérapie chaude*, nous est un aide précieux.

FLIESS (de Berlin) estime qu'au point de vue physiologique il existe un rapport évident entre le processus caténial et diverses parties de la pituitaire, le cornet inférieur et une partie de la cloison. Les badigeonnages de ces régions avec une solution de *chlorhydrate de morphine* ou de *cocaïne* feraient disparaître les douleurs menstruelles qui ne relèvent pas d'une cause mécanique. Cette idée est moins singulière qu'elle ne le semble au premier abord; le tissu érectile des cornets se gonfle au moment des règles, et nous verrons qu'à la ménopause cette congestion nasale est capable d'entraîner des accès de pseudo-asthme. En agissant sur la pituitaire on acquiert certainement l'avantage de calmer au moins des complications fort pénibles de la poussée caténiale.

Contre les crises de *dysménorrhée tubaire*, en même temps que

les *irrigations chaudes* on a conseillé les *suppositoires vaginaux* à
l'*ichthyol*.

    Ichthyol.... .... 0gr,25
    Beurre de cacao.............................. .... 2 grammes.
F. S. A. Un suppositoire.

1° DOULEURS EXTRA-GÉNITALES D'ORIGINE MENSTRUELLE. — Mais
toutes les douleurs, qui surviennent à propos des phénomènes de
la menstruation, ne se manifestent pas d'une manière exclusive
au niveau des organes sexuels. La dysménorrhée s'accompagne volontiers d'autres souffrances qui éclatent en dehors de la sphère
génitale ; bien plus, nous voyons ces souffrances d'organes ou de
régions éloignés, acquérir une acuité fort pénible, alors que la venue
du sang provoque des sensations très supportables au niveau de la
matrice et des annexes.

Ces multiples douleurs, toutes d'origine menstruelle, doivent
aussi nous préoccuper au point de vue du traitement, car leur
répétition prévue et leur ténacité contribuent à assombrir la vie
de la malade.

a. NÉVRALGIES. — Parmi ces accidents, les *névralgies* sont fort à
craindre, car chez les nerveuses prédisposées si sujettes d'autre
part à la dysménorrhée, elles s'éveillent d'abord seulement avec les
règles, mais à la longue elles persistent dans la période intercalaire,
pour subir chaque mois une nouvelle exaspération. *Les grandes
névralgies pelviennes* comptent au nombre des complications les
plus redoutables qui puissent frapper les femmes vraies ou fausses
utérines ; mais sans en arriver à ces cas extrêmes, *la névralgie iléo-
lombaire* (points lombaire, iliaque, inguinal, abdominal ou sus-pu-
bien, grande lèvre, ovaire), crée un ennui d'autant plus grand que
si elle est provoquée et entretenue par la fluxion de l'ovaire, à son
tour elle réagit sur cette fluxion. Par sa fixité et sa résistance à la
thérapeutique elle use les ressources du médecin et la résignation
de la patiente. Il faut essayer contre elle une série de moyens avant
de procurer du soulagement. Localement nous avons obtenu quelques bons résultats du mélange suivant, préconisé, comme on sait,
pour calmer les douleurs articulaires chroniques,

    Menthol.. ⎫ āā 1 gramme.
    Gaïacol... ⎬
    Alcool à 90°... ⎭ 18   —
F. S. A. Alcoolat.

en larges badigeonnages plusieurs fois répétés par jour. Recouvrez de flanelle.

Ou bien tentez les onctions, maintenant classiques dans la goutte, avec le liniment :

Gaïacol...   6 grammes.
Huile de jusquiame.................................   60   —
F. S. A. Liniment.

Les pommades à la *belladone* et à la *jusquiame* mélangées sont quelquefois fort efficaces, de même que le *salicylate de méthyle*. Mais souvent on en est réduit à l'application de petits *vésicatoires* pansés matin et soir avec un demi-centigramme de *chlorhydrate de morphine* ; le *stypage* ne doit pas être oublié.

A l'intérieur l'*antipyrine*, la *phénacétine*, etc., et les pilules qu'Albert Robin conseille contre le zona :

Extrait de datura stramonium........................ ⎫ aã 0gr,01
Extrait de jusquiame................................ ⎬
Extrait de belladone................................ 0gr,005
F. S. A. Une pilule. — En prendre 3 à 4 par jour.

La *sciatique* est volontiers exaspérée à l'approche des époques, de même la *névralgie intercostale* susceptible de débuter aussi à ce moment, la *névralgie faciale*, et toutes les douleurs de tête, *migraine* surtout, avec ou sans troubles oculaires, *céphalée neurasthénique*, etc.. Le traitement exige le plus souvent l'association d'une médication générale, tonique, reconstituante, *kola*, *glycérophosphates*, etc.

b. TROUBLES GASTRIQUES. — Les *troubles gastriques* naissent ou s'exaltent avec la venue du molimen cataménial, et TROUSSEAU a décrit une *fièvre ménorrhagique* qui n'est autre qu'un embarras gastrique avec fièvre capable de simuler une typhoïde au début. (GRATTERY).

c. TROUBLES RÉNAUX. — Il faut connaître un état d'apparence grave et fort pénible, que nous observons chez les dyspeptiques atteintes en même temps d'un *rein déplacé*. Les règles provoquent (BECQUET) une congestion rénale avec douleurs lombaires, légère albuminurie chez beaucoup de personnes, et ces phénomènes deviennent très marqués s'il existe une ptose rénale. Le rein ainsi touché retentit sur l'estomac déjà malade et qui a subi en outre lui-même l'influence cataméniale, au point qu'il en résulte des accidents fort alarmants pour l'entourage. Les douleurs gastriques sont portées à leur

13

paroxysme, une intolérance alimentaire absolue cause des vomissements incessants à la moindre tentative d'ingestion, si bien que les malheureuses sortent de la crise anéanties et brisées. Pour prévenir ces vomissements et les souffrances, nous avons recours à une vieille formule de G. Sée :

> Extrait gras de cannabis indica................... 0gr,20
> Potion gommeuse.............................. 200 grammes.
>
> F. S. A. Potion.

Une cuillerée à soupe deux fois par jour environ, de préférence avant l'absorption de lait que l'on donnera par doses très petites; mais répétées au moment des accès. D'une façon générale, l'alimentation restera toujours fractionnée, et le premier jour on peut se voir obligé de laisser la patiente à la *diète absolue.*

d. TROUBLES HÉPATIQUES. — Sous l'influence de la poussée menstruelle, les *coliques néphrétiques* éclatent chez les calculeuses, mais plus rarement que les *coliques hépatiques*; afin d'abréger les accès et d'empêcher qu'ils ne retentissent à leur tour sur l'appareil utéro-ovarien, on interviendra suivant le mode habituel au moyen des piqûres de morphine qui atténuent à la fois la crise et les réflexes. La *congestion hépatique*, l'*ictère menstruel* cessent d'ordinaire avec le flux sanguin, et ne prennent pas une importance qui nécessite une médication spéciale; avant de prescrire du calomel ou des cholagogues, si on les juge nécessaires, il convient d'attendre la fin des époques dont l'écoulement, quand il est bien établi, constitue la meilleure dérivation de la fluxion hépatique.

e. TROUBLES DES CENTRES NERVEUX. — Du côté des centres nerveux il survient des accidents d'allure fort inquiétante, qui simulent tantôt la *méningite cérébrale*, tantôt la *congestion rachidienne* et s'accompagnent dans les deux cas de grandes souffrances.

La *méningite menstruelle* (?) est sans doute le plus souvent, sinon toujours, de nature hystérique, mais la *congestion rachidienne* ne saurait ressortir à l'hystérie. Son origine vraiment fluxionnaire, admise par HALLOPEAU, JACCOUD, NIEMEYER, PETER, etc., semble démontrée par sa guérison qui arrive avec l'apparition ou la terminaison des règles. Elle est caractérisée d'abord par des fourmillements, des engourdissements, puis des douleurs rachidiennes irradiant vers le tronc et les membres inférieurs. Le tableau symptomatique se complète d'une *paraplégie* qui respecte les sphincters. Pour peu que les règles soient en retard, on s'efforcera d'attirer la poussée sanguine du côté des organes génitaux en prescrivant une médication emménagogue ; au début des phénomènes, les émissions sanguines seront pratiquées (sangsues, ventouses scarifiées) sur le bas-ventre, le périnée et les cuisses, plus tard le long même de la colonne vertébrale. On y joindra l'usage répété de ventouses sèches et de purgations fréquentes, si la paraplégie douloureuse continue après la fin des époques.

2° DYSMÉNORRHÉE MEMBRANEUSE. — La *dysménorrhée membraneuse* pendant longtemps ne reconnaissait pas de thérapeutique particulière. Aujourd'hui on opère en dernier ressort le curettage de la cavité utérine, intervention, dit Pozzi, qui fournit d'excellents résultats à condition d'être complétée par des injections de teinture d'iode.

Enfin quand la dysménorrhée résiste à tout traitement, comme suprême ressource, des chirurgiens en sont arrivés à l'ablation des deux ovaires, l'opération de Battey que nous ne saurions jamais conseiller

CHAPITRE III

—

TRAITEMENT DE L'AMÉNORRHÉE
ET DE LA DYSMÉNORRHÉE PAR ATRÉSIE
OU STÉNOSE DU CANAL GÉNITAL

———

Traiter la dysménorrhée et l'aménorrhée dues à des malformations congénitales ou acquises, que ces malformations siègent sur l'utérus, le vagin, ou la vulve, c'est traiter ces malformations elles-mêmes, les troubles menstruels en étant les effets directs. Supprimer la cause qui rend douloureux ou impossible l'écoulement des règles, c'est donc le but que l'on doit se proposer.

Nous n'avons pas à décrire ici tous les procédés opératoires tendant à rétablir la largeur suffisante ou la perméabilité du canal génital ; laissant de côté les opérations complexes qui ne doivent être tentées que par des chirurgiens exercés, nous n'aurons en vue que les petites interventions, sanglantes ou non, que peut et sait pratiquer tout médecin.

Nous envisagerons les rétrécissements ou imperforations de la vulve, du vagin et de la matrice, en insistant d'une façon particulière sur le traitement de la sténose du col utérin, l'une des causes fréquentes de la dysménorrhée.

A. — Sténoses et atrésies de la vulve et du vagin.

1° STÉNOSES ACQUISES. — Les rétrécissements de la vulve et du vagin, dus à des brides cicatricielles ordinairement consécutives à l'accouchement, peuvent apporter une gêne plus ou moins marquée à l'émission du flux menstruel, d'où dysménorrrhée. Ces brides seront sectionnées à petits coups de ciseaux, en les soulevant avec le doigt qui les présente à l'instrument.

Après la section, on tamponne avec de la gaze iodoformée ou autre pour maintenir le vagin dilaté et empêcher de nouvelles adhérences cicatricielles. Il est parfois bon, afin d'étaler les parois vaginales, de placer un peu plus tard un pessaire de HODGE ou ae DUMONTPALLIER.

2° STÉNOSES CONGÉNITALES. — On trouve dans ce cas soit des brides transversales, soit des adhérences partielles.

Si l'on a affaire à de simples brides transversales, il suffit de les sectionner au ciseau, comme dans le cas de brides cicatricielles acquises. Si ce sont des adhérences partielles, on peut, après avoir essayé le décollement pur et simple par traction, inciser ces adhérences en les dédoublant, de manière à donner au canal sa perméabilité normale.

3° ATRÉSIES. — Que l'atrésie soit acquise ou congénitale le traitement est le même.

L'union des grandes lèvres est très rare; lorsqu'elle existe, il faut d'abord essayer le décollement simple. Si l'on n'y parvient pas, on incise, et on met obstacle à une nouvelle union en plaçant un tampon de gaze.

La soudure des petites lèvres, plus fréquente, n'existe parfois simplement que par leur face interne; la simple traction les détache alors sans trop de difficultés, mais dans d'autres cas de réunion plus intime il faut recourir à l'incision.

Il est facile de remédier à *l'atrésie de l'hymen*, ou à *l'imperforation du vagin* fermé par une mince membrane (ce qui se confond cliniquement); une incision cruciale avec ou sans résection des lambeaux suffit à donner un libre passage au sang retenu derrière la membrane.

Nous ne parlerons pas de *l'atrésie du vagin* résultant de l'absence et du développement rudimentaire de cet organe: ce sont là des malformations qui réclament de véritables et délicates interventions chirurgicales.

Telles sont les différentes manœuvres que l'on peut exécuter pour remédier à l'aménorrhée ou à la dysménorrhée par sténose ou atrésie de la partie inférieure des voies génitales.

L'*aménorrhée vraie* d'ailleurs est rare ; le plus souvent, dans les cas d'atrésie complète il y a rétention des règles avec dilatation au-dessus de l'atrésie, hématocolpos, dont nous n'avons pas à indiquer le traitement. Toutefois dans certains cas d'atrésie il y a aménorrhée vraie qui disparaît après le rétablissement du conduit vulvo-vaginal.

Quant à la dysménorrhée, sa cause la plus habituelle est la *sténose du col utérin* qu'il nous reste à étudier.

B. — Sténose du col.

Lorsqu'il y a sténose du col, que celle-ci soit congénitale ou acquise, il faut dilater le canal et le maintenir dilaté.

La dilatation peut être sanglante ou non sanglante.

1° DILATATION NON SANGLANTE. — Cette manœuvre qui doit être pratiquée avec les plus extrêmes précautions d'asepsie et d'anti-sepsie, sous peine d'accidents parfois fort graves, est elle-même faite par plusieurs procédés. Tantôt on emploie la dilatation lente avec des substances capables de se gonfler au contact des liquides sécrétés ; tantôt on préfère la dilatation rapide ou forcée avec ou sans chloroforme.

1° *La dilatation lente* s'effectue le plus habituellement avec des tiges de *laminaire* que l'on introduit dans le col où elles augmentent de volume par imbibition.

Il faut avoir une série de tiges de différentes grosseurs que l'on conserve dans de l'éther iodoformé.

L'opération se pratique de la façon suivante. La femme étant dans la position de la taille, on lave le vagin avec une solution de sublimé au 1/4000; les mains du médecin sont naturellement rendues propres et aseptiques. Par le toucher, on s'assure de la position du col et du corps de l'utérus, puis on introduit un spécu-lum bivalve. Le col est chargé entre les lèvres du spéculum, il est lavé avec un tampon de coton hydrophile monté au bout d'une pince et imbibé de la solution de sublimé, puis la lèvre antérieure est saisie avec une pince tire-balle.

Pour se rendre compte de la courbure de la cavité utérine on introduit l'hystéromètre, et, d'après les renseignements fournis, on peut recourber légèrement la tige de laminaire ; cette tige, portée par une pince, est doucement poussée dans la cavité de l'utérus, son extrémité, à laquelle est attaché un fil, n'étant pas enfoncée de manière à disparaître. Pendant ce temps, la pince tire-balle maintient la matrice et l'empêche de remonter; puis, la tige placée, un tampon ou une lanière de gaze sont appliqués contre le col et on retire le spéculum.

Au bout de dix à douze heures la laminaire a atteint son maximum de gonflement; mais, en général, on laisse vingt-quatre heures la même tige, on l'enlève alors au moyen du fil attaché à son extrémité et on en introduit une seconde plus volumineuse. La manœuvre est répétée plusieurs jours de suite, durant deux à quatre semaines (Dirner de Budapesth).

Cette méthode ne donne souvent que des résultats passagers; on en use cependant avec avantage à l'approche de chaque période menstruelle.

2° *La dilatation rapide* s'effectue ordinairement sous le chloroforme; elle peut être faite d'une manière immédiate avec un dilatateur, ou progressive au moyen des bougies de Hegar.

Pour la dilatation immédiate ou divulsion, on se sert d'un dilatateur à deux branches parallèles (d'Ellinger), divergentes (de Collin), ou d'un dilatateur à trois branches (de Sims). Ce procédé n'est pas très recommandable, car il expose à des déchirures du col.

La dilatation avec les bougies de Hegar ne s'obtient vraiment avec facilité que sur un col un peu ramolli, aussi commence-t-on volontiers par mettre durant vingt-quatre heures une tige de laminaire.

« Le diamètre, dit Hegar, de la bougie la plus petite est de 2 millimètres. Le diamètre des suivantes augmente de un millimètre pour chacune, si bien que l'accroissement de la circonférence est d'environ 3 millimètres. Il est encore préférable d'avoir des bougies dont le diamètre s'accroit de un demi-millimètre seulement ».

La malade étant anesthésiée, on saisit la lèvre antérieure du col et on introduit une bougie de Hegar d'un calibre tel qu'elle passe à frottement doux. Après cette première bougie, on en passe une autre plus volumineuse et ainsi de suite jusqu'à ce qu'on soit parvenu au degré de dilatation voulue. On imprime à chaque bougie un mouvement de va-et-vient, de façon à masser les parois du col et principalement l'orifice interne dont le rétrécissement est l'un des principaux facteurs de la dysménorrhée.

Il va sans dire que cette opération est précédée d'une désinfection minutieuse de la cavité vaginale. Quand on a fini, on laisse un tampon de gaze dans le vagin.

Le résultat de ces manœuvres n'est pas toujours définitif; le col revient sur lui-même, mais dans nombre de cas l'orifice n'atteint jamais le degré d'étroitesse qu'il présentait avant, et reste assez large pour laisser passer l'écoulement menstruel avec plus de liberté.

2° DILATATION SANGLANTE. — Nous n'insisterons pas sur les procédés opératoires tendant à remédier à la sténose cervicale, ce serait sortir de notre cadre. Nous signalerons les interventions courantes qui ont pour but de rétablir le calibre du canal cervical et surtout de ses orifices.

La *section de l'orifice externe*, soit au bistouri, soit aux ciseaux, porte sur la ligne médiane ou sur les côtés.

On peut également *sectionner l'orifice interne* et toute la longueur du canal cervical; on se sert pour cela d'un bistouri boutonné. Mais ces opérations sont mauvaises ; elles donnent, après cicatrisation, des cols déformés qui conservent encore un rétrécissement plus ou moins marqué.

Il est préférable, lorsque la sténose est peu accusée, de se borner à la dilatation immédiate progressive avec les bougies de HEGAR (après ramollissement du col à la laminaire). Si la sténose est très prononcée, on aura recours à des résections partielles du col, soit par l'excision biconique à deux lambeaux (SIMON), soit, quand la muqueuse est malade, par le procédé de SCHRÖDER, soit enfin comme le préconise POZZI par l'évidement commissural du col, opérations dont on trouvera la technique exposée dans les *Traités de Gynécologie.*

CHAPITRE IV

DU TRAITEMENT DES MÉTRORRHAGIES

I

Considérations générales

Existe-t-il une métrorrhagie essentielle, idiopathique ? Bien peu d'auteurs l'admettent encore, et du reste tous les premiers ils en proclament la rareté. Est-ce à tort ou à raison ? La question mérite d'être discutée et peut-être on ne s'entend pas sur la valeur du mot : c'est un point sur lequel nous nous sommes expliqués à propos des *fausses utérines*.

Nous considérons l'hémorrhagie utérine comme symptomatique d'affections du système génital ou d'organes éloignés, ou encore comme symptomatique de troubles généraux ; sa thérapeutique rentre dans celle de la cause première et doit être décrite avec elle. Cependant, quelles que soient les indications données par l'étiologie, toute métrorrhagie comporte un ensemble de soins qu'il faut connaître, et, sans empiéter sur d'autres chapitres exposant une série de traitements en rapport avec chaque maladie originelle, nous croyons pouvoir réunir et discuter des médications toutes utiles à des titres divers, pour montrer ensuite les cas où elles conviennent le mieux.

Nous n'envisageons pas ici les hémorrhagies obstétricales de la grossesse et de l'accouchement.

II

Des médicaments et des médications hémostatiques

Une femme atteinte de métrorrhagie garde au lit un *repos absolu*, elle évite tout mouvement ; pour peu que la perte soit abondante, on doit même lui passer le bassin et ne lui permettre de se lever sous aucun prétexte. Couchée sur le dos, la tête un peu basse, et le milieu du corps légèrement soulevé par un petit amas de linges ou de draps plus résistants et surtout moins chauds qu'une pile d'oreillers, elle conserve l'immobilité le plus possible. Si les extré-mités sont froides, on met près des jambes et des bras des serviettes ou des boules d'eau chaude, plutôt que d'accumuler des couver-tures sur le ventre en les étendant sur le corps entier. La tempéra-ture n'est pas maintenue trop élevée dans une chambre convena-blement aérée, et durant le cours de la journée la malade prendra des boissons ou des limonades fraîches. Souvent cette simple hygiène suffit à conjurer des accidents peu sérieux.

1° MÉDICAMENTS HÉMOSTATIQUES. — De tous les *médicaments* dits *hémostatiques*, le plus usité contre les métrorrhagies, le plus connu, mais aussi le plus décrié, est l'*ergot de seigle*. Son effica-cité pour amener la contraction des fibres lisses des vaisseaux et de l'utérus, même en état de vacuité, ne se conteste pas, et les cri-tiques qu'il a soulevées résultent, beaucoup plus de la manière dont on l'emploie, que d'une action infidèle ou nuisible propre à sa nature elle-même. L'*ergot de seigle* fraîchement pulvérisé (et non le seigle ergoté) peut se prescrire en cachets jusqu'à 4 grammes ; son *extrait aqueux*, l'*ergotine*, de 0 gr. 50 à 4 grammes (il existe une solution titrée d'ergotine où 1 centimètre cube du liquide représente son poids d'ergot) ; son *alcaloïde*, l'*ergotinine*, mille fois plus active, de 1/4 de milligramme jusqu'à 1 milli-gramme.

Les doses massives et élevées nous paraissent devoir être rejetées. En obstétrique, à la suite d'une délivrance, si l'on juge à propos d'exciter de promptes contractions de la matrice par des injections répétées d'ergotine pour arrêter une grande hémorrhagie, on espère un effet rapide et la gravité de l'accident fait passer par-dessus toute autre considération. Mais en dehors des accouchements les pertes de sang ne sont jamais inquiétantes d'une façon aussi immédiate. Ce que l'on reproche aux préparations d'*ergot de seigle* et d'*ergotine* c'est de provoquer des tranchées utérines, « de produire des froissements douloureux de la muqueuse malade, et de donner des résultats fort passagers », le flux sanguin s'exagérant même parfois dès que l'influence du remède est épuisée. Il est à remarquer que ces inconvénients ont été signalés surtout (mais non pas exclusivement) à la suite d'injections sous-cutanées, c'est-à-dire à la suite d'une action brusque et forte de la substance. Cette stimulation vigoureuse et subite des fibres lisses éveille des coliques très pénibles lorsque l'utérus est malade, et comme elle est temporaire, aux phénomènes spasmodiques succède un relâchement des vaisseaux qui s'accentue encore par une loi assez commune en physiologie ; la dilatation des canaux sanguins devient alors pour quelques instants plus considérable qu'avant l'absorption de l'ergot, l'hémorrhagie reprend avec abondance.

Aussi des doses moins élevées pour une seule fois, mais *répétées et maintenues plus longtemps*, nous semblent préférables ; elles ne causent pas de douleurs, leur effet continu, surtout aidé par d'autres moyens, irrigations, etc., donne d'heureux résultats. Nous avons déjà conseillé plus haut (métrorrhagies de la puberté) la formule suivante :

Ergotine...................................	0^{gr},10
Sulfate de quinine........................	0^{gr},02
Poudre de feuilles de digitale............	0^{gr},01
Poudre de coca............................	Q. S.

F. S. A. Une pilule. — Donner par jour 5 pilules suffisamment espacées.

La potion de GUBLER est excellente :

Ergotine...................................	4 grammes.
Acide gallique............................	0^{gr},50
Sirop de térébenthine.....................	30 grammes.
Eau distillée de menthe...................	120 —

F. S. A. Potion.
Prendre par cuillerées la potion, ou la moitié, le tiers, dans la journée.

SNEGUIREFF considère que l'ergot sert pour ainsi dire de pierre de touche au médecin : en dehors de la grossesse, toute métrorrhagie, dit-il, doit être combattue par lui avant tout autre traitement, et si le médicament reste inefficace, c'est un signe qu'il n'y a pas à compter avec d'autres remèdes internes agissant sur la contractilité utérine.

Cependant, nous le répétons, l'emploi de l'ergot est loin d'être accepté d'une façon unanime; à part ce qui concerne les *accidents puerpéraux* et les *corps fibreux*, GALLARD en particulier le tient pour un médicament au moins impuissant contre les autres variétés de pertes sanguines que nous avons à combattre.

Aussi plusieurs auteurs prônent la *digitale* comme le meilleur des hémostatiques utérins; elle aurait tous les avantages de l'ergot sans en présenter les inconvénients. HOWSHIP DICKINSON essaya la *digitale* avec succès (sur une malade atteinte du reste d'une affection cardiaque) et conseilla des doses énormes de 15 à 30 grammes. Après lui, TROUSSEAU, qui d'abord prescrivait de 6 à 8 grammes du médicament, en arriva à l'ordonner de 1 à 2 grammes en infusion par doses fractionnées, et vit cesser rapidement des métrorrhagies qui duraient déjà depuis plusieurs semaines, surtout des métrorrhagies de la *ménopause* ou des flux symptomatiques des *corps fibreux*. « Il ne sera pas inutile de faire observer, ajoute-t-il, que préalablement nous avions pris la précaution de laisser reposer plusieurs jours nos malades après leur entrée à l'hôpital. » GALLARD administrait, par cuillerées à bouche dans la journée, 0 gr. 30 à 0 gr. 50 de feuilles infusées dans 125 grammes d'eau. Cette dernière dose est très suffisante et il n'est pas besoin de recourir aux quantités élevées recommandées par le médecin de Dublin pour obtenir de bons effets.

La *digitale* jouit d'une réelle efficacité contre les hémorrhagies utérines, de préférence dans certaines affections, la *métrite*, par exemple ; est-ce plutôt en ralentissant la circulation générale qu'en produisant une hypothétique contraction des fibres de la matrice ? Peu nous importe. Malgré ses qualités, il semble exagéré de la considérer comme le plus sûr des hémostatiques; lorsque d'autres moyens échouent ou sont inapplicables, on la trouve en réserve ainsi qu'une précieuse ressource, mais elle ne doit pas passer au premier plan. Il faut, bien entendu, faire une exception en ce qui concerne les métrorrhagies dans les maladies du cœur, c'est un point que nous examinerons un peu plus loin.

Que n'a-t-on pas dit du *sulfate de quinine?* Si nous nous en rapportons à des observations d'origine différente, il est également bon dans les états les plus opposés : nous le voyons tour à tour vanté contre l'*aménorrhée*, la *dysménorrhée*, les *pertes de sang*, et dans les menstruations irrégulières il rétablit la périodicité des règles.

Cette discordance d'avis résulte d'interprétations un peu forcées. DELIOUX DE SAVIGNAC donne du quinquina jaune à des chlorotiques atteintes d'aménorrhée, et comme sous cette influence le flux cataménial réapparaît, cet auteur déconseille les préparations de quinquina dans les chloroses ménorrhagiques et conclut que la quinine est un emménagogue; c'est possible, mais au même titre que bien des toniques, un emménagogue indirect. TROUSSEAU, de son côté, préconise le quinquina en poudre déjà vanté par BRETONNEAU. Qu'une paludéenne se plaignant de dysménorrhée soit calmée par le *sulfate de quinine* (TILT), il n'y a là rien que de fort naturel; de même pour la malade de SANDRAS, rhumatismale et goutteuse, dont les douleurs menstruelles étaient soulagées par ce remède à haute dose, mais il ne faut pas généraliser ses vertus bienfaisantes à tous les accidents génitaux. Son action sur les vaisseaux qu'il contracte en diminuant leur calibre rend ses propriétés hémostatiques très vraisemblables; on l'a employé contre l'épistaxis, l'hémoptysie, les hémorrhagies intestinales, il peut être prescrit contre les métrorrhagies. Il l'a été avec succès en dehors de toute infection malarienne (GUÉNEAU DE MUSSY) à plus forte raison chez des paludiques. En Amérique, il est considéré comme excellent pour exciter l'utérus afin d'accélérer l'accouchement. Mais dans la pratique courante de la gynécologie, le sulfate de quinine ne sera jamais qu'un auxiliaire de médicaments plus fidèles.

Déchus d'une vogue imméritée, le *perchlorure de fer*, le *ratanhia* pris à l'intérieur, n'entrent plus que dans des compositions à bases multiples, où les maintient l'habitude sans qu'ils jouent un rôle important. De même le *matico*, la *vératrine* (ARAN), le *sang-dragon*, la *cannelle*, les *balsamiques*, etc. La *noix vomique*, peut-être, mérite de sortir de l'oubli; RACIBORSKI préconisait contre les ménorrhagies les pilules suivantes, d'un emploi assez rationnel contre les règles trop prolongées des anémiques.

> Extrait alcoolique de noix vomique.................. 0gr,75
> Fer réduit par l'hydrogène........................ 4 grammes.
> Mucilage de gomme arabique....................... Q. S.
> F. S. A. 60 pilules. — En prendre de 2 à 4 matin et soir.

Nous nous sommes efforcé de démontrer au chapitre de l'aménorrhée que des substances emménagogues à très faibles doses

deviennent hémostatiques à doses beaucoup plus élevées ; c'est
le cas pour l'*ergot de seigle*, peut-être aussi pour la *sabine* et la *rue*
que certains auteurs associent à l'ergot afin de solliciter les contractions utérines. Mais alors la quantité nécessaire de sabine ou
de rue les rend dangereuses à cause des accidents qu'elles sont
capables de provoquer, du côté des voies digestives en particulier.

Il n'en est pas de même pour le *gossypium herbaceum* (sorti du
cotonnier), préconisé par NARKEWITSCH et POTEÏENKO, dont on use
depuis plusieurs années : son action, très fidèle, équivaudrait à
celle du seigle ergoté et jamais il n'occasionnerait de troubles
digestifs, pouvant être prescrit, son *extrait fluide* par cuillerées à
thé renouvelées(?) son *infusion* à raison de 10 grammes et plus.

ALBERT ROBIN, au contraire, se contente d'ordonner l'*extrait* par
doses de 0 gr. 05 quatre fois dans la journée, en pilules ou en solution au centième (et alors par cuillerées à café); il ajoute que
l'effet du médicament est variable, ainsi que la susceptibilité du
sujet. Nous usons volontiers de la formule suivante où le *gossypium* est réuni à d'autres hémostatiques :

```
Ergotine.....................................  0ᵍʳ,10
Acide gallique..............................  0ᵍʳ,05
Extrait de gossypium herbaceum..............  0ᵍʳ,10
Poudre de ratanhia..........................  Q. S.
```

F. S. A. Une pilule. — En prendre 2 par jour de préférence contre les métrorrhagies
des fibromes.

On peut donner aussi l'*extrait fluide* à la dose de vingt à trente
gouttes, trois à quatre fois par jour, on administre en lavement
100 grammes de l'*infusion* à 15 p. 100, ou encore la *décoction*
(120 grammes de *gossypium* pour 1200 grammes d'eau, dont
60 grammes toutes les deux heures).

A côté du gossypium, plusieurs médicaments en ces derniers
temps ont été introduits dans la thérapeutique des maladies des
femmes; très prônés à l'étranger, leur expérimentation n'a pas
encore été poussée avec une suffisante méthode en France pour
qu'on puisse déjà se prononcer sur leur valeur d'une façon définitive.

Le *viburnum prunifolium*, antispasmodique, sédatif nerveux et
utérin, se prescrit par exemple en *extrait fluide* de vingt à vingt-
cinq gouttes quatre fois par jour. Il en existe aussi une *teinture*.
Le principe actif, la *viburnine*, s'administre à la dose de 0 gr. 06 à
0 gr. 15 c. (BOCQUILLON). En thèse générale, il vaut mieux faire entrer

ce médicament dans une formule magistrale, comme correctif, que de l'employer seul.

L'*hydrastis canadensis* (abaisse la pression sanguine, diminue la fluxion?) mérite une place à part. On l'a prétendu supérieur à l'ergot contre la ménorrhagie simple; il réussit assez bien surtout dans les *congestions*, dans certaines *métrites*, dans quelques *hémor-rhagies* de la *ménopause*; on peut l'essayer pour arrêter des *règles trop profuses*. L'*extrait fluide d'hydrastis* se donne à la dose de soixante à quatre-vingts gouttes (prises en trois fois) dans de l'eau sucrée. La *teinture* de vingt à trente gouttes.

L'*hydrastinine* a été employée par Soulier, préférablement à l'*hydrastine*, en injections hypodermiques :

> Chlorhydrate d'hydrastinine......................... 1 gramme.
> Eau distillée...................................... 10 —
>
> F. S. A. Solution dont on injecte une demie à une seringue de Pravaz.

L'*extrait* entre dans la composition suivante :

> Élixir de Garus.................................... 100 grammes.
> Ergotine Bonjean.................................... 5 —
> Extrait de viburnum prunifolium.................... } āā 2 —
> Extrait de gossypium herbaceum.................... }
> Extrait d'hydrastis canadensis.................... 6 —
>
> F. S. A. Elixir dont on prendra une à 4 cuillerées à café par jour, de préférence avant les repas.   Albert Robin.

L'*hamamelis virginica*, dont l'action décongestionnante et sédative régularise la circulation, est ordonné en *teinture*, de cinq à vingt et trente gouttes en plusieurs fois, en *extrait fluide* à la dose de dix gouttes toutes les deux heures.

Enfin le *cannabis indica* antispasmodique (?), anesthésique (?) a été recommandé contre les ménorrhagies avec dysménorrhée. En *teinture*, il se prescrit à la dose de cinq à vingt gouttes.

Gubler, comme auxiliaire de l'ergot, cite le *bromure de potassium* entre la digitale et la quinine; contre les règles douloureuses et trop abondantes, son emploi n'est pas irrationnel.

Enfin nous mentionnons pour mémoire la *caféine*, l'*erodium cicutarium* (2 à 4 grammes d'extrait fluide en potion dans les 24 heures), le *chlorhydrate de cotarnine*, et la *teinture d'actœa, racemosa*.

Dans ces dernières années, Jouin a traité les métrorrhagies par l'*opothérapie*, et recherchant une fois de plus les relations du corps thyroïde et de l'appareil génital, il a mis en usage la *médication thyroïdienne*. Ses tentatives ont été suivies de succès contre les métrorrhagies des *fibrômes* et contre les *fibrômes* eux-mêmes ; du reste, la suppression brusque des règles avait été signalée chez des femmes subissant un traitement thyroïdien et qui ne le suspendaient pas à la période menstruelle. D'autre part, Jacobs (de Bruxelles) a signalé l'arrêt des *hémorrhagies* de la *ménopause* sous l'influence des préparations d'*extrait ovarien* ; ce qui prouve, comme le dit Blondel, que nous sommes encore loin d'avoir l'explication définitive du rôle de l'ovaire. A la ménopause, il survient des métrorrhagies qui résultent des poussées fluxionnaires se portant sur le bassin comme elles se portent sur d'autres organes, et les altérations anatomiques de la matrice ne sont pas la vraie cause de ces pertes qui demandent l'usage de l'*ovarine* au même titre que les congestions des voies respiratoires par exemple, ou des téguments. Il y a là des indications thérapeutiques que l'on finira par élucider et qui nous rendront alors de grands services (1).

Dans un travail des plus documentés et d'une conception aussi ingénieuse que savante, Hertoghe (d'Anvers), à côté du myxœdème franc, considère parmi les formes frustes un état d'*hypothyroïdie bénigne chronique*, où les perturbations de l'appareil génital tiennent une place très importante. L'insuffisance thyroïdienne ne produit pas la bouffissure et les symptômes caractéristiques habituels du myxœdème ; elle se borne à entraîner quelques manifestations, parmi lesquelles nous pouvons citer, comme les plus fréquentes, une apparence de vieillesse précoce, la dégénérescence des dents et des gencives, l'hypertrophie des amygdales et de la muqueuse nasale, l'adénoïdie, des douleurs céphalalgiques et rachialgiques, musculaires et articulaires, de l'oppression, les varices, la constipation chronique, des troubles hépatiques, du refroidissement périphérique, etc. Mais, et cela nous intéresse au plus haut point, l'infantilisme, lui aussi, n'est qu'une forme atténuée du myxœdème et le *développement incomplet de l'appareil sexuel* un résultat de l'hypothyroïdie.

La *puberté* est tardive. Quand elle est établie, les règles, douloureuses, viennent avec profusion, s'accompagnent de véritables *ménorrhagies,* et dans les périodes intercalaires éclatent des *métrorrhagies.* Les *fausses couches* récidivantes, les *myômes,* l'*ovarite chronique,* succèdent à l'appauvrissement thyroïdien. La *rétroflexion des vierges* assez commune, est due à un manque de développement de la paroi postérieure de l'utérus d'origine dysthyroïdienne.

---

(1) Voir *Opothérapie ovarienne et Ménopause.*

Cette théorie ingénieuse a conduit son auteur à des procédés thérapeutiques qui lui ont fourni d'excellents effets.

« Les troubles hémorrhagiques de l'utérus, dit-il, obéissent merveilleusement à l'action de la *thyroïdine*. La matrice diminue de volume et de sensibilité.

« Dans les *fibrômes*, son action n'est pas moins nette. La tumeur fond lentement. L'amélioration se constate surtout à la diminution de l'hémorrhagie et à la disparition des phénomènes de compression. J'ai sauvé plus d'une femme du couteau.

« Dans la *rétroflexion infantile des vierges*, la thyroïdine, au bout d'un temps très court, fortifie la paroi postérieure de la matrice, la redresse d'une manière très rapide ; le sang menstruel s'en dégage plus facilement.

« Dans la *stérilité* qui dépend d'un retour trop facile et trop violent de la menstruation, on n'aura qu'à se louer de l'action inhibitive de la thyroïdine. Son usage, à dose faible, devra être continué pendant tout le temps de la gestation. »

2° INJECTIONS. — Les *injections*, telles qu'on les pratiquait autrefois, et fort en faveur parce qu'elles contenaient des principes réputés styptiques, astringents, coagulants, sont purement illusoires. Leur énumération a beau encombrer les anciens Traités de Gynécologie, injections de *perchlorure de fer*, de *tanin*, d'*alun*, d'*eau de Pagliari*, *de Léchelle*, etc., dans la plupart des cas elles n'atteignent pas la surface saignante, et comme alors elles ne jouent pas le rôle de topiques, une trop courte durée du courant d'eau leur enlève toute influence. Tout au plus gardent-elles quelque utilité lorsque la source de l'hémorrhagie siège sur la surface extérieure du col ; encore est-il préférable, après avoir abstergé la région par des lavages antiseptiques, de faire des *attouchements directs* avec le *perchlorure de fer* et même la pointe du *thermo-cautère*, ou d'insuffler des mélanges pulvérulents de *tanin*, d'*alun*, de *salol*, etc... Lorsque la portion de l'organe qui fournit le sang est bien accessible, on peut, à la rigueur, comme le dit AUVARD, la saisir à l'aide d'une *pince* de MUSEUX laissée en place pendant vingt-quatre heures.

LABADIE-LAGRAVE, dans les pertes sanguines qui relèvent de métrites, déviations, fibro-myômes, a recours à des applications d'*antipyrine salolée* : dans un tube à essai on introduit quantités égales de salol et d'antipyrine et on chauffe jusqu'à ce que le

14

mélange ait pris une teinte tirant franchement sur le brun. Une mince tige garnie de coton hydrophile plongée dans cette solution est introduite dans la cavité utérine à l'aide du spéculum ; au besoin on fait une ou deux applications successives, puis on place dans le vagin un tampon imbibé de glycérine créosotée.

Pour qu'une injection ait une réelle efficacité, il faut qu'elle coule longtemps, qu'elle devienne en un mot une *irrigation* ; c'est là sa qualité la plus indispensable. On a suscité d'interminables débats avant de décider à quelle température il convient de porter l'eau destinée à une irrigation ; l'accord paraît établi aujourd'hui, et tout le monde ou presque tout le monde se sert *d'eau chaude* à juste raison, car cette pratique obtient d'excellents résultats. Nous devons cependant reconnaître que dans les salles d'un de nos maîtres, à l'Hôtel-Dieu, nous avons vu *l'eau froide* rendre de grands services, pourvu que son courant fût de longue durée. La crainte d'une réaction trop brusque et trop vive, quand il existe des phlegmasies péri-utérines qui suffisent à provoquer des pertes de sang et qui accompagnent si fréquemment la métrite, l'ennui de maintenir des vessies de glace sur l'abdomen d'une malade durant des journées entières, la parfaite innocuité, bien plus l'utilité de l'eau chaude dans ces cas d'inflammation des annexes, nous ont fait renoncer au froid. Il convient aussi d'ajouter que les injections continues froides provoquent parfois des sensations douloureuses qui les font difficilement accepter. Mais en l'absence de complications péritonéales ou tubo-ovariennes, contre des métrorrhagies que rien n'arrête, le curettage restant inutile ou impuissant, nous n'hésiterions pas à essayer l'eau froide à son tour et surtout à conseiller le bain de siège frais à courant continu. Du reste nous reviendrons sur cette discussion, avec les détails qu'elle mérite, lorsque nous aurons à parler de l'hydrothérapie dans le traitement de la métrite.

L'*eau chaude* à 45°, 50°, plus même, a rallié tous les suffrages, et c'est justice : elle offre de grands avantages et ne fait courir aucun danger. Les malades, même les plus timorées, s'habituent très rapidement à la sensation pénible du premier contact ; d'ailleurs on peut procéder d'une façon graduelle en allant de 42° à 45°, 50°, et au-dessus. Reclus a insisté sur les propriétés de l'eau élevée à cette température : elle est d'abord hémostatique ; de plus, dit-il, elle calme les douleurs, limite l'inflammation, et, portée à 60° et 62° « elle est vraiment antiseptique, entraîne les germes et souillures des plaies et en neutralise l'effet ».

Dans les métrorrhagies suite de métrite, de périmétro-salpin-gite, isolées ou associées, l'eau chaude paraît donc remplir toutes les indications. Elle combat le symptôme hémorrhagie; anesthésique, antiphlogistique, elle s'adresse encore à la cause, inflammation de l'utérus et des annexes.

La position que prend la malade pour recevoir l'injection con-tribue souvent à rendre complètement inefficace l'effet de l'eau chaude : la femme ne doit pas être accroupie ou assise, mais couchée dans le décubitus dorsal, le siège légèrement soulevé, et il faut régler l'écoulement du liquide de telle sorte qu'il ne soit pas trop rapide.

On s'est ingénié à trouver le moyen de donner à l'irrigation une longue durée, et pour arriver à ce but on a inventé divers appa-reils : vases de grande capacité, irrigateur d'ARAN, de CLAUZURE d'Angoulême, d'AUBOIN, canule régulatrice d'AUVARD, etc. L'un de nous a aussi fait construire un petit appareil en caoutchouc qui s'introduit comme un anneau de DUMONTPALLIER et lui ressemble un peu, avec cette différence que l'espace central, au lieu d'être vide, est fermé par une surface plane et élastique destinée à obstruer le vagin ; cette surface est elle-même percée de deux petits orifices en communication avec deux tubes flexibles, l'un amenant l'eau, l'autre permettant son écoulement; le liquide remplit et distend les culs-de-sac vaginaux grâce à une disposition particulière des tubes telle qu'avant de s'échapper il doit remonter à un niveau plus élevé que celui des organes génitaux. La malade reste au lit sans éprouver aucune fatigue, et de là sorte nous pouvons donner des irrigations qui durent une, deux heures, et plus (1).

SNEGUIREFF regarde la *vapeur d'eau* à 100° comme un hémosta-tique et un antiseptique puissants. Après avoir dilaté le col, il fait pénétrer dans la cavité utérine une petite canule communiquant avec un récipient dans lequel l'eau est portée à l'ébullition, et laisse passer les vapeurs durant quelques minutes; l'opération n'est pas douloureuse. Tout dernièrement SCHICK (de Prague) dit avoir traité avec succès certaines métrorrhagies de la ménopause par l'injection intra-utérine d'*eau bouillante* ; le col dilaté, la malade anesthésiée, l'eau bouillante coule une demi-minute dans la matrice, pendant que le vagin est protégé contre la brûlure par un courant

---

(1) PAUL DALCHÉ. — *Bulletin général de Thérapeutique*, 1896, et plus loin *Phlegmasies péri-utérines.*

d'eau glacée ; à la suite de cette intervention la muqueuse utérine est complètement détruite. Par contre, BARUCH a observé une complication éloignée de cette méthode, l'atrophie et l'oblitération de la cavité, avec tous les accidents de la ménopause prématurée.

Quelques auteurs ont insisté sur les inconvénients des injections chaudes. C'est ainsi que SNEGUIREFF les accuse de provoquer parfois un reflux sanguin du pelvis dans la circulation générale et de déterminer de l'angoisse, de la dyspnée, des palpitations et même des vertiges et des syncopes. Ces accidents sont à coup sûr bien peu fréquents, et encore plus rares « les phénomènes de collapsus pouvant dépendre de l'épanchement dans le péritoine de sécrétions accumulées dans les trompes. » Il nous paraît signaler à plus juste raison les phlyctènes et la vaginite exfoliatrice, l'exanthème prurigineux rappelant l'urticaire, et surtout l'accoutumance de l'organisme, qui rendent pénible et inutile l'usage de l'eau chaude.

La pratique des *injections médicamenteuses intra-utérines* est quelque peu abandonnée aujourd'hui. Ce n'est pas sans motif : elles sont loin de toujours amener le succès opératoire ; et ceux qui les ont vantées ont été les premiers à décrire leurs inconvénients et leurs dangers, coliques, douleurs violentes, menaces de phlegmasie péri-utérine ou de péritonite, embolie, infection, collapsus et même mort rapide. Cependant, elles ont souvent donné de bons résultats dans la métrite, les fibrômes. GALLARD employait le *perchlorure de fer*, d'autres gynécologistes recommandent la *teinture d'iode pure* ou mélangée avec la *glycérine*. De toute façon il faut intervenir avec prudence, faire garder le lit à la malade, et s'abstenir s'il existe les *moindres symptômes inflammatoires*.

3° SOLUTION GÉLATINÉE. — Nous devons parler maintenant d'un traitement qui jouit aujourd'hui d'une vogue très méritée, comme l'expérience nous l'a appris ; l'usage du *sérum gélatiné* en injections et en applications directes pour arrêter les métrorrhagies. Le liquide est celui qu'avait indiqué P. CARNOT et que A. SIREDEY, l'un des premiers, a signalé comme lui ayant aussi rendu les plus grands services.

Sérum artificiel :

Chlorure de sodium.................................... 7 grammes.
Eau distillée... 1 litre.
Dissolvez.

Vous pouvez ajouter 10 grammes d'*acide phénique* ou 1 gramme de *sublimé*, puis, dans le mélange faites dissoudre de 5 à 10 p. 100 de *gélatine blanche* ; stérilisez à 100° sans dépasser cette température et, en se refroidissant le mélange se solidifie ; lorsqu'il faudra s'en servir, plongez-le dans un bain-marie à 37°-40° et il redeviendra parfaitement fluide.

Alors, après avoir abstergé le vagin et enlevé les caillots et le sang qui s'y trouvaient, au moyen du spéculum appliquez au niveau de l'orifice utérin une lanière de gaze stérilisée imbibée de *sérum gélatiné*, tassez-la sans trop comprimer autour du col et au-dessous, remettez au besoin une seconde lanière et laissez en place vingt-quatre heures ; quand vous enlèverez le tamponnement, allez avec précaution, puis nettoyez la cavité vaginale. Pour cela vous serez souvent obligés de vous servir d'eau chaude. S'il est nécessaire, un second pansement sera pratiqué de la même façon.

Au moyen d'un pinceau ou d'un bâtonnet d'ouate, il est facile dans certains cas de toucher la cavité du col et même du corps.

Au lieu d'un tamponnement on peut se contenter d'une injection vaginale, chez les vierges par exemple, ou bien introduire une mèche trempée dans la solution.

Dans le cancer, au cours de la grossesse, ou bien chez les vierges encore, A. Siredey recommande un ingénieux procédé. « On maintient le siège fortement relevé sur un coussin, le tronc étant incliné un peu bas, de manière à assurer la stagnation du liquide dans les culs-de-sac au contact de l'orifice cervical. Un bouchon d'ouate placé à l'orifice vulvaire contribue à retenir le liquide. »

Cet usage du sérum gélatiné est un excellent procédé, purement palliatif, il est vrai, mais qui permet d'arrêter une hémorrhagie dangereuse si l'on n'a pas tout préparé pour le traitement radical de la cause première.

Malgré la présence du sublimé ou de l'acide phénique dans le mélange, il faut être très minutieux et laver les voies génitales avec grand soin.

Chez une femme de soixante-douze ans, l'un de nous a éprouvé un singulier échec (1), ou plutôt un ennui. A la suite d'un tamponnement gélatiné il se forma dans la cavité utérine un polype *fibrineux* très résistant, plus gros qu'un œuf, qui finit par dilater le col et provoquer un petit accouchement ; l'hémorrhagie prenait sa source au niveau du corps de la matrice, et il est à coup sûr préfé-

(1) Paul Dalché. — *Société Médicale des Hôpitaux*, 25 mars 1898.

rable, quand on le peut, de mettre la solution gélatinée *directement en contact avec la surface saignante.*

4° TAMPONNEMENT. — Si l'on n'a pas sous la main du sérum gélatiné, ou si pour tout autre motif on ne veut pas s'en servir, il faut en arriver au *tamponnement.* Autrefois on se contentait toujours de tamponner le vagin. Depuis que l'antisepsie et surtout l'asepsie, entrées dans nos habitudes, nous donnent plus de hardiesse, on tamponne aussi la cavité utérine; mais cette dernière opération, facile après une dilatation préalable du conduit cervical, l'est bien moins et devient même parfois impossible dans les conditions normales de la matrice. Quand on juge le canal suffisamment large, après une injection qui assure la propreté du vagin, on découvre le col et on le saisit en l'abaissant un peu avec une pince de MUSEUX; alors au moyen d'un hystéromètre on introduit de la gaze antiseptique jusqu'au fond de l'organe, puis à l'aide d'une seconde pince on empêche cette gaze de ressortir et de suivre l'hystéromètre dans son mouvement de retraite; lorsque la cavité utérine-est ainsi pleine, on termine en remplissant le vagin à son tour. Au bout de douze heures au moins, de quarante-huit heures au plus, le tampon est retiré et quelquefois il faut séance tenante en replacer un nouveau, toujours avec les mêmes rigoureuses précautions antiseptiques.

Le tamponnement du vagin n'offre aucune difficulté, encore est-il besoin de le pratiquer avec une certaine minutie. Le rectum et la vessie une fois vidés, le médecin applique le spéculum, comble les culs-de-sac avec une large bande stérilisée, en dépose une sorte de petit nouet au niveau de l'orifice du col, et achève ensuite de bourrer le vagin. Il sonde sa malade matin et soir, laisse la gaze en place pendant vingt-quatre heures, et, après l'avoir enlevée, recommence ou s'abstient suivant que la métrorrhagie cesse ou reprend. Au lieu de gaze stérilisée simple, salolée ou iodoformée, on peut, comme autrefois, se servir de bourdonnets d'ouate ou de charpie stérilisée, de tarlatane imprégnée de gutta-percha (O. SCHŒFFER), ou d'un petit tampon d'ouate légèrement imbibé d'une solution de *ferripyrine* au dixième et appliqué sur l'orifice cervical. Pozzi, dans la métrite hémorrhagique, emploie un tissu de soie stérilisée, soit en bandelettes libres, soit en bandelettes tassées dans un sac de soie. Ce tissu lui a paru avoir de remarquables propriétés hémostatiques comparables à celles de l'amadou.

Mais toute méthode thérapeutique risquerait d'être incomplète, si, visant d'une façon exclusive le *traitement local*, elle négligeait l'*état général* qui doit nous préoccuper à deux points de vue. En premier lieu, une métrorrhagie provoquée par une affection extra-génitale réclame à bon droit des soins pour la maladie première autant que pour le symptôme. En outre, une femme affaiblie par des pertes de sang répétées, maintenue longtemps au lit, préoccupée, inquiète, devient nerveuse, s'anémie, perd l'appétit et les forces. Il faut lui donner une alimentation choisie et tonique, du vin, quelques grogs, des limonades vineuses, etc...

5° INJECTIONS DE SÉRUM ARTIFICIEL. — Dans les cas d'hémorrhagies graves ou prolongées, les injections de *sérum artificiel stérilisé* doivent être regardées comme une ressource des plus précieuses :

Eau distillée stérilisée...........................	1000 grammes.	
Chlorure de sodium pur.........................	5	—
Sulfate de soude.................................	10	—

Dissolvez.

Nous ne saurions trop les recommander, car à plusieurs reprises elles nous ont été d'un grand secours, et dernièrement encore nous croyons pouvoir leur attribuer la survie d'une hémophilique.

Le *sérum* est porté à une température égale à celle de la patiente, ou un peu au-dessus, et pour l'introduire dans l'économie, deux procédés sont en usage : l'*injection intra-veineuse* ou l'*injection sous-cutanée*. L'injection intra-veineuse est une véritable petite opération ; il faut découvrir la veine, la charger (comme une artère qu'on veut lier) avant de pousser le trocart dans sa lumière. Les injections sous-cutanées, dans les régions fessières, à la partie externe de la cuisse ou au niveau de l'abdomen, sont beaucoup moins compliquées, et ne nécessitent pas des instruments particuliers qui existent cependant. Il suffit d'une seringue de gros calibre ; un petit appareil (à défaut d'un instrument spécial), construit sur place avec un entonnoir de verre (ou un bock) auquel s'adapte un tube de caoutchouc muni à son extrémité d'une aiguille de DIEULAFOY (le tout bien stérilisé), arrive à faire passer des quantités considérables de sérum. Le liquide s'écoule par son propre poids, aussi faut-il longtemps pour injecter 8 à 900 grammes en une seule séance ; mais dans la plupart des cas on se contente de 2 à 300 grammes et l'on recommence les jours suivants.

L'opération en elle-même est peu douloureuse, il se forme une tuméfaction plus ou moins diffuse que l'on malaxe doucement et qui disparaît avec une rapidité surprenante. On a recours aussi à une autre solution d'usage courant :

Eau distillée et stérilisée......................... 1000 grammes
Chlorure de sodium............................... 7 —

Dissolvez. — En injections sous-cutanées journalières, à la dose de 80 à 100 grammes et plus.

Elles nous ont paru lutter avec efficacité contre la débilitation progressive des malades, comme du reste les injections de *glycérophosphates*, etc.

La métrorrhagie une fois arrêtée, il convient de songer à prévenir son retour ; pendant quelque temps encore la malade redoutera toute fatigue, elle combattra la constipation dont les effets sont particulièrement nuisibles, et elle évitera les excitations vénériennes susceptibles de congestionner les organes génitaux.

III

Indications thérapeutiques tirées de l'étiologie.

1° MALADIES DE L'APPAREIL GÉNITAL. — Le sujet que nous avons à traiter ici ne nous autorise pas à entrer dans le détail de chaque maladie capable de provoquer des métrorrhagies ; mais sans envisager toutes les éventualités et sans empiéter sur d'autres chapitres, nous croyons devoir exposer quels sont de tous les procédés thérapeutiques les meilleurs, suivant les cas généraux les plus connus. Du reste, malgré notre désir, nous resterions toujours incomplet, car dans la pratique journalière on se trouve en face de causes quelquefois très complexes, quelquefois très obscures.

Chez les *petites filles*, peu de temps après la naissance, dans les premières semaines, il arrive qu'on observe des hémorrhagies génitales dont quelques-unes sortent de la matrice. Elles paraissent résulter d'une vraie congestion (ligature du cordon, gêne respiratoire, malformation cardiaque), et des *bains tièdes* suffisent à les arrêter. Plus tard on s'assurera que le sang ne provient pas de bourgeons charnus très vasculaires siégeant autour du méat (COMBY).

Les pertes ne se manifestent pas seulement dans l'intervalle des menstruations (*métrorrhagie*), elles surviennent aussi au moment des règles (*ménorrhagie*), dont la prolongation et l'abondance cessent d'être normales. Convient-il alors d'arrêter une *ménorrhagie* et à quel moment faut-il intervenir? L'hésitation n'est pas permise ; une ménorrhagie réclame un traitement dont les indications sont tirées de l'étiologie utérine, ovarienne ou extra-génitale, au même titre qu'une métrorrhagie ; c'en est une, en effet, à tel point que plusieurs auteurs refusent d'admettre ce terme de « ménorrhagie » et ne voient dans le molimen cataménial qu'une cause occasionnelle. En dehors de la *puberté* étudiée plus haut (puberté, dysménorrhée), et sur laquelle nous ne voulons pas revenir, on tiendra compte de la durée et de la quantité ordinaires du flux menstruel chez la malade, et, le plus souvent, au bout du cinquième jour une médication hémostatique peut être prescrite sans inconvénients. Souvent il suffit d'ordonner un grand bain tiède. Pour des femmes dont les règles sont simplement trop profuses, sans qu'il y ait de lésion génitale, la *bicyclette* donne parfois de bons résultats, à condition que l'on se méfie de la congestion et de la douleur utéro-ovariennes ; la pratique modérée, bien entendue, de ce genre d'exercice modère certaines pertes et favorise le retour à l'état physiologique.

La *congestion utérine*, active ou passive, primitive ou secondaire, préside à la genèse de beaucoup de pertes, les unes métrorrhagiques, les autres ménorrhagiques. Il en est que nous devons respecter, parce qu'elles servent de détente aux phénomènes fluxionnaires et jouent le rôle d'émissions sanguines naturelles ; il en est que nous devons traiter. Mais leur traitement se confond tellement avec celui de la cause que nous renvoyons pour plus de détails au chapitre consacré à la thérapeutique de la congestion utérine. Nous nous contenterons de signaler ici les hémorrhagies qui surviennent chez les jeunes femmes *à la suite des premiers rapports sexuels*, et qui sont si souvent confondues avec de petits avortements. Elles réclament le repos absolu, des bains tièdes, des irrigations vaginales et des lavements chauds ; il faut surtout s'abstenir d'examens répétés au spéculum, de touchers fréquents et de toute intervention, même légère, sur la matrice, capables d'entretenir les accidents congestifs qui demandent à disparaître spontanément.

Les métrorrhagies de la *femme adulte* relèvent pour une

grande part de la *métrite*. Durant les phases aiguës quand, sans être très fréquentes, nous les voyons produites par la congestion, les longues irrigations chaudes, les lavements chauds, les grands bains tièdes parent aux accidents du début. Souvenons-nous que c'est un des cas où l'écoulement du sang, bien loin de contre-indiquer les *émissions sanguines*, se trouve modéré, puis enrayé par des applications de sangsues sur le col ou, à leur défaut, par des scarifications. Au fur et à mesure que les phénomènes inflammatoires perdent de leur intensité, tandis que l'écoulement persiste, vous appellerez à votre aide, mais avec discrétion et en observant la susceptibilité de votre malade, la digitale, la quinine, l'ergotine, l'hydrastis, etc. Le réveil brusque des souffrances demanderait la suppression de ces remèdes, ou tout au moins la diminution de leur dose; mais ce rappel des coliques est rare, surtout lorsque la métrite passe à l'état subaigu, puis chronique, et que l'endométrite, alors franchement hémorrhagique, conserve à peine quelques symptômes douloureux. A ce moment, il est vrai, on doit songer à l'opportunité du *curettage*. Cette opération, très discutable dans beaucoup d'affections utérines, devient indiquée sans conteste en face d'une endométrite fongueuse qui saigne, et qui saigne depuis longtemps.

Il n'existe pas non plus de meilleur traitement contre ces pertes à répétitions incessantes qui se produisent un, deux ou trois mois après un accouchement ou une fausse couche, et qui sont dues à la rétention dans la cavité de la matrice de petits débris dont la présence n'éveille d'abord aucun soupçon.

Les *déviations*, surtout la *rétroflexion*, s'accompagnent de pertes qui résultent d'une congestion entretenue par la position vicieuse de l'organe, la difficulté circulatoire, etc., autant que de la métrite concomitante. Les irrigations chaudes, l'hydrastis, etc., rendent des services; mais, lorsque l'utérus et les zones environnantes ne sont pas trop douloureux, qu'il n'existe pas de névralgie pelvienne, et que votre malade offre surtout des signes de relâchement abdominal, de laxité des organes du petit bassin, ayez recours aux *irrigations froides*, et aux *bains de siège frais à eau courante*.

Toute la série des moyens hémostatiques a été épuisée contre les métrorrhagies des *fibrômes*; l'ergotine absorbée à l'intérieur ou par la voie sous-cutanée demeure un des plus efficaces. Le *gossypium*, l'*hydrastis*, le *cannabis indica*, les injections de sérum artificiel, les grandes irrigations comptent tour à tour des succès et des échecs, comme l'*électricité*, comme le curettage lui-même conseillé lorsque l'endométrite végétante accompagne les corps fibreux. Nous avons signalé plus haut les bons effets rapportés à l'*opothérapie thyroïdienne*, et nous trouvons dans le tamponnement gélatiné un puissant auxiliaire.

Le *cancer* du col, une des rares affections qui nous offre la source de l'écoulement sanguin assez facilement accessible, admet l'usage des topiques pulvérents et liquides, plutôt que du sérum gélatiné, en attendant une opération partielle sinon radicale, ou quand l'étendue du néoplasme rend une extirpation impossible. Un des procédés les plus sûrs et les plus commodes consiste à appliquer au niveau du col des tampons imbibés de *ferripyrine* en solution à un pour cinq ou imprégnés de ferripyrine en poudre.

Au cours des *phlegmasies péri-utérines* nous constatons encore assez rarement des métrorrhagies dont l'abondance et la durée nécessitent une thérapeutique spéciale. Les grandes irrigations d'eau chaude prolongées matin et soir, pendant une heure et davantage, demeurent le traitement par excellence, car elles s'adressent à la fois à la cause et au symptôme, tandis que les médicaments qui agissent sur la contractilité des fibres lisses risquent d'exaspérer les souffrances. Le *tamponnement* en columnisation possède, suivant les cas, les mêmes avantages.

Dans les *tumeurs des ovaires*, les *hémorrhagies* et *apoplexies* ovariennes, les *ovarites* kystiques et menstruelles, où dominent la douleur avec des métrorrhagies abondantes et irrégulières, l'ergotine et ses auxiliaires se combinent au tamponnement simple ou gélatiné. Lorsque nous observons surtout des phénomènes d'hyperactivité, d'hyperémie ovarienne, comme à la puberté par exemple, l'ergotine, l'hydrastis, la digitale, etc., rendent de grands services ; mais le sulfate de quinine, à la dose de 0 gr. 50, 1 gramme, 1 gr. 50 possède un grand pouvoir contre les poussées fluxionnaires, surtout chez les névropathes et les arthritiques. C'est encore dans ces faits d'hyperactivité ovarienne, comme dans beaucoup de ménorrhagies sans véritables lésions anatomiques, que Schœffer, Freund, conseillent la *stypticine* à la dose de 0 gr. 05, cinq à six fois par jour, en tablettes par exemple.

Enfin, contre ces ménorrhagies douloureuses, on a préconisé, avec raison, l'usage de l'*extrait fluide de senecio vulgaris*, joint au *chlorure de calcium* que vous prescrirez suivant la formule déjà indiquée :

```
Chlorure de calcium........................................   4 grammes.
Sirop d'opium.............................................      30   —
Eau de tilleul.. .........................................     120   —
```
F. S. A. potion, qu'on prendra par cuillerée à soupe toutes les heures.

Le traitement des métrorrhagies de la *ménopause* vous sera indiqué plus loin, avec celui des autres accidents de l'âge critique. Chez les *vieilles femmes*, les hémorrhagies reconnaissent pour cause la métrite, le cancer, les fibrômes, etc., etc. Quand le diagnostic n'est pas évident, s'il subsiste quelque hésitation, le traitement d'attente d'une perte consistera dans le tamponnement gélatiné et l'administration du chlorure de calcium ; tout remède susceptible d'agir sur les vaisseaux risque d'exercer son influence sur des artères malades, et par là de rester inutile sinon dangereux.

2° MALADIES EXTRA-GÉNITALES. — Si nous envisageons maintenant les pertes d'une *étiologie extra-génitale*, il faut bien l'avouer, nous voyons survenir des métrorrhagies dont la véritable origine, bien difficile à reconnaître, nous échappe même parfois ; tout est loin d'être dit dans la pathologie de la menstruation et surtout de l'ovulation.

En étudiant les *fausses utérines* nous nous sommes efforcés d'élucider plusieurs de ces cas embarrassants ; mais notre travail resterait purement théorique si nous n'insistions pas sur l'importance qu'il prend au point de vue des indications thérapeutiques.

Malgré une intervention opératoire qui paraissait judicieuse, des métrorrhagies se renouvellent ou ne gagnent qu'une amélioration momentanée, incomplète, à un curettage, par exemple, qui demeure insuffisant ou tout à fait inefficace. C'est que, derrière l'utérus, il y a un autre organe altéré, un autre système atteint, qui préside à la production des accidents, ou les aggrave quand la matrice est déjà malade. En méconnaissant cette cause étrangère à l'appareil génital, on s'expose à pratiquer une opération inutile ou à ne pas accompagner une opération nécessaire d'une thérapeutique qui rende son action complète, car on néglige un facteur du traitement. Des suites éloignées, des complications sont à craindre. Nous ne voulons pas revenir sur ce sujet longuement développé à propos des fausses utérines ; il nous suffira de dire que le traitement doit s'adresser à la fois à l'utérus et à l'organe cause première.

Cependant, avant d'intervenir, on peut se demander avec quelques auteurs comme SNEGUIREFF, si certaines métrorrhagies chez des *pléthoriques*, des *obèses*, des *cardiaques*, ne sont pas bienfaisantes, et « si en les supprimant on ne s'expose pas à voir le sang chercher une autre issue, le cœur être forcé ». C'est possible ; mais cette crainte nous arrêtera bien rarement, en tout cas il est bon d'y songer. Plus souvent nous nous trouvons en face de pertes qui ne sont inquiétantes ni par leur abondance, ni par leur durée, et le mieux alors est de surveiller les événements et d'attendre quelques jours.

Au début des *maladies aiguës*, les *épistaxis utérines* n'exigent guère de traitement particulier. Dans les fièvres malignes, scarlatines, varioles hémorrhagiques, dans les ictères graves, les purpuras, etc., le médecin arrive bien vite à être réduit au *tamponnement* avec le *sérum gélatiné* ou la *ouate sèche* ; l'état général prime tout. Il en est de même pour certaines *maladies chroniques* comme la leucocythémie, le diabète, l'albuminurie, la genèse des hémorrhagies ressortit tout autant aux qualités du sang qu'à l'altération des vaisseaux. Au cours de la malaria (aiguë ou chronique) le sulfate de quinine devient quelquefois souverain.

Lorsque les métrorrhagies paraissent sous la dépendance d'une origine extra-génitale, il faut examiner l'utérus, et si l'on constate de la métrite, on la soigne et en même temps on s'adresse à la cause étrangère ; il arrive aussi qu'on trouve une matrice tout à fait saine.

Parmi les symptômes ou les maladies du tube digestif qui entretiennent ou provoquent des pertes, nous avons insisté sur l'influence de la *constipation*. Il faut se rappeler, pour les bannir de toute formule, que certaines substances purgatives, comme l'aloès, par exemple, fluxionnent les organes du petit bassin. Nous prescrivons très volontiers une poudre qui se rapproche beaucoup de celle de DUJARDIN-BEAUMETZ.

Poudre de réglisse..........................	} ãã 20 grammes.
Poudre de feuilles de séné.................	
Crème de tartre............................	
Soufre sublimé et lavé.....................	} ãã 10 grammes.
Magnésie calcinée.........................	

Mêlez exactement. — En prendre, dans un peu d'eau, une cuillerée à café avant chacun des deux principaux repas, ou avant un seul repas, si la dose suffit.

Son action très douce permet d'en continuer l'usage à la veille des règles, qui deviennent fort douloureuses chez des femmes habituellement constipées ou hémorrhoïdaires.

De grands lavements chauds, véritables irrigations intestinales, rendent aussi de réels services, surtout si la métrorrhagie survient chez une malade qui présente de l'*entérite glaireuse*. Injections vaginales chaudes, lavages intestinaux chauds, s'accordent très bien ensemble pour combattre les pertes.

Dans les *ptoses abdominales* le port d'une ceinture hypogastrique nécessite un choix minutieux suivant la forme et le volume du ventre.

Au cours de la *lithiase biliaire* qui s'accompagne de métrorrhagies, les infusions de *boldo*, les *alcalins*, la *glycérine* et l'*éther*, le *régime* seront maintenus longtemps, tandis qu'on agira directement aussi sur l'utérus.

Il n'y a pas d'indications particulières pour les *maladies des reins*.

Les pertes qui succèdent à des *névralgies utérines* ou *pelviennes* seront traitées par les médicaments anti-névralgiques, le sulfate de quinine mêlé à l'antipyrine, l'aconit, les bromures, la révulsion cutanée, les vésicatoires morphinés, etc., combinés aux hémostatiques.

Les *maladies du cœur* évoluant d'une façon essentiellement chronique, il ne nous est pas permis d'espérer (Nigel Starck), au sens strict du mot, la guérison des phénomènes utérins qu'elles provoquent, et la patiente reste toujours exposée à des rechutes futures. Mais nous devons au moins atténuer les accidents et calmer les douleurs. Plus que jamais la malade sera maintenue au lit et gardera l'immobilité autant qu'il lui sera possible ; on débarrassera l'intestin par quelques purgations légères. Howship Dickinson (de Dublin), frappé par la coexistence d'un souffle diastolique, essaya la *digitale* contre une métrorrhagie chez une femme dont l'utérus était sain : la perte s'arrêta. Dickinson conseillait les doses énormes de 15 à 30 grammes. Trousseau et Lasègue s'en tenaient à 8 grammes. Nous avons vu Gallard ordonner avec succès de 0 gr. 30 à 0 gr. 60 de feuilles en infusion ; on peut combiner à doses plus faibles la digitale à l'*ergot* et au *sulfate de quinine* ; on a préconisé aussi la *noix vomique* et le *strophantus*.

Lorsque les pertes hémorrhagiques relèvent de l'*hypertension artérielle*, Huchard prescrit judicieusement l'*opium*, les *sédatifs*, les *calmants*, les *bains chauds*. « Il y a, dit-il, des *métrorrhagies qui n'aiment pas l'ergot de seigle*; elles sont aggravées non seulement par les préparations ergotiques et par le froid, mais aussi par l'emploi des autres agents vaso-constricteurs : sulfate de quinine ou digitale. »

Dans l'*athérome* ou la *dégénérescence scléreuse* des artères utérines le tamponnement devient rapidement nécessaire, et il est le plus souvent efficace.

En résumé : les métrorrhagies d'origine extra-génitale exigent d'abord une thérapeutique qui s'adresse à la cause première ; il est souvent indiqué d'agir en même temps sur la matrice, et pour éviter aux malades des préparations multiples et complexes on a recours à une intervention directe, l'un des meilleurs moyens hémostatiques, qui consiste à pratiquer le tamponnement à l'ouate sèche, à la gaze désinfectée, ou au sérum gélatiné.

En dehors de ces cas d' « asthénie » qui nécessitent des soins tout à fait particuliers, les indications générales pour l'hygiène et le traitement de la ménopause et de ses accidents restent celles que nous avons posées et que nous pouvons résumer de la sorte :

La *médication révulsive et dérivative*, par les émissions sanguines, les purgatifs, les applications locales, ventouses sèches, sinapismes,

CHAPITRE V

—

DE LA MÉNOPAUSE

1

Introduction.

La *ménopause* est l'époque de la cessation des règles.

Cette définition, acceptée par les classiques, et basée sur l'étymologie (μην mois, παυσις cessation,) mérite d'être commentée. L'arrêt de la menstruation, survenant d'une façon naturelle et par le fait de l'âge, est un phénomène apparent qui traduit des modifications profondes dans les organes sexuels. L'ovulation n'existe plus; l'utérus et les ovaires subissent une évolution qui tend à les atrophier, et la suppression de fonctions qui jouent un tel rôle s'accompagne de changements et parfois de troubles dans l'organisme entier.

La disparition définitive du flux périodique auquel l'économie était accoutumée, d'une importance déjà grande par elle-même, n'est pas seule à considérer. La *sécrétion interne de l'ovaire* (BROWN-SÉQUARD) ne se fait plus, la nutrition intime, les combustions ne restent pas les mêmes, la chimie biologique nous l'apprend; et cette phase nouvelle s'établit à la période où, en dehors de toute perturbation génitale, commencent à s'installer sournoisement, chez les hommes comme chez les femmes, des états pathologiques que nous amènent les environs de la cinquantaine.

Aussi la *ménopause* est une étape de la vie que toutes les femmes voient arriver avec chagrin, que beaucoup ne franchissent qu'au prix d'ennuis et de souffrances, et qui, chez un petit nombre heureusement, est marquée par des accidents redoutables.

La *ménopause*, théoriquement, n'arrive que le jour où l'éruption menstruelle ne paraît plus. Mais, en réalité, les symptômes
locaux et généraux qui l'accompagnent se manifestent durant un
temps variant de quelques semaines à plusieurs années (BARBAUD et
ROUILLARD). Ce n'est pas sans raison que TILT lui considère deux
périodes. *a*) La première caractérisée par la défaillance de la fonction ovarique, qu'il appelle temps des écarts menstruels, débuterait
vers quarante-quatre ans, pour durer deux ans et trois mois; ce
dernier point est beaucoup trop absolu. C'est l'époque pathologique
de la ménopause. *b*) La seconde est caractérisée par la cessation
définitive des règles, et ramène la santé troublée par la première.
Cette dernière proposition est plus que discutable et nous y reviendrons, mais la division mérite d'être conservée, car elle répond à
des faits très bien observés. Les accidents de la ménopause peuvent
commencer longtemps avant la suppression des règles; il est vrai
aussi qu'ils peuvent continuer longtemps après.

Il ne faut pas exagérer les dangers, et c'est être bien sévère,
sinon cruel, de demander avec RACIBORSKI à toute femme qu'elle
se croie vieille de bonne heure, c'est-à-dire passé l'âge de quarante ans, si elle aspire à une vieillesse tranquille. Sans tomber
dans les excès de précautions et de soins préventifs, que recommandaient volontiers plusieurs auteurs des siècles précédents, et
dont le premier effet aboutissait sans doute à terrifier les malheureuses, n'oublions pas que le temps de la ménopause doit être
surveillé au point de vue de l'hygiène et de la thérapeutique; et
si nous n'avons pas toujours à traiter un état morbide, nous
sommes exposés à nous entendre souvent demander un conseil et
une direction.

1° APERÇU HISTORIQUE. — De tout temps, la ménopause a vivement
préoccupé les médecins; et à côté de réflexions très justes, de prescriptions fort sages, sous l'influence des opinions de leur époque, de
notions incomplètes en physiologie et en pathologie, les maîtres
d'autrefois émettaient des idées étranges où perçaient de singuliers préjugés. Peut-être plus tard en dira-t-on autant de nous.

Dans l'antiquité où l'amour du merveilleux (BARIÉ) faisait dépendre le flux cataménial de certaines observations astrologiques,
l'étude de la ménopause, on le conçoit, manquait de précision.
Puis, chacun selon ses goûts, suivant ses tendances, envisageait
cette phase de la vie sous un point de vue particulier. L'un redou-

.tait les conséquences morbides qu'entraîne sur tout l'organisme la suppression des règles ; un deuxième dissertait copieusement à propos d'une longue thérapeutique à prescrire ; un troisième se perdait en considérations philosophiques et morales sur la place que cet âge donne à la femme dans la famille et dans la société.

Rien n'est curieux comme de parcourir les appréciations diverses sur le rôle nouveau qui échoit à la femme lorsqu'elle cesse d'être jeune.

Le vieil HIPPOCRATE n'est pas galant : « ... *mulieres deformantur et hirsuti fiunt et virilem habitum contrahunt.* » — « Leur apparence devient hirsute et elles prennent les allures d'un homme. »

D'autres auteurs signifient sans ambages à ces malheureuses que pour elles a sonné l'heure de la retraite. Par contre, plusieurs essaient d'atténuer la sévérité de cette décision, et prodiguent quelques bonnes paroles, car, « si les sens s'émoussent, les passions s'apaisent et diverses facultés, le jugement, le raisonnement arrivent à leur plus haut degré. »

Puis s'élève la voix de défenseurs respectueux : « La femme qui a eu des enfants, qui en a pris soin elle-même, satisfaite alors d'avoir rempli les pénibles fonctions que lui imposa la nature, n'a plus qu'à jouir en silence des droits sacrés qu'elle a acquis à l'estime publique et à l'amitié sainte de tous les êtres qui l'environnent. Il n'appartenait qu'à des peuples barbares d'être inhumains à l'égard des femmes parvenues à cet âge » (1). L'auteur écrit en l'an XIII de la République ; il a lu J.-J. Rousseau et ses élèves. Le style nous étonne un peu, mais les idées sont excellentes.

Bien plus, nous trouvons des admirateurs : « Cette précieuse créature gagne au moral ce qu'elle a perdu au physique, son amitié acquiert de l'énergie et de la stabilité, et celles dont l'esprit a été cultivé, celles enfin dont l'éducation a été soignée, conservent encore des moyens de séduction, spécialement pour les philosophes, qui font plus de cas du moral que du physique ; ces femmes parviennent sans une manifeste dégradation à la quatrième période de leur vie, et sont encore aimables dans leur vieillesse » (2).

Cela est fort bien dit. A tous les âges la femme conserve un grand charme et sa vieillesse aimable lui donne une sagesse, une indulgence et une bonté qui nous inspirent à tous le culte de la grand'mère.

---

(1) Henri LAMAZE. — *Essai sur la cessation du flux menstruel* (Th. de Paris, An XIII).
2) LA GÉROCOMIE. — *Du troisième âge des femmes ou de leur automne*, 1807.

Sans négliger le côté philosophique et moral, nous avons le droit aujourd'hui d'envisager la ménopause à un point de vue plus scientifique que ne pouvaient le faire nos prédécesseurs. Nos conceptions reposent sur des bases rendues de jour en jour plus solides, grâce aux immenses progrès de la physiologie et de la pathologie.

L'extirpation chirurgicale des ovaires, qui nous a procuré l'occasion d'étudier les accidents de la *ménopause opératoire* ou *artificielle*, nous a permis aussi de les comparer à ceux de la *ménopause naturelle* et d'attribuer ainsi à leur véritable origine certains phénomènes dont nous ne savions discerner la réelle nature. Dans ces dernières années, la doctrine de BROWN-SÉQUARD sur les sécrétions internes des organes, transportée à l'ovaire, nous a suggéré des aperçus du plus haut intérêt sur les troubles qui peuvent résulter de la suppression de cette fonction jusqu'alors inconnue; et, du domaine physiologique, s'étendant à une thérapeutique rationnelle, elle a provoqué un traitement nouveau : *l'opothérapie ovarienne*.

Si la théorie séquardienne et ses conséquences thérapeutiques ne restent pas établies d'une façon rigoureusement indiscutable encore dans tous leurs détails, elles conservent le caractère d'une hypothèse fort séduisante, et elles nous ont au moins rendu le grand service de nous dégager un peu de cette *pléthore* qui a régné sans partage pendant si longtemps pour tout expliquer par des mots vraiment un peu vagues. *Pléthore sanguine*, passe encore; elle est la cause d'une partie des accidents, d'une partie seulement et pas de tous. Mais *pléthore nerveuse*, on devine bien ce que désigne cette expression ; néanmoins elle n'est pas heureuse et surtout elle a la prétention d'englober des faits trop différents.

Parmi les troubles nerveux observés à la ménopause, nous savons maintenant en isoler toute une classe qui relève de la *neurasthénie*. Nombre d'entre eux résultent bien plus des chagrins, des regrets, des soucis de la femme qui se sent vieillir, que de la disparition du flux menstruel et des fonctions ovariennes.

Peut-être a-t-on beaucoup insisté sur cette pathologie nerveuse et un peu glissé sur les autres états morbides. Son importance est grande, nous ne la négligerons pas, mais nous nous efforcerons aussi de mettre en lumière ce que les travaux contemporains nous ont appris sur la pathologie générale de la ménopause.

II

De l'âge critique.

Que les femmes voient arriver la *ménopause* avec appréhension, c'est fort naturel. Elles sont surtout entretenues dans leurs craintes par des idées courantes sur les fonctions menstruelles. Aujourd'hui encore, sous l'influence de théories mal comprises dans le monde extra-médical, nous entendons considérer les règles comme « un émonctoire naturel de produits malsains. » Proposition qui renferme une part de vérité, mais singulièrement interprétée par des personnes ignorantes des choses de la pathologie : la résorption du flux cataménial se trouve pour elles à l'origine d'une foule d'affections.

Pendant bien longtemps les médecins eux-mêmes, imbus de cette opinion, concouraient à l'envi des malades, ou prétendues telles, pour les maintenir dans la terreur de cette époque redoutable.

Aussi la *ménopause* était-elle appelée *âge critique*, moins souvent *âge climatérique* ou *âge de retour*.

Puis une réaction survint, et dans des proportions qui lui firent dépasser toutes limites, si bien qu'on arriva à regarder la cinquantaine comme plus critique pour les hommes que pour les femmes.

D'après Fothergill (in Pinel), quelques femmes semblent à la ménopause reprendre une nouvelle vigueur. Désormeaux prétend que la masse des forces des autres organes s'accroît aux dépens de celles de l'utérus n'ayant plus de vie particulière et désormais sans influence. Les femmes acquièrent un fonds de vie inépuisable; pour beaucoup d'entre elles c'est le commencement d'une meilleure santé.

Les auteurs de la Gérocomie avancent une affirmation au moins bizarre : « L'année où le flux menstruel cesse de couler peut être considérée comme une année climatérique septennaire; c'est-à-dire que, quand les femmes survivent à cette époque, elles sont, comme les hommes qui ont passé leur soixante-troisième année, presque certaines de parvenir à un âge très avancé, si elles ont soin de suppléer à cette excrétion en augmentant les autres, et en

évitant la pléthore qui peut donner une attaque d'apoplexie sanguine. »

Les écrits de LISFRANC, de CONSTANT SAUCEROTTE, de LEBERT, de
DUPARCQUE, les statistiques de LEUDET, vinrent donner à la protesta-
tion une allure plus scientifique en démontrant que la mortalité
par affections utérines, et notamment par cancer utérin, est moindre
de quarante-cinq à cinquante ans que de trente à quarante.

Sans tomber dans aucune exagération, il ne convient pas de
tenir la ménopause comme une période de la vie dont on n'a pas
à se préoccuper.

Ce n'est pas impunément que se suppriment, plus ou moins vite,
la menstruation et les fonctions ovariennes qui jouent un tel rôle
dans l'existence de la femme. D'autre part, comme le fait observer
GALLARD, il y a au moins une coïncidence entre « l'âge critique »
et le début de maladies sérieuses qui commencent volontiers à cinquante ans.

L'expérience de tous les temps ne doit pas être dédaignée. La
ménopause est une époque qui réclame souvent nos soins et toujours notre attention.

III

Considérations générales sur l'étiologie, la pathogénie et l'anatomie pathologique.

1° AGE MOYEN DE LA MÉNOPAUSE. — Nous ne nous attarderons
pas dans l'exposé de statistiques, que l'on trouve du reste partout,
pour démontrer quel est l'âge moyen *exact* de la ménopause dans
chaque pays. Au point de vue clinique et thérapeutique que nous
envisageons seul et que nous jugeons de beaucoup le plus important, il ne nous semble pas d'un très haut intérêt d'accumuler des
preuves nous permettant d'établir que la Parisienne est réglée
trente-un ans huit mois et sept jours, l'habitante des Sables-
d'Olonne trente-un ans onze mois et douze jours, la Norwégienne
trente-deux ans dix mois et treize jours (RACIBORSKI).

Dans la grande majorité des cas, chez les Françaises, les règles
disparaissent entre quarante-cinq et cinquante ans.

Une similitude d'expression a provoqué quelques erreurs. Dau-
benton fixait l'âge de retour de quarante-cinq à soixante-cinq ans ;
il entendait ainsi la période entre la force de l'âge et la vieillesse,
et non la ménopause. De même Hallé divisait l'âge adulte en trois
étapes : 1° âge adulte commençant de vingt-cinq à trente-cin-ans ; 2° âge adulte confirmé, de trente-cinq à quarante-cinq ou cinquante ans ; 3° âge adulte décroissant, de quarante-cinq ou cinquante,
à soixante ou soixante-cinq ; « c'est l'âge, ajoutait-il, où la faculté
génératrice disparaît chez la femme et s'affaiblit chez l'homme. »
Cette dernière définition est beaucoup trop large : la faculté génératrice disparaît bien en effet chez la femme entre quarante-cinq et
soixante-cinq ans, mais il n'est pas du tout nécessaire de reculer
la limite jusqu'à soixante-cinq ans.

Nous continuerons à considérer comme survenant à une époque
normale, la ménopause qui s'installe entre *quarante-cinq* et *cinquante ans.*

2° INFLUENCE DU CLIMAT, DU MILIEU SOCIAL, DE L'HYGIÈNE. —
Cependant, à la fin de la vie génitale, nous voyons encore intervenir certaines influences dont nous avons déjà étudié l'action sur
la puberté, influences de *climat*, de *milieu social*, *d'hygiène*.

En dehors de ces différents facteurs étiologiques, la femme qui
aurait eu plusieurs grossesses sans accidents conserverait sa menstruation d'une façon plus tardive. De même, malgré beaucoup d'avis
contradictoires et d'interminables discussions, il semble aujourd'hui
admis, sinon prouvé, que la femme reste plus longtemps réglée
lorsque sa puberté a été plus précoce ; l'opinion contraire, hâtons-
nous de le dire, a été longtemps soutenue.

Tout de suite, en effet, nous trouvons à l'encontre de cette proposition des résultats basés sur de nombreuses statistiques. Dans les
contrées méridionales, la ménopause semble plus hâtive, mais
d'autre part aussi la puberté passe pour plus précoce chez les filles
du midi, ainsi que nous l'avons écrit dans une autre partie de ce
livre. Comment concilier ce fait avec la loi énoncée plus haut ?

Il nous manque des documents, des renseignements irréfutables
qui nous seraient fort précieux : « Dans les pays tropicaux, les
femmes sont vieilles non pas à vingt ans, comme l'a dit Montesquieu,
mais à trente ou trente-cinq. » D'une façon générale cette remarque
est exacte. Mais, ne l'oublions pas, *ménopause* et *vieillesse* diffèrent
beaucoup : une femme peut paraître vieille, flétrie avant l'âge,

avoir les cheveux blancs, les traits tirés, fatigués, et conserver sa
menstruation. Chacun de nous observe de pareils exemples et nous
ne savons pas d'une façon certaine à quel âge les règles sont
supprimées sous les tropiques dans les différentes races.

Nous voudrions connaître ce qui arrive à l'européenne transportée
sous les climats équatoriaux, à la blanche qui naît dans ces pays
et à la femme indigène ; presque à coup sûr nous pouvons prédire
de remarquables écarts. C'est là une lacune à combler.

Par contre, chez les peuples du Nord, la ménopause est retardée.

Dans toutes les classes on note des différences considérables,
entre les personnes du même milieu social, pour l'âge de la cessation des mois. Cependant, si l'on envisage l'ensemble des sujets, les
conditions de bonne hygiène éloignent souvent la venue de la
ménopause comme elles favorisent l'apparition de la puberté. La
femme riche, vivant dans le bien-être et l'abondance, garde les
apparences et volontiers les privilèges de la jeunesse mieux que
la femme de la classe ouvrière, en proie aux privations, à la fatigue
et à la misère, et la menstruation persiste plus longtemps chez
elle.

Mais tous ces motifs n'expliquent pas les cas de *ménopause* singulièrement *précoce* que l'on rapporte encore assez fréquemment, à
trente-cinq ans, trente ans, vingt-huit ans et même avant ; on a
parfois invoqué l'*arthritisme*. Sans nier la possibilité de ces faits en
dehors de tout état pathologique, nous sommes portés à soupçonner pour un certain nombre d'entre eux quelques lésions difficiles
et même impossibles à diagnostiquer. Les maladies de l'ovulation, en
particulier, restent loin d'être élucidées.

Et les *ménopauses tardives* que l'on a vues ne débuter qu'à cinquante-
cinq ans, soixante-cinq ans (Courty), soixante-dix, quatre-vingts et
cent (?), (Blancard) comme il serait intéressant de bien les élucider. Désormeaux cite, d'après Hercules Saxonia, l'histoire d'une religieuse, dont le flux se rétablit à cent ans, et dura jusqu'à cent trois
ans. Cet exemple nous montre qu'il est bon de faire la part de la
légende. Mais il existe des observations rigoureusement prises et
indiscutables ; combien elles sont curieuses et à quoi répondent-elles ?
Astruc déjà se méfiait et prétendait que ces prolongations menstruelles tiennent à des maladies de l'utérus. Ce n'est pas douteux
pour beaucoup de ces prétendues règles qui sont des métrorrhagies
pathologiques. Mais lorsque le sang continue à couler tous les
mois, sans phase d'interruption, et cela pendant des années, quand

arrive une de ces grossesses tardives à un âge où l'on a tant de
peine à y croire, il faut avouer que les ovaires ont continué leurs
fonctions. Nous connaissons bien quelques hommes privilégiés qui
demeurent vert-galants ou tout au moins galants et le prouvent
jusqu'à un âge très avancé. De même certaines femmes restent
longtemps jeunes.

L'ovulation ne meurt pas toujours avec les dernières règles ; elle
sommeille peut-être pendant un temps plus ou moins long, et tombe
dans un état de torpeur avant de disparaître. Parfois elle se réveille,
et après une période d'aménorrhée absolue, une nouvelle ovulation
(PUECH) provoque un retour de la menstruation, et le phénomène
se reproduit avec régularité les mois suivants comme à l'époque
de la vie génitale. Ce rappel du flux périodique, que GALLARD a
vu sollicité par une passion amoureuse, et qu'améneraient d'autres
influences, a été suivi de grossesses bien inattendues.

3° GROSSESSES TARDIVES. — Ces phénomènes et les idées actuelles
sur la conception au cours de l'aménorrhée, (ponte ovulaire, pas
de menstruation, règles blanches,) nous aident à comprendre des
cas vraiment capables d'intriguer les médecins autant que les gens
du monde. Des femmes ayant depuis plusieurs années passé l'âge
de la ménopause, sans que jamais depuis cette époque aucun flux
hémorrhagique se soit écoulé par les voies génitales, sont devenues
enceintes. Et ces *grossesses tardives*, en l'absence de toute menstruation, ont été constatées six ans après la cessation des règles
par PUECH, trois ans après par LEMOINE, dix ans après par RENAUDIN,
deux ans après par DESHAYES.

Si une pareille grossesse débutait peu de mois après la ménopause,
on pourrait arguer qu'il n'est pas facile de distinguer cette ménopause d'une aménorrhée symptomatique. On rencontre dans tous
les traités classiques des observations de malades, surtout de neurasthéniques ou d'hystériques, qui vers quarante-cinq ou cinquante ans
ont accusé une suppression brusque et définitive des époques, à la
suite d'une frayeur, d'une émotion ou d'un traumatisme. L'un de
nous a soigné une dame toujours bien réglée, et chez laquelle pas
un trouble n'annonçait les approches de l'âge critique, lorsque vers
quarante-huit ans elle éprouva un malheur subit au milieu d'une
période menstruelle. Le sang s'arrêta tout à coup, n'a jamais reparu,
et il n'en est résulté aucun accident pour cette personne.

4° CONSIDÉRATIONS ÉTIOLOGIQUES. — De même que la *ménopause* est consécutive à *l'ablation chirurgicale des ovaires*, de même elle est avancée par les maladies qui altèrent le parenchyme ovarien, étouffent ou détruisent les éléments nobles et arrêtent le travail d'ovulation. Au premier rang de ces affections doivent être citées les *ovarites*, aiguës ou chroniques. « On peut considérer (CORNIL et RANVIER) comme dépendant d'une ovarite interstitielle chronique, la formation du tissu fibreux dur et dense qui succède aux congestions ovariques répétées et à l'évolution rétrograde des follicules de DE GRAAF ». Peut-être certains troubles, certaines maladies de *l'ovulation*, qui s'accompagnent d'une *hyperémie* intense (allant quelquefois jusqu'à *l'apoplexie* de l'ovisac) favorisent-elles l'évolution de cette ovarite interstitielle ; pour beaucoup de malades la menstruation est toujours pénible et douloureuse, sans que nous puissions invoquer une autre cause qu'une ovulation défectueuse. C'est en retentissant sur l'ovaire que les *suites* de *couches graves* influencent la venue de la ménopause.

LANCEREAUX enseigne qu'un organe irrigué par une artère dont le calibre est diminué par *l'athérome* tend à s'atrophier. De fait, la dégénérescence athéromateuse des artères utéro-ovariennes est des plus fréquentes à la ménopause. BARIÉ l'a constatée dans plusieurs autopsies ; mais comme il a trouvé en même temps l'athérome de nombreux vaisseaux, il conclut que l'atrophie rapide de l'utérus et des ovaires ne saurait être expliquée par cet athérome, puisque les autres organes ne subissent pas une modification analogue. Ce n'est pas une raison ; chez des athéromateux à lésions vasculaires disséminées, on est exposé à ne rencontrer qu'une néphrite atrophique par exemple. Nous nous contentons ici de rappeler que la sclérose de l'ovaire se manifeste volontiers au cours de l'athérome et de l'artério-sclérose généralisée, hâtant de la sorte la disparition des fonctions menstruelles. Autrefois, HALLER déjà invoquait l'extrême rigidité des vaisseaux utérins qui les rend imperméables au sang, et ASTRUC le dessèchement et le racornissement de la matrice et des vaisseaux.

De nombreuses causes entrent encore en ligne pour hâter l'heure de la ménopause ; nous les énumérerons seulement. Ce sont : les *maladies infectieuses*, *l'obésité*, le *diabète*, toutes les *maladies chroniques* et les *cachexies*, *tuberculose*, *saturnisme*, *paludisme*, *alcoolisme*, *maladies* des *reins*, du *foie*, etc.

Insistons un peu plus sur les *maladies du cœur* : « Dans le rétrécissement mitral pur, écrit Durozier, pour les femmes réglées avant quatorze ans et demi, l'âge moyen de la ménopause est à quarante-un ans six mois, et pour les femmes réglées après quatorze ans et demi à quarante-un ans cinq mois. Que l'installation des règles soit précoce ou tardive, la ménopause est à la même époque, toujours hâtive.

« Pour le rétrécissement mitral avec rhumatisme, la moyenne de la ménopause est de quarante-deux ans six mois.

« Dans le rétrécissement avec insuffisance mitrale, pour les femmes réglées avant quatorze ans et demi, la ménopause est à trente-cinq ans cinq mois et pour les femmes réglées après quatorze ans et demi à trente-huit ans sept mois. En réunissant tous les cas nous trouvons trente-huit ans, ménopause singulièrement hâtive.

« Dans l'insuffisance mitrale, nous trouvons un chiffre relativement élevé pour la ménopause, quarante-quatre ans.

« Pour la lésion combinée mitrale et orifice aortique, la moyenne de la ménopause est à quarante ans et demi.

« Dans tous les cas où la mitrale est en jeu, la ménopause est hâtive, comme l'installation est tardive.

« Dans le rétrécissement avec insuffisance aortique, on trouve comme moyenne de la ménopause quarante-sept ans six mois, chiffre tout différent des chiffres de la mitrale. Ici, installation précoce et ménopause tardive.....

« Pour la chlorose, nous trouvons comme moyenne quarante-six ans huit mois.

« Pour les états variés, sans lésion nette d'orifice et sans rhumatisme, quarante-cinq ans six mois.

« Pour les mêmes avec rhumatisme, quarante-cinq ans.

« Pour l'insuffisance de la tricuspide, le maximum des cas est entre quarante-cinq et cinquante (huit cas) ; deux cas avant quarante-cinq ans, quatre cas après cinquante ans. Le plus gros chiffre (quatre cas) est à quarante-cinq.

« Donc la ménopause est hâtive partout où la mitrale est engagée, normale ou retardée partout où elle ne l'est pas. Dans les lésions de l'orifice aortique, le retard de la ménopause est remarquable. »

Cette dernière proposition ne nous semble pas exacte. Durozier ignorait le rôle des diverses dégénérescences artérielles de la muqueuse utérine dans la pathogénie des métrorrhagies. Les lésions de l'orifice aortique d'une malade de cinquante ans sont d'origine athéromateuse, et si cette femme continue à accuser des flux hémor-

rhagiques par les voies génitales, bien plus souvent le sang résulte
d'une perte causée par l'athérome ou la sclérose des artères
utérines, plutôt que d'une menstruation persistant grâce à une
ménopause tardive. Mitrale ou aortique, la cardiaque voit ses
règles disparaître de bonne heure, et si nous constatons chez elle
des écoulements sanguins après l'âge moyen de la ménopause,
méfions-nous, ils sont pathologiques. Nous reviendrons plus loin
sur ce point.

5° MODIFICATIONS ANATOMIQUES. — Il n'entre pas dans le cadre
de notre travail de nous appesantir sur les *modifications anatomiques* des différents organes; il nous suffira de dire, d'une façon
très brève, qu'à l'âge de la ménopause les *mamelles* s'affaissent et les
lèvres se flétrissent. L'*ovaire* s'atrophie, sa vascularité diminue,
les parois des ovisacs deviennent fibreuses et s'épaississent; le corps
de l'*utérus* s'atrophie pareillement, la cavité cervicale se rétrécit
et parfois s'oblitère, les *artères utéro-ovariennes* subissent très fréquemment la dégénérescence athéromateuse.

6° PATHOGÉNIE. — Combien plus intéressante pour nous serait
la *pathogénie* des accidents de la ménopause, si nous pouvions en
pénétrer tous les secrets et fournir pour chacun d'eux une interprétation rigoureusement exacte. Essayons au moins de tenter une
ébauche qui restera forcément très incomplète. Mais comment
édifier une *physiologie pathologique* irréprochable, lorsque la *physiologie normale* n'est pas encore entièrement élucidée ni connue.
La *pléthore sanguine* joue un rôle que l'on ne saurait nier.
Depuis la puberté, tous les mois, l'économie s'était accoutumée à
une perte hémorrhagique plus ou moins abondante et tout à coup ce
flux périodique s'arrête. Parfois en outre, après la suppression des
règles, un molimen cataménial imparfait, un faible travail d'ovulation se manifestent de temps à autre sans aboutir à une
éruption menstruelle (grossesses tardives... règles blanches, etc.).
Des mouvements fluxionnaires éclatent alors à l'époque correspondant à la période des règles absentes et se portent sur divers
organes.
Dès la plus haute antiquité, depuis HIPPOCRATE et sans doute
avant lui, le sang des règles a été considéré comme impur, et, suivant
les époques, il passait pour éliminer des matières morbifiques, des
humeurs peccantes, des principes de mauvaise nature, nous disons

aujourd'hui des toxines. Peu importe le nom, le flux cataménial est regardé, par beaucoup d'auteurs, comme chargé de *fonctions d'émonctoire*. L'arrêt de ce rôle de dépuration entraînerait une rétention de produits capables d'adultérer l'économie; et si l'on songe à l'importance des intoxications autogènes ou exogènes dans la pathogénie de l'artério-sclérose, par exemple, on ne peut s'empêcher de noter que la ménopause est classée dans l'étiologie des dégénérescences artérielles.

L'étude du *chimisme respiratoire* ne viendrait-elle pas jusqu'à un certain point à l'appui de cette hypothèse sur l'arrêt des fonctions d'émonctoire? ALBERT ROBIN et BINET n'ont pas, il est vrai, d'analyses touchant la ménopause. Ils ont seulement établi qu'il y a pendant les règles exagération des échanges respiratoires : la menstruation fait augmenter la quantité d'acide carbonique produit et d'oxygène consommé ; l'oxygène absorbé par les tissus décroît généralement. Mais longtemps avant eux, ANDRAL et GAVARRET avaient prouvé qu'au moment de la ménopause l'élimination du carbone augmente par le poumon; *pendant toute la vie génitale une partie de ce carbone s'échappe par le sang menstruel.*

Nous n'insisterons pas sur la *pléthore nerveuse* de RACIBORSKI (*nervosisme* de BOUCHUT, *état nerveux* de SANDRAS) ; l'expression s'explique avec peine, à plus forte raison la signification pathogénique en est-elle difficile à formuler. Ce n'est pas se compromettre beaucoup que d'avancer avec DEPAUL et GUÉNIOT « la cessation des fonctions ovariennes entraîne à sa suite une surcharge nerveuse », ou de comparer cette pléthore à l'aspermatie des hommes âgés, comme RACIBORSKI. En réalité, les troubles nerveux rassortissent à des influences fort diverses, dont un grand nombre, bien loin d'appartenir à la *pléthore*, relèvent au contraire de *l'asthénie*, de la *neurasthénie*.

Quels sont, parmi les accidents de la ménopause, ceux qui dépendent de la disparition de la *sécrétion interne*? Pour apprécier les troubles que fait naître en se supprimant cette fonction nouvellement soupçonnée, il conviendrait avant tout de bien fixer l'action physiologique du suc ovarien pendant la vie génitale. Or nous en sommes encore réduits aux hypothèses, rien n'est moins élucidé que cette action physiologique et ce que nous possédons de plus clair, c'est encore l'action thérapeutique de ce suc ovarien chez les femmes qui ne sont plus réglées.

Par analogie nous essayons de conclure à son rôle biologique de la puberté à l'âge critique ; c'est là une discussion sur laquelle nous appuierons avec plus de profit au chapitre de l'opothérapie ovarienne. Jusqu'à présent nous nous bornerons à regarder cette sécrétion interne comme « nécessaire au fonctionnement régulier de l'organisme féminin » ; cette phrase demeure fort vague, mais plus tard, quand nous la commenterons, nous devrons avouer qu'aucune preuve certaine n'est encore fournie sur la manière dont intervient la sécrétion ovarienne. Quand elle cesse, HERTOGHE (d'Anvers) tend à admettre qu'elle est suppléée par une autre glande, peut-être la *thyroïde*, et BLONDEL pense que chez les jeunes enfants elle est remplacée par le *thymus*.

Quelle que soit la pathogénie des accidents de la ménopause, ils s'observent surtout chez les femmes prédisposées par une tare antérieure ou héréditaire : manifestations nerveuses chez les névropathes, exagération des troubles gastriques chez les dyspeptiques, etc.

IV

Séméiologie.

1° CONSIDÉRATIONS GÉNÉRALES. — L'exposé des phénomènes qui accompagnent la ménopause a toujours été regardé comme un sujet bien délicat et bien difficile à traiter; et pour notre part, malgré nos efforts, nous n'oserons jamais prétendre même à aborder tous les points qui mériteraient des considérations de tout ordre.

A la *puberté*, l'enfant devient une jeune fille dont le physique, l'esprit, le moral subissent une métamorphose; de même, à la *ménopause*, la femme éprouve des changements qui retentissent non seulement sur tout son organisme, mais qui modifient ses idées, ses pensées les plus secrètes, ses désirs, parfois ses affections.

Si beaucoup de personnes acceptent l'inévitable sans amertume, d'autres ne savent se résigner; chez quelques-unes même, nous devons attribuer à des *troubles psychiques* des manifestations qui nous étonnent. Au point de vue physique et intellectuel, le terrain sus lequel nous marchons est souvent « entre les limites de l'état physiologique et de l'état pathologique. » (RACIBORSKI). Aussi de tout temps, les philosophes, les moralistes, ont-ils rivalisé avec les médecins pour recueillir des observations et prodiguer leurs conseils. Nous resterons surtout médecins.

Certaines ménopauses passent presque inaperçues. Nous connaissons des femmes qui ont vu leurs règles disparaître assez brusquement sans qu'il en soit résulté pour elles aucune gêne, aucune sensation pénible. Dans d'autres cas, les symptômes sont si peu accentués qu'ils méritent à peine le nom de malaises, et que les patientes ne veulent pas être tenues pour malades. Ce sont là d'heureuses ménopauses, mais elles ne sont pas les plus fréquentes. Il est rare que la transformation s'accomplisse au moins sans un petit accident utérin, perte, leucorrhée, sans un trouble momentané de l'état général ou d'un organe étranger à l'appareil sexuel.

BARBAUD et ROUILLARD, dans leur étude si intéressante de la ménopause, la considèrent avec juste raison chez la femme du *peuple* et chez la femme du *monde*. Pour la femme du peuple, disent-ils, la cessation des règles n'amène pas toujours des regrets, au contraire; quand elle souffre, ses douleurs sont réelles et elle les précise. La femme du monde plus intellectuelle, plus névropathe, n'est pas plus exposée aux douleurs physiques, mais elle les ressent peut-être davantage, elle s'en préoccupe, parfois les exagère. Elle souffre aussi beaucoup plus de ce qu'elle appelle sa déchéance. Elle lutte pour conserver l'illusion de la jeunesse, c'est le moment où elle fait appel aux fards, aux cosmétiques. Son esprit est aigri. « C'est l'âge des belles-mères », écrivent-ils en s'apitoyant. Ils n'ajoutent pas si l'humeur de la belle-mère change quand la ménopause est terminée.

Pouvons-nous tenter une classification des phénomènes et accidents que nous avons à décrire?

L'ancienne division en pléthore sanguine et pléthore nerveuse ne nous semble plus suffisante ; en outre, telle manifestation cardiaque ou dyspeptique, par exemple, ne saurait être qualifiée de congestive ou de nerveuse. D'autres facteurs étiologiques entrent en scène, nous l'avons dit, en dehors de l'élément fluxionnaire ou névropathique. Mais la part qui revient à chacun de ces différents facteurs nous demeure inconnue et il est impossible d'édifier une classification basée sur la pathogénie ; nous sommes obligés de grouper entre eux des phénomènes offrant des analogies sans nous être assurés qu'ils relèvent de la même cause.

C'est ainsi que nous considérerons :

A. — Les phénomènes menstruels caractérisés par la diminution, l'exagération ou l'irrégularité du flux cataménial.

B. — Les phénomènes fluxionnaires.

C. — Les phénomènes nerveux ; a) sthéniques, hypersthéniques, pléthore nerveuse; b) asthéniques, neurasthéniques.

D. — Les états concomitants, pour lesquels il nous est difficile de juger ce qui résulte de la suppression a) des écoulements périodiques, b) de la sécrétion interne, c) des fonctions d'émonctoires, en tenant compte aussi de la coïncidence de l'âge. Certains états pathologiques dépendent-ils directement de la ménopause, ou bien leur apparition est-elle seulement favorisée ou hâtée chez des personnes prédisposées par les modifications qui accompagnent la disparition des règles?

Ce sont là tout autant de questions que nous devons nous poser sans aboutir à les résoudre.

2° MÉNOPAUSE CHIRURGICALE. — Dans ces dernières années, l'étude de la *ménopause artificielle* ou *post-opératoire* nous a singulièrement aidés à élucider plusieurs points embarrassants. La venue brusque de troubles déterminés à la suite de l'ablation des ovaires, nous a permis de les comparer à des troubles plus vagues, moins nets, moins accentués, qui se montrent par intervalles au cours de la ménopause naturelle. Cette étude a pour nous la valeur d'une expérience physiologique et nous devons commencer par l'exposer telle qu'elle nous a été enseignée en France par les travaux de LISSAC et surtout de JAYLE. Il ne faudrait cependant pas croire qu'après l'extirpation des ovaires, toutes les castrées présentent fatalement dans un ordre rigoureux une série de symptômes inévitables et toujours les mêmes. Les troubles post-opératoires varient à l'infini suivant l'âge des malades, suivant leurs prédispositions naturelles et d'autres causes qui nous échappent ; chez quelques-unes ils sont nuls ou à peine ébauchés. Mais en rapport avec la majorité des cas, il en est de beaucoup plus fréquents que les autres, et nous allons suivre pas à pas en la résumant la description de JAYLE, la meilleure et la plus complète que l'on puisse trouver.

Bouffées de chaleur. — Subitement, d'une façon brusque et rapide, la malade éprouve une sensation de chaleur qui envahit toute une partie du corps comme sous l'impulsion d'une poussée. Ces bouffées de chaleur, qui éclatent sans cause ou sous l'influence d'une surprise, d'un choc, etc., sont localisées à une région où générales. Tantôt vives au point d'être gênantes et pénibles, elles sont d'autres fois plus fugaces, et reviennent d'une manière très irrégulière. Lorsqu'elles montent à la face, elles sont capables de provoquer des troubles de la vue, des tintements d'oreilles et des étourdissements.

Très souvent elles se terminent par des *crises de sueurs*, générales ou partielles, susceptibles aussi de se montrer isolément.

Poussées congestives. — Ce n'est pas seulement à la face et au niveau des téguments que se manifestent des poussées congestives; le mouvement fluxionnaire se porte vers les muqueuses, et il est peu d'organes qui soient à l'abri de ses effets. Les poussées congestives, qui menacent l'opérée en tout temps, exercent leur influence sur elle de préférence à l'époque qui correspond à la menstruation absente. Quoiqu'elles arrivent parfois jusqu'à produire des hémorrhagies, on ne doit cependant pas dire qu'elles constituent des règles déviées ou supplémentaires puisqu'il n'y a plus possibilité de règles.

L'hyperémie des voies respiratoires, la plus fréquente que nous ayons à constater dans ces cas, se traduit par des éternuements, des crises de sécrétion nasale, de la laryngo-trachéite, de la bronchite, de la congestion pulmonaire même, et elle prend assez d'intensité pour donner naissance à des épistaxis et à des hémoptysies. De même on a signalé des hématémèses, comme aussi des accès de diarrhée, et plus souvent encore des crises hémorrhoïdaires. On a même observé du purpura.

Obésité. — Il arrive souvent à la suite de la castration, que la femme prenne un *embonpoint* plus ou moins marqué. Cela n'a rien de surprenant; mais les faits *d'adipose localisée* en certaines régions du corps restent d'une interprétation plus difficile.

Troubles nerveux. — Les femmes prédisposées par leurs antécédents héréditaires ou personnels présentent une série d'accidents nerveux que nous constatons aussi, mais d'ordinaire beaucoup plus atténués, chez les opérées qui n'appartiennent pas à la famille névropathique.

Le caractère se modifie, et si parfois ce sont des phénomènes d'excitation et d'irritabilité qui dominent, il nous est plus habituel d'assister à des phases de dépression, de tristesse, de mélancolie qui va jusqu'à la vésanie. Sans être lypémaniaques et folles, des malades sont obsédées par des idées de suicide auxquelles elles n'essaient pas de se soustraire. L'un de nous a rapporté l'histoire d'une jeune femme qui a tenté, à trois reprises différentes, de s'asphyxier par l'oxyde de carbone.

Dans nombre de cas, les accidents intellectuels, loin d'acquérir une telle gravité, se bornent à une perte de la mémoire qui porte sur les faits récents, alors que la mémoire des faits anciens demeure conservée.

Puis, nous avons à énumérer tous les phénomènes inhérents à la neurasthénie et que nous retrouvons isolés ou groupés suivant les malades : céphalée paroxystique, plus rarement continuelle avec accès de névralgies et de véritables migraines, douleurs rachialgiques, vertiges, insomnies, cauchemars, lassitude avec tendance au dérobement des jambes, dyspepsie, affaiblissement de la vue, bourdonnements d'oreilles, etc., etc.

Tels sont rapidement énumérés (JAYLE), les accidents de la *ménopause post-opératoire* que nous allons constater dans la *ménopause naturelle*.

Mais le tableau ne saurait être absolument pareil. D'abord la *ménopause naturelle*, parmi ses manifestations les plus importantes et les plus sérieuses, compte au premier rang les troubles menstruels et génitaux qui ne manquent pour ainsi dire jamais, tandis qu'ils n'existent pas dans la ménopause chirurgicale. En outre, par l'intervention opératoire, la suppression ovarienne est brusque, subite, elle n'est pas préparée, le changement survient du jour au lendemain, et les phénomènes réactionnels en sont d'autant plus intenses.

Quelle différence avec ce qui se passe dans la marche des événements au cours de la ménopause naturelle. « La nature sage et prévoyante n'a pas voulu que la cessation des règles fût subite. » Le temps des écarts, la période de défaillance ovarienne, suivant l'heureuse expression de TILT, précédent de plusieurs mois (deux ans et plus), la disparition définitive des fonctions menstruelles; ils ménagent à l'organisme une transition, une accoutumance progressives.

Souvenons-nous, par contre, que la suppression des règles s'est établie, chez certaines personnes, d'une manière inopinée et définitive, à la suite d'un refroidissement, d'une émotion, d'un traumatisme, etc. Cette variété de ménopause mérite d'être surveillée.

V

Phénomènes menstruels et accidents de la ménopause naturelle.

Pendant un an, six mois, plus ou moins, les femmes accusent une diminution inaccoutumée du flux menstruel. Leur sang est beaucoup moins riche, disent-elles, elles voient moins et même quelques-unes prétendent que l'écoulement hémorrhagique est moins rouge, moins coloré. N'oublions pas qu'à ce moment la *leucorrhée* s'installe volontiers, et que des pertes blanches abondantes s'observent dans la période intercalaire comme aussi avant et après les règles. Elles se mélangent encore au sang cataménial, et la fluxion utérine, si vive à cette phase de la vie génitale, donne naissance à des crises d'hypersécrétion leucorrhéique capable d'atténuer la couleur du flux menstruel et de simuler des eaux rouges ou rousses. Bien des malheureuses ont été terrifiées par une apparence suspecte de leurs pertes qui ne reconnaissait pas d'autre origine.

Des surprises se préparent propres à déconcerter les femmes à la date où elles attendent leurs règles. Rien ne paraît, le mois suivant se passe et toujours rien ; et puis d'une façon inopinée, le sang arrive, s'arrête, repart de telle sorte qu'il coule deux fois par mois ou trois fois en deux mois. Les phases d'interruption alternent avec des menstruations très irrégulières dans leur venue, si bien que la patiente finit par se perdre dans les dates. Et pour compléter ses alarmes, après une aménorrhée assez longue, elle se voit obligée de garder le lit à cause d'une perte subite qui s'éternise, acquiert des proportions inquiétantes, la débilite et la laisse dans un état pitoyable.

1° PHÉNOMÈNES FLUXIONNAIRES. — Les phénomènes fluxionnaires dérivent de la *pléthore sanguine* dont ils traduisent l'importance et la valeur pathogénique. BARIÉ dans son étude si remarquable de la ménopause prétend que « l'état pléthorique entraîne certaines congestions avec d'autant plus d'intensité que la femme est plus robuste. » Il a dû baser sa remarque sur des faits bien observés ; néanmoins, il nous a semblé que les congestions sont d'autant plus vives et faciles que la femme est plus « sanguine », suivant l'expression vulgaire, c'est-à-dire suivant qu'elle perd plus de sang au moment de ses règles normales ; ce n'est pas là, toutefois, une loi absolue.

Comme pour la ménopause chirurgicale, nous retrouvons au premier rang, par leur fréquence, les *bouffées de chaleur* envahissant la face et les extrémités, ou généralisées à toutes les régions du corps. Naissant d'une manière spontanée, ou après une émotion, un choc, elles s'accompagnent de *crises de sueurs*, pareillement locales ou généralisées ; mais il est rare que ces poussées fluxionnaires se montrent aussi accentuées qu'après l'ablation opératoire des ovaires. Certaines malades, l'accès de chaleur et de sueurs une fois terminé, accusent une sensation de *refroidissement*. L'un de nous soigne encore une dame qui, depuis la disparition de ses menstrues, présente ces trois symptômes, chaleur, sueurs et froid, avec une telle netteté que plusieurs médecins l'ont déjà traitée par le sulfate de quinine ; ce médicament est toujours demeuré inefficace, et, à notre avis, il ne s'agit pas d'une étiologie paludéenne, tout au plus pourrait-on admettre des troubles réflexes ou une intoxication d'origine dyspeptique ; nous reviendrons sur ce cas à propos du diagnostic. Mais le refroidissement qui succède à une sueur, ayant mouillé tous les linges de notre malade, a pour conséquence presque inévitable de la faire rechuter de rhumes en bronchites et en congestions pulmonaires.

Au lieu de se montrer par accès la *rougeur de la face* s'installe en permanence et amène à la longue des *varicosités*, de l'*acné*, une *apparence furfuracée de la peau* fort désagréable aux patientes.

Les poussées fluxionnaires, qu'une vieille habitude de l'organisme dirigeait vers l'appareil génital, continuent à se porter de préférence du côté du petit bassin sur les organes péri-utérins, et, nous le verrons plus tard, sur l'utérus lui-même. Aussi provoquent-elles des sensations de *pesanteur* au niveau des lombes, du bas-ventre, du périnée et des cuisses, que toutes les femmes accusent d'une manière à peu près générale. Joignons-y l'impression de *chaleur* à la vulve et au vagin, les crises de *diarrhée* qui reviennent à date périodique, et surtout la poussée *hémorrhoïdaire* dont le flux bien établi produit un grand soulagement.

Des *hémorrhagies diverses* se manifestent avec les allures de règles déviées ou supplémentaires, sous forme d'épistaxis, d'hémoptysies, d'hématémèses, de melœna, etc. Du côté des reins nous noterons des accès de *polyurie*, de *l'albuminurie transitoire*, de la *congestion* avec douleurs lombaires et peut-être même des *hématuries* (?)

Les *voies respiratoires* offrent un terrain propice et habituel à ce genre de fluxion déviée; depuis la simple *anhélence* ressentie après une marche rapide ou une ascension, jusqu'à la *bronchite* et à la *dyspnée pseudo-asthmatique*, nous sommes appelés à constater toute une série de troubles congestifs légers ou sérieux, et volontiers fugaces.

Nous nous arrêterons, en particulier, sur quelques accidents peu connus dont la cause siège au niveau des *fosses nasales*.

Certaines femmes au moment des règles sont prises d'une légère hypérémie conjonctivale, en même temps que d'un coryza de peu de durée et de poussées herpétiques; nous avons déjà fait allusion à ces faits à propos de la cocaïnisation de la pituitaire, dans le traitement de la dysménorrhée. Mais au moment de la ménopause, comme du reste à la puberté, cette *fluxion nasale* provoque des vertiges, des cauchemars, des migraines et surtout des accès de faux asthme, phénomènes divers d'origine nasale. Le tissu érectile du nez se tuméfie, et pour peu qu'il existe une hypertrophie d'un cornet, ou une déviation de la cloison, genre de malformation extrêmement fréquent, la gêne respiratoire qui en résulte fait éclater ces paroxysmes de dyspnée connus sous le nom d'asthme symptomatique, asthme nasal. Une dame âgée de quarante-sept ans nous consultait à diverses reprises pour un coryza à répétition qui la gênait fort depuis plusieurs mois ; ce coryza se compliquait facilement de laryngite, de bronchite à râles sibilants disséminés et même de congestion pulmonaire. Mais nous étions fort étonné de constater au bout de peu de jours une guérison rapide et des retours offensifs, des complications morbides que n'expliquait aucun motif plausible; les urines étaient normales, le cœur parfaitement sain. Cette dame finit par nous avouer, avec beaucoup de gêne, que sa menstruation commençait à ne plus être régulière et que les symptômes pulmonaires se manifestaient au moment des époques; de tout temps, en outre, elle avait remarqué qu'elle ne respirait pas aussi aisément par la narine gauche. A dater de ce jour nous pûmes la soulager par une thérapeutique bien simple et bien anodine :

pratiquer des irrigations nasales, éviter une constipation habituelle, et favoriser la venue des règles par des cataplasmes et des bains de pieds sinapisés alternant avec des bains de siège prolongés. Nous étions décidé, s'il l'avait fallu, à appliquer quelques sangsues dans la région ano-périnéale.

2° PHÉNOMÈNES NERVEUX. — Ils sont analogues à ceux de *la neurasthénie post-opératoire* et nous ne recommencerons pas leur description détaillée ; céphalalgie en casque, migraines, rachialgie, douleurslombaires, bourdonnements d'oreilles et vertiges, palpitations, lipothymies, insomnies, cauchemars, hallucinations, affaiblissement des membres inférieurs, lassitude, etc., s'entremêlent, se succèdent tour à tour pour inquiéter les malheureuses névropathes.

Les *désirs sexuels*, éteints depuis longtemps, se réveillent parfois impérieux et incessants, et ils tourmentent fort des personnes très honnêtes et très réservées, rendues d'autant plus confuses par cet état inaccoutumé que pour rien au monde elles n'oseraient l'avouer.

La *voix baisse* et acquiert un timbre plus grave. TILT a signalé l'hypertrophie de la *glande thyroïde*.

3° OBÉSITÉ. — Enfin à l'âge de la ménopause, le corps s'empâte, devient lourd, la femme prend un embonpoint qui gêne et gâte son élégance ; le ventre surtout est envahi par la graisse, et cette *obésité*, capable de distendre les parois abdominales, de relâcher leur tonicité, favorise la chute de la masse intestinale (1). De là naissent des dyspepsies gastro-intestinales. D'autres fois, suspension des règles et développement du ventre suggèrent à tort l'idée d'une *grossesse* possible ; et l'obésité rend au début le diagnostic difficile entre ces *fausses grossesses* et les grossesses tardives. Nous les retrouverons à l'étude des complications nerveuses.

4° ACCIDENTS UTÉRINS. — Arrêtons-nous un instant sur des manifestations utérines qui méritent une étude particulière. Quelques-unes sont de simples phénomènes physiologiques qui prennent une acuité pathologique, d'autres sont d'emblée morbides.

A. — Leucorrhée.

Le plus fréquent des accidents génitaux au cours de la vie sexuelle, inévitable pour ainsi dire à la puberté, la *leucorrhée*

---

(1) Voir *Fausses utérines*, page 84.

se produit à la ménopause, ou s'exagère quand elle existait déjà,
chez presque toutes, chez toutes les femmes. Les pertes blanches
filantes ou épaisses, jaunes ou roussâtres, apparaissent avant,
pendant et après les règles, s'installent aussi dans la période intercalaire, sous l'influence de plusieurs causes.

a) Tantôt elles sont dues à une simple hypersécrétion de la muqueuse qui ressortit à l'état fluxionnaire de tout l'appareil génital.

b) Tantôt elles suppléent la menstruation qui fait défaut ; ce son
de véritables règles blanches.

c) Elles résultent encore de tous les troubles utéro-ovariens
exagérés par la congestion de la ménopause.

d) Enfin elles dépendent de la *vaginite sénile*, qui se manifeste à la
ménopause et plus tard, et donne naissance à un écoulement séro-
purulent ou teinté de sang et parfois d'odeur fétide.

Leur abondance et leur ténacité amènent de l'irritation, des éruptions au niveau des lèvres, et une conséquence fort ennuyeuse, le prurit
vulvaire.

B. — Pertes hémorrhagiques.

Au milieu des écarts menstruels, la femme ne se reconnaît plus
pour la date des règles. En face d'une hémorrhagie des voies génitales, nous aurons beau rechercher si elle correspond à une période
cataméniale, si elle a été précédée des signes du molimen, nous
devrons souvent renoncer à distinguer une ménorrhagie d'une métrorrhagie. La perte apparaît subite, sans motif, sans que rien ait
encore annoncé à la patiente que le temps de la ménopause est
imminent ; c'est, par exemple, le flux d'une époque qui ne se termine
pas et coule avec une abondance inusitée. Ou bien l'hémorrhagie
succède à des troubles, à des malaises qui tenaient déjà l'attention
éveillée. Elle marque le début de la ménopause, plus souvent elle
survient après quelques incidents. Le sang, nous l'avons dit, peut
se mélanger à une leucorrhée abondante qui lui donne une apparence trompeuse.

Autant que les circonstances le permettent, il est bon de discerner
la véritable origine de l'hémorrhagie, parce qu'une thérapeutique
différente à instituer relève de la notion étiologique.

On invoque dans certains cas, et à juste raison, la *poussée congestive* qui sévit sur tous les organes du bassin et parmi eux sur
l'utérus, avec même d'autant plus de facilité sur l'utérus qu'il a
l'habitude de se fluxionner d'une façon périodique. La matrice

saigne comme saignent des hémorrhoïdes, par exemple, et pour des raisons identiques.

Cette tendance aux congestions est favorisée par la *bonne chère*, l'usage de l'*alcool*, l'*obésité* et ses conséquences, la *ptose abdominale*, par tous les états qui constituent les *fausses utérines* et que nous avons énumérés dans une autre partie de ce livre. Nous rappellerons seulement une cause, les *dégénérescences artérielles*. L'athérome, en altérant l'élasticité de la paroi, maintient béante la lumière du vaisseau s'il vient à se rompre. Lorsqu'une hémorrhagie prend sa source au niveau des artérioles athéromateuses de la muqueuse utérine elle traîne en une longueur désespérante, et l'ergotine comme tous les médicaments qui agissent sur la contractilité vasculaire n'a aucun effet contre la perte. Il faut donc avoir recours à des moyens particuliers de traitement ; de même, si l'on diagnostique l'artério-sclérose, la dégénérescence amyloïde, la possibilité d'un anévrysme miliaire(?) (RACIBORSKI) ou les phases prémonitoires de l'hypertension artérielle. N'oublions pas qu'à la ménopause, plus que jamais, les *métrites*, *fibrômes* ou *cancers*, toutes les affections hémorrhagipares en général, provoquent des écoulements sanguins. Mais souvenons-nous aussi qu'après un long temps d'aménorrhée, la maturation tardive de nouveaux ovules est capable de ramener un flux menstruel tout à fait normal, à la possibilité duquel il convient de songer afin de ne pas le confondre avec un flux pathologique.

C. — Métrites.

C'est encore cet état congestif qui rend la matrice plus vulnérable, et facilite toutes les attaques des causes ordinaires de la *métrite aiguë*. Les infections, le refroidissement, le traumatisme, la fatigue, etc., ont beau jeu contre un organe dont les fluxions persistantes et répétées diminuent les moyens de défense. Aussi la métrite aiguë, et surtout les *poussées aiguës* au cours de la *métrite chronique*, s'observent-elles assez fréquemment.

Au contraire, après la cessation des règles, la fluxion périodique aggravante venant à disparaître, la *métrite chronique* tend à perdre de son intensité, de sa gravité, et marche vers la guérison (GALLARD) ; il nous paraît plus juste de dire qu'elle s'atténue pour rester susceptible de se réveiller en subissant les effets d'une infection récente, ou de toute autre de ses causes habituelles.

Cependant il existe *une fausse métrite hémorrhagique de la méno-*

pause (DOLÉRIS) qui, loin de diminuer, persiste chez la femme âgée ; elle est due à une transformation générale du tissu utérin, sorte de fibromatose généralisée. On a décrit aussi (BRENECKE) la *métrite hyperplasique* de la ménopause, endométrite interstitielle associée à l'endométrite glandulaire qui s'accompagne d'hémorrhagies répétées, et la *métrite fongueuse des femmes âgées* avec ses écoulements fétides peut, mais rarement, se manifester dès l'âge critique. La prolifération vasculaire et le développement du tissu conjonctif au niveau de la muqueuse utérine donnent naissance à des lésions de métrite.

Nous ne citerons ici que pour mémoire l'*hydrométrie* et l'*hématométrie*. Les *névralgies vulvaires* et le *prurit génital* ont été signalés plus haut.

D. — Fibrômes.

L'action de la ménopause sur les fibrômes a été diversement interprétée. Beaucoup d'observations sont rapportées dans lesquelles après la disparition des menstrues, les fibrômes utérins diminuent ou tout au moins deviennent silencieux. Mais chez un certain nombre de malades on a noté l'accroissement de la tumeur fibreuse et la persistance des accidents qu'elle entraîne. A notre avis, il faut considérer le fibrôme au moment de la ménopause et après sa terminaison. Pendant la période des troubles menstruels et des poussées congestives, le fibrôme participe à leurs effets, et réagissant à son tour avec plus de force, il lui arrive de provoquer des métrorrhagies très inquiétantes. Nous avons soigné à cet âge des tumeurs fibreuses sous-péritonéales qui se gonflaient, augmentaient de volume, devenaient douloureuses par intermittences, en même temps qu'elles amenaient une compression des organes intestinaux. Le ballonnement abdominal, les douleurs, la constipation donnaient aux symptômes une apparence de péritonisme à répétition, jugé quelquefois pour une métrorrhagie ; tout alors rentrait dans l'ordre jusqu'à une nouvelle tuméfaction du myôme. Dans un cas, nous avons vu la perte compliquée d'un polype fibrineux que n'expliquaient aucune déviation ni aucune sténose du canal utérin.

Au bout d'un certain temps après la ménopause, il est plus ordinaire de constater que le corps fibreux ne cause aucun ennui à la malade.

Il est bien établi, et nous n'y reviendrons pas, que le *cancer* n'est pas plus fréquent à cette époque.

E. — Déviations. — Flexions.

Nous tenons pour avéré aujourd'hui, qu'après la disparition des menstrues, les déviations et les flexions sont bien mieux tolérées que pendant la vie génitale, et qu'elles produisent infiniment moins de troubles.

Cette constatation a pour nous un grand intérêt et elle redonne de l'actualité à la discussion de ces théories qui veulent que les souffrances relèvent bien moins de la déviation utérine, que de la métrite ou des ptoses abdominales coexistantes. La fluxion cataméniale, insuffisante à les faire naître de toutes pièces, exagère et entretient les malaises dus aux déviations. L'intervention de facteurs étiologiques autres qu'une rétroflexion ou une antéversion (par exemple) est nécessaire pour expliquer les douleurs qui les accompagnent.

Une conséquence thérapeutique rationnelle dérive de cette observation : dans le traitement des flexions et déviations, il faut s'occuper au moins autant de la métrite, des congestions, des ptoses abdominales, que du redressement de l'organe, et l'application d'un pessaire en dehors de toute autre médication ne saurait nous contenter.

5° MAMELLES. — Le gonflement des mamelles est accusé par certaines malades durant quelque temps. Quant aux *tumeurs* du sein, leur développement est une pure coïncidence.

VI

Influence de la ménopause sur les appareils étrangers au système génital.

L'influence de la ménopause sur les divers appareils, que ne réunit aucun lien direct à l'utérus et aux ovaires, provoque les accidents les plus variés ; mais ses effets se font sentir de préférence sur les organes déjà malades, dont elle exagère les troubles préexistants

au point de donner une grande importance à des malaises qui
jusque-là avaient passé presque inaperçus. Nous en avons déjà
exposé un exemple en décrivant ces accès d'asthme nasal qui surviennent à propos des perturbations menstruelles, chez des personnes
dont la cloison ou les cornets portent une légère malformation.

1° VOIES DIGESTIVES. — Les appétits bizarres, les perversions du
goût que l'on constate chez des femmes un peu nerveuses, ne méritent pas le nom d'accidents de la ménopause.

Mais il n'en est pas de même d'autres phénomènes qui éclatent
à cet âge, avec une fréquence et une facilité qu'explique l'action
réciproque qu'exercent l'un sur l'autre l'utérus et l'estomac. Nous
n'avons plus seulement en effet à invoquer ici les poussées fluxionnaires, l'insuffisance ovarienne, etc., il n'existe pas une affection
utérine, un désordre menstruel, qui ne soient capables, en tout temps,
de retentir sur les fonctions digestives ; à plus forte raison qu'arri-
vera-t-il donc à la ménopause, quand l'appareil sexuel se modifie
d'une façon si complète ? Et si, par malheur, l'estomac est déjà
malade, les souffrances seront exaspérées.

De même que les affections de la matrice s'accompagnent de tous
les genres de dyspepsie, de même, à la ménopause, sommes-nous
appelés à traiter toutes les variétés depuis l'hypersthénie avec
hyperchlorhydrie la plus vive jusqu'à l'insuffisance gastrique avec
anachlorhydrie. Les complications dyspeptiques s'exagèrent surtout chez les personnes atteintes depuis longtemps à la fois d'entéroptose et de déviation de la matrice ou de métrite ; le développement de l'obésité contribue à aggraver les symptômes.

Aux vomissements s'ajoutent parfois des hématémèses (règles
déviées), en particulier lorsqu'il existe de la gastrite ulcéreuse, et
nous avons déjà insisté sur les diarrhées supplémentaires et les
crises hémorrhoïdaires.

2° CŒUR. — La tachycardie, étudiée par KISCH, et rapportée par
CLÉMENT à l'excitation du grand sympathique, ne constitue pas le
seul accident cardiaque de la ménopause.

Nous ne saurions mieux faire que de suivre ici l'étude si remar-
quablement clinique de HUCHARD. Cet auteur considère qu'à l'époque de la cessation des règles, les femmes peuvent présenter des
troubles de nature diverse :

1° Une tachycardie d'origine fonctionnelle, avec palpitations et
parfois syncope, due à l'hypertension artérielle.

Une tachycardie d'origine organique qui succède aux lésions cardiaques.

2° Des lésions cardiaques se développent à cet âge : ce sont les cardiopathies artérielles (artério-sclérose généralisée) et les aortites.

3° D'autres sont préexistantes et subissent une aggravation.

4° Certains troubles du cœur sont purement névrosiques et dépendent de l'hystérie ou de la neurasthénie si fréquentes à la ménopause.

5° Il en est de nature réflexe qui éclatent à la suite des accidents utérins comme il s'en montre au cours des accidents hépatiques ou stomacaux.

6° Enfin la surcharge graisseuse du cœur englobe un certain nombre de faits.

C'est avec beaucoup de raison qu'Huchard attribue un grand rôle à l'artério-sclérose qui relève, dit-il, de l'adultération du sang à la ménopause. Nous nous sommes déjà expliqué sur la manière dont nous comprenons cette adultération du sang, mais nous voulons retenir encore, dans la description si exacte de cet auteur, les perturbations cardiaques par réflexe utérin, dont la notion demande en outre à être élucidée et complétée au cours de toute la vie génitale : leur nature nous semble indiscutable.

3° FOIE. — Les phénomènes qui surviennent du côté du foie sont de nature fluxionnaire, ce qui ne nous surprend pas, puisque la congestion hépatique se produit volontiers à propos d'une période menstruelle normale. La congestion du foie, en plus des symptômes qui lui sont propres, entre, pour une bonne part, dans l'apparition de certains malaises attribués à l'estomac ou à l'intestin, et elle est souvent la cause déterminante d'une crise hémorrhoïdaire. Le mélange de troubles hépatiques et gastriques constitue l'*état bilieux* de la ménopause, reconnu par Bennett et Aran.

L'ictère se montre au cours de ces complications et rappelle en certains cas l'ictère menstruel de Senator, mais d'autres fois il est franchement d'origine infectieuse ou bien encore il succède à des accès de colique hépatique. La lithiase biliaire, en effet, coïncide souvent, dans ses premières manifestations, avec l'établissement de la ménopause.

4° REINS. — La lithiase rénale est plus rare que la calculose hépatique; mais quand elle existe, les crises de colique néphrétique éclatent volontiers à propos des désordres menstruels de l'âge critique.

La suppression des règles retentit encore sur les reins et cause des accidents dont l'importance a bien été mise en lumière dans les communications de LEGENDRE et d'ANDRÉ PETIT (1). Le rein subit une congestion supplémentaire d'intensité variable qui s'accompagne d'une albuminurie légère avec diminution des urines et parfois même d'une hématurie transitoire. Les malades se plaignent de douleurs lombaires et en même temps de nausées, de vomissements, de céphalalgie, isolés ou confondus avec d'autres signes de la petite urémie.

Un rein flottant, comme toute autre maladie antérieure de l'appareil urinaire, aggrave les accidents qui cèdent facilement, du reste, aux émissions sanguines et à la médication diurétique (LEGENDRE).

5° PEAU. — ALIBERT enseignait que les éruptions cutanées de la puberté tendaient à réapparaître au moment de la ménopause. Toujours est-il qu'à ces deux âges de la vie, les femmes sont également sujettes à l'acné, à l'eczéma, au prurigo, à la furonculose.

BŒRNER (2) a signalé des accidents assez curieux,

a) de tuméfaction cutanée circonscrite, accompagnant des douleurs névralgiques,

b) et de gonflements de la peau, dus à des œdèmes non douloureux, et qui sont tantôt généralisés, tantôt localisés au nez, au front, aux tempes, aux joues ou aux extrémités des membres.

6° SYSTÈME NERVEUX. — Le terrain névropathique est, de tous, le plus favorable à l'éclosion d'accidents provoqués par la ménopause. Chez la femme prédisposée, nous assistons à une foule de manifestations nerveuses, dont les unes dénotent simplement une certaine étrangeté du caractère ou des idées, mais dont quelques autres vont jusqu'à la folie. Entre ces deux extrêmes évoluent nombre d'états intermédiaires.

Dans leur travail, BARBAUD et ROUILLARD ont fort longuement développé ce sujet si intéressant. Nous n'avons pas les connaissances spéciales en aliénation mentale nécessaires pour marcher sur leurs traces. D'autre part, nous préférons nous en tenir à la

---

(1) P. LEGENDRE et A. PETIT. — *Société médicale des hôpitaux*, 1898.
(2) BŒRNER. — *Semaine médicale*, 1888, p. 283.

description des états morbides causés par la ménopause, et nous nous contentons d'indiquer ceux qui coïncident avec elle sans qu'on puisse prouver qu'ils surgissent sous son influence exclusive.

Comme la neurasthénie, étudiée plus haut, avec ses palpitations, ses pulsations artérielles, ses fourmillements, engourdissements, etc., l'hystérie se réveille et change volontiers d'allure. L'hystérique n'est plus la malade à grand fracas, sujette aux attaques de nerfs répétées, aux crises de larmes ou de rires, c'est une vieille et insupportable détraquée, aux goûts bizarres, aux prétentions les plus singulières, ne se rendant pas compte que ce qui est à peine tolérable chez une jeune fille, reste du dernier ridicule chez une femme de son âge. Il n'y a rien à lui faire comprendre, c'est perdre son temps que discuter avec elle.

Heureux encore son entourage quand l'exaltation de son esprit ne la pousse pas aux excès d'alcool, de morphine, d'éther, de cocaïne, etc. Heureux le mari quand elle ne tourne pas du côté de la jalousie morbide (BARBAUD et ROUILLARD).

Le retour des désirs sexuels a parfois pour conséquence une grossesse nerveuse : c'est un renouveau de jeunesse ou du moins la pauvre femme le croit. En tous cas cette illusion n'est pas dangereuse, tandis que l'excitation génitale qui conduit à l'érotomanie est des plus gênantes et des plus pénibles pour la famille.

Le chagrin, puis les efforts pour plier la volonté et l'obliger à la résignation, amènent beaucoup de personnes à chercher des consolations trop naturelles dans les pratiques de piété; mais quelques malheureuses dépassent le but, la piété bien entendue fait place à l'exaltation religieuse, au délire religieux et à la folie mystique.

La folie conserve plus souvent un caractère de dépression, c'est de la mélancolie, de l'hypochondrie, de la monomanie.

A côté de ces états psychiques, nous voyons survenir des troubles organiques qui dépendent de la pléthore sanguine. Ce sont les congestions cérébrales, les apoplexies, dont la fréquence a certainement été exagérée, mais qui n'en demeurent pas moins indiscutables. Nous retrouvons encore ici l'intervention possible de différents facteurs : altération des artères cérébrales, coexistence d'un mal de Bright; d'autre part, suppression menstruelle et poussée fluxionnaire du côté de l'extrémité céphalique, et l'apoplexie menace, l'hémorrhagie cérébrale devient imminente.

Les paraplégies dont nous avons exposé l'étiologie et les symptômes au chapitre de ce livre qui traite des douleurs menstruelles, débutent aussi à la ménopause. Si quelques-unes sont franchement congestives, d'autres, ainsi que le remarque BARIÉ, ressortissent à l'hystérie ou à des névrites périphériques.

Mentionnons, pour terminer les accidents nerveux, les troubles des sens, cécité, surdité, vertige labyrinthique par hémorrhagie de la caisse, aphonie, parfois transitoires, et le rappel de l'épilepsie, de la chorée, de la catalepsie qui éclatent à la puberté et apparaissent de nouveau ou s'exaltent à l'époque de la ménopause.

VII

Maladies générales.

Nous serons brefs sur les maladies générales, dont la ménopause n'est, en réalité, que la cause très occasionnelle.

Cette variété de *chlorose* génitale que l'on observe à la puberté, plus tard chez les jeunes femmes, est-elle susceptible de s'installer à la ménopause sous l'influence de l'hypo-fonction ovarienne? A cet âge, de toutes façons, elle est rare et quand elle se manifeste il convient, avant d'affirmer son existence, de bien rechercher s'il n'existe pas d'autres états pathologiques capables de donner naissance à une chloro-anémie.

Les pertes de sang répétées, les troubles dyspeptiques et nerveux provoquent une pâleur du visage et des muqueuses, une asthénie accompagnée de palpitations, de souffles vasculaires et cardiaques, un ensemble symptomatique d'anémie qu'il faut se garder de confondre avec la véritable chlorose.

BAZIN a noté le retour offensif de la *scrofule* et de la *tuberculose*. La ménopause est encore l'âge où nous voyons commencer plusieurs affections *arthritiques*, le *rhumatisme chronique*, le *rhumatisme noueux* ainsi que la *goutte*.

La goutte est fréquente à la ménopause, dit BARIÉ, aphorisme qui date des traditions hippocratiques, ajoute RENDU. Et cependant pour d'autres auteurs, c'est pendant la période génitale qu'on devient goutteux. La vie génitale après tout, n'exclut pas la ménopause.

N'oublions pas le *diabète* dont l'invasion coïncide volontiers avec la période de la cessation des règles (BOUCHARDAT); c'est le diabète gras, diabète arthritique.

VIII

Diagnostic.

A l'âge de quarante-cinq ou cinquante ans, une femme voit sa menstruation d'abord troublée, puis supprimée; elle nous consulte, après un examen plus ou moins rapide, nous lui répondons que son âge le veut ainsi, et nous pensons ne nous être guère compromis par cette affirmation. Cependant, il n'est jamais mauvais de s'assurer qu'il ne s'agit pas d'une *grossesse, grossesse tardive*, ou d'une *fausse grossesse*; et pour éviter toute surprise désagréable, il vaut mieux passer rapidement en revue toutes les causes utérines ou extra-utérines d'*aménorrhée*.

Mais comment diagnostiquer une *ménopause précoce*? A trente-cinq ans une femme cesse d'être réglée; pouvons-nous prévoir si cet état est définitif? Bien sûr de lui serait le médecin qui oserait l'affirmer; il a des présomptions, soit, mais conseillons lui de laisser au temps le soin de juger en dernier ressort.

Ce n'est pas en cela du reste que réside le véritable intérêt du diagnostic. Que la femme vienne à présenter un nouveau flux hémorrhagique, et nous aurons à rechercher s'il n'est pas d'origine pathologique ou s'il ressortit à une poussée cataméniale.

Tout autrement difficile et importante à diagnostiquer est l'influence de la ménopause sur certains accidents de l'appareil génital ou des organes étrangers au système utéro-ovarien. De cette constatation résultent des indications thérapeutiques différentes et précises.

Mais par quel moyen dépister la ménopause derrière une *ménorrhagie*, un *fibrôme* qui saigne, ou une *métrite* qui cause une perte? Quelle est la part exacte qui lui revient dans la genèse des phénomènes? Voilà le diagnostic intéressant et délicat.

Et lorsqu'il s'agit d'un trouble *dyspeptique, hépatique, cardiaque, rénal*, d'une *éruption cutanée*, existe-t-il un signe capable de nous guider et de nous mettre sur la voie de la véritable étiologie ? Malheureusement non.

La ménopause n'imprime pas un cachet particulier, une marque caractéristique aux symptômes qu'elle provoque. C'est en songeant à l'âge de la malade, à la coïncidence des perturbations menstruelles, des crises fluxionnaires, des bouffées de chaleur, etc., que nous trouverons des motifs probables d'attribuer à la ménopause une congestion de la pituitaire, un accès de colique hépatique ou un paroxysme de tachycardie.

Le tout est d'avoir l'esprit en éveil, de suivre les événements, et de remarquer si le traitement institué dans cette hypothèse est suivi ou non de résultats favorables.

IX

Traitement.— Hygiène et thérapeutique de la menopause et de ses accidents.

« Nous rendons un grand service à ce sexe qui a l'horreur innée de la destruction de ses charmes, en lui indiquant les moyens de suivre la nature pas à pas, pour empêcher le temps, ce cruel tyran, d'accélérer sa perte vers la dégradation et la désorganisation générale. » C'est ainsi que s'exprime un auteur ancien, aussi galant homme que scrupuleux médecin, et son ambition est de suivre la nature pas à pas. Aussi, comme beaucoup de ses contemporains, de ses prédécesseurs, entre-t-il dans une foule de recommandations, qui visent non seulement tous les détails de la vie habituelle, mais encore l'imprévu, selon la condition sociale, les goûts et les tempéraments ; quant aux accidents toujours possibles, une riche thérapeutique leur est opposée, autant pour les prévenir que pour les combattre.

Ce luxe de conseils résultait de la crainte qu'inspirait l'*âge critique*.

1° HYGIÈNE DE LA MÉNOPAUSE. — Sans méconnaître l'intérêt de tous ces préceptes, nous nous en tenons volontiers à l'avis à la fois

si bref et si juste de Désormeaux. « Dans les bornes de l'état physiologique, il suffit de simples soins hygiéniques ». Nous ajouterons
toutefois : si la personne que vous traitez présente des antécédents
pathologiques, des prédispositions héréditaires ou acquises, vous
surveillerez l'organe ou le système suspect, vous dirigerez vos soins
de façon à éloigner toute complication de ce côté, et à la moindre
alerte vous interviendrez avec énergie. Aussi vous serez très sévère
sur le régime des anciennes dyspeptiques, vous suivrez de près les
cardiaques et les hépatiques, les névropathes surtout qui sont particulièrement menacées. Mais le traitement que vous instituerez chez
ces diverses malades ne différera pas de celui que vous auriez prescrit en temps ordinaire, il se combinera seulement avec l'hygiène
et la thérapeutique de la ménopause et de ses accidents.

Nombre d'auteurs qui ont écrit sur la ménopause parlent d'abord
de l'*hygiène morale*. Quelques-unes de leurs sages réflexions nous
semblent de nature à être peu écoutées.

La femme doit savoir vieillir, disent-ils. C'est fort juste, mais
auprès d'une femme sensée ce conseil est inutile ; celle qui en a
besoin ne le suivra guère. « Elle doit éviter les agitations de l'âme,
et aussi l'humeur mélancolique. » Tout ce qui touche à l'esprit,
aux idées, rend le rôle du médecin bien difficile, si toutefois il
entre dans le rôle du médecin d'aborder certains sujets. Il le peut,
avec discrétion ; mais, sans insister sur les côtés puérils et vains de
la prétention à rester toujours jeune, il doit montrer les dangers
que fait courir un genre de vie incompatible avec l'époque de la cessation des règles.

Les veilles prolongées et répétées, les fatigues, les excitations de
toute nature mettent, à ce moment plus que jamais, l'organisme
en état de moindre défense contre les chocs qu'il va subir. Il lui
faut du calme et de la tranquillité.

Toutes les exagérations seront proscrites. Un exercice modéré
en plein air est favorable à la santé, mais il ne dégénèrera pas en
sujet de lassitude extrême, aussi nuisible que l'oisiveté et le repos
absolu. Si vous avez à surmonter une nonchalance invincible,
menacez votre malade de l'obésité.

Le retour des désirs sexuels provoque chez certaines femmes des
excès de coït qui contribuent à fluxionner tout l'appareil génital, et,
par là, causent des troubles du côté de l'utérus et des annexes.
Avant de prohiber le coït, on doit bien s'assurer (Gallard) que l'on
n'ira pas à l'encontre du but proposé, et que la continence forcée,

17

laissant les désirs inassouvis, n'entretient pas la congestion du petit bassin.

2° TRAITEMENT DES ACCIDENTS GENÉRAUX. — Nous avons vu, en étudiant la séméiologie de la ménopause, l'importance de l'élément fluxionnaire que nous retrouvons à l'origine d'un grand nombre de complications. De tout temps la crainte de la péthore sanguine a préoccupé les médecins, qui se sont efforcés d'instituer une médication rationnelle pour en combattre les effets.

Il est bon que les femmes prennent de temps à autre, toutes les semaines par exemple, un *purgatif* léger ; mais si elles ont une tendance à la constipation habituelle, les purgations seront plus fréquentes ; il est nécessaire que les fonctions intestinales soient régularisées.

Si, à une époque correspondant aux règles absentes, un mouvement se manifeste avec poussées congestives du côté de la tête, des poumons, du foie, etc., on n'hésitera pas à recourir aux *émissions sanguines* dont nous avons déjà préconisé l'efficacité à propos des hyperémies rénales supplémentaires (LEGENDRE) qui donnent lieu aux phénomènes de la petite urémie ; mais de semblables troubles éclatent aussi à propos de règles diminuées, lorsque le sang s'écoule par les voies génitales avec beaucoup moins d'abondance. qu'à l'ordinaire, et il devient encore utile de compléter la perte hémorrhagique au moyen de saignées locales ou générales. On appliquera des *sangsues* à l'anus, au périnée, au niveau du bas-ventre, des cuisses ou des genoux, et au besoin, sans se laisser embarrasser par aucune considération théorique restrictive, on pratiquera la *saignée* du bras, surtout en face de menaces apoplectiques.

Les *bains de siège*, les *bains de pieds sinapisés* restent des procédés un peu anodins que l'on réserve pour les céphalées, les oppressions transitoires sans aucun signe stéthoscopique, en un mot pour les symptômes peu accentués.

Des *ventouses* sèches ou scarifiées posées sur le thorax ou le long de la colonne vertébrale amènent du soulagement dans les cas de congestion pulmonaire ou rachidienne.

Afin de « suivre la nature pas à pas » on veillera surtout à la régularité d'un flux hémorrhoïdal, quand par bonheur il existe, car il fournit une dérivation naturelle des plus favorables pour atténuer les fluxions supplémentaires ou déviées. Ce sont surtout les congestions hépatiques qui cèdent rapidement dans ce cas, lorsque s'établit un écoulement hémorrhoïdaire. Si la malade ne porte pas d'hémorrhoïdes, l'hyperhémie du foie diminue sous l'influence du *calomel* administré, par exemple, selon la formule classique :

Calomel.. }
Résine de scammonée.................................. } $\bar{a}\bar{a}$ 0 ^{gr},50
Mêlez exactement. — En un cachet, qu'on prendra le matin à jeun.

Pour des raisons analogues, certaines ménorrhagies méritent d'être respectées au moins durant quelque temps, de peur que leur suppression trop brusque n'entraîne des répercussions dangereuses.

Mais il ne suffit pas de traiter les poussées congestives aussitôt qu'elles ont éclaté, il convient encore de les prévenir, s'il est possible, et d'éloigner tout ce qui est susceptible de les appeler. Aussi tombons-nous d'accord avec les vieux maîtres, lorsqu'ils insistent sur le soin d'éviter le *froid*, de se couvrir de vêtements assez chauds, et de suivre un régime convenable. Tous les *excitants* doivent être défendus, surtout les boissons alcooliques, à moins d'indications spéciales. Les aliments sujets à produire avec facilité des fermentations, tous ceux qui, en général, réclament l'intégrité des émonctoires deviennent particulièrement nuisibles à la ménopause. L'absorption quotidienne d'une certaine quantité de *lait* est au contraire d'un bon usage. Le *régime lacté absolu*, pendant des périodes alternantes de huit, quinze jours, s'impose chez des malades atteintes de congestions rénales, de phénomènes dyspnéiques ou cardiaques, etc., combiné avec une médication appropriée à l'état du rein, du poumon, du cœur, etc...

Mais rappelons-nous aussi l'opinion des anciens médecins, quand ils professaient « que les femmes asthéniques prédisposées » demandent un traitement particulier. Ils étaient sobres, pour elles, des émissions sanguines qui risquent de les épuiser, prétendaient-ils, et il leur prescrivaient des toniques. Lorsque dominent en effet les signes de neurasthénie et de dépression, le traitement, le régime, l'hygiène, tout doit concourir à relever la malade.

En dehors de ces cas d' « asthénie » qui nécessitent des soins tout à fait particuliers, les indicationss générales pour l'hygiène et le traitement de la ménopause et de ses accidents restent celles que nous avons posées, et que nous pouvons résumer de la sorte :

La *médication révulsive et dérivative*, par les émissions sanguines, les purgatifs, les applications locales, ventouses sèches, sinapismes, bains locaux, etc., etc., devient opportune lorsque des phénomènes se manifestent à la date qui correspond aux règles absentes. Il est souvent utile de songer à prévenir l'éclosion ou le retour des accidents, en instituant cette médication quelques jours avant la période critique. De plus, quelle que soit l'époque, les manifestations congestives sont favorablement modifiées par elle.

L'*élimination des déchets et de tous les produits toxiques* doit être favorisée. Cela ne suffit pas, et non seulement pour *respecter les émonctoires*, mais pour d'autres motifs encore de bonne hygiène sur lesquels il est inutile d'insister, nous devons bannir de l'alimentation tout ce qui est susceptible de donner naissance à des produits de fermentation, d'irriter la muqueuse digestive, le foie et les reins, etc. L'usage du lait, de l'eau pure ou faiblement minéralisée sera prescrit d'une façon continue ou par intervalles. Pour aider les fonctions rénales, il convient d'agir sur l'intestin au moyen de laxatifs, et de faire fonctionner la peau par des frictions sèches, du massage, des bains fréquents.

L'*hydrothérapie*, qui régularise le système nerveux et la circulation, nous est un précieux auxiliaire contre certains troubles neurasthéniques et cardio-vasculaires.

La *vie* doit rester calme et tranquille ; tout surmenage physique ou intellectuel peut entraîner des ennuis.

L'*opothérapie ovarienne* enfin, que nous exposons plus loin, arrive à notre aide pour suppléer aux fonctions défaillantes de l'ovaire.

Essayons d'appliquer ces règles à quelques accidents particuliers, et en même temps cela nous permettra d'entrer dans quelques détails thérapeutiques touchant divers symptômes.

Les *bouffées de chaleur*, les *crises de sueurs*, qui n'offrent aucune gravité, comptent parmi les ennuis dont se plaignent le plus les malades. Les purgations, les bains de pieds, les procédés qui favorisent la diurèse, l'hydrothérapie, etc., restent parfois, assez souvent même, inefficaces ; par contre, l'opothérapie ovarienne donne de remarquables succès. Il arrive aussi qu'on est réduit à passer en revue une série de moyens avant de trouver celui qui réussit ou, du moins, celui qui soulage le mieux. C'est ainsi qu'avec un régime très sévère nous nous sommes adressés tour à tour à l'atropine, au tannin, à l'agaric, à la strychnine et même au sulfate de quinine et à l'ergot, chez des personnes dont l'état général ne présentait pas de contre-indications pour ces médicaments ;

elles pratiquaient, en outre, des frictions sur tout le corps avec de la flanelle imbibée d'alcool camphré ou d'eau de Cologne, ou d'une solution alcoolique de tannin. Dans les cas rebelles, si tout finit par échouer, GOTTSCHALK recommande des bains très chauds à 40°, durant vingt minutes et pris chaque soir au moment du coucher ; la dilatation vasculaire périphérique s'accompagne d'une diminution de la pression centrale.

Les accidents du côté des *voies respiratoires*, complexes, variables à l'extrême, surviennent avec une fréquence qui n'est peut-être pas moindre. La gêne respiratoire, la dyspnée, la toux, les douleurs thoraciques ou autres, reconnaissent des causes fort diverses qui nécessitent une thérapeutique différente suivant les cas. La dyspnée relevant de l'emphysème, de l'obésité qui débutent volontiers à la ménopause, est atténuée surtout par l'iodure de potassium à doses faibles, mais longtemps continuées, tandis que la dyspnée provoquée par les troubles cardiaques, urémiques ou dyspeptiques cède plutôt à la médication dirigée contre la maladie première. A la ménopause qui voit commencer l'artério-sclérose, il faut encore s'assurer si la dyspnée n'est pas d'origine toxi-alimentaire. Mais beaucoup plus particulières à cet âge sont des complications qu'il est fort important de connaître. Je me contenterai de signaler certaines *épistaxis* qui demandent à être respectées et que nous arrêterons seulement lorsque, par leur abondance ou leur répétition, à la longue elles deviennent inquiétantes. La fluxion de la pituitaire entraîne des poussées de *coryza* avec *éternuements* quelquefois fort pénibles ; mieux que les irrigations d'eau très chaude, mieux que l'huile mentholée à 1/20, des badigeonnages avec une solution de cocaïne diminuent la turgescence de la muqueuse. Mais il arrive que les malades portant, quelquefois à leur insu, une déviation de la cloison ou une hypertrophie d'un cornet, à l'époque de la fluxion (avec ou sans éruption du sang menstruel), la gêne qui en résulte provoque un accès de faux asthme d'origine nasale, dont la véritable nature passe inaperçue si l'on n'est pas prévenu ; quelquefois il se greffe sur cet état un peu de congestion bronchitique et pulmonaire, qui résiste au traitement habituel. On ne viendra à bout de ces ennuis que par des cautérisations de la muqueuse ou la résection de la partie oblitérant la fosse nasale.

De même au niveau du *larynx*, au moment des règles troublées ou à la date qui leur correspondrait, la poussée congestive amène une sensation de picotement. Nous connaissons des femmes qui, à ces périodes, souffrent d'une *toux* persistante, tenace, fatigante non par des quintes, mais par de petits accès incessamment répétés. Chez ces malades, des applications chaudes sur la région laryngée, des gargarismes et des inhalations avec la décoction chaude de feuilles de coca, des pastilles de cocaïne, des potions contenant un peu de morphine et de cocaïne mêlées, amènent du soulagement.

Les *bronchites*, les *congestions pulmonaires*, qui se compliquent si souvent à cette époque de la vie, réclament la médication révulsive et dérivative dont nous avons parlé. Au traitement habituel on joindra, dans une large mesure, cataplasmes sinapisés, ventouses sèches et scarifiées sur le thorax; applications de sangsues au bas-ventre, ou bien sur le haut des cuisses (les vieux médecins les posaient, non sans succès, sur la région ano-périnéale) ; une purgation avec de l'eau-de-vie allemande et du sirop de nerprun. Dans certains cas nous avons obtenu de bons effets avec des potions contenant de l'ergotine et de la digitale ; mais il n'y a pas de règle absolue, la médication doit varier avec chaque malade, et parfois les opiacés produisent les meilleurs effets. Les poussées d'*œdème pulmonaire* que la ménopause favorise chez les aortiques et les scléreuses nous invitent à pratiquer une saignée à la veine du bras.

Si la bronchite congestive ne cède pas, il faut, sans hésiter, prescrire un ou plusieurs vésicatoires successifs et recourir en même temps à l'opothérapie ovarienne. Au contraire, si l'angoisse respiratoire dépend d'un état nerveux, les bromures, le valérianate d'ammoniaque, l'hydrothérapie demeureront la base de notre médication.

Les *hémoptysies supplémentaires* n'ont de gravité que si elles éclatent chez une tuberculeuse ; on les combat par les procédés habituels dont l'ergotine nous paraît un des plus fidèles.

Contre la *neurasthénie* de la ménopause nous sommes exposés à épuiser en vain toute notre thérapeutique lorsque les manifestations se présentent avec une allure sérieuse. Les cas bénins cèdent au régime, au repos à la campagne, à l'opothérapie ovarienne, et surtout à l'hydrothérapie, aux frictions stimulantes. Les troubles *mentaux*, au contraire, évoluent jusqu'à nécessiter l'isolement. La *céphalée* s'atténue grâce au repos, aux grands bains tièdes prolongés ; la *migraine* est soulagée par l'antipyrine, le phénacétine, etc.

Nous ne parlerions pas de l'*obésité*, quoique souvent son apparition, à la ménopause, pousse les malades à nous consulter, si nous ne croyions devoir les mettre en garde contre les préparations de corps thyroïde. L'action de la thyroïde pour obtenir l'amaigrissement est maintenant connue dans les milieux mondains; plusieurs femmes, même malgré leur médecin, et à son insu, ont à tout prix voulu essayer de ce remède, et nous en connaissons à qui cette tentative a failli devenir funeste. Les préparations thyroïdiennes ne sont pas anodines; leur emploi risque de provoquer de sérieux accidents, et jamais une malade, pour un motif quelconque, ne doit en user sans être observée de près par un médecin. Il est préférable de suivre le régime indiqué plus haut par ALBERT ROBIN (1) et de s'en tenir au massage et à l'hydrothérapie.

Les *troubles gastriques* tiennent une grande place dans la pathologie de la ménopause. Aucune femme n'ignore qu'à l'époque de la cessation des règles elle est exposée à souffrir de l'estomac, ou à présenter simplement quelques modifications de l'appétit; elle range d'avance les troubles gastriques parmi les nombreuses misères qui vont l'assaillir à l'âge critique. Nous devons nous contenter ici d'énumérer une série d'accidents pour mettre brièvement en parallèle la thérapeutique qui leur convient; mais il nous est impossible d'entrer dans les détails, ce serait nous créer l'obligation de passer en revue la pathologie de l'estomac toute entière.

En dehors de tout autre signe de souffrance stomacale, bien des femmes accusent simplement une *perte de l'appétit* ou des *goûts bizarres* pour les aliments les plus singuliers. Ordinairement ce sont des nerveuses; leur état n'offre pas de gravité, il cesse de luimême au bout de quelque temps. On essaie de quelques amers afin de stimuler l'appétit, ou encore de faibles doses de bicarbonate de soude avant le repas; si l'on veut même, du persulfate de soude (2) à la dose de 0 gr. 10 à 0 gr. 20 dans un quart de verre d'eau une heure avant le repas. Pour modérer les goûts singuliers il suffit d'une surveillance discrète et d'un régime sévère.

Les manifestations névropathiques prennent une allure beaucoup plus sérieuse au cours de la *neurasthénie* qui commande à un grand nombre de troubles gastriques de la ménopause. Avant donc d'instituer un régime et un traitement pour les symptômes dyspep-

(1) Voir : Traitement des fausses utérines, p. 130.
(2) ALBERT ROBIN. — *Bulletin général de thérapeutique*, 1901.

tiques, on s'efforcera de faire la part de ce qui revient à cette neurasthénie et de combiner une thérapeutique qui vise les deux facteurs du problème.

Enfin, songez encore que de sérieuses gastropathies sont dues à l'usage immodéré du thé, du café, du tabac, des boissons fortes, de l'*alcool*. Nous voyons des personnes parvenues à cet âge critique éprouver malgré leur éducation, malgré leur situation sociale, un penchant irrésistible pour les liqueurs fortes. Les phénomènes qui en résultent nécessitent le traitement habituel des dyspepsies éthyliques.

A la ménopause appartiennent plus spécialement des crises douloureuses d'*hypersthénie gastrique*, qui éclatent sous l'influence des poussées fluxionnaires se portant sur l'estomac. L'hyperémie cataméniale de la muqueuse gastrique produit une hyperchlorydrie qui a été vérifiée (ELSNER) au moyen de l'examen du suc gastrique. Aussi nous constatons, chez nos malades, les crises douloureuses à la venue des règles, ou au moment qui correspondrait à leur date probable quand elles manquent. Il arrive que ces crises ne disparaissent pas complètement dans l'intervalle des périodes, et certaines femmes présentent un type d'hypersthénie gastrique continue sujette à des paroxysmes. L'un de nous a soigné une dame qui, ayant perdu ses règles depuis plus d'un an, souffrait tous les mois, à époque fixe, d'une poussée de sueurs invraisemblables ou d'un accès d'hypersthénie. Vomissements aqueux, gastralgie, douleurs épigastriques, douleurs en broche, œsophagisme, aigreurs, acidités, accompagnés de grands maux de tête, de vertiges, d'une constipation opiniâtre, etc., la liste est longue des misères que les patientes viennent nous énumérer pour que nous les soulagions. Si l'estomac n'était pas malade avant la ménopause, nous réussissons encore assez facilement à les calmer. Vous connaissez le régime alimentaire et les règles d'hygiène formulés par l'un (1) de nous. Ils s'appliquent à merveille ici ; la poussée étant franchement paroxystique et d'origine hyperémique, l'acidité hyperchlorhydrique du suc gastrique est rapidement modifiée par les paquets de saturation :

Lactose....................................	1 gramme,
Magnésie calcinée...........................	$1^{gr},50$
Sous-nitrate de bismuth....................	
Craie préparée.............................	} $\bar{a}\bar{a}$ $0^{gr},70$
Codéine....................................	$0^{gr}.005$ à $0^{gr},01$
Bicarbonate de soude.......................	1 gramme.

Mêlez exactement en un paquet (ALBERT ROBIN).

(1) ALBERT ROBIN. — *Les Maladies de l'estomac; diagnostic et traitement*. Paris, 1900.

La seule indication particulière à la ménopause consiste dans la médication révulsive et dérivative. Les bains de pieds sinapisés, les bains de siège chauds, l'application de ventouses sèches au niveau de la partie postérieure du thorax et des reins amènent la détente. Mais, si ces moyens témoignent de leur insuffisance, ne vous attardez pas et, sans hésiter, pratiquez des émissions sanguines. Pour notre part, nous faisons placer six, huit ou dix sangsues au creux épigastrique; il est rare qu'elles ne procurent pas du soulagement. D'autres fois nous avons obtenu un bon résultat grâce à l'application d'un vésicatoire. Par précaution et pour prévenir la réapparition des accidents ou les atténuer, quelques jours avant la date probable du retour de la poussée fluxionnaire qui correspond aux règles absentes, c'est-à-dire de vingt-six à vingt-huit jours environ après l'accès hypersthénique, il est bon de recommencer les bains de pieds sinapisés, les bains de siège chauds et les ventouses.

Quand les malades, avant la ménopause, souffraient déjà de l'estomac, les symptômes se présentent d'une façon beaucoup plus complexe et la thérapeutique n'agit pas avec une efficacité aussi remarquable; mais les grandes règles en demeurent les mêmes.

En outre, c'est surtout alors que nous sommes appelés à constater des phénomènes qui, loin d'appartenir à l'hypersthénie, dépendent, au contraire, de l'*hyposthénie gastrique*. Mais, en dehors de toute altération stomacale antérieure, les métrorrhagies répétées et parfois si abondantes de la ménopause font naître et entretiennent une hyposthénie avec *hypochlorhydrie* qui tient évidemment à l'anémie générale. Il ne suffit pas alors d'instituer le traitement de la dyspepsie par insuffisance fonctionnelle; l'état général continue à dominer la situation, et un bon moyen de l'améliorer consiste, dans ce cas particulier, à pratiquer quotidiennement des injections sous-cutanées de sérum artificiel. C'est encore chez les anciennes gastropathes que nous voyons s'exaspérer, à la ménopause, les troubles dus aux *fermentations gastriques*, ceux qui relèvent des *viscéroptoses*, du *prolapsus graisseux de l'abdomen*, de la *constipation chronique* avec *entérite glaireuse*. Dans ces diverses hypothèses, le port d'une ceinture abdominale nous semble indispensable; il amène presque toujours un soulagement notable et favorise l'influence heureuse de la médication dirigée contre les accidents dyspeptiques du prolapsus graisseux ou des viscéroptoses.

On observe donc toutes les variétés de dyspepsie à l'âge critique de la femme. Il est une forme douloureuse que nous avons remarquée surtout chez les malades atteintes d'une affection utérine et qui, à la ménopause, acquiert une intensité des plus pénibles. C'est une atroce douleur en barre au niveau de la taille, avec irradiation dorsale, survenant par accès et ne disparaissant pas complètement dans l'intervalle, qui ne s'accompagne ni de brûlure stomacale, ni d'aigreurs, ni d'acidités, ni de vomissement d'aucune nature et qui n'entraîne pas la constipation. Une patiente la comparait à une torsion, à la sensation d'une très vive colique intestinale ; nous croirions volontiers qu'il existe surtout là un simple trouble de la musculature et de la sensibilité, une véritable *crampe de l'estomac.* Quoi qu'il en soit, pour obtenir une sédation rapide de la souffrance rien ne vaut l'ingestion, à petites gorgées, d'une boisson *chaude*, thé léger ou lait, et l'application de sacs d'eau chaude au creux de l'estomac. Si le calme tarde à venir, administrez à plusieurs reprises une à deux gouttes blanches :

Chlorhydrate de morphine .... 0^{gr},10
Eau de laurier-cerise .... 5 grammes.

F. S. A. solution, dont on prendra une à deux gouttes sur un morceau de sucre ou dans une cuillerée à soupe d'eau chloroformée.

D'autres fois nous prescrivons suivant une formule d'ALBERT ROBIN :

Eau de chaux..................................... 100 grammes.
Chlorhydrate de cocaïne......................... 0^{gr},03
Codéine... 0^{gr},05

F. S. A. solution, dont on prendra une cuillerée à dessert toute les heures jusqu'à sédation.

Vous devez aussi vous assurer si les troubles gastriques ne sont pas entretenus ou exagérés par un *corset* trop serré ou mal approprié, que la coquetterie ne sait pas abandonner à l'âge où il lutte contre un embonpoint progressif qui déforme la taille et l'abdomen. Voyez encore si la dyspepsie n'est pas la manifestation, le retentissement d'une *altération hépatique* ou *rénale*, car alors elle passe au second plan.

On soigne des malades sujettes à des embarras gastriques à répétition avec vomissements amers et verdâtres, crises de diarrhée bilieuse, qui souffrent surtout d'une *congestion hépatique* par fluxion supplémentaire.

Les *accidents hépatiques* si fréquents, colique hépatique, congestion, etc., demandent leur traitement habituel, de même que les *hyperémies rénales* dont nous avons parlé plus haut (p. 252) et que soulagent si bien les émissions sanguines. Nous avons signalé dans ces cas l'heureuse influence d'un flux *hémorrhoïdal* que nous nous garderons bien de supprimer.

La *cystite*, qui résulte souvent d'une infection vésicale d'origine vaginale, ne doit pas être confondue avec la *cystalgie* de la ménopause et avec la *congestion passagère* de la muqueuse de la vessie. Contre ces deux derniers accidents BARDET conseille les bains quotidiens à l'amidon avant le coucher, un suppositoire vaginal contenant cinq milligrammes de chlorhydrate de morphine, trois fois par jour dix gouttes de teinture d'hydrastis canadensis, l'eau de Contrexeville entre les repas et par jour, en quatre fois, deux grammes de bromure d'ammonium.

Nous ne pouvons pas nous appesantir sur le traitement des *troubles cardiaques* : les uns, dépendant de l'hypertension artérielle, seront combattus comme tels par les iodures, la trinitrine, le régime lacto-végétarien ; les myocardites, les scléroses demandent le régime, la médication iodurée, etc. ; les phénomènes d'origine névropathique réclament le valérianate d'ammoniaque, l'hydrothérapie. Rien de particulier ne serait à noter si certaines *tachycardies* dites *fonctionnelles* de la ménopause, et des *angines de poitrine* de la ménopause ne se trouvaient très soulagées par l'opothérapie ovarienne ; l'interprétation de ces faits nous entraînerait à une discussion sur leur pathogénie qui sort du cadre de notre sujet, mais que nous comptons reprendre dans un autre travail. Il nous suffira de dire ici que certains accidents cardio-vasculaires, que l'on considérait comme d'origine nerveuse, tels que la tachycardie, le syndrôme basedowiforme, nous paraissent provoqués par la dystrophie ovarienne.

Enfin, nous pouvons être consultés pour de petits *accidents cutanés*, acné, varicosités, que nous soignons suivant les procédés habituels sans indications spéciales qu'une dérivation sur le tube digestif. Le *prurit généralisé* est atténué par l'absorption de pilules dont la formule vient de SHŒMACKER :

Oxyde de zinc..	0gr,30
Quinine..	2gr,50
Extrait d'aloès..	1 gramme.
Suc de réglisse	Q. S.

Divisez en 20 pilules ; en prendre trois par jour.

En même temps, faites laver les parties à l'eau phéniquée faible, additionnée de menthol ou d'alcool aromatique.

ALBERT ROBIN conseille aussi de prendre, avant le déjeuner et

le dîner, 3 grammes de *tartrate de potasse* dissous dans un demi
verre d'eau.

3° TRAITEMENT DES ACCIDENTS GÉNITAUX. — Nous ne pouvons
développer ici toute la thérapeutique des accidents génitaux de la
ménopause qui se trouvent envisagés, du reste, dans plusieurs
passages de ce livre consacrés à la leucorrhée, au vaginisme, etc.

Bornons-nous à insister sur quelques points particuliers :

La *leucorrhée*, outre les moyens recommandés pour la tarir,
est quelquefois avantageusement modifiée par un procédé que
l'un de nous a étudié dans ces derniers temps (1). De préférence,
lorsqu'elle est d'origine fluxionnaire, après une toilette rigoureuse des voies génitales, à l'aide du spéculum nous portons
dans la cavité vaginale un ou plusieurs tampons d'ouate imbibés
du mélange suivant :

Acide lactique .... 3 grammes.
Glycérine... 100 —

F. S. A. mixture.

Le tampon est laissé en place pendant un jour environ, et
nous recommençons en moyenne tous les huit jours. Dans
l'intervalle on pratique de grandes irrigations d'eau chaude, ou
des irrigations avec la décoction de feuilles d'eucalyptus. La
leucorrhée diminue, devient moins épaisse, et, comme le
remarque ILKEWITCH, perd sa fétidité s'il en existait.

Dans des cas de *vaginite* manifeste, aux tampons de glycérine
à l'acide lactique appliqués de temps à autre il faut joindre
l'isolement des surfaces vaginales par une bande de gaze stérilisée
maintenue en permanence dans le vagin. On enlève cette gaze
matin et soir afin de pratiquer de grandes irrigations vaginales.
Au cours d'une vaginite fétide particulièrement rebelle, l'un
de nous a obtenu un succès rapide au moyen d'injections avec
l'eau oxygénée diluée.

Certains *prurits vulvaires* fort pénibles, contre lesquels ont
échoué de nombreux procédés, obtiennent un soulagement notable
lorsqu'on saupoudre la région du mélange suivant :

Poudre d'orthoforme.............................)
   —   de di-iodoforme....:.................... } āā
   —   de talc ....)

Mêlez exactement.

(1) PAUL DALCHÉ. — Quelques usages de l'acide lactique en gynécologie. *Société
de thérapeutique*, 1898.

La *congestion utérine* tient la plus grande place dans la pathologie génitale de la ménopause. Les poussées fluxionnaires, qui se portent sur la matrice au même titre que sur les autres organes, provoquent des métrorrhagies, aggravent les métrites et les altérations préexistantes de l'appareil utéro-ovarien, favorisent leur éclosion quand elles n'existaient pas. En dehors de ces éventualités, la congestion utérine isolée suffit, elle seule, à produire des troubles, des douleurs dont l'importance est telle que nous lui consacrons plus loin un chapitre spécial (1). Les *émissions sanguines*, la *médication défluxionnante* et l'*opothérapie ovarienne* constituent le fond de sa thérapeutique.

Les soins à donner à cette congestion utérine doivent rester présents à notre esprit dans le traitement de la *métrite* qui, du reste, se présente à nous sous tous ses aspects au moment de l'âge critique. Sans curettage nous avons guéri une métrite fétide (accident que l'on observe à la ménopause) chez une femme âgée par la simple dilatation et les irrigations intra-utérines; on peut toujours commencer ainsi avant de recourir à la curette.

Nous voulons seulement ici nous étendre un peu plus longuement sur les *métrorrhagies*.

Lorsque la perte de sang traduit simplement une *vive poussée fluxionnaire* sur un utérus sain ou peu altéré, nous prescrivons l'ergotine, la digitale, sans oublier le sulfate de quinine qui rencontre là une de ses meilleures indications; l'hamamelis, l'hydrastis, etc., combinent pareillement leur action à celle des irrigations chaudes et des divers moyens que nous exposons au traitement de la congestion utérine. Mais il faut se souvenir que le fait de l'hémorrhagie n'empêche pas les émissions sanguines qui, au contraire, judicieusement pratiquées, donnent d'excellents résultats.

La métrorrhagie due à la *coprostase*, à l'*auto-intoxication* et aux divers accidents des *fausses utérines* s'observe à la ménopause comme durant le cours de la vie génitale; vous en connaissez le traitement.

L'*hypertension artérielle* et l'*artério-sclérose* donnent naissance à des pertes sanguines qui « n'aiment pas l'ergotine ». Huchard prescrit avec raison l'opium et les sédatifs. Les médicaments qui font contracter les vaisseaux n'ont plus de prise quand

(1) Traitement médical de la congestion utérine.

l'hémorrhagie prend naissance au niveau d'une plaque de dégénérescence athéromateuse ou autre, et, dans des cas embarrassants,
nous avons recours au tamponnement à l'aide de la solution
gélatinée, et au chlorure de calcium.

La *sclérose utérine*, aboutissant ordinaire de la congestion
chronique, mais que nous rencontrons aussi amenée par d'autres
influences, cause des hémorrhagies que nous arrêtons par le
chlorure de calcium et le tamponnement gélatiné ; mais l'ergotine
et ses auxiliaires conservent parfois une bonne influence contre
cette variété de pertes, car les vaisseaux ne sont pas toujours
profondément altérés. Il convient de tâter la susceptibilité de
la malade, et en dehors de tout écoulement sanguin il nous arrive
de prescrire des pilules d'ergotine composées pour agir sur le
parenchyme utérin et prévenir, s'il est possible, le retour des
hémorrhagies. Chez d'autres malades il semble, au contraire,
que l'iodure de potassium produit de meilleurs résultats.

Les métrorrhagies de la *métrite fongueuse* ne cèdent souvent
qu'au seul curettage, à la ménopause comme à toute époque
de la vie.

Les métrorrhagies des *fibrômes*, des *phlegmasies péri-uté-*
rines, etc., ne nous apportent d'indications spéciales que si elles
surviennent sous l'influence manifeste d'une poussée fluxionnaire.

L'hygiène et la thérapeutique de la ménopause et de ses
accidents rencontrent encore un précieux auxiliaire dans un
mode de traitement, connu depuis peu d'années, et qu'il nous
reste à décrire, l'*opothérapie ovarienne*.

X

De l'opothérapie ovarienne.

L'*opothérapie ovarienne* (ὁπος, suc, extrait) trouve ici sa place naturelle après les divers traitements des accidents de la ménopause.

Mais l'idée de suppléer à l'hypo-fonction de l'ovaire par le suc ovarien, en injections sous-cutanées ou en ingestion, ne vint pas d'emblée à l'esprit des médecins.

Tout d'abord, en effet, cette opothérapie fut essayée contre les états analogues à ceux que l'on traitait par le liquide testiculaire et pour les mêmes raisons. BROWN-SÉQUARD et d'ARSONVAL l'ont expérimentée. Les effets obtenus ne semblent pas bien élucidés, BROWN-SÉQUARD reconnaît « que le liquide ovarique a moins de puissance que le liquide testiculaire. »

Bientôt les recherches se précisèrent, et la méthode fut préconisée dans deux cas bien définis : la ménopause naturelle ou chirurgicale et la chlorose.

1° ACCIDENTS DE LA MÉNOPAUSE. — C'est à JAYLE surtout que nous devons en France la thérapeutique des accidents de la ménopause par les préparations d'ovaire, et jusqu'à présent, les troubles qui surviennent à la cessation des règles, constituent la plus sérieuse indication de cette opothérapie.

Lorsqu'aux approches de la cinquantaine, une femme se plaint d'une foule de maux, on ne peut vraiment se contenter de lui répondre « c'est l'âge critique qui le veut ainsi ». Et d'autre part on a vu, dans le chapitre précédent, que nos moyens sont assez restreints contre des malaises, les uns nets, les autres indéfinissables.

Aussi l'*opothérapie ovarienne* nous apporte une aide nouvelle que nous ne négligerons pas, car elle n'offre aucun danger pour la malade.

Employée d'abord au cours de la *ménopause opératoire*, l'*ovarine* a surtout amendé les *phénomènes congestifs*, en général tous ceux qui se trouvent énumérés plus haut comme évoluant sous la dépendance des poussées fluxionnaires.

Moins certaine a été son influence vis-à-vis des *troubles nerveux* (JAYLE).

Administrée pendant la *ménopause naturelle*, elle ne paraît pas aussi active, cependant « des améliorations incontestables sont survenues. »

Retenons que nous tenterons son usage de préférence toutes les fois qu'un symptôme nous semblera d'*origine fluxionnaire*, mais s'il met la femme en péril imminent, l'opothérapie ne viendra qu'en seconde ligne, et, pour parer aux menaces graves et immédiates, apoplexie, par exemple, elle laissera le pas aux saignées, aux drastiques, etc. Ce sont principalement les bouffées de chaleur, crises de sueur, sensation de gêne respiratoire, fausse angine de poitrine, qu'elle atténue ou fait disparaître ; il est parfois nécessaire de continuer longtemps la médication avant d'obtenir un résultat satisfaisant.

Après la ménopause opératoire, JACOBS a constaté que « l'action de l'ovarine est d'autant moins efficace que la personne est plus jeune et que l'opération est de date plus ancienne ; mais en revanche, lorsqu'il s'agit d'une femme dont l'âge approche de la quarantaine, l'influence exercée par le traitement ovarien sur les accidents de la ménopause naturelle ou chirurgicale est des plus évidents ». C'est là une loi que nous ne saurions accepter sans réserves ; elle est du reste en contradiction avec ce qui a été constaté de l'efficacité moindre de l'opothérapie sur les troubles de la ménopause naturelle.

2° CHLOROSE. — Les théories qui paraissaient les mieux établies subissent de nos jours des critiques auxquelles on se demande parfois si elles vont résister ; et, par un juste retour, les recherches les plus nouvelles redonnent de l'actualité à des idées tenues pour puériles ou surannées.

On s'est efforcé de démontrer que les troubles ovariens n'ont rien de commun avec la pathogénie de la chlorose, et, il y a peu de temps encore, personne, à l'encontre des anciens, n'attribuait plus au flux menstruel un rôle de dépuration vis-à-vis de l'organisme, personne même, nous le croyons, n'admet aujourd'hui que son unique fonction soit d'expulser des humeurs peccantes.

Mais voici que l'étude des sucs organiques ramène quelques auteurs à ces conceptions longtemps abandonnées.

SPILLMANN et ETIENNE (de Nancy), puis ETIENNE et DEMANGE, dans une série de communications, reconnaissent à l'ovaire un triple rôle physiologique :

1° Glande ayant une sécrétion externe, celle de l'ovule ;

2° Glande chargée d'éliminer par le sang des règles l'excès des toxines organiques formées en excessive quantité dans l'organisme féminin ;

3° Glande pourvue, de même que le testicule, d'une sécrétion interne, peut-être dévolue aux cellules à type glandulaire constituant les corps jaunes, et jouant un rôle important dans la nutrition générale.

Que ces trois fonctions soient modifiées ou abolies, alors apparaît, pendant la phase de développement, une auto-intoxication spéciale résultant de l'*insuffisance ovarienne* et se manifestant par la chlorose. Il est probable, disent ETIENNE et DEMANGE, que, jusqu'au moment de l'entrée en fonction de l'ovaire à la puberté, ce rôle antitoxique est joué par un autre organe disparaissant plus tard, peut-être le thymus. BLONDEL était arrivé à des conclusions analogues.

En pareille matière, le champ des hypothèses est vaste et chacun apporte sa théorie. CURATULO pense que l'ovaire déverse continuellement dans le sang un produit dont les propriétés essentielles favorisent l'oxydation des substances organiques phosphorées, des hydrates de carbone et des graisses ; FEDOROFF admet que ce produit impressionne le système nerveux, les centres vaso-moteurs et les organes génitaux, etc. Pour ETIENNE et DEMANGE, l'ovaréine présente, au point de vue clinique, les caractères d'un ferment soluble et est pourvue de propriétés oxydantes manifestes. PRENANT admet que ce sont très probablement les corps jaunes qui deviennent les organes de sécrétion interne, aussi elle n'existe « que temporairement aux phases de l'activité sexuelle de la femme ».

Sans entrer dans le débat des interprétations, il semble bien

18

établi que l'ovaire fournit une sécrétion interne, dont le rôle est très grand dans la vie de la femme ; et si l'élaboration de cette substance spéciale est troublée ou suspendue, nous voyons éclater des phénomènes qui traduisent l'insuffisance ovarienne.

Ces conceptions nouvelles entraînent des conséquences thérapeutiques fort intéressantes ; la théorie nous ramène en effet à la *chlorose d'origine génitale*, nous dirions plus volontiers à une variété de chlorose d'origine génitale, et il paraît tout indiqué de suppléer par des préparations d'ovaire à l'hypo-fonction de cet organe. Cette méthode a donné quelques heureux effets rapportés par divers auteurs. SPILLMANN et ETIENNE ont vu l'état général s'améliorer, la pâleur diminuer, le nombre des globules augmenter ; ETIENNE et DEMANGE citent 17 observations où toutes les manifestations chlorotiques cédèrent très rapidement ; MURET, BESTION ont aussi constaté une amélioration notable.

Mais il n'y a pas eu que des succès, et plusieurs médecins ont échoué avec ce mode de traitement. L'un de nous a soigné une jeune fille, atteinte d'une chlorose sérieuse, qui a repris ses forces, retrouvé son appétit et augmenté de cinq livres en un mois, en même temps qu'elle prenait de l'*ovarine*. Mais alors qu'elle avait toujours eu une menstruation régulière, même au début de ses accidents chlorotiques, ses règles, phénomène bien singulier, faisaient défaut pour la première fois, tandis que l'état général allait s'améliorant chaque jour ; l'ingestion quotidienne d'ovarine coïncidait avec l'établissement de l'aménorrhée. Est-ce à dire que l'opothérapie n'entrait pour rien dans la guérison de la malade ?

Les échecs doivent-ils nous faire incriminer le mot de *chlorose*, de *chloro-anémie*, et nous demander si la médication s'est adressée à des états qui ne relevaient pas toujours de la même cause ? C'est possible. L'insuffisance ovarienne ne commandait sans doute pas tous les cas traités par cette opothérapie.

3° MALADIE DE BASEDOW. — Chez les femmes qui souffrent d'un *goitre exophtalmique*, les fonctions génitales sont troublées, et presque toujours c'est la suppression des règles qui survient ; par contre, dans le *myxœdème* des métrorrhagies très fréquentes finissent par devenir graves. Et comme certaines hémorrhagies utérines ont été combattues avec succès par les préparations de corps thyroïde, il était rationnel de songer à l'ovarine dans la thérapeutique d'une affection aussi rebelle que la maladie de BASEDOW. Les faits publiés sur ce sujet ne sont pas encore fort nombreux, et quelques-uns mentionnent un heureux résultat (JAYLE, MURET). SEELIGMANN a suivi trois cas fort curieux, où des femmes, portant à la fois un goitre exophtalmique et une atrophie des organes génitaux, virent les accidents s'amender beaucoup sous l'influence de l'opothérapie ovarienne.

L'altération des organes génitaux présente souvent une influence certaine sur l'apparition du goitre exophtalmique, et l'on conçoit que lorsqu'il existe une lésion, un mauvais fonctionnement ou une insuffisance (ménopause) de l'appareil sexuel, le traitement par l'opothérapie ovarienne semble être le meilleur (R. MOREAU).

Nous avons soigné une malade atteinte de métrite et de salpingite qui était basedowiforme plutôt que véritable basedowienne; l'ovarine a beaucoup atténué quelques-uns de ses symptômes.

4° ACCIDENTS DE LA MENSTRUATION. — Les préparations d'ovaire ne pouvaient manquer d'être essayées contre *les troubles de la menstruation*, et on les a employées contre *l'aménorrhée*, la *dysménorrhée* et même contre les *métrorrhagies*; ce sont les métrorrhagies fluxionnaires de la ménopause qui ressortissent à ce mode de traitement, et en général les troubles menstruels qui s'accompagnent des signes de l'insuffisance ovarienne.

Tantôt la *dysménorrhée* a été calmée, tantôt il ne s'est manifesté aucune sédation des douleurs. Nous prescririons de préférence le médicament quand la dysménorrhée traduit une ovulation pénible, défectueuse, un molimen difficile, exaspéré par un état névropathique, quand les douleurs éclatent à propos d'un flux sanguin peu abondant et long à partir. Il nous paraît moins indiqué si les souffrances menstruelles proviennent d'une lésion aiguë ou chronique de la matrice et des annexes (1).

Ce que nous avons dit au cours des précédents chapitres nous dispense d'insister ici longuement au sujet de *l'aménorrhée*. L'opothérapie sera conseillée surtout lorsqu'une puberté lente à s'établir, résultant de fonctions ovariennes paresseuses, devra être stimulée; de même on la prescrira dans *l'aménorrhée accidentelle*, lorsqu'à la suite d'un traumatisme, d'une émotion, d'un écart d'hygiène, etc. la suppression brusque des règles provoquera des accidents du côté du bassin et des organes éloignés. Elle sera encore ordonnée

---

(1) Voir *Douleurs menstruelles*.

pour arrêter les règles supplémentaires ou déviées et ramener l'écoulement sanguin aux voies naturelles chez des patientes dont l'état est aggravé par les fluxions qui se portent en d'autres endroits.

5° MALADIES ET MALFORMATIONS GÉNITALES. — Enfin on a rapporté des faits où elle a très heureusement modifié une *utrophie congénitale*, un *arrêt de développement* des organes génitaux, *un utérus pubescent*, en sollicitant une évolution plus complète.

L'*ovarite aiguë* et toutes les *affections annexielles* susceptibles de porter obstacle à une ovulation normale ou d'altérer le corps jaune (ETIENNE et DEMANGE) sont capables de provoquer un *état général* que l'ovarine combat avec efficacité.

6° AFFECTIONS NERVEUSES. — Les tentatives, rares du reste, contre l'*hystérie* sont demeurées vaines la plupart du temps. Cependant CLÉMENT a fait disparaître une contracture hystérique, RÉGIS a obtenu un effet marqué dans deux cas d'obsession hystérique et neurasthénique avec aménorrhée ; l'un de nous a atténué quelques symptômes pénibles relevant de la *neurasthénie*.

Des femmes atteintes de *mélancolie*, de *vésanie*, auraient été légèrement améliorées. TAMBRONI, chez quatre *aliénées* qui présentaient de l'aménorrhée, a vu les règles reparaître et les accidents psychiques s'amender. L'usage des emménagogues pour cette dernière classe de malades réclame une grande prudence, car souvent une période menstruelle provoque l'exacerbation des troubles cérébraux, (BRIERRE DE BOISMONT); aussi convient-il de distinguer certains cas. Une jeune femme, affectée de confusion mentale, montrait une aggravation de tous les symptômes au moment correspondant aux époques absentes ; l'un de nous, consulté à ce sujet, conseilla l'ovarine au moins pendant les phases d'aggravation. Au bout de deux mois environ, le sang coula pendant quatre jours, et cette hémorrhagie coïncida avec un meilleur état qui permit à la famille de reprendre sa malade.

7° OBÉSITÉ. — OSTÉOMALACIE. — L'opothérapie ovarienne ne semble pas avoir une grande influence sur l'*obésité* ; dans certains cas, les animaux en expérience ont augmenté de poids (DALCHÉ et MILIAN, BESTION). Cependant RICHTER se basant sur ce que l'administration de l'ovarine aux animaux castrés active les échanges gazeux, la conseille contre l'obésité, opinion qui est partagée par HIRSCHFELD.

Le traitement a été tenté avec des effets divers au cours de l'*ostéo-malacie*.

8° CONSIDÉRATIONS GÉNÉRALES. — Ch. Livon range l'ovaire parmi les glandes hypotensives et constate que l'injection d'extrait ovarien amène une chute de pression artérielle considérable et une *accélé-ration du pouls*. Cette augmentation dans la fréquence du pouls a été encore particulièrement signalée par Tambroni et Muret.

Plusieurs de nos malades ont eu des *urines* fort abondantes au cours du traitement, et, chez quelques-unes d'entre elles, nous avons pu suivre un accroissement presque journalier de cette émission ; pour d'autres, il n'est survenu aucun changement vraiment notable. Jamais nous n'avons constaté d'*albumine* ou de *sucre* pouvant être mis sur le compte de l'opothérapie.

Il paraît admis que la quantité des *phosphates* éliminés diminue après la castration, et on sait que l'ablation des ovaires a été con-seillée contre l'ostéomalacie. Curatulo, après des injections sous-cutanées de suc ovarique à des chiennes castrées, dit avoir vu la quantité des *phosphates* (considérablement diminuée après l'opé-ration) augmenter et même devenir supérieure à celle qu'il avait constatée avant la castration. Une de nos malades, jeune chlorotique, présenta une élimination phosphatique exagérée. Au cours de l'opothérapie ovarienne, il sera toujours prudent de répéter l'analyse de l'urine à plusieurs jours d'intervalle, et de vérifier si la *phosphaturie*, comme toute autre complication, n'en-lève pas le bénéfice de la thérapeutique par une perte quotidienne accentuée.

Les préparations d'ovaire ne font courir aucun danger, et leur absorption n'a jamais été suivie de phénomènes alarmants. C'est à peine si l'on a signalé quelques douleurs abdominales, de la céphalée, de la myosalgie, de l'accélération du pouls. Deux malades de Spillmann et Étienne virent leur température s'élever à 38°. Tout cela est rare et sans gravité, on a impunément fait ingérer des quantités considérables de substance ovarienne. La possibilité d'une grossesse sera une contre-indication comme pour tous les emménagogues.

9° POSOLOGIE. — Jusqu'à présent les préparations d'ovaires ont été prescrites de trois façons :

Ovaire cru, en ingestion ;

Liquide ovarique, en injections sous-cutanées;

Ovarine, poudre desséchée (en cachets ou en tablettes).

Lissac a fait avaler à ses malades tantôt des bols d'*ovaires hachés* de 10 à 20 grammes ; tantôt un ou deux paquets d'ovarine de 0 gr. 125.

Muret a usé d'*ovarine liquide* (extrait glycériné : un gramme de substance ovarique pour 5 grammes de glycérine) en injections sous-cutanées, à raison de 50 centigrammes à un gramme par jour; il a aussi employé des pastilles contenant 0 gr. 25 à 0 gr. 30 d'ovaire desséché au nombre de 2 à 3 par jour.

Spillmann et Étienne se sont servis d'ovaires de brebis à l'état frais, de substance desséchée ou de suc ovarien.

D'autres auteurs ont donné jusqu'à trois grammes en injections sous-cutanées, ou bien se sont contentés de faire absorber des préparations fraîches d'ovaires enrobées dans du pain azyme ; d'autres conseillent des capsules de 0 gr. 20 d'extrait à la dose d'une à deux capsules et plus; R. Mond prescrit des tablettes de 0 gr. 25 de substance ovarienne, quatre par jour.

Touvenaint arrive à la conclusion que la dose moyenne de poudre desséchée d'ovaire ne doit pas dépasser 0 gr. 24 à 0 gr. 36 par jour.

Dans la *Pharmac. Zeitung.* (1898 n° 12) l'opo-ovarine est conseillée de 0,2 à 0,8 en une seule fois, de 0,6 à 3 en vingt-quatre heures. Une partie correspond à cinq parties de substances fraîches (*Nouveaux Remèdes*, p. 215, 1898).

Bestion ordonne des pilules d'extrait sec, dosées chacune à dix centigrammes d'ovaire, de 2 à 6 par jour. Jayle commence à petites doses de 0 gr. 10 à 0 gr. 50 ; en cas d'insuccès, il essaie des doses massives.

Hallion dégraisse l'organe, le dessèche à une température peu élevée et le pulvérise. La poudre ainsi obtenue a l'avantage, dit-il, de contenir, avec un minimum d'altérations, la totalité des substances chimiques caractéristiques de l'organe. Elle représente environ cinq fois son poids d'organe frais, et Hallion la prescrit à la dose de 0 gr. 20 cent. à 0 gr. 40 cent. par jour, en cachets. (Communication orale.)

QUATRIÈME PARTIE

THÉRAPEUTIQUE MÉDICALE DES MALADIES DES FEMMES

Introduction.

Ce serait une injustice et une puérilité de ne pas reconnaitre les immenses services que rend la chirurgie dans le traitement des maladies des femmes. L'intervention opératoire, devenue, grâce aux progrès modernes, plus audacieuse et plus sûre, a tout à fait changé l'évolution et le pronostic de certaines affections, dont la marche était considérée par nos prédécesseurs comme indéfinie ou incurable.

Le premier devoir du médecin est de faire comprendre à ses malades la nécessité d'une intervention chirurgicale et de savoir la leur imposer aussitôt que les circonstances l'exigent.

Mais toutes les maladies de l'appareil génital sont loin de réclamer fatalement une grande opération. Appelé dès les premiers jours, le médecin a dû porter son diagnostic, donner ses soins en conséquence, et s'efforcer par tous les moyens dont il dispose d'amener la guérison, c'est-à-dire d'éviter l'intervention sanglante.

Bien souvent un trouble léger, négligé parce qu'on le tient pour insignifiant, laisse après lui des accidents sérieux que l'on eût évités, si dès le début une hygiène et une thérapeutique rigoureuses avaient été instituées.

Nombreux cas de gynécologie dans leurs premières phases ne comportaient pas une opération qui nous offre plus tard une suprême ressource ; mais, alors, il ne faut pas la repousser systématiquement ou même s'attarder et perdre un temps précieux.

Par contre certains cas, pendant toute leur durée, ne demandent que des soins médicaux, car tout autre traitement reste devant eux inutile et sans objet.

La gynécologie, au même titre que les diverses branches de la pathologie interne, doit être familière au médecin, non seulement pour qu'il soit à même de diagnostiquer une fausse utérine d'une véritable utérine, mais afin qu'il puisse combattre les accidents, prévenir les complications, et conseiller des procédés plus radicaux dès qu'il juge ses prescriptions insuffisantes.

Aussi, dans les chapitres qui suivent, nous nous proposons d'exposer quelques pratiques de thérapeutique médicale auxquelles nous avons recours d'une manière courante.

Nous serons obligés de tomber parfois dans des redites, et de répéter ce que nous avons écrit en d'autres parties de cet ouvrage. Cet inévitable inconvénient sera peut-être atténué par l'avantage que nous trouvons à rassembler dans un même point des prescriptions disséminées, ce qui permet de mettre en lumière d'une façon plus générale leurs indications et leurs contre-indications.

Mais ici, nous n'aborderons pas la séméiologie et le diagnostic, si ce n'est afin d'en tirer les conclusions strictement nécessaires pour établir des traitements différents suivant la variété ou la phase de la maladie.

Notre but n'est pas de réunir et de discuter tous les moyens que l'on a préconisés en gynécologie médicale. Il nous suffira d'expliquer très simplement ce que nous avons l'habitude de faire et de conseiller dans la plupart des cas qui se présentent à nous. Aussi, ne faut-il pas conclure que nous repoussons des procédés passés ici sous silence ; il en est sans doute d'excellents dont nous ne parlerons pas, peut-être parce que nous les connaissons moins bien et que d'autres nous sont plus familiers.

Le *traitement hydrologique* viendra plus loin comme le compiément naturel de cet ensemble de soins.

CHAPITRE PREMIER

—

TRAITEMENT MÉDICAL DES MALADIES DE LA VULVE ET DU VAGIN.

I

Considérations générales.

Parmi les affections de la *vulve* et du *vagin*, pour lesquelles les femmes viennent demander nos soins, il en est qu'un examen superficiel pourrait nous faire juger comme bénignes et sans importance. Et, cependant, si en elles-mêmes elles sont dépourvues de gravité, par leur évolution qui nous les montre rebelles à une foule de traitements locaux, par leur ténacité, leur tendance aux récidives, elles deviennent à la longue fort pénibles aux malades. L'accident le plus banal des organes génitaux externes cache parfois derrière lui un état sérieux, dont il n'est qu'un symptôme transitoire ou persistant, et la gynécologie doit faire appel à la pathologie générale pour établir le diagnostic et la thérapeutique d'une façon complète.

Que de fois un *diabète* ignoré a été découvert de la sorte. C'est un simple *érythème* vulvaire, de l'*intertrigo* ou des poussées d'*herpès* améliorés momentanément, mais se reproduisant avec la plus grande facilité, c'est un *prurit* ou un *eczéma* opiniâtres, une *leucorrhée* particulièrement fétide, une *anaphrodisie* subite qui nous mettent sur la piste de la glycosurie. Et tant que cette cause première ne sera pas combattue, le phénomène local persistera ou risquera de se répéter sans cesse, après des disparitions d'une durée plus ou moins longue. De nouveaux accidents éclateront, des infections secondaires se grefferont sur ce terrain prédisposé, et la plus simple des complications prendra tout à coup une allure critique. Il est toujours prudent d'examiner les urines, surtout si l'on a affaire à une femme d'un certain âge, et, en ce qui nous concerne, nous pratiquons toujours cette analyse que nous considérons comme le complément indispensable de nos recherches.

Ce n'est pas seulement au diabète qu'il est bon de songer, mais la *goutte*, l'*arthritisme* provoquent volontiers des troubles dont quelques-uns sont analogues à ceux que nous venons d'énumérer. Le *neuro-arthritisme*, le *nervosisme* impriment aussi leur marque sur d'autres manifestations, et enfin le *lymphatisme*, la *débilité* de l'organisme, etc., réclament à leur tour des soins généraux pour que la thérapeutique instituée contre les affections de la vulve et du vagin devienne plus efficace.

Nous ne nous occupons pas ici de la *syphilis*.

Toutefois, il ne faut pas exagérer le souci de combattre la cause première et en arriver à négliger ou à mettre en seconde ligne le traitement local. Au contraire, il est indispensable aussi de son côté.

S'il est des faits où nous sommes obligés d'avoir recours à une médication variée et énergique pour modifier l'état de la vulve, d'autres fois, heureusement, il nous est inutile de multiplier les moyens et *les plus simples sont les meilleurs*.

Nous reviendrons sur les détails propres à chaque maladie, mais dans certains cas on se trouvera toujours bien de commencer par des procédés qui, au premier abord, paraissent se réduire à trop peu de chose :

La *propreté* et l'*asepsie* (bien plutôt que l'antisepsie dont les résultats ne sont pas toujours heureux), les *lavages à l'eau chaude*, l'*isolement des surfaces*, suffisent à avoir raison d'une foule de petits accidents que les topiques les plus divers ne parvenaient pas à modifier (1).

Quand il existe des ulcérations vulvaires qui tendent à prendre une marche serpigineuse, à gagner, à envahir de proche en proche, après un lavage rigoureux de la région, on anesthésie par la cocaïne si on le juge nécessaire, puis, à l'aide d'un bâtonnet entouré de ouate, on étale sur les parties ulcérées une solution saturée de *di-iodoforme* dans l'éther ; on recouvre ensuite d'un petit pansement avec une gaze désinfectée et du coton.

---

(1) C'est même parce qu'on voyait guérir des plaques muqueuses au niveau des organes génitaux externes par la simple application d'eau chaude, que l'on tira pour conclusion que le *mercure* est inutile dans le traitement de la *syphilis*. Il était arrivé qu'une syphilitique ne prenant pas de mercure avait guéri aussi vite qu'une syphilitique soumise à la médication hydrargyrique.

Le di-iodoforme, sans en avoir les inconvénients, garde les propriétés de l'iodoforme, surtout sans l'odeur qui rend ce dernier inacceptable pour nombre de malades. Toutefois, à part ces petits ennuis, la poudre d'*iodoforme* répandue sur une surface ulcérée constitue un excellent topique dont nous usons volontiers à l'occasion.

Mais il existe un produit auquel nous avons recours très souvent et qui nous rend les plus grands services, c'est l'*érythrol* qu'ALBERT ROBIN a introduit récemment dans la thérapeutique.

L'*iodure double de bismuth et de cinchonidine* ou *érythrol* se présente sous l'aspect d'une poudre très fine, d'un rouge vif, soluble dans l'eau, inodore, qui jouit de la propriété de se décomposer lentement en milieu alcalin. ALBERT ROBIN commença par l'employer comme topique sur des plaies putrides et il fut frappé de ses propriétés désinfectantes. Quoique dépourvu de toute odeur, l'*érythrol*, appliqué sur des plaies cancéreuses, sur des ulcères de jambe, sur des ulcérations fétides de la muqueuse buccale et des amygdales, détruit rapidement les mauvaises odeurs.

Ses propriétés antiseptiques et désinfectantes nous indiquent l'emploi de l'*érythrol* au cours de nombreuses affections de la vulve, du vagin et de la matrice, et nous en usons sans aucune crainte, car il n'est pas toxique, il n'est pas irritant. C'est un modificateur des tissus très commode à manier: il suffit, à l'aide d'un pinceau ou d'un petit bâtonnet de ouate, de déposer cette poudre au niveau de la surface malade, de la recouvrir par un léger pansement, et de recommencer tous les jours.

Nous procédons ainsi vis-à-vis des érythèmes plus ou moins excoriés, des ulcérations de toute nature, des cancers, qui se développent sur la vulve, le vagin ou le col de l'utérus.

Du reste, en étudiant les diverses maladies de l'appareil génital, nous signalerons au fur et à mesure l'utilité de ces pratiques faciles à exécuter et qui voient leur application suivie de succès contre des affections qui, lorsqu'elles ne sont pas graves, n'en restent pas moins fort ennuyeuses.

II

Maladies de la vulve.

Érythème.

C'est ainsi que l'*érythème* vulvaire, fréquent en particulier chez les diabétiques, les obèses, et chez les femmes dont les muqueuses et les téguments s'irritent avec rapidité au contact de la leucorrhée, doit être combattu à cause des sensations fort désagréables d'ardeur et de cuisson dont il s'accompagne, et des complications inflammatoires et autres capables de survenir. Les irrigations vaginales quotidiennes sont suivies d'un lavage abondant à l'*eau bouillie chaude* des organes génitaux externes, puis la région est recouverte de *poudre d'amidon, de talc* ou *de sous-nitrate de bismuth*. L'érythème accompagné d'un certain degré de tuméfaction et sur lequel se montrent quelques points qui tendent à s'excorier est facilement modifié par l'*érythrol*. Les émissions d'urine qui souillent les lèvres nécessitent ces soins assez répétés.

Intertrigo.

Il en est de même pour l'*intertrigo* dont la première condition de guérison est une grande *propreté*. Quand l'état inflammatoire est très accentué, les parties seront *isolées* d'abord avec des gazes ou des compresses fines imbibées d'une *eau émolliente*; plus tard on projettera les poudres d'amidon, de talc, etc., auxquelles on ajoute de l'*oxyde de zinc* par parties égales ou au tiers.

Herpès.

L'*herpès* ne doit pas être négligé; outre les souffrances, à la vérité peu aiguës, dont sa venue est l'occasion, outre sa tendance aux récidives, il constitue une porte ouverte aux infections lorsque les vésicules, arrivées à la période d'ulcération, durent longtemps. L'un de nous, a vu un herpès donner naissance à un phlegmon vulvaire que l'état de santé de la malade rend inquiétant.

Et précisément les antiseptiques, comme l'*acide phénique* et le *sublimé*, ne réussissent pas contre les vésicules avant ou après leur éclatement et irritent au contraire les tissus. Au moment de la poussée éruptive, le mieux est d'*isoler* les surfaces et de laver à l'*eau chaude*; puis, les jours suivants, poudrer avec de l'*amidon* et du *bismuth* et faire des lotions légèrement *astringentes* : *eau blanche* très étendue d'eau, etc. E. GAUCHER recommande un mélange d'*amidon* ou de *talc* avec de la *poudre d'alun*, qui empêche les poussées successives ; si l'herpès vulvaire est confluent, il fait appliquer des *pansements humides boriqués* recouverts de taffetas chiffon, puis, l'irritation calmée, il reprend les mélanges d'*amidon* et d'*acide borique*. Dans l'intervalle des éruptions successives, plusieurs auteurs recommandent, pour rendre les téguments moins susceptibles, de les soumettre tous les jours aux *astringents* en lotions ou en poudres contenant du *tannin* par exemple; mais on n'obtient pas de résultats dans ces cas rebelles, si l'on ne complète la médication par une hygiène et une thérapeutique visant l'*état général*.

Eczéma.

C'est surtout contre l'*eczéma* que s'impose cette préoccupation de l'*état général*; diabète, goutte, arthritisme, maladies des voies digestives, etc., réclament un traitement, une hygiène, un régime particuliers. De même pour les affections utérines contribuant à entretenir l'eczéma par les écoulements qui leur succèdent. Et malgré toutes ces précautions on n'est pas toujours certain de débarrasser les malheureuses.

Des formes très intenses ne sont parfois soulagées que par les *pansements humides* maintenus en permanence, et les *vaporisations*.

L'eczéma acquiert une acuité et une étendue capables même d'obliger les patientes à garder le lit afin que leur pansement puisse être appliqué et maintenu d'une manière complète et rigoureuse ; heureusement elles ne sont pas toujours forcées d'en arriver là et elles sont calmées et améliorées en séparant les lèvres au moyen de coton hydrophile humide.

Au cours des poussées moins vives, il suffit d'isoler les parties en les recouvrant d'une poudre à l'*oxyde de zinc* on d'une de ces pommades dont la formule est classique :

Oxyde de zinc...................... ⟩ āā 5 gr., 8 gr., 12 grammes,
Poudre d'amidon..................... ⟩   selon les indications.
Vaseline........................... 25 gr. à 50 grammes.

F. S. A. Pommade. — Laver à l'eau chaude.

Contre l'eczéma, et en particulier chez des malades présentant un prurit persistant entre les attaques eczématiques, ALBERT ROBIN et LEREDDE insistent sur un moyen de traitement local, qui leur a donné des résultats très satisfaisants, c'est le *baume du commandeur* qu'ils emploient, suivant les cas, pur ou saturé d'*aloès*. Ils badigeonnent chaque fois les parties atteintes avec un pinceau trempé dans ce baume. Le matin, on pulvérise à chaud sur les mêmes parties une mixture saline dont voici la composition :

Silicate de soude...................................	0gr,20
Bicarbonate de chaux...............................	2 grammes.
Sulfate de chaux....................................	0gr,05
Sulfate de magnésie................................	2 grammes.
Chlorure de sodium.................................	10 —
Eau..	Q. S. pour un litre.

D. S. A.

Dans un demi-litre d'eau de Seltz du commerce, on ajoute d'abord le sulfate de chaux, puis 22c.c. 2 d'une solution de chlorure de calcium à 50 p. 100, puis 24 c.c. 2 d'une solution de carbonate de soude neutre à 50 p. 100. Il se fait, par double décomposition, du chlorure de sodium et du carbonate de chaux à l'état naissant qui, au contact de l'acide carbonique dissous dans l'eau, se transforme en bicarbonate de chaux qui reste dissous. Au moment du mélange, le liquide se trouble, mais il suffit d'agiter un peu pour que le trouble disparaisse. On dissout séparément le silicate de soude, le sulfate de magnésie et le chlorure de sodium, chacun dans environ 50 grammes d'eau, que l'on introduit successivement dans le mélange précédent. Et l'on complète le litre avec de l'eau ordinaire. Après vingt-quatre heures, s'il y a un léger dépôt, on le sépare par filtration ou décantation. Cette solution peut se conserver intacte pendant très longtemps.

Après avoir pulvérisé ce liquide sur la peau, on sèche avec du coton hydrophile et on applique (1) une nouvelle couche de *baume du commandeur*, dont voici du reste la composition :

Racines d'angélique................................	10 grammes.
Hypéricum...	20 —
Myrrhe..	10 —
Oliban..	10 —
Baume de tolu.....................................	60 —
Benjoin...	60 —
Aloès...	10 —
Alcool à 80°.......................................	720 —

F. S. A. Teinture.

---

(1) Albert ROBIN et LEREDDE. — Académie de médecine, 1899.

Ces pansements au *baume du commandeur*, combinés avec les lavages à l'*eau silicatée*, se prescrivent de même contre l'*intertrigo*, l'*herpès*, l'*acné*, contre certains *prurits vulvaires*, etc.

Prurit vulvaire,

Le *prurit vulvaire* est une des affections les plus insupportables et les plus rebelles dont les femmes soient affligées.

Il convient cependant de mettre à part les prurits relevant d'une maladie parasitaire, telle que la *gale*, les *pédiculi*, les *oxyures*, etc., qui guérissent avec la cause première, ou bien encore les prurits qui accompagnent l'*eczéma*, l'*herpès*, de simples *ulcérations* des lèvres, et dont la gravité varie avec l'étiologie. Tenaces et constituant une complication fort ennuyeuse, sont les prurits qui naissent sous l'influence de l'irritation amenée par les *écoulements utérins* et *vaginaux* au cours de la métrite chronique, du cancer, des fibrômes, etc. La première indication de traitement est une *propreté* rigoureuse de la région, des *injections* et des *lavages fréquents*, puis la protection de la vulve par de la *poudre d'amidon* à laquelle GALLARD ajoutait du *précipité blanc* dans la proportion d'un dixième.

Mais le prurit désolant est celui qui survient en dehors de ces motifs, surtout à la *ménopause*, chez les *femmes âgées*, et aussi à toutes les phases de la vie génitale. Phénomène nerveux, réflexe ou autre, dépendant de l'arthritisme, de la goutte et du diabète, ou relevant d'une origine brightique, stomacale, il ne cesse pas un moment, s'exalte par périodes, rend irrésistible le besoin de grattage qui l'exaspère au bout de quelques minutes, et entretient l'insomnie, car il est surtout marqué la nuit. Nous avons déjà signalé les autres inconvénients auxquels il donne naissance à l'époque de la *puberté*. Aussi sommes-nous réduits parfois à passer en revue tous les moyens thérapeutiques sans parvenir à un résultat appréciable et encore moins durable ; il nous sera donc permis de multiplier ici les formules et les procédés qu'il est bon de changer pour satisfaire les malades et les empêcher de se décourager. Rappelons les applications *chaudes longtemps prolongées* d'une solution de *sublimé* au millième, d'une solution d'*hydrate de chloral* à dix pour mille, les badigeonnages de *cocaïne* au vingtième ou au dixième.

Souvent nous conseillons de maintenir sur la vulve le plus

longtemps possible, le soir en se couchant, des compresses imbibées
de la solution de GOWLAND :

Bichlorure de mercure.. .... } āā 0ᵍʳ,10 à 0ᵍʳ,20
Chlorhydrate d'ammoniaque................... }
Émulsion d'amandes amères................... 200 grammes.
F. S. A. Solution.

Dans la journée on recouvre la région avec de l'*iodoforme*.
Nous avons vu CHAMPETIER DE RIBES prescrire avec succès,

Eau distillée.............................. 250 à 300 grammes.
Alcool.................................... Q. S.
Sublimé................................... 1 gramme.
F. S. A. Solution.

pour lavages, une à deux fois par jour, au moyen de ouate hydrophile imbibée de cette solution ; puis immédiatement après, lavage
à grande eau, car la première application cause parfois des sensations fort douloureuses.

GAILLARD-THOMAS allait plus loin et préconisait le *sublimé* à dose
encore plus concentrée, 2 grammes pour 250 d'eau distillée avec
15 grammes de *teinture d'opium*.

Les effets que nous avons constatés pour l'anesthésie des muqueuses à la suite de l'emploi de la poudre suivante,

Poudre d'orthoforme........................... }
—   de di-iodoforme....................... } āā
—   de talc............................... }
Mêlez exactement.

nous ont engagés à l'essayer contre le prurit vulvaire où elle nous
a donné de bons résultats. En général, du reste, l'*orthoforme* a sur
la *cocaïne* la supériorité d'amener une insensibilité durant un temps
beaucoup plus long, et il est dépourvu de toxicité.

Mais le plus volontiers aussi, et le plus couramment, nous ordonnons une pommade ainsi formulée :

Menthol................................. 0ᵍʳ,05
Gaïacol................................. 0ᵍʳ,30 à 1 gramme.
Oxyde de zinc........................... 10 grammes.
Vaseline................................ 30 —
F. S. A. Pommade.

Il convient de tâter la susceptibilité de la muqueuse au *menthol*
avant d'en augmenter la proportion.

A cette pommade nous ajoutons aussi de la poudre *d'aloès* à la
dose de 0 gr. 25 à 1 gramme. L'*aloès* est un médicament dont les

usages externes, bien appréciés des vétérinaires, restent trop négligés en médecine humaine. On peut aussi essayer les badigeonnages avec la *teinture d'aloès*, et nous avons cité plus haut les effets du *baume du commandeur*.

L'*ichthyol* ne saurait être oublié, et H. Doizy pense que non seulement en désespoir de cause, mais encore rationnellement, l'usage de l'ichthyol doit être conseillé dans tout cas de prurit vulvaire, soit en pommade comme il l'a fait (à 15 p. 100), soit en emplâtre comme d'autres l'ont préconisé, soit en solution aqueuse à 10 p. 100, ainsi que l'indique Freund. En procédant de la sorte on risque fort d'aller au succès et, en tout cas, on respecte le vieux « *primo non nocere.* » Il croit que le pouvoir décongestionnant de l'ichthyol a toute occasion de s'exercer sur des grandes lèvres variqueuses.

Ruge (de Berlin) fait enduire la région de *vaseline phéniquée* à 3 ou 5 p. 100 après lavages au savon et au sublimé tous les trois ou quatre jours.

Leredde (communication orale) nous a indiqué le *salicylate de méthyle* en pommade au vingtième, et, si elle est tolérée, au dixième. Dans plusieurs de nos essais nous avons constaté que même la pommade au vingtième amenait une sensation de cuisson très désagréable, et nous avons dû nous contenter d'incorporer le salicylate de méthyle au quarantième.

Sans tant chercher, il suffit quelquefois pour apaiser les paroxysmes nocturnes « de maintenir sans cesse sur les parties génitales des linges imbibés d'*eau très froide* » à l'exemple de P. Rayer. Moritz Kaposi, du reste, dit aussi « qu'il a retiré de bons effets d'applications réfrigérantes locales » ; c'est là peut-être, en partie, le motif de l'influence calmante que nous avons reconnue aux pommades contenant un peu de menthol. Quoi qu'il en soit, les *bains de siège* et les *injections* seront plutôt pris à une température *fraîche*. Les auteurs du Compendium rapportent l'histoire d'une dame qui ne pouvait obtenir quelques instants de repos qu'en se plongeant dans des bains de siège froids d'une demi-heure, renouvelés six ou huit fois dans les vingt-quatre heures.

Enfin après nombreuses tentatives, quelques observateurs signalent l'*électricité*, et tantôt les courants continus, tantôt les courants interrompus, ont amené sinon la guérison, du moins l'atténuation du symptôme.

Il faut aussi se préoccuper de procurer du *sommeil* aux malades

19

qui doivent éviter l'usage des sièges et des lits mous (RAYER), en-tretenant une trop grande chaleur autour des parties affectées, et si les *opiacés* ne demeurent pas toujours indiqués, on s'adressera de préférence à l'*antipyrine*, à la *phénacétine*, au *sulfonal*. Du reste, le traitement interne du prurit ne doit pas être négligé, et nous voyons vantés tour à tour comme ayant amené une sédation notable, les *arsenicaux*, le *sulfate de quinine*, la *belladone*, la *valériane*, le *valérianate d'ammoniaque* en particulier dont nous usons le plus fréquemment.

Dans une communication récente, DU CASTEL a signalé l'action bienfaisante de l'*acide lactique* dans quelques affections pruri-gineuses ; il l'administre au commencement des repas, à la dose de VI à XX gouttes par jour dans une petite quantité d'eau sucrée. L'incertitude où nous sommes sur la pathogénie de certains prurits vulvaires nous invite à essayer l'acide lactique au même titre que les autres remèdes. Mais la véritable médication interne est celle qui vise l'*état général* et combat l'étiologie probable, nous n'osons écrire certaine, de ce phénomène si pénible : troubles dyspeptiques, hépatiques, rénaux, arthritisme, diabète, état névropathique, tuberculose, etc.

Les troubles dyspeptiques en particulier s'observent à l'origine de très nombreux cas de prurit (vulvaire ou autres) et la dyspepsie se complique alors de fermentations.

ALBERT ROBIN utilise les propriétés de l'*érythrol* pour combattre ces fermentations et il le prescrit associé au *fluorure de calcium* de la façon suivante :

Erythrol..	0gr,02 à 0gr,10
Fluorure de calcium.............................	0gr,02 à 0gr,10
Magnésie calcinée	0gr,10

Mêlez exactement en un cachet. Donnez un cachet *à la fin* de chaque repas.

L'*érythrol* est surtout indiqué s'il s'agit de fermentation buty-rique ; si, au contraire, il s'agit de fermentation lactique on ordon-nera plutôt le *fluorure d'ammonium*.

Fluorure d'ammonium........................	0 gr, 10 à 1 gramme.
Eau.......................................	300 grammes.

Dissolvez. — En prendre une cuillerée à soupe au milieu de chacun des deux prin-cipaux repas.

Quand les circonstances le permettent, on songera à compléter la thérapeutique par l'*hydrothérapie* sous toutes ses formes.

Folliculite vulvaire.

La *folliculite vulvaire*, inflammation des follicules muqueux et pilo-sébacés, provoque des sensations de prurit dont l'origine réelle devient évidente aussitôt qu'on procède à un simple examen. Depuis HUGUIER, qui le premier a décrit cette affection, on lui considère trois périodes : 1° l'une d'éruption, où l'on voit apparaître de petites saillies d'un rouge très vif; 2° la deuxième de suppuration, où le follicule prend une forme acuminée et se change en une petite pustule (dont le centre est occupé par un poil si le follicule est pilifère); cette pustule se recouvre d'une croûte ou donne naissance à une ulcération ; 3° une dernière période de dessiccation. Par défaut de résolution, l'*acné* peut être la terminaison de la folliculite. Mais l'acné vulvaire se produit aussi indépendamment de la folliculite, c'est, dit GALLARD, l'*acné varioliforme* de BAZIN, ou l'*exdermoptosis* de la vulve de HUGUIER : dans ce cas, les boutons sont indurés, sans inflammation des tissus avoisinants. On évitera de confondre cette folliculite vulvaire simple avec la folliculite syphilitique et la folliculite chancreuse, qui ne guérissent pas par les mêmes moyens, et pour lesquelles il est nécessaire d'instituer le traitement spécial des accidents syphilitiques ou des chancres. C'est surtout aux phases d'éruption et de suppuration que les femmes demandent nos soins, tant à cause du prurit que des phénomènes phlegmasiques entretenus par les ulcérations consécutives, qui tardent souvent à se cicatriser spontanément. Comme pour l'herpès, nous n'employons pas les antiseptiques que nous craignons de voir irriter la région. Au début, nous recommandons le *repos*, des *bains*, des lavages à l'*eau chaude*, ou des applications *émollientes* ; quand les pustules sont formées, nous les ouvrons par de petites *incisions* superficielles, et si nous trouvons des ulcérations qui tendent à persister, nous les touchons avec la pointe d'un crayon de *nitrate d'argent*. Il est bien rare que nous soyons obligés d'en arriver à l'*iodoforme*. VERCHÈRE recommande l'incision préalable du conduit folliculaire, sous peine de voir la cautérisation demeurer illusoire, puis l'attouchement de la petite cavité avec le *galvano-cautère*. A l'exemple d'HUGUIER, on peut exciser les follicules, surtout quand ils sont légèrement pédiculés.

Furoncle.

Nous appliquons à la furonculose des voies génitales le traitement qu'ALBERT ROBIN institue contre la furonculose en général.

Au début, après avoir rasé la peau, nous nettoyons la région par un *savonnage prolongé*, puis nous lavons à l'*alcool* et à l'*éther* ; ensuite nous touchons à plusieurs reprises les points malades à la *teinture d'iode*.

Si le furoncle continue à se développer, nous pulvérisons sur lui de l'*eau phéniquée au centième*, et dans l'intervalle nous recouvrons les parties atteintes de compresses trempées dans une *solution antiseptique faible*, par exemple le *sublimé à 1 p. 4000*. Dès qu'il arrive à maturation, nous l'ouvrons au bistouri par une incision cruciale, après anesthésie à la cocaïne ou au chlorure d'éthyle, et ALBERT ROBIN recommande d'introduire dans sa cavité une *pâte* dont la formule est la suivante :

> Soufre sublimé.................................... 10 grammes.
> Camphre pulvérisé................................ 10 —
> Glycérine.. Q. S.
> M. S. A. pour faire une pâte demi-liquide.

Cette pâte remplace avec avantage les pansements humides, et on peut l'étaler aussi à la surface des compresses qui recouvrent les furoncles.

Les troubles viscéraux, la nature des urines, l'état du tube digestif en particulier, sollicitent toute notre attention, et au traitement externe nous joignons l'emploi des cachets suivants :

> Soufre sublimé................................... 0^{gr},10
> Camphre pulvérisé................................ 0^{gr},02
> Mêlez exactement en un cachet. — En prendre trois par jour.

Enfin l'hygiène de la furonculeuse devra être des plus sévères ; elle supprimera le vin rouge, remplacé par le vin blanc, et même, si elle y consent, par l'*eau de goudron*.

Érysipèle. — Ecthyma. — Impétigo.

Nous n'insisterons pas ici sur le traitement de l'*érysipèle*, de l'*œthyma*, de l'*impetigo*, qui n'offre rien de particulier.

Érythrasma.

L'*érythrasma*, dont le siège de prédilection est le pli génito-crural, s'il ne cause guère de gêne, est du moins un sujet d'ennui par la facilité avec laquelle il récidive, et la pigmentation persistant même après qu'il est guéri ; aussi doit-on le poursuivre longtemps. Au début on touchera chaque jour la zone atteinte avec la *teinture d'iode* ; puis, quand les badigeonnages auront produit une bonne desquamation, à plus forte raison une dermite qui ne permet plus de les continuer, on les remplacera par l'usage de la poudre de *talc* additionnée de 2 p. 100 d'acide *salicylique* ; une à deux fois par semaine frictions savonneuses et bains sulfureux.

Muguet.

Le *muguet* de la vulve, que l'on observe encore quelquefois et qui amène le muguet du vagin s'il n'est pas arrêté à temps, ne nécessite que les soins ordinaires dans cette maladie : irrigations et lavages avec des eaux *alcalines*, et si le parasite leur résiste, on en vient facilement à bout avec la solution de *sublimé* au millième, ou de *permanganate de potasse*, à condition de procéder soi-même à une toilette minutieuse des parties.

Aphtes.

Les *aphtes* de la vulve, affection spéciale et contagieuse, se montrent chez les petites filles de deux à cinq ans, surtout après la rougeole (Parrot). Cette éruption n'est sans doute pas de même nature que celle qui éclate avec les fièvres aphteuses généralisées, ou qui succède encore aux inoculations qu'apportent les mains contaminées par la salive, dans le cas de stomatite aphteuse. Elle est ordinairement combattue par les *antiseptiques*, mais, le cas échéant, nous ne verrions aucune contre-indication à employer le traitement habituel de la stomatite aphteuse : lavages avec une solution de *salicylate de soude* à 2 ou 3 p. 100 ; puis nous *isolerions* les surfaces. Parrot qui avait vu ces ulcérations aphteuses négligées s'étendre et devenir gangréneuses, et qui les considérait même comme une des origines probables de la gangrène de la vulve après la rougeole, recommandait l'application d'*iodoforme* dont l'action lui paraissait avec raison rapide et heureuse.

Diphtérie.

La thérapeutique de la *diphtérie* vulvo-vaginale relève de la *séro-thérapie*, et localement comporte les procédés habituels. Nous la signalons ici parce qu'à la suite de cette diphtérie on a observé chez les adultes des accidents utérins et péri-utérins et même des lésions péritonéales. La disparition de la fausse membrane ne doit pas nous enlever toute crainte au point de vue des troubles génitaux, et un traitement consécutif peut s'imposer d'autant plus efficace qu'on aura prévu les conséquences possibles pour arriver à les enrayer dès leur début.

Gangrène.

La *gangrène* de la vulve est un accident redoutable et d'un pronostic grave; et même, malgré des soins précoces, on la voit gagner les régions avoisinantes, se propager à la partie supérieure des cuisses, au périnée, à l'anus et finir par entraîner la mort. Il faut songer à la prévenir au cours des *maladies infectieuses*, de la typhoïde, de la rougeole surtout, et chez les enfants en particulier; pendant toutes les *fièvres graves*, les organes génitaux externes seront examinés et entretenus dans un état de propreté continuelle. L'un de nous, à l'hôpital des Enfants-Assistés, a expérimenté les excellents effets préventifs de lavages faits avec l'*eau alcoolisée* au tiers. Les femmes *débilitées* ou *cachectiques*, les diabétiques, les brightiques, outre les soins de toilette minutieux et quotidiens que leur impose, plus qu'à personne, une bonne hygiène, veilleront à ne pas négliger les petites complications inflammatoires des lèvres, et la moindre ulcération herpétique, folliculaire ou autre, attirera l'attention du médecin pour qu'il tâche d'en amener une prompte cicatrisation.

Lorsque la gangrène a éclaté, les *antiseptiques* sont ici de rigueur. Les lavages répétés avec les solutions *phéniquées*, les solutions de *sublimé* et de *permanganate de potasse*, avec la *liqueur de Labarraque* (deux à trois cuillerées à soupe et plus par litre d'eau) seront complétés par des pulvérisations et des pansements antiseptiques (1). L'*iodoforme* et le *di-iodoforme*, l'*érythrol* surtout, trouvent

---

(1) Tout récemment encore on a préconisé l'*eau oxygénée* pure ou diluée, en *lavages*, dans le traitement de la septicémie gangréneuse; rien n'empêche de l'essayer contre la gangrène de la vulve.

ici leurs indications sans réserve. Pour arrêter la marche envahissante de l'eschare, VELPEAU déjà recommandait l'emploi du *cautère actuel* promené rougi à blanc tout autour de la surface mortifiée ; dans le même but nous aurons recours au *thermo-cautère*, en nous efforçant en outre de relever l'organisme par les *toniques*, les stimulants et d'agir sur la cause prédisposante, diabète ou brightisme, par une médication appropriée.

Végétations.

Les *végétations* ne sont pas d'une grande fréquence dans la gynécologie ordinaire, et c'est fort heureux, car on n'en débarrasse pas toujours sans peine les malades. De plus, elles se reproduisent facilement ; pour empêcher leur récidive il faut poursuivre avec patience leurs moindres manifestations, et dès qu'elles menacent de reparaître, intervenir tout de suite.

Comme, le plus souvent, elles sont entretenues par des accidents inflammatoires ou spécifiques de la vulve et du vagin, la première précaution à prendre consiste à supprimer cette cause (leucorrhée, vulvite, etc.) qui favorise leur pullulation. Puis, on les soumet à l'une de ces poudres, qui, dit ROLLET, donnent parfois, mais pas toujours, quelques bons résultats : *poudre de sabine,* ou mélange par parties égales de *poudre de sabine, de calomel et d'alun.* L'*alun calciné* est plus caustique que l'*alun ordinaire,* moins soluble et par contre plus douloureux. Mais si ces topiques échouent, et c'est à craindre, il faut agir sans hésiter d'une manière plus radicale. La végétation est-elle légèrement pédiculée, *après anesthésie locale,* d'un coup de ciseau on l'*excise* et on touche la surface d'implantation avec le thermo-cautère. Pour notre part, après l'excision nous avons l'habitude de faire plutôt des attouchements avec le *perchlorure de fer,* procédé qui nous paraît susceptible dans bien des cas de préserver nos malades de récidive. Si l'emploi des ciseaux est impossible ou peu commode, des cautérisations répétées à la base de végétations multiples à l'aide du *thermo-cautère* ou du *galvano-cautère* les détruisent progressivement. La forme des papillomes permet aussi quelquefois de les enlever à la *curette* avant de cautériser leur base. Au lieu du thermo-cautère, divers auteurs se servent de *nitrate d'argent,* de *nitrate acide de mercure,* d'*acide acétique,* ou même simplement d'*acide nitrique.* Car les masses, sans se développer en épaisseur, se mettent dans certains cas a proliférer sur une assez large zone, et l'excision aux ciseaux ou au bistouri devient une opération délicate au cours de laquelle, suivant l'expression de ROLLET, on est obligé de sculpter les organes. Quel que soit leur volume, du reste, l'ablation de ces petites tumeurs est capable d'entraîner des hémorrhagies longues et ennuyeuses, aussi on ne commencera pas leur extirpation sans se munir d'un thermo-cautère préparé pour arrêter le sang qui coule avec une persistance incroyable.

SILBERMINTZ (1) a préconisé un moyen qu'il considère comme fort efficace, et que nous croyons devoir rapporter ici à cause de sa simplicité. Sur les végétations isolées et pédiculées il étale de la *résorcine* pure jusqu'à dessiccation et chute du papillome; sur les végétations étendues et sessiles il applique le mélange suivant,

Collodion riciné................................... 80 grammes.
Résorcine... 20   —
F. S. A. Mixture.

dont il badigeonne aussi les tissus sains environnants sur un espace d'un demi-centimètre; avant l'application du collodion il lave avec la liqueur d'HOFFMANN pour sécher. Deux ou trois applications suffisent pour flétrir et amener la chute des excroissances. Dans tous les cas, quel que soit le procédé adopté pour arriver à la disparition des tumeurs, il est indispensable d'isoler les surfaces atteintes et de maintenir la région dans un état de propreté rigoureuse.

Tumeurs bénignes.

Les *tumeurs bénignes* ne relèvent que de l'intervention opératoire et nous ne nous appesantirons pas sur les divers procédés en usage, fort simples du reste et que doit pratiquer tout médecin, pour l'extirpation des *fibrômes* et des *lipômes*, l'ablation du *molluscum*, l'extirpation, l'incision ou la cautérisation au chlorure de zinc des *kystes*. L'*éléphantiasis* ressortit à la chirurgie.

Leucoplasie.

La *leucoplasie* de la vulve nous sert d'intermédiaire avec ce qui concerne les *tumeurs malignes*. Sa transformation en épithéliôme est à redouter, et sans trop attendre, il est bon de suivre le conseil

---

(1) SILBERMINTZ. — *Semaine Médicale*, 1898, p. 172.

de Pichevin et Pettit qui l'ont étudiée d'une manière si complète et si remarquable : surtout chez les femmes qui ont passé quarante-cinq ans, *ablation* de la leucoplasie. Perrin enlève les plaques blanches au thermo ou au galvano-cautère.

Cancer.

Large ablation aussi pour le *cancer* de la vulve avec examen minutieux des ganglions inguinaux ; si l'ablation est impossible, pansement à l'*érythrol*.

Esthiomène.

L'*esthiomène* — et par ce terme nous entendons la tuberculose de la vulve — est une affection en réalité fort rare, et nous ne pouvons donner pour son traitement des règles résultant de notre expérience personnelle.

Pozzi pense que les « *scarifications* et le *grattage* à la *curette* qui ont rendu de si grands services dans le lupus de la face, n'auraient quelque chance de réussir que dans la forme érythémateuse ou superficielle ». On peut les pratiquer aussi dans les formes à petits tubercules disséminés, et, à l'exemple d'autres auteurs, faire suivre le raclage d'attouchements à l'*acide lactique* pur (qui est efficace contre la tuberculose d'autres muqueuses). Dans les cas d'infiltration, on a essayé l'*ignipuncture* avec le galvano ou le thermocautère, mais si cette infiltration aboutit à une hypertrophie manifeste des organes de la région, il faut en arriver à l'*excision* par le bistouri.

Les attouchements à la *teinture d'iode* passent pour avoir amené quelques bons effets, de même que la *résorcine*.

Si l'esthiomène s'accompagne d'ulcérations nombreuses entremêlées de bourgeons végétants, la cautérisation au thermo-cautère n'est pas toujours possible pour des surfaces irrégulières avec diverticules plus ou moins profonds, et on recommande alors de panser avec de l'*iodoforme*, que nous remplacerions volontiers par le mélange déjà cité de *di-iodoforme* et d'*orthoforme* à la fois anesthésique et antiseptique, et encore par l'*érythrol*.

Vulvites.

Les affections inflammatoires de la vulve, *vulvites* de toute origine, se compliquent si naturellement de vaginite que leur traitement trouve plutôt sa place à propos des *vulvo-vaginites* exposées plus loin. Nous devons cependant citer ici une complication locale, que nous avons vue à l'état isolé, le *phlegmon* simple des lèvres qui se termine par un abcès ; il n'a rien de commun avec la bartholinite, et on doit se garder de les confondre. Un coup de bistouri met fin aux accidents qui n'ont aucune tendance à la récidive si fréquente au contraire, après une simple incision, lorsqu'il s'agit d'une lésion de la glande vulvo-vaginale.

III

Affections nerveuses.

Vaginisme.

Quand nous sommes consultés par des femmes atteintes de *vaginisme*, elles viennent demander nos soins avant tout pour des crises de douleurs fort vives qui siègent au niveau de la vulve et des parties les plus inférieures du vagin. Ces douleurs sont accompagnées très souvent, mais non toujours, de constriction spasmodique du sphincter vaginal et elles éclatent à propos du coït, qu'elles rendent fort pénible et même impossible. En dehors du coït la femme ne ressent aucun mal la plupart du temps. Au point de vue thérapeutique nous passons volontairement sous silence les accès de vaginisme qui sont provoqués chez des vierges par le contact de l'urine sur l'hymen ; les observations en sont peu nombreuses. De même nous ne nous occuperons pas des constrictions spasmodiques du sphincter sans crises douloureuses (Pozzi) ; ce sont encore là des faits très rares.

La première indication, de la plus haute importance, consiste à rechercher le point précis de la douleur et pour plusieurs motifs :

A. — Chez une femme atteinte de lésions utérines ou péri-utérines le coït est susceptible, à chaque tentative, de réveiller des souffrances au niveau de la matrice, des annexes ou de la région environnante. Il y a *dyspareunie*, suivant l'expression de Barnes, mais il n'y a pas vaginisme.

B. — Chez une autre femme, une affection utérine ou péri-utérine, métrite, phlegmasie, etc., peut être le motif d'un vrai vaginisme (nous reviendrons plus loin sur la plus ou moins grande fréquence de ces faits). Il est donc essentiel de bien fixer le lieu initial de la crise et de rapporter d'une part à la vulve, de l'autre à la matrice ou aux organes voisins, les phénomènes qui leur appartiennent.

C. — Si dans certains cas la vulve est hyperesthésiée sur toute sa surface, c'est exceptionnel. Le plus souvent un examen minutieux fait trouver un ou quelques points isolés très sensibles au moindre contact. C'est en cette région que l'on a des chances de constater la cause, à peine perceptible ou au contraire très évidente, qui a donné naissance au vaginisme, qui l'entretient, et qu'on pourra supprimer ou modifier par action directe. De toutes façons, la connaissance de cet endroit, si particulièrement douloureux, guide nos investigations, et dirige au moins notre première médication topique, car d'emblée on n'en arrive pas aux procédés violents.

Puis, le médecin complète ses renseignements sur la santé de sa malade et passe en revue tous les appareils. Que l'on ne considère pas cette recommandation comme excessive. Outre les souffrances qu'il occasionne, le vaginisme entraîne après lui de tels ennuis, de tels soucis même, mésintelligence conjugale, regret des relations sexuelles, que le moral des malheureuses patientes s'affecte; elles tombent dans la tristesse, se neurasthénisent, et leur état général en supporte les effets. Leurs fonctions digestives s'altèrent, elles s'anémient; ces troubles divers sont loin de calmer leur système nerveux, on le conçoit, et leur vaginisme va s'exaspérant, d'autant plus que bien souvent ce sont déjà des névropathes. Nous ne voulons pas dire que l'hystérie, le nervosisme, le neuro-arthritisme, doivent être considérés ici comme une notion étiologique indispensable. Mais toute femme n'est pas apte à faire du vaginisme. Combien de malades atteintes de déchirure des lèvres, d'herpès, de vulvo-vaginite, de polypes de l'urèthre, ne présentent jamais le moindre symptôme de cette affection si bizarre, tandis que chez d'autres une érosion insignifiante provoque des crises intolérables; nous en sommes vraiment arrivés à nous demander si, dans certains cas, il n'y a pas dans la crainte et la répulsion manifestées, quelque désordre psychique qui doit augmenter à l'extrême les paroxysmes qu'elles éprouvent. Aussi

Pozzi nous paraît-il avoir grandement raison lorsqu'il écrit que « deux conditions sont nécessaires pour l'apparition du vaginisme : *a)* une grande excitabilité nerveuse, *b)* une irritation des organes génitaux externes servant de prétexte à des réflexes *exagérés.* »

Que l'état général soit la cause ou l'effet des accidents génitaux, peu importe, par un cercle vicieux ils retentissent les uns sur les autres et s'aggravent. La thérapeutique doit viser non seulement le système nerveux, mais les phénomènes dyspeptiques, les troubles de ptose viscérale, l'anémie, en un mot l'équilibre de l'organisme entier, pour rendre plus efficaces et d'un effet plus durable les soins locaux dirigés contre l'irritation vulvaire.

Ces soins locaux s'adressent tantôt à une *ulcération,* véritable *fissure,* difficile à découvrir et que l'on touche au *nitrate d'argent* ou avec la pointe du *thermo-cautère* après anesthésie préalable, tantôt à des *follicules enflammés,* que l'on traite par des *émollients* d'abord, puis par une *cautérisation.* Nous ne voulons pas passer en revue toutes les causes possibles, il nous suffira de signaler les *vulvo-vaginites,* la *métrite* du col (TRÉLAT), les *déviations,* les *phlegmasies utérines* et *péri-utérines,* dont l'influence est indéniable mais heureusement fort rare, les *désordres menstruels,* la *réplétion vésicale* (VALLON et PETIT), etc. D'autres fois il faudra extirper un *polype de l'urèthre* ; JOHANNSEN dilatant le canal de l'urèthre vit, dit H. LEROUX, « deux points jaunes qui répondaient à des orifices de fistulettes borgnes, incisa la plus grande, cautérisa l'autre et guérit ainsi radicalement le vaginisme » ; ou bien on rencontrera cette *tuméfaction* indiquée par GALLARD au niveau du tissu cellulaire sous-muqueux de la partie inférieure du vagin et consécutive à la vaginite. On est exposé à pratiquer les interventions les plus diverses, par exemple la dilatation d'une *fissure à l'anus.*

Mais, le plus souvent, ce sont les *débris de l'hymen* qui nous offrent le point de départ des crises douloureuses, car le vaginisme, dans la majorité des cas, succède aux tentatives maladroites ou violentes des premiers coïts. Que l'on procède par *cautérisation* ou par *excision,* le mieux alors est de détruire ou d'enlever tout ce qui reste des caroncules myrtiformes et de l'hymen.

S'il s'agit, au contraire, d'un vaginisme essentiel, ou du moins d'un vaginisme sans lésion étiologique évidente, puisque l'essentialité de l'affection demeure discutée, la médication rentre d'emblée dans les règles générales que l'on doit appliquer du reste dans tous les cas, concurremment au traitement étiologique.

La recommandation de H. Leroux est extrêmement prudente et judicieuse : *repos absolu* de l'organe durant un temps que le médecin déterminera ; les rapports sexuels ou les essais incomplets, risquent de rallumer un certain degré de douleur mal éteinte et par là contribuent à entretenir la névrose et s'opposent à la guérison définitive. Les applications locales de *cocaïne*, avant chaque coït, amènent bien de l'anesthésie, mais celle-ci n'est pas toujours suffisante et il faut tenir compte en outre de l'appréhension et de l'état psychique de la malade ; un échec dû à des tentatives prématurées est capable de compromettre l'amélioration ou les résultats péniblement acquis. On conseillera d'attendre que le toucher vaginal ne réveille aucune souffrance et que la constriction ait disparu depuis un certain temps ; et encore nous avons vu le toucher et même le spéculum bien supportés, et le vaginisme éclater de nouveau au premier rapport.

L'irritation presque constante des organes génitaux externes sera modifiée par l'*isolement des surfaces*, des *lavages à l'eau chaude*, des *bains tièdes* que l'on continue encore quand la vulvite n'existe plus. Debout préférait les *bains de siège froids* et les *compresses froides* ; nous avons, en effet, indiqué à propos du prurit vulvaire, que des malades éprouvent plus de soulagement avec les lotions fraîches, il n'y a pas de règle absolue. Les *suppositoires vaginaux* à la *cocaïne*, à la *belladone*, les attouchements répétés avec les solutions de *cocaïne*, ont donné de bons résultats ; nous prescrivons pour notre part des suppositoires contenant *dix centigrammes de poudre d'opium brut* dont l'expérience nous a prouvé que l'efficacité doit être considérée comme bien supérieure. L'action de l'*iodoforme* est parfois très efficace ; l'*orthoforme*, nous le rappelons, est un anesthésique local dont l'action énergique a une durée plus longue que celle de la cocaïne ; ces deux produits sont employés en poudre ou en pommade. On se sert encore de *mèches* iodoformées, belladonées, dont le calibre va graduellement croissant, car la constriction de son côté est un facteur pathologique contre lequel nous avons encore à lutter, et si la douleur est le symptôme primordial accusé par les malades, on rencontre des vaginismes qui cèdent seulement lorsque la constriction du sphincter a été forcée.

Il faut donc en arriver à la *dilatation* si les topiques ne réussissent pas.

Tantôt cette *dilatation* est *progressive* ; comme l'indique Pozzi, la malade, dans un bain de siège, introduit elle-même une série de

spéculums à bain dont le volume augmente progressivement.
F. Siredey nous conseilla une fois de mettre dans le vagin une
éponge préparée assez longue de façon qu'une partie fut intra, et
l'autre extra-vaginale, un segment par conséquent se trouvant à
la vulve : la femme prend un bain, l'éponge se gonfle, et pour la
sortir la malade est obligée de vaincre un certain degré de constriction. On recommence en choisissant des éponges graduellement
plus grosses. Ce procédé nous semble bien meilleur que celui des
mèches que l'on rend chaque jour un peu plus épaisses en leur
ajoutant des brins de fil.

Quand ces moyens échouent, ou bien lorsqu'on veut recourir à
des manœuvres dont le résultat soit plus rapide, il faut user de la
dilatation brusque. Selon le choix du médecin, l'intervention est la
même que pour la fissure à l'anus ; après anesthésie préalable sous
le chloroforme, les deux pouces ou bien le médius et l'index de
chaque main introduits dans le vagin s'écartent brusquement et
font éclater la constriction du sphincter. Beaucoup de médecins
préfèrent se servir du spéculum bivalve, qu'ils entrent fermé, bien
entendu, mais qu'ils retirent grand ouvert après l'avoir retourné
en tous sens. Nous avons vu Gallard, pour arriver à cet effet,
employer avec succès le spéculum de Bozeman. Ce spéculum, on
le sait, est composé de trois valves dont deux s'écartent ou se rapprochent par le mécanisme d'un pas de vis situé dans le manche ;
des saillies et des rainures correspondantes permettent d'appliquer
une troisième valve, de telle sorte que l'instrument, d'un tout petit
volume d'abord, est capable d'acquérir une dilatation fort grande.
« Le volume très petit de l'instrument, écrit cet auteur, quand il
est complètement fermé et la grande force avec laquelle le mouvement de la vis permet d'écarter insensiblement, sans secousses, les
deux valves l'une de l'autre, m'ont suggéré l'idée de l'employer
comme dilatateur, et dans plusieurs cas cela m'a parfaitement
réussi. » Nous avons pu le constater aussi.

En désespoir de cause, on s'adresse à l'*électricité*, au *massage*, et
en cas d'insuccès alors, mais seulement si l'on a épuisé toute la
série des médications, à une des opérations chirurgicales préconisées depuis Sims et Richard, dont l'effet, quoiqu'on en ait dit,
n'est pas certain.

Nous nous contenterons de citer ici des cas curieux de *vagi-
nodynie* où le spasme s'est étendu non seulement au vagin, mais
encore au plancher périnéal et même aux parois abdominales. Dans

une observation la contraction cédait à la dépression systématique au plancher périnéal et à des topiques belladonés. La *névralgie vulvaire* se combine avec le vaginisme, le complique ou l'entretient ; il est toujours prudent de rechercher les points douloureux de la *névralgie iléo-lombaire*, et, si on les constate, on aura tout avantage à instituer en même temps le traitement de cette névralgie tel que nous l'avons exposé plus haut (Voir Dysménorrhée et Douleurs d'origine menstruelle.)

Ce n'est pas tout que traiter le vaginisme, il serait encore préférable de prendre des précautions pour l'éviter. Presque toujours il est d'origine nuptiale, ou du moins il succède à la défloration virginale, et survient aussitôt après les premiers rapports qui ont été particulièrement douloureux. Sans renouveler les conseils que certains auteurs voudraient voir donner à tous les jeunes mariés, il nous sera permis d'ajouter qu'une impétuosité maladroite risque de provoquer chez une jeune femme nerveuse des souffrances dont la persistance compromet les relations conjugales. Pour comble de malheur, le vaginisme qui éclate après des tentatives brusques et malhabiles, se montre aussi après des essais trop faibles, trop incomplets de la part d'un mari sans vigueur, impuissant à rompre l'hymen. Mais il est plus facile de modérer une trop grande ardeur, que de rendre la force à des sens épuisés.

Coccygodynie.

La *coccygodynie*, variable dans son intensité et qui devient une véritable torture pour quelques malheureuses à qui elle ne laisse pas un moment de calme, réclame tout autant que le vaginisme une médication à la fois générale et locale.

Elle naît sous des influences diverses, et la première et formelle indication exige que la cause des accidents reçoive des soins particuliers ; on recherchera donc les affections utérines, péri-utérines, intestinales (rectite, hémorrhoïdes, entéro-colite, ptoses) susceptibles de se trouver à l'origine de la coccygodynie. En outre, si un traumatisme, des altérations osseuses, articulaires ou ligamenteuses expliquent dans certains cas les souffrances spontanées et provoquées, d'autrefois on est réduit à invoquer l'hypothèse d'une névralgie.

Mais quelle que soit l'idée que l'on adopte sur la nature de la coccygodynie, il est de toute évidence que le tempérament névropathique favorise l'éclosion et la persistance des phénomènes.

Névralgie primitive, douleurs réflexes ou osseuses ne doivent parfois leur acuité si pénible qu'au terrain sur lequel elles se sont développées. Les hystériques, les neurasthéniques, les femmes que l'on appelle simplement des nerveuses, *topoalgisent* dans la région coccygienne comme en tout autre point du corps, et, quand il méconnaît cette complexité étiologique, le médecin renonce à s'expliquer l'intensité des crises.

Aussi le souci *d'améliorer cet état général* demeure un des points capitaux de notre thérapeutique, puis, il faut combattre la douleur locale. DE SCANZONI conseillait les *sangsues*, les *bains chauds*, les *applications chaudes*, et en même temps les *injections de morphine* que l'on a remplacées plus tard par les *injections de cocaïne* ; rien ne vaut, nous l'avons expérimenté, l'injection de *chlorhydrate de morphine, loco dolenti*. On a recours aussi aux *suppositoires belladonés, opiacés, cocaïnés*. SEELIGMULLER a guéri par la *faradisation* une coccygodynie, remontant à douze ans, en mettant le pôle négatif dans le vagin et le pôle positif sur le sacrum. GRAFE a employé semblablement la faradisation un pôle sur le sacrum, un pôle sur le coccyx. Les *pointes de feu* ont réussi dans des observations où tout autre autre moyen était resté inefficace.

Nous essayons volontiers, quant à nous, les *pommades au menthol et au gaïacol* dont nous avons donné plus haut les formules, en augmentant les doses d'une façon progressive, surtout pour le menthol qui peut produire sur la peau comme sur les muqueuses des sensations douloureuses. Enfin, comme la maladie est rebelle, et que l'on se voit obligé de s'adresser à de nombreux moyens pour calmer les malades, il nous paraît rationnel de pratiquer non seulement des *pulvérisations d'éther*, à l'exemple de beaucoup d'auteurs, mais encore du *stypage* souvent répété avec le *chlorure de méthyle*.

Ces nombreux procédés réussissent ou échouent tour à tour, mais nous jugeons bien rare que, la *résection du coccyx* soit formellement indiquée, d'autant plus que chez une névropathe elle risque de ne procurer aucun soulagement.

IV

Maladies du vagin.

Il n'est guère possible d'exposer d'une façon absolument séparee le traitement des *vaginites* et celui des *vulvites*. Ces affections coïncident si souvent, tantôt avec une égale intensité, tantôt avec une prédominance plus marquée des altérations vaginales ou vulvaires, que l'on n'est pour ainsi dire jamais appelé à soigner une vulvite sans avoir à se préoccuper de l'état du vagin et réciproquement. N'y eût-il pas coexistence des deux maladies, que nous devrions quand même songer à prévenir une complication toujours menaçante, et instituer une thérapeutique prophylactique pour protéger la région encore indemne. Aussi, dans le traitement des vaginites nous sommes fatalement appelés à parler de celui des vulvites, car ils se complètent l'un l'autre.

En outre, ce que nous avons déjà dit à propos de certaines affections qui se produisent sur la vulve, nous dispense d'insister sur les soins à donner à des manifestations analogues qui s'étendent au vagin ou qui prennent naissance d'emblée à son niveau.

Herpès.

C'est ainsi, par exemple, que les mêmes indications s'appliquent à l'*herpès* vaginal, rare du reste, et à l'herpès vulvaire.

Muguet et mycoses.

Le *muguet* du vagin guérit par les mêmes moyens que le muguet de la vulve. Ajoutons toutefois que l'on a signalé des *vaginites mycotiques* dont le parasite n'est pas l'oïdium albicans; cette distinction, intéressante pour son étiologie, perd de son importance au point de vue qui nous occupe, car ces vaginites mycotiques, qui ressortissent à des parasites différents, cèdent très facilement aux solutions étendues de *sublimé* et de *permanganate*. Lorsqu'après la disparition du muguet il persiste un certain degré de vaginite,

20

ce dont il convient prudemment de s'assurer, on continue pendant
quelques jours à recommander des *irrigations chaudes*, au besoin
des irrigations *alcalines*, et l'*isolement* des parois vaginales au
moyen de gaze stérilisée ou de poudres inertes.

Érysipèle. — Diphtérie. — Vaginites pseudo-membraneuses.

De même, nous ne nous attarderons pas à ce qui concerne la
vaginite *érysipélateuse* et la vaginite *diphtérique* ; il faut savoir
cependant qu'il existe des vaginites *pseudo-membraneuses* ne relevant pas le moins du monde de la diphtérie. On les observe après
la rougeole ; les fièvres graves, etc... et ce qu'aujourd'hui nous
connaissons de l'influence en général de divers micro-organismes
(streptocoques, etc.) sur la genèse des pseudo-membranes, nous
explique cette distinction qui avait frappé des auteurs comme
BARNES ; il constatait le fait clinique, mais ne pouvait encore en
trouver la véritable interprétation. Il suffit d'être prévenu pour ne
pas avoir recours d'emblée aux injections sous-cutanées de *sérum
anti-diphtérique*, tout à fait inutiles contre ces formes de vaginite
pseudo-membraneuse. Une autre variété beaucoup moins grave,
qui survient à la suite de l'action intempestive d'un *topique trop
énergique*, ne nécessite que les soins très ordinaires d'*irrigations
chaudes* et d'applications d'*ouate hydrophile* ; par précaution on
surveillera le détachement des petites eschares.

Gangrène.

Mais, c'est surtout au cours de la vaginite *gangréneuse* que l'on
suivra avec la plus grande attention l'élimination des plaques spha-
célées, puis la cicatrisation des plaies consécutives. La chute d'une
eschare entraîne après elle, dans les cas malheureux, une communication du vagin avec un organe voisin, fistule vésico-vaginale,
recto-vaginale ; d'autre part, la guérison de la plaie gangréneuse,
si elle n'est pas dirigée, fait naître des brides, des rétrécissements,
des malformations vaginales que l'on peut éviter ou du moins
diminuer en surveillant la marche des cicatrisations. Quant à la
gangrène du vagin elle-même, la topographie de la région, le
peu d'épaisseur des parois ne permettent guère de penser à
enrayer la marche envahissante du sphacèle en le circonscrivant
avec le thermo-cautère, comme pour la gangrène de la vulve, et

nous en sommes réduits aux grands lavages antiseptiques et aux
prescriptions tirées de l'état général (diabète, etc.).

Vulvo-vaginite blennorrhagique.

Parmi les vulvo-valginites, il en est une qui, par sa fréquence
et sa gravité, devrait occuper ici une des premières places : c'est la
vaginite blennorrhagique. Mais nous croyons préférable de réunir
dans un chapitre isolé tous les accidents blennorrhagiques des
voies génitales, en y comprenant les métrites et les salpingo-ovarites,
chapitre qui nous servira de transition naturelle pour aborder
celui consacré à la cure des affections utérines.

Vaginites.

Restent donc les *vaginites non blennorrhagiques*. Il semble que
ce sujet doive être vite épuisé, mais aussi n'est-il pas un peu trop
négligé ? Quoiqu'elles passent pour rares, ces vaginites, ne dépendant
pas du gonocoque, existent à n'en pas douter. Leur traitement,
en outre, se rattache à celui de certaines *leucorrhées* dont les unes
sont la cause, d'autres l'effet, et d'autres encore la première étape
de la vaginite. Si bien que pour guérir ou prévenir la vaginite nous
avons de plus à envisager la thérapeutique de ces leucorrhées.

Nous ne voulons pas entreprendre de description symptomato-
logique, mais nous nous voyons obligés de tracer un rapide aperçu
d'*étiologie*, car, s'il est indispensable de combattre les accidents
pathologiques, il ne l'est pas moins de supprimer la cause qui les
a fait naître et dont la persistance continue à les entretenir.

Une classe de vaginites, et ce n'est pas la moins commune,
comprend celles qui sont *consécutives à une affection de la matrice*.
Les écoulements utérins provoquent au passage un état de la
muqueuse vaginale qui peut même sembler disproportionné, au
premier abord, comme effet d'une lésion de minime apparence
siègeant sur le col ou le corps. Pour aboutir à un résultat sérieux,
il faut s'occuper de la métrite sinon avant tout, du moins simultanément. Il est superflu, après ce que nous avons dit plus haut, de
s'appesantir sur l'influence analogue des *vulvites*.

En dehors du *gonocoque*, on constate au niveau des voies génitales des micro-organismes multiples, *saprophytes, staphylocoques,
streptocoques, bactérium coli*, etc., dont l'invasion dans le vagin

et l'action pathogène sont favorisées par une foule de causes qu'il est bon de connaître et de prévoir. Toute *poussée fluxionnaire*, qui se manifeste sur les organes génitaux, peut, lorsque les circonstances s'y prêtent, devenir l'occasion d'une vaginite de cette nature. C'est ainsi qu'à l'époque de la *puberté*, de la *ménopause*, l'état congestif de tout l'appareil sexuel s'accompagne de leucorrhées dont quelques-unes ne reconnaissent pas d'autre origine ; il en est de même parfois à propos de la *menstruation* au cours de la vie génitale, surtout quand elle s'éloigne de l'habitude physiologique ; de même encore à la suite des *phlegmasies utérines* et *péri-utérines*.

Les *congestions pelviennes* qui se montrent pendant les maladies du cœur, du foie, des reins, celles qui surviennent au cours des fièvres, rougeole, typhoïde, etc. (et dans ce dernier cas, sans doute, faut-il compter aussi avec la virulence des microbes) sont capables de produire les mêmes effets. Pour des motifs analogues, le *froid*, les *excès de coït*, l'onanisme, les *traumatismes* peuvent être tour à tour incriminés. Faisons une place à part à l'irritation produite par les *pessaires* et les *corps étrangers* ; on rencontre des femmes chez qui l'application d'un pessaire entraîne une leucorrhée abondante, et, malgré tous les soins qu'elles prennent, on est obligé de les surveiller, de changer l'instrument et même de l'enlever durant un temps variable. Les *corps étrangers* les plus divers ont été trouvés dans le vagin ; à la longue, ils s'incrustent de dépôts, s'érodent, la muqueuse se gonfle, finit par obstruer en partie le conduit, si bien que l'extraction de ces corps étrangers demande parfois de grandes précautions, afin de ne pas trop léser les tissus et même d'éviter des perforations.

C'est avec raison que les anciens auteurs prétendaient que l'influence de toutes ces causes différentes était rendue plus nocive par le terrain sur lequel elles sévissent. Il est des femmes qui sont atteintes beaucoup plus facilement que d'autres ; ce sont des *arthritiques*, des *herpétiques*, sujettes aux poussées fluxionnaires, aux manifestations de l'eczéma, de la dartre, ou bien des *scrofuleuses*, des *lymphatiques*, des *chlorotiques* aux tissus lâches, mous, décolorés, ou bien encore des malades *débilitées* par une *affection générale*, anémie, tuberculose, dyspepsie, cachexie, etc.

Le *manque d'hygiène*, l'*absence de soins*, le *défaut de propreté* jouent aussi un rôle sur lequel on ne saurait trop insister. Pozzi accuse la *rétention* par un hmen trop étroit des sécrétions normales. Mais il n'est pas absolument nécessaire que les sécrétions soient retenues pour qu'elles favorisent un processus d'infection vaginale. La simple augmentation d'un flux leucorrhéique qui s'exagère pour un motif quelconque (congestion ou maladie générale) suffit parfois à produire de l'irritation des premières voies génitales ; l'altération secondaire de ce flux et des parois succède rapidement. Certaines femmes, plus que d'autres, ont besoin de veiller à une minutieuse propreté de cette région, sous peine de petites complications inflammatoires ; le plus souvent, mais pas d'une façon exclusive, ce sont des *obèses* ou des pesonnes aux *téguments huileux*, aux *sécrétions abondantes et âcres*, sujettes à l'eczéma des lèvres, à l'érythème vulvaire ou à l'intertrigo.

C'est ainsi que nous voyons des malades, n'ayant jamais souffert de vaginite vraiment aiguë, venir nous cousulter pour des pertes blanches qui datent de fort longtemps ; cette leucorrhée a pris à la longue une intensité gênante, et nous constatons des signes de vaginite chronique.

Cet exposé rapide nous autorise, ou du moins nous l'espérons, à joindre le traitement de la leucorrhée en général, à celui des vaginites. Au point de vue thérapeutique, qui seul nous occupe, nous n'entrerons pas dans le détail des variétés de vaginites miliaires, papillaires, vésiculeuses, emphysémateuses, etc.; nous avons seulement à considérer les *formes aiguës* et les *formes chroniques*.

Dans les *périodes aiguës*, nous aurons recours d'abord à l'emploi des *émollients*, combiné à quelques soins *hygiéniques* très simples. Il n'est pas mauvais que la femme observe le *repos* ; la tuméfaction de la région vulvaire, la sensibilité des lèvres rendent pénibles les mouvements des membres inférieurs, et le frottement des parties pendant la marche exagère la douleur. Si la poussée aiguë coïncide avec une période menstruelle, nous ferons garder le lit. Tous les jours, la malade demeurera un temps assez long dans un *grand bain simple*, ou contenant du *son* ou de l'*amidon* ; au lieu d'un grand bain, on peut, si la position ne cause pas trop de fatigue et de gêne, prescrire des *bains de siège narcotiques* suivant une formule déjà indiquée :

Feuilles de jusquiame....................................
— de belladone... } ãã 30 grammes.
— de morelle...
Têtes de pavot.. n° 2

Pour un bain de siège.

Cela permet d'ordonner des irrigations simultanées avec l'eau du bain de siège. De toutes façons, nous conseillerons aussi des *injections chaudes d'eau bouillie*, ou bien *émollientes opiacées* préparées avec la *graine de lin*, les *racines de guimauve*, et contenant quelques gouttes de *laudanum* de SYDENHAM. Ces injections sont pratiquées plusieurs fois par jour (trois fois en moyenne), et l'une d'elles peut être précédée ou suivie d'une injection d'eau chaude tenant en dissolution un peu de *sublimé*, 0 ^{g}, 25 à 0 ^{g}, 50 par litre. On termine par un grand lavage qui nettoie la vulve. Puis, à moins de souffrances trop vives provoquées par cette intervention, on s'efforcera d'empêcher le contact des parois en introduisant dans le vagin et jusque sur l'orifice du col (dont l'infection est toujours à redouter) un ruban de *gaze stérilisée* légèrement tassée, ou, à son défaut, quelques tampons d'ouate hydrophile ; on complétera le pansement en isolant par un procédé analogue la surface des lèvres. Au bout de quelques jours, lorsque l'acuité des phénomènes a diminué, un examen plus complet est mieux supporté, et on aura le choix entre la gaze stérilisée et des *topiques* projetés à l'aide du spéculum jusqu'au fond du vagin, *poudre de sous-nitrate de bismuth*, etc.

Quand la vaginite tend à passer à l'état *chronique* en prenant la forme *granuleuse*, ou en conservant cette forme qui s'observe aussi à l'état aigu, on s'efforce de modifier les parois au moyen de procédés aujourd'hui classiques et cités par tous les auteurs. Le meilleur consiste à badigeonner les parties malades avec des solutions de *nitrate d'argent* à 1/30 ou à 1/20. Nous avons vu un de nos maîtres se servir couramment d'une solution à 1/5 ; il se contentait de faire suivre l'attouchement d'une longue irrigation. On produit aussi de bons effets en introduisant, à l'aide du spéculum, une série de tampons de coton hydrophile imbibés de *glycerolé au tannin* à 1/5 ou à 1/4 :

Glycérolé d'amidon.............................. 50 grammes.
Tannin... 10   —
F. S. A. Glycérolé.

Mais beaucoup de femmes présentent de la leucorrhée avec un leger degré de vaginite chronique, chez lesquelles les badigeonnages de nitrate d'argent ne sauraient être répétés sans inconvénients. Dans ces cas, on a essayé une foule de substances modificatrices contenues dans les injections. D'une façon générale, il est bon de nettoyer au préalable la cavité vaginale par un courant d'eau bouillie chaude, avant de faire passer des solutions comme le sublimé, le permanganate ou le nitrate d'argent qui coagulent les mucosités.

Dans ces états chroniques on ne retire pas toujours grand avantage des *antiseptiques* comme le sublimé,

Sublimé......................................	0gr,25 à 1 gramme.
Acide tartrique.............................	1 gramme.

Mêlez exactement en un paquet.

à raison d'un paquet pour un litre d'eau chaude ou du *permanganate de potasse* de 1/4000 à 1/1000, aussi s'adresse-t-on parfois avec plus de succès à des solutions telles que :

Sulfate de zinc........................	āā 1gr,50 à 2 gr. et plus.
Sulfate de cuivre.......................	
Eau bouillie............................	1 litre.

Dissolvez.

ou bien, si les écoulements présentent quelque fétidité, on emploie pendant quelque temps la *liqueur de Labarraque* de 1 à 3 cuillerées à soupe dans un litre d'eau. On préconisait beaucoup autrefois comme *astringent léger* l'eau blanche, les *solutions d'alun*, les *solutions de tannin* (5 à 10 gr. pour un litre d'eau) et encore les feuilles de *roses de Provins* (20 gr. pour un litre d'eau), les *feuilles de noyer* qui rendent certainement de grands services, l'*écorce de chêne* (mêmes doses) ; ou bien des *balsamiques*, tels que les *feuilles de myrte* et les *feuilles d'eucalyptus* (mêmes doses) ; la décoction de feuilles d'encalyptus nous a paru dans nombre de cas jouir d'une réelle efficacité. Mais, quelle que soit l'injection que l'on adopte, on se trouvera toujours bien de pratiquer en outre l'*isolement* des parois, soit en leur interposant un ruban de gaze stérilisée plus ou moins tassé, soit en projetant dans la cavité vaginale du *tannin* mêlé à du *talc* ou de l'*amidon*, ou encore du *borax* ou du *sousnitrate de bismuth*.

LANDAU (1) a eu l'idée d'employer la *levure de bière* dans le traitement de la leucorrhée, surtout quand elle est d'origine blennorrhagique. Il voulait s'efforcer de provoquer ainsi un antagonisme entre les diverses bactéries et de substituer, de la sorte, les agents de la fermentation aux microbes pathogènes du vagin

(1) LANDAU. — *Presse médicale*, 1899.

Voici comment il procède : « la *levure de bière* est diluée dans
de la bière ou du malt, de façon à former un liquide sirupeux. Le
vagin une fois bien déplissé à l'aide du spéculum, on prend dans
une seringue ordinaire 10 à 20 centimètres cubes de liquide contenant la levure, et on l'injecte au fond du vagin. Un tampon est
ensuite mis en place. » Les injections de levure sont faites tous
les deux ou trois jours; en général, il suffit d'une ou deux injections
pour obtenir la disparition de la leucorrhée.

Ces résultats, confirmés par d'autres auteurs, paraissent encourageants.

Dans le service de A. Siredey, Murer a appliqué la levure selon
deux procédés, par injections ou par tamponnements vaginaux.

Il pousse des injections de 28 à 30 centimètres cubes, puis empêche leur écoulement au moyen d'un tampon d'ouate stérilisée.

Il préfère l'introduction dans le vagin de rouleaux de gaze stérilisée trempés dans la levure et bien imbibés, qu'il ne retire qu'au
bout de vingt-quatre heures; le pansement est fait tous les jours.

L'écoulement diminue rapidement d'abondance ; malheureusement, dit Murer, au bout de quelques jours l'action de la levure
semblait devenir moins énergique, et, quoique l'amélioration se
maintînt généralement, la guérison n'était pas complète; on
retrouvait des gonocoques.

Malgré ces restrictions la *levure de bière* est un remède à essayer.

Depuis quelque temps, nous avons été conduits à user de l'*acide
lactique* qui nous a donné de bons résultats. Ilkévitch, assistant
de P. Sneguireff (de Moscou), se basant sur la teneur en acide
lactique des sécrétions vaginales, admet que cet acide est un antiseptique naturel pour la cavité du vagin. Partant de ce fait, il a
reconnu (1) que « les lavages avec une solution d'acide lactique à
3 pour 100 dans la leucorrhée vaginale ont pour effet de supprimer
la mauvaise odeur de l'écoulement, sa coloration verte ou jaune,
puis de tarir la leucorrhée. » Nous avons modifié (2) très légèrement
la façon dont procède Ilkévitch. Les lavages avec une solution à
3 pour 100 ne sont pas d'une exécution toujours facile et commode,
et après quelques essais d'injections de 500 grammes d'eau additionnée de 15 grammes d'acide lactique, nous les avons remplacées

---

(1) Ilnévitch. — *Semaine medicale*, 11897.
(2) Paul Dalché. — *Bulletin de la Societe de therapeutique*, 1898.

par l'application de tampons largement imbibés du mélange suivant :

Acide lactique......................................	3 grammes.
Glycérine	100 —

F. S. A. Mixture.

L'application des tampons a lieu tous les huit jours, dans l'intervalle on a recours à de simples irrigations quotidiennes d'eau chaude. Cette pratique ne nous a jamais causé d'inconvénients, elle n'occasionne pas de douleurs, tout au plus les tampons glycérinés amènent-ils au niveau des lèvres une certaine cuisson vite disparue. La plupart de nos malades nous ont accusé une fort notable diminution de la leucorrhée.

Nous n'avons pas l'intention de discuter le mode d'action de *l'acide lactique* et de rechercher s'il est l'antiseptique naturel du vagin. Il nous suffit ici de constater que dans beaucoup de cas l'emploi de ce médicament est suivi d'heureux effets. Mais nous admettons parfaitement que d'autres auteurs usent avec de grands avantages « de substances dissemblables, antagonistes même », comme les *solutions alcalines*. La leucorrhée vaginale reconnaît une étiologie des plus variables, et *certaines pertes blanches acides et irritantes* doivent être en effet calmées par des injections alcalines. BLONDEL (1), qui a exposé cette question d'une façon très claire, se sert de *bicarbonate de soude* (deux cuillerées à soupe par litre d'eau), suivant un procédé que nous décrirons à propos des métrites du col, car c'est surtout la leucorrhée d'origine utérine qu'il nous paraît avoir envisagée. Il vaut mieux conclure qu'il n'y a pas une médication unique et que nous devons nous laisser guider dans notre choix de traitement par des considérations *tirées de la cause, de la nature et de l'intensité* de la leucorrhée.

Pour être complète, notre thérapeutique, nous ne nous lasserons pas de revenir sur ce point, doit se préoccuper encore de l'état général et combattre la *chlorose*, les *anémies*, les *dyspepsies*, les *affections cardiaques, hépatiques* et *brightiques* qui favorisent la persistance des écoulements. Nous recommanderons à la malade d'éviter les *fatigues disproportionnées* à sa résistance, la *station debout* prolongée, les *mouvements* qui *fluxionnent* les organes génitaux (bicyclette, machine à coudre); et par des *purgatifs doux* et *répétés* nous lutterons contre la constipation, qui, maintenant un

---

(1) BLONDEL. — *Revue de thérapeutique*, 1er janvier 1899.

état de mauvaise circulation, de pléthore, de congestion localisée au petit bassin, exagère ou favorise la leucorrhée.

Ce que nous avons dit au chapitre de la puberté à propos de la *vulvo-vaginite des petites filles* nous dispense de reprendre ici ce sujet.

Quant à la *péri-vaginite phlegmoneuse*, elle nécessite l'intervention du bistouri.

Prolapsus.

Nous nous occuperons des *prolapsus du vagin* en même temps que des chutes de l'utérus.

V

De la blennorrhagie.

La *blennorrhagie* chez la femme est une maladie grave. Elle amène la mort de la patiente plus souvent que la *syphilis*.

Pendant longtemps les médecins ont été portés à la considérer comme une affection plutôt ennuyeuse que redoutable, car les complications inquiétantes de la blennorrhagie se manifestent parfois assez longtemps après le début des premiers écoulements pour que la relation de cause à effet passe inaperçue. D'autre part, les accidents de métrite, de salpingite, de pelvi-péritonite qui lui donnent une allure de réelle gravité, n'étaient pas attribués à leur véritable origine, et les liens qui les rattachent à elle restaient ignorés. Plus tard même, tout en admettant des propagations de l'infection vaginale à l'appareil utéro-ovarien, on ne pouvait soupçonner, par exemple, qu'il existât d'emblée des métrites blennorrhagiques avec toutes leurs conséquences annexielles, sans l'intermédiaire d'une vulvo-vaginite antérieure. Il faut dire aussi que la marche insidieuse de certains cas contribue à voiler la réelle étiologie ; à côté des formes aiguës qui résultent d'une contamination par une blennorrhagie aiguë de l'homme, il est d'autres formes bien plus difficiles à dépister, qui *dès le début prennent une marche chronique*, parce qu'elles ont été communiquées par des hommes atteints d'uréthrite chronique latente ou mal guérie. Que de femmes contagionnées de la sorte souffrent de la matrice ou des annexes, chez lesquelles il est presque impossible de trouver la cause première de leurs maux. Le mari lui-même est de très bonne foi quand il affirme être guéri depuis longtemps, et ne plus présenter de goutte matinale.

Et si le pus de la goutte militaire ou de l'uréthrite latente ne contient plus le gonocoque de NEISSER, il n'en est pas moins dangereux encore et, projeté au niveau du conduit utérin, il donne naissance à des suppurations qui amènent la métrite.

Chronique d'emblée, ou à marche primitivement aiguë, la blennorrhagie, qui oblitère les trompes et amène l'infécondité, la stérilité, trop fréquemment dès les premiers temps du mariage, est encore grave pour la race.

Si encore le diagnostic pouvait toujours être posé d'une façon rigoureuse et indiscutable! Mais l'agent pathogène, le gonocoque, disparaît de l'écoulement au bout de quelque temps; aussi, le résultat négatif d'un examen demeure insuffisant, et ne permet pas d'affirmer l'absence du gonocoque qui persiste longtemps dans les glandes péri-uréthrales, au fond du col utérin, dans les replis du vagin ou les trompes.

Toutes ces raisons nous ordonnent de traiter dans ses moindres manifestations une maladie qui tend sans cesse à envahir et à s'étendre, de songer à toutes ses complications, afin de les prévenir, s'il nous est possible, et de les combattre aussitôt qu'elles ont éclaté.

Uréthrite blennorhagique.

La prédominance de l'écoulement vaginal a fait pendant longtemps négliger l'uréthrite blennorrhagique; rarement grave et douloureuse, même à l'état aigu, grâce à des symptômes atténués, elle risque de passer méconnue. A l'état chronique, il est nécessaire d'examiner avec le plus grand soin non seulement l'urèthre, mais les urines, pour la constater et néanmoins elle demeure encore une source de contagion qu'il faut rechercher systématiquement et s'efforcer de supprimer. On s'est aperçu qu'elle est bien plus fréquente qu'on ne le pensait : « Le siège du gonocoque, dit ERAUD, est avant tout et surtout l'urèthre, puis l'utérus… presque exclusivement le col. » Tout en reconnaissant l'importance de l'uréthrite, tant au point de vue de la contamination que de la propagation aux organes voisins, il ne faut rien exagérer, car la vaginite gonococcienne primitive existe aussi à coup sûr.

Lorsque les phénomènes sont *récents* et *suraigus*, il est bon de recommander le *repos*, l'usage du *lait* et de *boissons délayantes* et *aromatiques* additionnées de *bicarbonate de soude*,

> Infusion de bourgeons de sapin...................... 1 litre.
> Bicarbonate de soude............................... 2 grammes.
> Dissolvez.

en même temps que quelques cachets de *salol* à la dose totale de 2 à 4 grammes par jour. Quand les accidents seront un peu amendés, les *balsamiques* rendront des services, mais cette thérapeutique ne prend pas la même importance que chez l'homme.

Les *irrigations précoces* donnent de bons résultats, soit avec du *permanganate de potasse* à 1 pour 1000 ou du *sublimé* à 1 pour 4000. Depuis ces dernières années, on emploie avec de grands avantages le *protargol* en injections, aussi bien dans l'uréthrite aiguë que dans l'uréthrite chronique de la femme; on peut débuter par des solutions à 0 gr. 25 pour 100 que l'on élève rapidement à 1 et 2 pour 100, (certains médecins sont même arrivés à 5 et 10 pour 100, dans des cas chroniques,) sans crainte d'amener aucun accident. Pour quelques auteurs, le *protargol* serait même « le médicament de choix » dans la blennorhagie, et nous le considérons comme très-efficace; du reste, nous reviendrons sur ce produit à propos de la vaginite. A défaut de *protargol* ou en cas d'échec, éventualité toujours possible quand l'uréthrite devient chronique, on se trouve bien d'agir sur la muqueuse soit par des badigeonnages de *teinture d'iode*, ou de *sulfate de cuivre* à 2 ou 5 pour 100, ainsi que l'indiquent LABADIE-LAGRAVE et LEGUEU, soit en la cautérisant à l'aide du *nitrate d'argent*. Mais, tandis que nous voyons des auteurs conseiller des attouchements avec une solution de nitrate d'argent à 1 pour 100 ou à 1 pour 50, d'autres au contraire préconisent des solutions beaucoup plus fortes, et ALPHONSE GUÉRIN introduisait même dans l'urèthre un *crayon de nitrate d'argent* en ne l'y laissant séjourner qu'un temps fort court. Sans le moindre inconvénient, nous avons quelquefois procédé en touchant la muqueuse fort rapidement avec une solution à 1 pour 5.

Vulvite blennorrhagique.

Chez toute femme portant une blennorrhagie aiguë ou chronique, l'état de la vulve demande des soins attentifs, aussi bien quand cette région présente à peine quelques indices suspects que lorsqu'elle est atteinte d'une vive inflammation. Non seulement elle est souillée par les écoulements qui s'échappent de l'urèthre et du vagin, et dont il faut éviter le contact trop prolongé, mais, pour la guérison de l'uréthrite elle-même, c'est une précaution élémentaire de tenir dans une propreté aussi rigoureuse que possible l'orifice du méat, les lèvres et les parties environnantes. D'autre part, STRASSMANN (in BALZER) recommande, et sans doute avec raison, de ne pas ordonner d'*injections vaginales* trop hâtives lorsque la vulvite n'est pas accompagnée de vaginite manifeste, sous peine de communiquer l'affection au vagin. De *grands lavages* et l'*isolement* des parties sont toujours indiqués. Au début, dans les *cas suraigus*, après de *grands bains* ou des *bains de siège répétés*, on pratique les *lavages* avec de l'*eau bouillie*, ou bien on essaye le *protargol* d'abord au quatre centième, puis à des doses plus élevées, sinon au bout de peu de jours on peut employer le *permanganate de potasse* au millième, ou bien la solution suivante,

Sulfate de cuivre	}	ãã 1 gramme.
— de fer	}	
— de zinc	}	
Eau gommée		10 grammes
Eau		300 —

Dissolvez.

et toujours on interpose entre les lèvres quelques feuilles de gaze stérilisée humide. Si la vulvite persiste trop longtemps, menaçant de passer à la chronicité, nous avons recours aux *badigeonnages de nitrate d'argent* en solution à 1 p. 30, à 1 p. 20, à 1 p. 5. Les *cautérisations* deviennent surtout nécessaires contre une complication assez fréquente de la vulvite chronique, les *folliculites*. Nous avons déjà parlé de la folliculite vulvaire de HUGUIER, appelée aussi folliculite externe, mais au cours de la blennorrhagie nous constatons aussi fort souvent des inflammations très tenaces des glandes péri-uréthrales, folliculites péri-uréthrales, *a* simples — *b* hypertrophiques — *c* suppurées (HAMONIC). Le meilleur moyen d'en finir consiste à inciser les follicules, puis à les toucher avec le *crayon de nitrate d'argent* ou le *thermo-cautère*, et mieux le *galvano-cautère*.

Bartholinite blennorrhagique.

La *bartholinite* compte au nombre des complications les plus pénibles de la blennorrhagie vulvaire (1). Fort douloureuse dans les poussées aiguës, sujette à des récidives qui éclatent alors que la malade croyait depuis des mois à une guérison définitive, elle reste encore pendant longtemps une cause de contamination, comme les folliculites du reste dont on ne se préoccupe pas toujours assez à ce point de vue. Les premiers phénomènes inflammatoires causent de telles souffrances que la malade, la plupart du temps, est obligée de garder le lit ; elle prend des *bains de siège narcotiques*, dans l'intervalle nous appliquons sur la partie tuméfiée de larges plaques de *ouate hydrophile* imbibées d'*eau bouillie chaude* et recouvertes de taffetas gommé; au lieu de simple eau bouillie nous usons encore d'*eaux émollientes* (que nous ne croyons pas aussi septiques et dangereuses qu'on l'a dit) et nous renversons sur cette façon de cataplasme vingt à trente gouttes de *laudanum*.

Quand le pus est collecté, il faut *inciser* très largement, laver la poche avec du *sublimé* et la remplir de *gaze iodoformée* que l'on tasse. Malgré les soins les plus minutieux, au moment le plus inattendu, la bartholinite récidive et nous avons vu se produire à ce sujet les surprises les plus désagréables. Aussi nous répétons le conseil de Pozzi : « après l'incision, exciser rapidement toute la surface interne de la poche avec des ciseaux courbes », ce qui néces-site au moins l'anesthésie locale. Cependant les *cautérisations* de la cavité (avec la *teinture d'iode*, le *chlorure de zinc*, le *nitrate d'argent*) ont donné de bons résultats à beaucoup d'auteurs qui les signalent, mais, dans tous les cas, il reste toujours comme suprême ressource, à laquelle il peut arriver que nous soyons réduits, l'*ablation* totale de la glande.

Vaginite blennorrhagique.

La *vaginite* blennorrhagique *primitive* existe à n'en pas douter ; mais aujourd'hui nous savons que très souvent, sinon le plus sou-vent, elle est secondaire à une uréthrite ou à une métrite de même nature. Cette notion étiologique nous invite à prendre des mesures pour éviter que l'infection ne se propage de l'urèthre ou du col au vagin, si cela est possible, ou du moins pour intervenir en même temps sur la cause première et atténuer la continuité de ses effets. C'est dire que le traitement de la métrite et celui de l'uréthrite doivent

---

(1) Verchère fait remarquer avec raison qu'il existe une *bartholinite simple*, non blennorrhagique, et conséquence d'une propagation infectieuse de voisinage.

accompagner les soins donnés à la vaginite, pratique que l'on a
négligée pendant longtemps, car les symptômes de leucorrhée, de
douleur, de tuméfaction des parties attiraient presque exclusivement l'attention du côté de la vulve et du vagin.

La disposition anatomique des culs-de-sac, les replis nombreux
de sa cavité donnent au conduit vaginal une forme telle que, pour
agir sur toute la surface des parois contaminées d'une manière
efficace, il est à peu près indispensable de porter directement les
topiques sur la muqueuse en la déplissant; sinon une partie plus ou
moins large de cette surface risque de ne pas subir le contact des
principes médicamenteux, ou de le subir pendant une durée trop
courte. Cette constatation a une grande importance, car il suffit
d'un point resté malade pour que l'envahissement soit susceptible
de recommencer comme par le passé.

Il faut donc avoir recours au *spéculum*, mais au début l'inflammation et le gonflement des phases aiguës ne permettraient l'introduction de l'instrument qu'au prix des plus vives souffrances. On
attend donc que les phénomènes se soient légèrement amendés et
l'on se contente de prescrire des *grands bains*, des *bains de siège
narcotiques*, des *injections émollientes opiacées*, des *irrigations
d'eau bouillie*, etc., les mêmes procédés en un mot que nous avons
décrits à propos des vaginites aiguës non spécifiques, et sur lesquels
nous ne voulons pas revenir. Toutefois les observations publiées
sur les résultats obtenus par l'usage du *protargol* engagent à essayer
ce produit, dès le début de la blennorrhagie vaginale, en injections
(toujours tolérables en réalité quelle que soit la vivacité de la
phlogose) avec une solution à 2 p. 1000, à 2 p. 100, à 1 p. 100; dans
beaucoup de cas le *protargol* atténue les douleurs, diminue l'œdème
vulvo-vaginal et la leucorrhée d'une façon assez rapide, et facilite
un examen plus complet. Lutaud a publié plusieurs faits des plus
intéressants où, employé de la sorte, le protargol « a empêché
l'extension de l'infection gonococcienne à l'utérus et aux annexes »,
son action curative devenant ainsi dans l'espèce également préven-
tive. Notre collègue et ami De Beurmann (communication orale),
qui est appelé dans son service à user couramment du protargol, le
tient également pour un des agents les plus fidèles contre la blennorrhagie vaginale. Nous renvoyons aussi à ce que nous avons dit
au sujet de la *levure de bière* à propos des vaginites en général.

Aussitôt que l'application du spéculum est supportée sans trop de
douleurs, les lavages de la cavité vaginale se font d'une manière

beaucoup plus complète. Des tampons de ouate portés avec précaution dans les culs-de-sac, le long des parois dont ils effacent les replis, nettoient la muqueuse, puis on dirige le jet d'une irrigation antiseptique sur le col, et autour de lui au fond des culs-de-sac, en veillant qu'aucune zone, aussi petite soit-elle, n'échappe au contact des agents modificateurs. Les solutions que nous ordonnons sont ou le *protargol* aux doses déjà indiquées, ou le *permanganate de potasse* de 1 p. 4000 à 1 p. 1000 que l'on a porté aussi à 1 p. 200, dose faiblement caustique, le *sublimé* à 1 p. 4000 jusqu'à 1 p. 1000. (On a préconisé aussi une foule d'antiseptiques, tels que le *formol*, l'*ichthyol*, l'*acide phénique*, etc.). Après le lavage, les parois et le col utérin sont séparés les uns des autres par des tampons de *gaze stérilisée*, ou de *gaze iodoformée*. Quand la vaginite passe à l'état chronique, ou même quand la guérison se fait trop longtemps attendre, un excellent moyen consiste à pratiquer des badigeonnages au *nitrate d'argent* avec une solution à 1 p. 100, 1 p. 50, 1 p. 30 et plus. O. BODENSTEIN (de Berlin) dit avoir obtenu de bons effets contre la vaginite chronique par une méthode qui nous semble rationnelle (1), mais que nous n'avons pas eu l'occasion d'expérimenter : il introduit une série de tampons de ouate imbibés de *glycérine ichthyolée* à 10 p. 100, de façon à dilater toute la cavité des culs-de-sac. Au bout de quelques jours la muqueuse est dépouillée de son épithélium, de petites hémorrhagies surviennent parfois, faciles à arrêter, puis il touche les parois avec une solution de *nitrate d'argent*. Rappelons encore que l'on se sert dans ce même but de sachets de *tannin*, de *glycérine au tannin*, à l'*iodoforme* (5 p. 100 et plus), à la *résorcine* (5 à 10 p. 100), etc.

Nous pensons fermement que le choix du remède garde beaucoup moins d'importance que la méthode et les soins apportés aux pansements répétés.

Métrite blennorrhagique.

La *métrite* tient dans l'évolution de la blennorrhagie une place que pendant longtemps on n'a pas su lui reconnaître. Qu'elle succède à une infection vaginale se propageant à la matrice, cela n'a rien que de très plausible, et cette métrite secondaire est assez anciennement décrite. Afin de la prévenir, le médecin isole le col utérin à l'aide de tampons de ouate ou de gaze, au cours des panse-

---

(1) O. BODENSTEIN. — *Semaine médicale* 1897, p. 206.

ments il procède à un nettoyage scrupuleux de l'organe et veille à ce que les irrigations ne refoulent pas le pus au niveau de l'orifice cervical ; malgré tout, ces précautions demeurent souvent vaines.

Mais la métrite ne se présente pas seulement comme la complication d'une vaginite, nous la trouvons encore la localisation primitive initiale de la blennorrhagie et la localisation primitive la plus fréquente après l'uréthrite. Dans bien des cas, la vaginite est beaucoup plutôt consécutive qu'antérieure à la métrite. Tantôt l'endo-cervicite éclate avec des symptômes aigus, le diagnostic en est relativement aisé et les indications thérapeutiques se posent sans hésitation. Mais d'autres fois, les phénomènes affectent dès le début une allure insidieuse, sourde, sans grande réaction, la maladie *chronique d'emblée* résulte de la contamination par une blennorrhagie masculine chronique ou latente et souvent ignorée. Malheureusement, la marche lente de l'infection ne met pas la femme à l'abri d'accidents dont l'invasion des annexes constitue une éventualité toujours redoutable.

Dans les *phases très aiguës* de la métrite, l'intervention thérapeutique directe sur la cavité de la matrice serait bien délicate et pourrait devenir dangereuse ; le simple examen réveille des douleurs intenses. Il est préférable d'attendre que la vivacité des symptômes inflammatoires se soit amendée avant de pénétrer dans le canal utérin. Aussi vaut-il mieux se contenter les premiers temps de laisser la malade au *repos* en lui prescrivant, pour calmer les souffrances, *des bains*, des *applications émollientes chaudes* sur le bas-ventre, des *suppositoires belladonés*, des *lavements très chauds*, des *irrigations vaginales chaudes*, dont quelques-unes contiendront du *protargol* ou du *permanganate de potasse*. Quand nous jugerons que notre action peut être plus énergique sans crainte d'amener aucune aggravation, nous pratiquerons, avec la plus grande prudence d'abord, des injections intra-utérines de *permanganate de potasse* par exemple à 1 p. 1000 ou à 1 p. 500. Beaucoup plus tard, nous interviendrons d'une manière plus directe et plus forte, et, après avoir écouvillonné doucement le canal de la matrice, nous procéderons à une *cautérisation intra-utérine* au moyen du *naphtol camphré* ou de la *glycérine créosotée* à 1 p. 3 (de BEURMANN).

Lorsque la blennorrhagie cervicale est passée à l'état *chronique*, on nettoie la muqueuse pour la débarrasser des mucosités qui encombrent le canal, et on la touche avec une solution de *nitrate d'argent* à 1 p. 50 et plus. Mais, à partir de ce moment, le traitement se rapproche beaucoup de celui des métrites chroniques en général que nous exposerons plus loin. N'oublions surtout pas que les gonocoques persistent longtemps au fond des glandes et que le traitement doit être long et tenace.

Nous devons signaler encore un procédé que JOUIN a publié, il y a quelque temps, comme lui ayant donné de très heureux résultats. Cet auteur préconise l'*essence de Wintergreen*; au moyen d'un pinceau imbibé de cette substance il badigeonne les culs-de-sac vaginaux, les glandes péri-uréthrales, la muqueuse intra-cervicale et termine en appliquant un tampon sur l'orifice du col. Pour juger de la susceptibilité de sa malade, il use d'abord d'un mélange composé d'une partie d'essence et de deux parties d'alcool, puis il arrive progressivement à l'*essence de Wintergreen* pure. Deux applications par semaine suffisent en moyenne.

Salpingite blennorrhagique.

L'infection de *la trompe* au cours de la blennorrhagie est une des complications que nous devons considérer comme un des plus importants facteurs de gravité de la maladie. La *salpingite* est susceptible de rétrocéder et de marcher vers la guérison, trop fréquemment elle nécessite une intervention chirurgicale sérieuse par elle-même, trop souvent encore elle persiste dans un état de chronicité qui fait de la malheureuse patiente « une infirme du ventre ». Mais si nous n'hésitons pas à conseiller une opération dès qu'elle nous paraît nécessaire, nous demeurons persuadés que si l'on instituait à temps le traitement contre la blennorrhagie, avec toutes les précautions qu'il réclame, les complications se manifesteraient moins, la salpingite éclaterait plus rarement et, de ce fait, il ne serait pas aussi souvent question d'opérer.

L'œuvre du médecin consiste à prévenir ces accidents en mettant tout en œuvre, dès le début, pour combattre et arrêter la marche, envahissante de cette affection, qui menace toujours de gagner du terrain si on la laisse sans soins efficaces. C'est surtout la blennorrhagie chronique d'emblée qui, capable d'échapper à notre diagnostic et par conséquent à notre thérapeutique, devient d'autant plus redoutable qu'elle prend une allure plus insidieuse.

Quand on a l'occasion d'assister aux premières phases de la salpingite, on pourra (de BEURMANN) tenter la *dilatation* de la cavité utérine et son *écouvillonnage*, puis laisser un pansement intra-utérin de *gaze iodoformée*, et dans les cas heureux, mais rares, la trompe évacuera son contenu par son orifice. Si cette pratique nous donne l'espérance de voir la salpingite se vider dans la matrice, nous n'avons pas le droit de compter absolument sur cette terminaison si favorable, et, en cas d'échec, le traitement qu'il nous reste à conseiller rentre dans celui des salpingites en général que nous exposerons plus loin.

Il en est de même pour toutes les *phlegmasies péri-utérines pelvi-péritonites,* etc., d'origine blennorrhagique.

CHAPITRE II

—

TRAITEMENT MÉDICAL DE LA CONGESTION UTÉRINE.

1

Indications thérapeutiques.

La *congestion utérine* après avoir absorbé une trop grande part de la pathologie utérine, à l'époque des catarrhes, des œdèmes, des engorgements de la matrice, a pour ainsi dire été bannie de la gynécologie, si bien que dans plusieurs traités modernes c'est à peine si nous voyons citer son nom. Dans un joli chapitre, notre collègue et ami ARMAND SIREDEY en a décrit « la grandeur et la décadence ».

La *congestion utérine* ne mérite pas un oubli aussi injuste ; elle doit reprendre sa place dans le cadre nosographique et, pour nous, elle donne des indications de traitement, soit qu'elle se manifeste à l'état isolé, soit qu'elle vienne compliquer une affection récente ou ancienne de l'appareil génital.

Ces indications de traitement, nous les trouvons dans la *nature* de la congestion utérine, suivant que nous avons à soigner une fluxion vive et mobile mais douloureuse et accompagnée de phénomènes inquiétants, ou, au contraire, une congestion à marche plus lente, presque chronique, suivant qu'elle est active ou passive, qu'elle est primitive ou secondaire à une lésion utéro-annexielle. Nous les trouvons encore dans la prédominance de tel ou tel *symptôme*, dans l'étude des *causes* et jusque dans l'âge de la malade ; la puberté, la ménopause impriment aux accidents une allure assez spéciale pour nécessiter des soins tout particuliers.

Laissez-nous emprunter à COURTY un exemple de ces diverses indications dont nous aurons à tenir compte plus loin. Cet auteur, qui distingue avec beaucoup de sagacité « l'hyperémie passagère, replétion plus ou moins brusque du système vasculaire, et souvent déplétion aussi brusque », c'est-à-dire la *fluxion* de la *congestion* « plénitude du système sanguin avec distension lente et continue des vaisseaux », fait remarquer que « les sangsues sur le col provoquent la fluxion, tandis qu'elles dissipent la congestion ». Il y a là une distinction qui n'est pas aussi spécieuse qu'elle le paraît. Les *émissions sanguines*, nous le verrons, font merveille bien souvent ; mais nous ne saurions les prescrire indifféremment et, pour ainsi dire, d'une façon systématique dans tous les cas, et les applications de sangsues notamment sur le col de la matrice, à cause de leur trop petit nombre, ou bien à cause de la nature de la maladie, sont susceptibles d'exagérer certains mouvements fluxionnaires.

Nous n'avons pas à nous occuper ici de la séméiologie ; je dois toutefois vous signaler très brièvement les symptômes principaux dont nous tirons les indications thérapeutiques.

La *douleur* est des plus variables : tantôt simple sensation de plénitude pelvienne, de pesanteur périnéale et lombaire, parfois elle prend le caractère de coliques utérines pénibles, s'accompagnant de besoins répétés de miction et de défécation, et elle arrive même à la souffrance continue, gravative, pulsative que les malades nous supplient de calmer. Elle se complique encore de névralgies iléo-lombaires et pelviennes, et chez les neuro-arthritiques (RICHELOT) la congestion chronique fait un gros utérus névralgique dont la sensibilité toujours vive s'accroît à chaque époque menstruelle.

Parmi les *troubles de la menstruation*, très fréquentes sont les *ménorrhagies*, règles profuses, d'une importance tout à fait inaccoutumée, ou simple écoulement qui traîne des jours et des jours, mais peu considérable et même souvent peu coloré. Ne considérez pas l'*aménorrhée* congestive comme une rareté ; vous en rencontrerez des exemples au cours de toutes les différentes congestions, la poussée fluxionnaire n'implique pas fatalement l'issue du sang. Quant à la *dysménorrhée*, nous ne reviendrons pas sur ce que nous vous en avons dit à propos de son traitement (page 183).

Quand les menstrues sont terminées, dans les périodes intercalaires, la congestion se traduit encore par des crises *leucorrhéiques*, pertes blanches filantes, peu épaisses ; par des *métrorrhagies*, dont l'abondance et la répétition nécessitent d'autant plus nos soins qu'à la longue elles finissent par se confondre avec les règles, et que souvent, peut-être, on les a confondues avec les hémorrhagies d'une métrite.

L'*état de l'utérus* et, en particulier, *du col* nous aidera à éviter cette erreur ; j'en reparlerai plus loin. Ici contentons-nous de trouver des signes de congestion, en dehors de la métrite, dans la tuméfaction de l'organe, l'apparence rouge foncée du col sur lequel apparaissent des varicosités capillaires et qui saigne au moindre contact ; plus tard l'augmentation considérable du volume du col, l'induration des tissus, nous apprennent qu'à la congestion chronique a succédé un certain degré de *sclérose*.

II

Traitement de la congestion d'origine menstruelle.

Prenons deux exemples tout à fait opposés : d'une part, la congestion qui suit une aménorrhée accidentelle ; de l'autre, celle qui se traduit par une poussée menstruelle d'une violence tout à fait exceptionnelle.

Aménorrhée accidentelle.

Les règles, au moment où elles allaient s'établir ou au beau milieu de leur flux, sont brusquement supprimées par une cause subite, froid, émotion vive, chute, etc. ; il en résulte de nombreux accidents dont nous avons étudié le traitement au chapitre de la *Médication emménagogue*. Mais parmi les accidents le plus inévitable, le plus immédiat, est la congestion utérine qui éclate aussitôt que les règles sont arrêtées ; et c'est la seule des complications de l'aménorrhée accidentelle que nous envisagerons ici, nous rapportant pour les autres indications thérapeutiques à ce que nous avons dit en d'autres endroits de ce livre.

La congestion se présente si nette, si indiscutable et si vive, que c'est elle que BENNETT et PETER prennent comme type de la *congestion utéro-ovarienne*.

La malade sera mise au *repos absolu* ; elle gardera le lit, toute fatigue même légère devient susceptible de favoriser des troubles beaucoup plus graves de métrite, de salpingo-ovarite, péri-métro-salpingite, etc. On lui placera sur le bas-ventre un large *cataplasme laudanisé*, peu épais et peu lourd, et si elle se plaint de coliques utérines survenant par crises, on pourra remplacer le cataplasme par une *onction* avec la pommade suivante :

Extrait de belladone............................ ⎫ ͞aa 2 grammes.
— de jusquiame............................ ⎬
Onguent populeum............................ 30 —
F. S. A. pommade; puis l'on recouvrira d'ouate et de flanelle.

Prescrivez en même temps de longues *injections émollientes opiacées* ou bien *narcotiques* qu'il n'est pas nécessaire d'administrer très chaudes ; ne dépassez pas 38°-40°. Nous nous assurons, tous les jours, que nous avons trop négligé ou méconnu les effets de l'*eau tiède* pour user peut-être inconsidérément, d'une manière indistincte dans toute sorte d'affections, de l'eau à très haute température, 45°-50°. Le soir, vous ordonnerez un quart de *lavement laudanisé* à garder le plus longtemps possible, et un des jours suivants au matin une *purgation légère* avec 30 grammes d'huile de ricin ou un verre d'une eau minérale. Subordonnez cependant la purgation à la non réapparition des règles, car il arrive encore assez souvent que le sang, après un arrêt de trois ou quatre jours, recommence à couler d'une façon plus ou moins abondante, et ce flux marque une détente des plus heureuses que nous ne devons pas risquer de contrarier par une évacuation intestinale susceptible, à ce moment critique, de créer une dérivation ; débarrassez alors le rectum au moyen d'un lavement glycériné.

Les *bains* longtemps *prolongés* ont un effet sédatif des plus marqués. Trousseau et Peter disent avoir observé qu'un bain donné un peu chaud au début des accidents est capable d'augmenter les douleurs ; d'autre part, nous savons au contraire qu'un bain tiède ne favorise pas toujours la venue du sang. Nous laissons volontiers passer quelques jours pour en prescrire afin de permettre au flux menstruel de reprendre son cours spontanément.

En attendant, nous conseillons des *émissions sanguines* pour défluxionner le petit bassin, au moyen de dix à douze sangsues appliquées sur l'hypogastre, application que l'on renouvelle, quand on le juge nécessaire, soit sur le bas-ventre, soit sur le haut des cuisses. Au bout d'une à deux semaines, si les accidents douloureux et congestifs persistent, il convient de pratiquer les émissions sanguines directement sur le col. Mais d'habitude, heureusement, nous voyons la congestion céder assez vite, au moins lorsque les organes génitaux n'étaient pas préalablement malades.

Du reste, cette hyperémie utéro-ovarienne reconnaissant une cause accidentelle bien déterminée, la suppression brusque du flux menstruel n'a pas de tendance à se reproduire, et n'affecte pas la variabilité si caractéristique d'autres congestions de nature diathésique par exemple; cependant, lorsqu'elle n'est pas entièrement dissipée dans le courant du mois, la venue des prochaines règles risque d'aggraver l'état de la matrice et de provoquer une légère rechute; plus que jamais la malade, à cette époque, gardera un repos absolu.

Il arrive aussi que si les accidents s'amendent l'aménorrhée continue; nous avons indiqué plus haut le mode d'emploi de la médication emménagogue et les procédés à mettre en œuvre en pareil cas.

Poussée fluxionnaire cataméniale exagérée.

Sans cause bien appréciable ou sous l'influence du froid, d'une fatigue inaccoutumée, une femme, de préférence une nerveuse ou une arthritique, d'habitude bien réglée et ne souffrant pas de la matrice, est prise de vives douleurs menstruelles, et le sang vient en grande abondance, quelquefois à flots. D'autres fois les douleurs ne sont pas violentes, la malade accuse simplement de la pesanteur pelvienne, quelques coliques un peu pénibles, mais le flux hémorrhagique s'établit considérable d'emblée; ensuite il ne s'arrête pas, dépasse de beaucoup sa durée ordinaire, traîne, et assez longtemps après nous constatons encore un écoulement leucorrhéique teinté de rouge avec des poussées de sang pur. Cette crise est la seule, ou bien une à deux périodes suivantes montrent quelques troubles analogues; puis tout disparaît, les accidents ne se reproduisent pas, ou du moins ne se reproduisent qu'au bout d'un temps si éloigné que, dans l'intervalle, on s'est assuré à plusieurs reprises de la parfaite intégrité de l'appareil utéro-ovarien. Il s'est fait là une de ces congestions qu'Armand Siredey appelle *idiopathiques*.

J'en ai observé un exemple chez une jeune femme qui, sans motif, eut un retard de huit jours dans la venue de ses règles; il ne pouvait s'agir de grossesse. L'écoulement du sang, accompagné de souffrance, arriva avec intensité; la durée en fut augmentée, les règles suivantes subirent des modifications semblables, mais depuis, comme auparavant, je n'ai été appelé à rien constater d'anormal.

Si cette congestion n'a pas de gravité par elle-même, la perte hémorrhagique abat et inquiète les malades déjà fatiguées par les douleurs; l'appétit disparaît, l'estomac devient capricieux; la poussée cataméniale retentit sur le foie, le rein, surtout sur le rein déplacé, et, sans nous acharner à prescrire une thérapeutique des plus actives, nous ne pouvons pas non plus complètement négliger cet accident.

Au bout du quatrième ou du cinquième jour environ, en nous guidant sur la durée accoutumée des règles chez notre malade, nous devons songer à arrêter la perte. Ici les *longues irrigations d'eau chaude et très chaude*, 45°-50°, et leur action sur la contractilité de la matrice et des vaisseaux trouvent une de leurs meilleures indications, puisqu'il convient de modérer une réplétion, une distension rapide du système circulatoire qui s'est fluxionné brusquement; on en prescrira deux à trois par jour. Lorsqu'il persiste un écoulement teinté de sang, plutôt qu'une véritable perte, à l'exemple d'Aran ordonnez quelques *bains tièdes* que ne contre-indique du reste pas un flux plus abondant.

Mais, avant tout, vous avez mis votre malade au repos absolu, avec une alimentation légère, quelques boissons fraîches, et si dès le premier jour la dysménorrhée s'est manifestée fort vive ou si d'emblée le sang a jailli d'une façon inquiétante, vous avez prescrit soit le *senecio*, comme nous vous l'avons expliqué, soit l'*extrait fluide d'hydrastis canadensis*, soixante gouttes par jour en trois fois dans de l'eau sucrée. Il vous semblera prudent, dans plusieurs cas, de prévenir le retour d'une pareille fluxion aux prochaines règles et vous continuerez l'usage intermittent de l'*hydrastis canadensis* dans la période intercalaire, ou mieux vous le reprendrez quelques jours avant la venue des menstrues.

Congestion menstruelle de cause extra-utérine.

Cette fluxion cataméniale exagérée, qui arrive comme un orage, ne se reproduit guère ou pas du tout; n'a pas pour nous l'importance de cette congestion tenace, persistante qui, procédant au début par une série de poussées fluxionnaires, finit par créer à la longue un état congestif chronique, et provoque même des lésions anatomiques. Crise de souffrances utérines, phases d'endolorissement de tout le pelvis, névralgies, dysménorrhée et aménorrhée congestives, ménorrhagies surtout se montrent tour à tour ou se combinent au long de la vie génitale, entraînent des complications graves, si une thérapeutique s'adressant à la fois aux effets et à la cause ne vient enrayer les accidents. Ils commencent par une simple hyperémie variable d'intensité suivant les époques, diminuant ou disparaissant pour éclater avec une force nouvelle; puis nous la voyons s'installer à demeure, amener des modifications dans la texture de l'organe, aboutir à la sclérose (Richelot), à moins que, favorisant une infection, elle ne conduise à une métrite ou à une salpingite.

Cette congestion à répétitions, qui tend à devenir permanente, nous devons, pour chercher à la prévenir ou à l'atténuer, combattre tout d'abord les causes multiples dont l'influence préside à son évolution.

Aux femmes qui nous en paraissent menacées nous recommanderons le repos au moment des règles; toutes fatigues intempestives, veillée trop longue, grandes marches, sport de bicyclette ou d'équitation, station debout continue, danse, etc., sont nuisibles. Dans la période intermenstruelle, la vie doit être calme, les exercices modérés; nous dirons plus loin qu'il est des cas où un peu d'exercice pratiqué modérément devient utile. Armand Siredey écrit avec raison que les repas copieux, l'abus des mets épicés, le séjour au bord de la mer ou dans certaines stations thermales sulfureuses, accroissent l'hyperémie utérine; de même les excès de coït, les excitations anormales ou prolongées. Nous avons signalé à plusieurs reprises les effets du froid, de vêtements trop légers, du corset, de corps étrangers, pessaires négligés et malpropres, et nous n'insisterons pas ici de nouveau; mais une fois encore nous devons revenir sur les résultats néfastes qu'entraînent les suites de couches lorsque l'accouchée reprend trop tôt sa vie habituelle, n'observe aucune précaution, ne garde aucun ménagement ni pour sa fatigue ni pour ses plaisirs.

Dans la partie de cet ouvrage qui traite des *fausses utérines*, nous avons établi avec quelle fréquence survient chez ces malades la congestion de la matrice et des annexes. Les ménorrhagies et métrorrhagies si nombreuses, les dysménorrhées, les accès douloureux de la période intermenstruelle, les crises de leucorrhée, traduisent le plus souvent une poussée fluxionnaire dont la réelle origine, le véritable point de départ résident dans un organe éloigné. La réplétion du système sanguin de l'utérus, les phénomènes vaso-moteurs obéissent à des excitations qui partent de zones anato-miques tout à fait étrangères à la matrice, et nous avons exposé (pages 4 et suivantes) les divers modes par lesquels est commandée l'hyperémie. Je dois cependant faire observer ici que, pour les *fausses utérines, métrorrhagie* ne signifie pas toujours *congestion*; ce serait s'exposer à de gros mécomptes thérapeutiques que de traiter, chez ces malades, toutes les pertes sanguines comme si elles relevaient uniquement d'une poussée fluxionnaire; les altérations des vaisseaux et du sang, par exemple artério-sclérose ou leuco-cythémie, produisent des métrorrhagies qui ne ressortissent pas à la congestion.

On a beau soigner l'utérus, tant que persiste la cause la conges-tion se reproduit, passe à l'état chronique, favorise les complications métritiques ou annexielles et la *fausse utérine* devient à la longue une *véritable utérine*. C'est pour éviter ces échecs que nous avons tant insisté (1) sur les précautions hygiéniques et les soins thérapeu-tiques à conseiller aux dyspeptiques, aux viscéroptosiques, aux hépatiques, aux rénales, aux cardiaques, aux nerveuses, aux arthritiques, etc., éminemment sujettes à toutes les variétés de congestion, active ou passive, primitive ou secondaire, aiguë ou chronique. Nous n'arriverons à un succès durable que si nous combinons le traitement de l'état général avec celui de la matrice ; en négligeant l'un ou l'autre, nous n'aboutirons qu'à un résultat incomplet et nos efforts demeureront inefficaces.

Vous connaissez le traitement des fausses utérines ; nous vous décrirons plus loin celui de la congestion, mais auparavant nous devons nous arrêter sur quelques points.

La *constipation* habituelle, avec ou sans viscéroptose, est, d'un avis unanime, une des causes qui favorisent le plus la congestion utérine. Il faut donc la combattre méthodiquement ; les malades s'y prêtent, mais presque toutes nous demandent : « Puis-je me purger au moment de mes règles, un peu avant et pendant leur écoulement? » Cette question n'est pas à négliger, car une évacuation intestinale abondante au moment des règles est susceptible de contrarier leur éruption ; et, d'autre part, toutes les femmes cons-tipées savent par expérience que si leur intestin reste libre, leurs

---

(1) Voir : Traitement des fausses utérines.

douleurs menstruelles sont moins vives et les chances de perte plus éloignées. D'une façon générale, à l'approche des règles, il est prudent de n'administrer que des laxatifs légers, la poudre de réglisse composée dont nous avons donné la formule (p. 221); quelques capsules d'huile de ricin, de la graine de lin ou de psyllium, par exemple, que l'on peut aider au moyen de petits suppositoires glycérinés. Mais interrogez aussi la malade : il est des femmes, même de celles constipées ordinairement, qui, un ou deux jours avant leurs mois, accusent une petite diarrhée trahissant la fluxion cataméniale de tout le petit bassin. Chez elles comptons sur cet effort naturel de l'organisme, que nous n'avons aucun avantage à exagérer, et suspendons les laxatifs un peu à l'avance. Chez les autres, au contraire, nous n'avons jamais observé d'inconvénients en permettant leur purgation habituelle et légère, même pendant que le sang coule. Il n'en serait pas de même des grandes irrigations intestinales de un à deux litres d'eau chaude que nous prescrivons dans l'entéro-colite, et qu'il convient de supprimer au moment des époques.

La *constipation chronique*, la *coprostase* gardent donc dans l'étiologie de ces accidents utérins une importance que nous lui reconnaissons. Castan (de Béziers), qui regarde le flux menstruel comme un émonctoire, voit dans la congestion de la matrice et les hémorrhagies qui l'accompagnent le résultat d'une intoxication de l'économie due à cette coprostase et produite par les ptomaïnes, l'indol, le phénol, le scatol, etc. d'origine intestinale. Cette pathogénie commande sans doute à un certain nombre de faits, mais nous ne saurions la considérer comme exclusive.

Dans ces derniers temps, Richelot a particulièrement insisté sur la congestion utérine des *neuro-arthritiques*; on lui a reproché d'avoir trop généralisé et d'englober, dans la conception de cette catégorie, des cas qui ressortissent à une autre étiologie. Cette critique ne paraît peut-être pas sans fondement, mais il n'en reste pas moins vrai que la description de Richelot répond à des faits très exactement observés, s'ils ne sont pas aussi nombreux qu'il le pense. Pour notre part, nous en avons certainement vu des exemples indiscutables, et la lecture de son travail nous a expliqué des phénomènes qui nous avaient frappés autrefois sans que nous ayons pu les élucider. « Il y a des jeunes femmes, dit Richelot, chez lesquelles la congestion utérine, violente au moment des règles, ne cesse pas complètement ou se renouvelle à époques variables, sans autre motif plausible qu'une action nerveuse, et s'accompagne de douleurs survenant par crises et n'ayant pour prétexte aucune lésion provoquée. Avec la *congestion* et la *névralgie* marchent de pair le *catarrhe utérin*, une *leucorrhée* abondante », que n'explique aucune métrite. Cette congestion utérine commence à la puberté, et nous la retrouverons plus loin à ce sujet. Pendant la vie génitale, les crises de douleur, les ménorrhagies, les suintements sanguins irréguliers, les poussées leucorrhéiques inter-menstruelles trahissent une congestion qui, à la longue, provoque dans le tissu utérin une hyperplasie se traduisant par l'augmentation de volume de l'organe et l'agrandissement de sa cavité.

Quand on examine ces gros utérus, le col est pâle, violacé, dur, glaireux ; mais il n'offre ni déchirure, ni pseudo-ulcération, ni éversion de la muqueuse, ni muco-pus. « Cet état, ajoute RICHELOT, coïncide avec les déviations et le prolapsus ; il s'étend du gros utérus, habituellement congestionné, mais de moyen volume, aux degrés extrêmes du gigantisme utérin, de l'utérus fibromateux sans fibrôme. Cette dystrophie utérine, d'origine arthritique, demande des soins très différents de ceux de la métrite avec laquelle elle demeure trop souvent confondue. »

N'oublions pas cependant que cette variété morbide, débutant par la poussée fluxionnaire pour aboutir à la congestion chronique, puis à la sclérose, et qui n'est pas sans présenter certaines analogies avec la *congestion hypertrophique* d'ARAN, reste susceptible à son tour de se compliquer de métrite.

Au point de vue thérapeutique, et cela nous intéresse le plus, les neuro-arthritiques sont sujettes à des crises de congestion utérine qui finissent par rendre la matrice grosse, névralgique, et provoquent des pertes hémorragiques, douleurs utérines et péri-utérines, leucorrhée, qui, tour à tour, comme l'état local, réclameront notre attention.

MOYENS THÉRAPEUTIQUES. — Nos prescriptions ne sauraient être les mêmes suivant que la malade subit un paroxysme fluxionnaire, qu'elle souffre d'un état congestif permanent, ou bien qu'elle est affectée de sclérose.

Nous avons déjà formulé plus haut le traitement de la poussée fluxionnaire. En face d'un état *congestif permanent*, les indications peuvent encore être bien diverses : chez une femme les pertes sanguines prédominent, chez l'autre les phénomènes douloureux, etc. ; l'aspect de l'utérus, plus ou moins gros, plus ou moins dur ou mollasse, contribue aussi à nous guider dans cette série d'états d'une intensité variable. Nous ne reviendrons pas sur les recommandations à propos de l'*hygiène* alimentaire, des excitations sexuelles et du coït. Mais arrêtons-nous au sujet du *repos* à prescrire aux patientes. Au moment des règles il doit être absolu; mais dans la période intermenstruelle, les indications ne restent pas aussi formelles. Ce n'est pas sans inconvénient pour sa santé générale que, pendant des semaines et des semaines, nous maintiendrons au lit ou confinée à la chambre une malade dont la congestion utérine reconnaît une cause extra-génitale; cette claustration finira même par amener des résultats fâcheux pour l'état de la matrice. Aussi ARAN, les auteurs du *Compendium* conseillaient avec juste raison le grand air, le soleil, un exercice modéré, des promenades en voiture, la marche lente et sans fatigue. Nous pouvons nous guider sur les sensations qu'éprouve la malade: la douleur provoquée par la station debout ou la marche, la réapparition des crises névralgiques, la venue d'un flux hémorrhagique abondant nous invitent à la remettre dans l'immobilité.

Il convient d'agir sur l'intestin. D'abord la constipation entretient l'hyperémie de tout le petit bassin, et en outre la dérivation provoquée par une purgation amène toujours une certaine détente au niveau de l'appareil sexuel. Il faut éviter les médicaments, comme l'aloès, qui fluxionnent le rectum; le plus simple est d'ordonner un ou deux verres d'une eau minérale purgative. Chez les viscéroptosiques avec entérite glaireuse conseillez un peu d'huile de ricin; chez les hépatiques ou les cardiaques, une dose de calomel.

Dans l'intervalle, le soir de préférence, la malade garde un grand *lavement* chaud dont l'action directe sur la matrice se combine très bien avec celle des injections vaginales. A la rigueur, on a recours à une irrigation rectale chaude comme la préconise RECLUS.

Ici les *injections*, aussi *chaudes* que la malade est capable de les supporter, demeurent les plus efficaces par l'influence qu'elles exercent sur la contractilité de la matrice et surtout des vaisseaux qui, à la longue, se laissent passivement dilater et ont besoin d'être excités pour revenir sur eux-mêmes; d'autant qu'elles luttent encore contre les métrorrhagies. ARAN, GALLARD employaient surtout l'*eau froide*; pour éviter des phénomènes réactionnels allant à l'encontre du but proposé et, pour maintenir et conserver la déplétion vasculaire, ils se voyaient obligés d'user de l'*eau froide d'une manière longtemps prolongée.* Nous ne nions pas que, dans certains cas, ce procédé ne conduise à des succès indiscutables, surtout à des périodes très avancées de la congestion chronique, alors que l'utérus engorgé est dur, difficile à stimuler. Mais on ne peut oublier que la congestion s'accompagne très volontiers de manifestations névralgiques qui, à la longue, s'isolent dans le complexus symptomatique, prennent une sorte d'individualité, persistent entre les paroxysmes fluxionnaires et que cette congestion naît de préférence chez des neuro-arthritiques; nous pensons qu'il faut être très réservé, et bien choisir les cas pour ordonner l'eau froide longtemps continuée, alors que l'eau chaude, employée même indifféremment, ne nous expose pas aux mêmes inconvénients. Nous reviendrons sur ces restrictions à propos du bain de siège à eau courante.

Il est difficile de maintenir des *cataplasmes* pendant des semaines; aussi beaucoup d'auteurs préfèrent-ils, non sans avantage, l'application répétée de *vésicatoires* volants, ou les *badigeonnages de teinture d'iode.* Une pratique facilement acceptée par les malades consiste à placer pendant la nuit sur le bas-ventre des compresses imbibées d'*eaux-mères de Salies-de-Béarn* ou de *Biarritz*, puis exprimées et recouvertes de bandes de flanelle. Albert Robin expose plus loin l'action de ces eaux-mères chlorurées magnésiennes.

Les *grands bains* apportent à notre thérapeutique un appui des plus salutaires. Non les grands *bains chauds* qui sont excitants, mais les *bains tièdes*, d'un effet sédatif, qui calment les douleurs, relâchent les tissus, détendent la turgescence circulatoire, et qui réussissent du reste dans nombre de maladies aiguës des organes génitaux. Nous avons l'habitude, pour augmenter les propriétés calmantes, de faire dissoudre dans le bain 250 grammes de gélatine de Paris et 250 grammes de sous-carbonate de soude. La malade en prendra au moins un tous les deux jours, si l'on craint qu'elle éprouve un peu d'affaiblissement par leur administration quotidienne.

Dans les cas où la matrice ne présente pas de paroxysmes fluxionnaires très douloureux, où nous la voyons dégagée de complications névralgiques, alors que cependant une congestion d'allure torpide persiste, rebelle à tout traitement, nous pouvons chercher une aide, parfois très utile, dans l'usage des *bains de siège frais à eau courante.* Pris de courte durée, leur action deviendrait excitante et irait à l'encontre du but que nous nous proposons; pour qu'ils acquièrent des qualités défluxionnantes, hémostatiques et

sédatives, leur durée doit être prolongée de dix à vingt minutes.
GALLARD a bien précisé les conditions de ces bains de siège à courant
continu : il recommandait de placer la malade dans le bain préalablement rempli d'eau froide, puis d'ouvrir le courant pour qu'elle
ne ressente pas le choc d'arrivée ; ainsi la réaction ne se produit pas
et l'utérus se décongestionne. Il combinait le bain prescrit de la
sorte avec la douche vaginale, et défendait d'ouvrir les pertuis
latéraux de l'appareil avant d'avoir rempli le bain pour éviter à la
patiente la flagellation produite par les jets latéraux et dont l'effet
n'est plus sédatif et antiphlogistique, mais stimulant et excitant.

Les *émissions sanguines*, qui ne sont pas contre-indiquées par les
hémorrhagies, comme si judicieusement le remarquait ARAN,
comptent parmi les meilleurs procédés auxquels nous nous adres-
sons. On les pratique dans la période intercalaire, ou bien
quelques jours avant l'époque menstruelle si l'on craint que la
venue des règles n'aggrave la situation en se surajoutant à l'état
morbide. On place dix à douze sangsues sur l'hypogastre, la région
périnéo-vulvaire, dans les aines ; mieux six sangsues sur le col
utérin à l'aide d'un spéculum plein, le spéculum de FERGUSSON par
exemple. L'ennui de maintenir un certain temps la malade dans
une position mal commode pour appliquer les sangsues sur le col,
l'obligation de rester pour surveiller qu'une sangsue ne pénètre
pas dans le canal, portent à préférer les scarifications, mais leur
effet demeure loin d'être aussi efficace ; à défaut des sangsues, nous
ne les critiquons pas.

Entre les émissions sanguines, une ou deux fois par semaine,
on met en contact avec le col un *tampon glycériné* qui provoque
une certaine transsudation séreuse. Nous pratiquons fort volontiers
une sorte de petite *columnisation* qui consiste à entourer le col,
aussi bien sur les côtés qu'au niveau de son orifice, par une série
de nouets d'ouate hydrophile imbibés de glycérine qui le compriment légèrement ; nous les maintenons en place en finissant de
remplir le vagin avec de la gaze stérilisée, mais nous ne tassons
pas comme dans la vraie columnisation.

Les applications locales d'*alun*, de *tannin*, de *ratanhia*, si préconisées autrefois, ne nous paraissent rendre aucun service évident.

Dans quelques cas d'engorgement mou de l'utérus, nous avons
vu autrefois un de nos maîtres obtenir de bons résultats par
l'administration de pilules d'*ergotine* pendant des séries de six à
huit jours qu'il espaçait suffisamment.

Enfin nous devons songer à l'*électricité*, au *massage*, et surtout à l'*hydrothérapie*, plus à la portée de tout le monde, qui régularise la circulation tout en stimulant le système nerveux.

Quelques symptômes, par leur prédominance, réclament parfois une médication qui s'adresse particulièrement à eux.

Les *métrorrhagies* cèdent habituellement aux injections d'eau très chaude et, au besoin, aux longues irrigations continues d'eau chaude. L'introduction délicate, jusqu'au niveau de l'orifice cervical, d'une gaze imbibée de sérum gélatiné suffit parfois à les arrêter. Si elles ont une tendance à se reproduire, pour venir en aide à ces moyens on prescrit à l'intérieur le chlorure de calcium, les pilules d'ergotine et de digitale, l'extrait fluide d'hydrastis, etc., et surtout le sulfate de quinine (1). Ce dernier médicament est le remède par excellence des hémorrhagies fluxionnaires et névropathiques (Lancereaux), et on l'ordonne à la dose de 0 gr. 50 à 1 gramme et 1 gr. 50. Mais souvenez-vous qu'une hémorrhagie modérée fournit parfois une détente aux accidents congestifs et qu'il ne faut pas trop se hâter de la combattre.

L'*aménorrhée congestive* réclame avant tout les émissions sanguines.

Les *douleurs* hypogastriques sont calmées par des lavements et des cataplasmes laudanisés, par l'application sur le bas-ventre de compresses chaudes et, mieux, de *sacs d'eau chaude* qui réussissent encore bien et sont d'un emploi fort commode contre les douleurs lombaires qui accompagnent si souvent les souffrances pelviennes. Les *pommades à la jusquiame et à la belladone* apaisent les coliques utérines, comme les *suppositoires à la belladone ou à la morphine*. Contre les souffrances de nature névralgique, nous avons recours tantôt aux vésicatoires simples ou pansés à la morphine, tantôt aux applications de salicylate de méthyle ou du mélange suivant :

Essence de Wintergreen .... 5 grammes.
Huile stérilisée............................. 10   —
F. S. A. mixture.
Recouvrez largement d'ouate et de tafetas gommé.

Enfin le *chloral*, l'*opium*, le *sulfonal* procurent aux malades un sommeil nécessaire. Lorsque la congestion chronique arrive à la phase de *sclérose* on continue à mettre en œuvre les mêmes procédés thérapeutiques, mais les chances de succès diminuent beau-

(1) P. Dalché. — Le sulfate de quinine dans la thérapeutique utérine, *Bulletin de la Société de thérapeutique*, 1900.

coup ; tout au plus, parfois, arrive-t-on à pallier les accidents les plus pénibles. RICHELOT conseille la *dilatation* pour ouvrir le col et ramollir son tissu afin d'amener une détente, et le *curettage* contre les végétations polypeuses de cette pseudo-métrite.

Mais, d'une façon générale, abstenez-vous de toute thérapeutique intra-utérine ; elle exagère les douleurs et n'apporte pas de modifications heureuses à l'état local.

Le traitement *hydro-minéral* si important et si efficace sera exposé plus loin par ALBERT ROBIN dans un chapitre spécial.

PUBERTÉ. — A l'époque de la puberté, la congestion utérine intervient à chaque instant dans les dysménorrhées, les sensations et douleurs pelviennes multiples, les poussées leucorrhéiques, et surtout dans les hémorrhagies génitales. Le mouvement fluxionnaire, si actif et si puissant à cette période de la vie, prédomine dans la pathogénie des accidents de l'appareil sexuel. Mais n'exagérons rien ; nous ne saurions trop le répéter, ne confondons pas ménorrhagie ou métrorrhagie de la puberté avec congestion utérine, cela nous entraînerait à une thérapeutique des plus vicieuses.

Cette congestion utérine est provoquée et entretenue par de nombreuses causes qui nous fournissent autant d'indications de traitement. Vous connaissez déjà les idées de CASTAN sur le rôle que jouent les *poisons intestinaux* et les *poisons de l'organisme* en général. RICHELOT trouve déjà chez certaines jeunes filles à la puberté la tare du *neuro-arthritisme*. « Elles ont, dit-il, des règles difficiles, irrégulières, tantôt profuses, tantôt insignifiantes ; la congestion menstruelle les fait terriblement souffrir et le flux catarrhal paraît suppléer à la médiocrité de l'écoulement sanguin. Elles sont nerveuses et peuvent même avoir des attaques d'hystérie. »

Tout ce que nous avons dit nous-mêmes à propos des *fausses utérines* s'applique à la puberté ; laissez-nous seulement vous signaler la congestion passive du rétrécissement mitral (1).

Mais tenez compte surtout du travail local qui accompagne le développement, les modifications si grandes de l'utérus à cette époque ; voilà une importante cause, la plus importante, dirions-nous volontiers, qui appelle, localise et fixe la fluxion, même lorsque cette fluxion naît sous d'autres influences. Nous connaissons des asystolies localisées, il y a aussi des congestions localisées.

Parmi ces influences nous ne pouvons nous empêcher de croire

(1) Voir page 51.

que la *secrétion interne de l'ovaire* soit au premier rang. Exerce-t-elle une action générale toxique ou antitoxique? Cela nous paraît prêter à discussion. Mais il est bien probable que sa seule présence suffit à exciter des phénomènes vaso-dilatateurs au niveau de la matrice; une sécrétion exagérée ou irrégulière produit l'hyperémie et la fluxion, de même qu'une sécrétion supprimée ou diminuée conduit à l'aménorrhée. Nous avons indiqué plus haut les conclusions qu'on peut tirer de cette hypothèse pour la pathogénie de certaines *chloroses* d'origine génitale, les unes ménorrhagiques, les autres aménorrhéiques.

Nous n'avons pas à revenir sur l'hygiène de la puberté pour permettre sans accidents cette transformation de l'appareil génital et de tout l'organisme.

Lorsque la congestion utérine est déclarée, ordonnez le repos à la jeune fille; elle doit même garder le lit tant que les phénomènes douloureux ou hémorrhagiques se manifestent. Nous vous avons déjà exposé le traitement des métrorrhagies et des dysménorrhées pubérales (1). Contre la congestion elle-même, dans l'intervalle des époques, prescrivez les grands bains sédatifs à la gélatine de Paris et au sous-carbonate de soude, des lavements chauds à prendre et à garder le soir. Pendant la journée faites appliquer sur le bas-ventre une ceinture de flanelle; la nuit, quelques compresses chaudes, au besoin des cataplasmes. Mais évitez toute médication interne, pas de remèdes dits fortifiants : ils sont inutiles, plutôt nuisibles, et troublent les fonctions digestives; si la jeune fille perd beaucoup, ce n'est pas par anémie. Insistez plutôt sur les pratiques d'hydrothérapie.

Et surtout rassurez les familles; il est encore assez rare que les accidents congestifs ne cèdent pas si l'on a institué une hygiène et une thérapeutique judicieuses. Les phénomènes se reproduisent pendant plusieurs menstruations consécutives; mais quand la transformation de l'utérus et des ovaires est bien achevée, les règles apparaissent normales. Nous avons suivi plusieurs jeunes filles qui ont souffert de ces accidents congestifs; après que la période de transformation pubérale a été terminée, leur état s'est toujours amélioré, quand il n'est pas devenu absolument régulier. Il faut que cette évolution se fasse dans les meilleures conditions possibles de calme et de bien-être.

(1) Voir pages 161 et 169.

MÉNOPAUSE. — A toutes les causes précitées, joignez, à la méno-, pause, l'influence des poussées fluxionnaires qui, à cet âge de la vie, se portent sur tous les organes et en particulier sur la matrice au moment de la défaillance des fonctions ovariennes.

La *médication révulsive et dérivative* reconnaît ici une de ses meilleures indications. Purgations fréquentes, bains de pieds sinapisés, ventouses sèches appliquées sur les reins, le dos, etc., et surtout les émissions sanguines combinées ou alternant avec l'*opothérapie ovarienne*, calment fort bien les malades. Nous vous avons longuement parlé de ces divers moyens et de leur emploi à propos de la ménopause.

III

Congestion menstruelle et affections utéro-annexielles.

Le plus grand nombre des maladies utéro-annexielles apportent des troubles à la venue des règles, et provoquent, au moins par périodes, de la congestion menstruelle. Ces phénomènes congestifs à leur tour aggravent les lésions génitales préexistantes ; nous savons, en outre, qu'ils contribuent à faire éclater des accidents inflammatoires même quand l'appareil sexuel était demeuré sain jusque-là.

Nous devons donc nous préoccuper un instant de cette variété de congestion menstruelle, puisqu'elle joue un rôle important dans l'évolution des *suites de couches, métrites, déviations, fibrômes, tumeurs, salpingo-ovarites*, etc., soit qu'elle les reconnaisse pour cause, ou, au contraire, qu'elle se greffe sur leurs symptômes et les exaspère.

D'une façon générale cette congestion se traduit quelquefois par de l'*aménorrhée* ou de la *dysménorrhée congestives* au cours des *phlegmasies utérines* et *péri-utérines*, souvent par de la *leucorrhée* et des *hémorrhagies*, et toujours par des *douleurs*. La congestion qui accompagne les *tumeurs* entraîne presque toujours des *hémorrhagies*.

Plutôt que d'entrer dans des détails au sujet de l'aménorrhée et de la dysménorrhée congestives, etc., dont vous connaissez le traitement, prenons plusieurs exemples.

MÉTRITE. — « Chaque époque menstruelle, dit Bennett, aggrave presque invariablement l'état de la malade, et exaspère tous les symptômes. Le poids de l'utérus augmente, les déplacements s'exagèrent ; j'ai même vu des cas où les déplacements, surtout la rétroversion, n'existaient que pendant les règles. Les douleurs utérines, ovariennes ou autres, s'exaspèrent. Quant au flux cataménial, il est généralement, mais non toujours, moins abondant et irrégulier, dure plusieurs jours, cesse, puis reparaît. Le sang s'écoule en caillots dont la sortie est précédée de coliques. Quand les règles ont cessé, l'utérus reste congestionné et gorgé de sang. »

Aussi, dans la période intercalaire, il ne survient pas de détente ; métrite et congestion n'ont aucune tendance à rétrocéder.

Repos, bains sédatifs, irrigations chaudes, compresses avec des eaux-mères de Salies-de-Béarn ou de Biarritz, compresses échauffantes, tampons glycérinés surtout, etc., vous mettez en œuvre tous les moyens thérapeutiques déjà énumérés contre la congestion utérine. Mais c'est ici que domine l'indication des *émissions sanguines*. Bennett les conseillait *après* les règles ; Gallard les pratiquait *un peu avant* la venue des règles sous forme de sangsues appliquées sur le col, et nous devons dire que nous avons vu cette méthode lui fournir d'excellents résultats ; de la sorte la fluxion menstruelle trouve un organe dégorgé, et les phénomènes cataméniaux s'accomplissent d'une façon plus normale. Après les règles, et dans leur intervalle, si la matrice reste molle et engorgée, on peut prescrire pendant quelques jours des pilules d'*ergotine*, et poser sur l'hypogastre un ou plusieurs *vésicatoires* volants. C'est encore dans ces cas que l'on doit envisager l'opportunité du *bain de siège frais à eau courante*.

RÉTRODÉVIATIONS. — La congestion utérine, par les modifications qu'elle apporte à la texture de l'organe, contribue à favoriser la production des déplacements. Mais, de plus, dans les rétrodéviations, et en particulier dans les rétroflexions, il arrive que la partie postérieure du corps utérin présente un état de congestion chronique, entretenu par la position vicieuse de l'organe et les troubles circulatoires qui en résultent. Cet état est exaspéré à chaque poussée menstruelle ; il en résulte une dysménorrhée des plus pénibles, la production de caillots dont l'expulsion produit des coliques et enfin des hémorrhagies à répétition fort tenaces. En tout temps le toucher du corps dans le cul-de-sac postérieur éveille une vive sensibilité.

Il faut être prévenu de cette complication possible, car nous l'avons vue confondue avec de la phlegmasie rétro-utérine, paramétrite, adhérences douloureuses, etc. D'autre part, elle ne contreindique ni le redressement de la matrice, ni le port d'un pessaire; au contraire, ces deux moyens contribuent à dissiper les accidents. Par excès de prudence nous pratiquons d'abord le redressement manuel en soutenant les premiers jours l'utérus au moyen de tampons d'ouate, ce qui n'empêche pas de mettre en œuvre la médication sédative. Les lavements chauds en particulier produisent de bons effets dans cette circonstance, et on recommande à la malade de se coucher quelques minutes sur le ventre après avoir pris le lavement.

OVARITES. — Les ovarites chroniques retentissent souvent sur la matrice et provoquent à son niveau des phénomènes d'hyperémie.

C'est un des cas où, à la médication habituelle, on peut associer le plus volontiers les préparations d'*ergotine*, de *sulfate de quinine*, de *poudre de feuilles de digitale*, etc., ou bien encore l'*hydrastis canadensis*; en cas de résultats insuffisants on s'adresse à l'*hamamelis virginica*, au *cannabis indica*, au *viburnum prunifolium*, au *gossypium herbaceum*, dont nous vous avons exposé la posologie.

N'oubliez pas que dans un assez grand nombre d'observations les phénomènes douloureux et hémorrhagiques ont été amendés au moyen de l'*opothérapie ovarienne*.

IV

Congestion utérine de la période inter-menstruelle.

La congestion menstruelle exagérée persiste souvent après la terminaison des règles et va rejoindre la prochaine époque cataméniale. Mais, de plus, toute la série des causes citées, utérines et extra-utérines, est susceptible, à un moment donné, de faire éclater des phénomènes congestifs au niveau de la matrice, en dehors de toute influence menstruelle. Nous avons déjà décrit ces phénomènes à propos des *fausses utérines*, de leurs hémorrhagies, de leurs douleurs pelviennes, de leurs crises leucorrhéiques, etc.; il en est de même chez les *véritables utérines*.

Le plus souvent, dans ces cas, il s'agit d'une rechute qui survient d'une manière inopinée, et l'explosion des accidents en dehors des règles implique une certaine gravité de la maladie, pour qu'elle se constitue ainsi de toutes pièces en dehors de la fluxion normale.

Aussi la thérapeutique doit elle être vigilante, afin d'éviter le passage de l'affection à l'état chronique. Après les moyens habituels, après le massage, l'électricité, songez à toutes les ressources que nous offrent l'hydrothérapie et surtout le traitement hydrominéral.

CHAPITRE III

—

TRAITEMENT MÉDICAL DE LA MÉTRITE

I

Introduction.

L'exposé du traitement de la *métrite*, que nous allons décrire tel que nous le pratiquons, ne nous oblige pas à établir au préalable une classification minutieuse des différentes formes de la maladie. Cette classification, indispensable quand on se propose d'étudier les symptômes, n'a pas la même importance pour la thérapeutique. Il nous suffit d'abord d'envisager si la métrite est *aiguë* ou *chronique*, en nous arrêtant toutefois à quelques cas, où, l'intensité des phénomènes primitifs ayant diminué, l'affection tend à évoluer dans une phase *subaiguë*; puis, quand nous aurons tracé les grandes lignes du traitement en général, il nous restera à considérer quelle doit être notre conduite en face de certaines manifestations prédominantes.

Le traitement de la métrite est difficile et délicat à instituer, surtout celui de la métrite chronique. Il exige une grande patience de la malade et une grande ténacité du médecin, et, malgré tous les soins apportés, il réserve encore des déboires aux malades et aux médecins. « Rien, dit GALLARD, ne témoigne de notre impuissance à guérir sûrement une maladie déterminée comme l'abondance et la variété des moyens conseillés pour la combattre. Cela est vrai surtout à propos de la métrite chronique. Il importe de ne pas se laisser entraîner à la recherche d'un idéal presque impossible à réaliser, le retour complet de l'utérus à ses dimensions et à sa structure primitives. »

Les insuccès qui suivent notre thérapeutique tiennent à beaucoup de causes ; mais s'il en est contre l'influence desquelles nous ne pouvons rien, d'autres, au contraire, jusqu'à un certain point, dépendent de notre mode d'intervention et nous pouvons les éloigner. Parmi les raisons qui expliquent les échecs, GAILLARD THOMAS cite les erreurs de diagnostic, les soins mal appropriés, puis la négligence du traitement général et de l'hygiène ; et POZZI fait observer que toute métrite qui n'est pas « guérie rapidement menace de devenir incurable. »

S'il ne nous est pas toujours donné de guérir rapidement une métrite, malgré toute notre attention et notre bonne volonté, les *erreurs de diagnostic*, les *soins mal appropriés*, *l'oubli des prescriptions hygiéniques et du traitement général* du moins restent susceptibles d'être évités.

Suivons donc les conseils de GAILLARD THOMAS et occupons-nous d'abord des recommandations hygiéniques et des soins généraux. Nous les plaçons en premier lieu parce que non seulement leur observation aide à la cure de la métrite quand elle existe, mais encore la surveillance de l'état général et une hygiène bien comprise sont capables, dans une certaine mesure, de *prévenir* l'apparition d'accidents utérins quand il ne s'en est pas encore produit. Il est des avis que nous devons donner sans attendre que nous nous trouvions en face d'une malade plus ou moins gravement atteinte.

II

Considérations sur l'hygiène et la thérapeutique des causes qui provoquent ou entretiennent la métrite

Toutes les métrites sont *infectieuses*, et les auteurs qui n'admettent pas cette définition reconnaissent eux-mêmes qu'à un moment donné toute métrite est *infectée*. L'organisme pathogène, étranger à la malade, vient du dehors et est apporté dans la cavité de la matrice d'une façon toute accidentelle ou par une intervention malheureuse (hétéro-infection) ; d'autres fois il se trouvait déjà dans les voies vulvo-vaginales et a fini par gagner l'utérus sain ou mis en état de moindre résistance par une altération antérieure.

Le premier souci du médecin est de tout faire pour éviter cette invasion, de se protéger contre sa menace quand elle est imminente, et, si la matrice est déjà frappée, de la mettre à l'abri de nouvelles atteintes, afin qu'une lésion préexistante, minime ou sérieuse, ne subisse pas une série d'aggravations sous l'influence de causes persistantes et non soignées.

EXAMEN MÉDICAL. — Aussi l'*examen médical* sera-t-il pratiqué chaque fois qu'il sera rigoureusement nécessaire, à coup sûr, mais le moins souvent possible; et jamais on ne négligera de prendre toutes les précautions d'une *asepsie* complète. Il va sans dire que lorsqu'il s'agit de l'introduction dans le canal utérin d'une sonde, d'un hystéromètre, etc., un oubli, même léger, des règles de l'asepsie entraîne parfois de graves conséquences, mais le simple toucher vaginal n'est pas toujours sans danger. Le doigt explorateur apporte sur le col les germes qui vivent au niveau de la vulve et du vagin, et si la malade est affectée de vulvite ou de vaginite, la contamination devient d'autant plus facile; nous ne parlons pas des accidents qui résulteraient du manque de propreté du médecin lui-même. Mais en dehors de tout motif d'infection, quand une matrice porte une lésion aiguë ou chronique, il n'est pas bon de l'examiner à chaque instant, de lui imprimer des mouvements, de la faire ballotter, de réveiller des sensations douloureuses; ce repos, nécessaire à la guérison, que nous recommandons à nos malades, nous devons être les premiers à le respecter.

PUERPÉRALITÉ. — La métrite compte parmi les plus fréquentes des suites de couches, mais les soins à donner pour en préserver l'accouchée, au moment de la délivrance et après, ne ressortissent pas directement à notre sujet; ils sont du reste décrits dans tous les traités d'obstétrique et nous ne croyons pas devoir insister ici. Plus tard nous nous arrêterons sur le traitement local des phénomènes septiques, de nature puerpérale, qui affectent la matrice. Les accidents qui surviennent à la suite de la *rétention de membranes* ou de *fragments placentaires* imposent le *nettoyage de l'utérus*; il faut s'assurer que la cavité ne contient plus aucun débris, que la grossesse ait évolué jusqu'à son terme ou qu'elle ait été interrompue par un avortement.

L'état que l'on décrit sous le nom de *subinvolution* et que nous rencontrons à l'origine de si fréquentes métrites, résulte trop souvent d'écarts d'hygiène, du manque des précautions et des soins que les femmes négligent de prendre après leurs couches. Elles se lèvent trop tôt, se refusent à garder le lit le nombre de jours voulus et qui ne saurait être le même pour toutes les patientes, ce qu'elles ne veulent pas admettre. Le médecin seul peut les conseiller, en se basant sur l'état du système génital, mais elles n'entendent rien, il y a une date fixe, douze, quinze ou vingt et un jours; elles se lèvent, reprennent leurs occupations, leurs plaisirs, marchent, se fatiguent ; la matrice, restée grosse, molle, demeure une proie facile et désignée à toutes les infections, la métrite s'installe et souvent, après ou avec elle, les annexites. C'est prévenir beaucoup de métrites que d'imposer son autorité aux femmes même longtemps après leur délivrance en leur ordonnant le repos, des ménagements, tant que l'appareil sexuel n'a pas repris ses proportions normales.

TRAUMATISMES. — Les traumatismes, rares en dehors de l'intervention chirurgicale, réclament à leur suite, pour en éloigner les conséquences, l'asepsie des voies génitales et le repos.

MALADIES DE LA VULVE ET DU VAGIN. — LEUCORRHÉE. — Nous avons rangé plus haut les métrites dans l'étiologie des vaginites et des vulvites; la marche inverse des accidents et la propagation possible à l'utérus d'une affection de la vulve ou du vagin invitent à des précautions pour mettre à l'abri d'une infection ascendante l'orifice cervical et le col. Toutefois ne nous faisons pas trop d'illusions et n'attendons pas un effet certain des soins les plus minutieux; il est vraiment bien difficile de protéger le col d'une manière absolument sûre.

C'est pour arriver à ce résultat que des auteurs recommandent de s'abstenir d'injections vaginales fréquentes, capables d'entraîner sur le col des sécrétions morbides; le conseil ne nous paraît pas bon. Une grande irrigation, longtemps continuée, ne saurait être nocive à ce point, et, de plus, si on n'enlève pas du vagin les produits muco-purulents qui y séjournent, la contamination en sera-t-elle mieux combattue? Nous jugeons plus rationnel, après de grands lavages, d'appliquer sur le col et son orifice un tampon d'ouate ou de gaze et d'isoler les surfaces vaginales au moyen de gaze stérilisée; et, même dans les cas d'une simple leucorrhée un peu abondante, il est toujours prudent de protéger la vulve et les parties inférieures du vagin par de la ouate stérilisée, car, ainsi que le remarque Pozzi, les pertes blanches pourraient servir de véhicule aux germes pathogènes.

MENSTRUATION. — L'hygiène de la menstruation et l'exposé des inconvénients qui résultent du manque de soins et de précautions au moment des règles demanderaient un long chapitre. Contentons-nous de montrer ici l'influence que possèdent sur l'évolution de la métrite les perturbations menstruelles et divers troubles de l'économie survenant pendant les époques.

Chaque mois, la matrice se congestionne et, si elle reste sans aucun danger lorsque l'utérus est sain et que la poussée cataméniale évolue d'une façon régulière, cette fluxion périodique devient la cause d'accidents plus ou moins sérieux dans certains cas où il existe un état anormal, soit en ce qui concerne l'appareil génital, soit en ce qui touche la venue des règles.

Les recrudescences de la métrite aux périodes menstruelles, l'aggravation des symptômes ou une rechute de la maladie en voie de guérison après une époque, sont accusées trop souvent pour que cette influence soit douteuse. Pourquoi, du reste, nous en étonner ? Qu'une infection nouvelle frappe un organe malade à propos d'une poussée congestive qui change sa texture et diminue encore sa résistance, que la fluxion, par les changements qu'elle apporte, entrave la marche vers l'amélioration des phénomènes, il n'y a là rien de surprenant. Bien plus, comme c'est trop souvent l'habitude, si au moment de cette poussée congestive la femme ne prend aucun ménagement, si elle multiplie les imprudences ou les écarts de régime, estimons-la très heureuse quand elle échappe à de sérieuses complications. Pour ne pas s'installer à grand fracas, l'invasion sournoise des accidents n'en est pas moins redoutable ; chaque mois, à l'insu de la patiente, amène un petit changement, puis, un beau jour, le mal frappe avec force.

D'autres fois le système génital en entier avait conservé son intégrité, mais les modifications qui arrivent à la suite de troubles menstruels provoquent d'emblée une métrite ; c'est, par exemple, ce que nous observons dans ces faits d'*aménorrhée accidentelle* déjà signalés plus haut, et qui se manifestent surtout à propos du *froid*. Les règles, au moment où elles allaient couler, sinon pendant leur flux, se suppriment brusquement ; il en résulte une vive congestion utérine susceptible de favoriser une infection et de se trouver ainsi le point de départ d'une métrite. Nous en avons vu de nombreux exemples, et du reste, nous nous sommes assez efforcés de mettre en lumière ce point de pathologie et de thérapeutique au chapitre de l'amémorrhée, pour que nous jugions inutile de le traiter ici de nouveau.

L'impression du froid, capable de produire ainsi de sérieux effets, quand, brusque et violente, elle suspend les règles, est encore nuisible lorsqu'elle est ressentie d'une façon moins vive qui, sans aboutir à arrêter le flux menstruel, trouble, et le plus souvent alors exagère la fluxion génitale. Aussi les hygiénistes prescrivent-ils à la femme, pendant ses époques, de se couvrir de *vêtements suffisamment chauds;* ceux qui abordent volontiers tous les détails lui défendent de se décolleter à ce moment, d'absorber des boissons glacées, etc.; ils ajoutent que le *corset* ou des *vêtements trop serrés* contribuent à augmenter la congestion de la matrice. Leurs conseils ne sont pas moins pressants lorsqu'ils lui recommandent le *repos;* et de fait, sans en arriver au surmenage, les fatigues de tout ordre, la station debout longtemps prolongée, les exercices physiques mal compris auxquels beaucoup de personnes ont une tendance à se livrer sans modération, produisent les plus mauvais effets sur le système sexuel quand on ne les interrompt pas à la venue des règles. Nous renvoyons le lecteur à ce que nous avons écrit sur ce sujet à propos de la puberté.

La constatation d'une *altération des annexes*, provoquant une hyperémie continuelle de la muqueuse utérine, oblige à nous montrer encore plus sévères.

Au moment de ses règles, la femme doit observer un repos relatif, et, si elle souffre déjà d'une maladie utérine, elle gardera un repos absolu, étendue sur une chaise longue ou couchée dans son lit, au moins le premier jour de l'écoulement, et en général tout le temps où elle ressentira des douleurs cataméniales. C'est à ce prix qu'elle acquiert le droit d'espérer que la poussée menstruelle n'aggravera pas son état, et même que l'issue naturelle du sang, dans certains cas heureux, amènera une petite détente.

TUBERCULOSE. — SYPHILIS. — BLENNORRHAGIE. — La *tuberculose* et la *syphilis*, en tant que maladies générales qui diminuent la résistance de l'organisme, favorisent le développement de la mé trite, mais en outre il existe des lésions utérines de nature tuberculeuse et syphilitique qui nécessitent un traitement spécial.

Nous ne reviendrons pas sur la *blennorrhagie utérine* et son traitement. Si nous en parlons ici, c'est au point de vue *prophylactique*. Bien des jeunes gens, comme nous l'avons dit, ayant eu autrefois une uréthrite à gonocoques, se croient tout à fait guéris, tandis qu'ils portent à leur insu une lésion très minime, mais capable d'entraîner les plus désastreuses conséquences dans le mariage, puisqu'ils peuvent communiquer à leur femme une blennorrhagie chronique d'emblée, se manifestant tout d'abord par une métrite du col ; et si le pus de leur écoulement uréthral n'est plus virulent au point de vue blennorrhagique, il n'en demeure pas moins susceptible de provoquer une infection utérine d'une autre nature et par là de produire la métrite. Quand ils viennent nous consulter pour un écoulement blennorrhagique, on peut leur laisser entrevoir les ennuis auxquels ils s'exposent si, après l'uréthrite, ils gardent une goutte matinale, même insignifiante, qu'ils dédaignent de traiter, et surtout leur faire comprendre que le mariage ne leur est permis qu'autant qu'ils ont la certitude d'être absolument guéris ; or cette certitude ne s'obtient parfois qu'après un examen minutieux des urines.

FIÈVRES. — AFFECTIONS ORGANIQUES ET GÉNÉRALES. — INFLUENCE DE DIVERS ÉTATS DE L'ÉCONOMIE. — Tout état pathologique qui diminue la résistance de l'organisme, et en particulier la résis'ance de la matrice, devient susceptible d'occasionner une métrite, surtout si, en même temps, il fluxionne la muqueuse utérine.

C'est ainsi qu'intervient l'action des fièvres éruptives, rougeole, scarlatine, variole, qui provoquent des métrorrhagies fonctionnelles, mais entraînent aussi à leur suite des lésions de métrite.

C'est ainsi qu'interviennent les maladies du cœur, du foie, de l'estomac, les affections générales, etc., la faiblesse de la constitution, une nutrition insuffisante, une lactation trop longtemps prolongée, la privation d'exercice et d'air (GAILLARD THOMAS).

L'influence de ces diverses causes est d'autant plus néfaste que la matrice porte une altération préexistante qui restreint encore ses moyens de défense contre les organismes pathogènes qui la menacent.

Les diverses affections organiques et générales qui retentissent sur la matrice et amènent des troubles génitaux font de la patiente une **fausse utérine**, tant que l'utérus demeure sain et que les troubles restent *fonctionnels*. Sous la persistance de leur intervention causale, la matrice, dont la résistance s'affaiblit, subit à la longue l'invasion parasitaire, et la fausse utérine devient une **véritable utérine.**

Nous ne reviendrons pas sur l'hygiène et la thérapeutique de ces états que nous avons déjà traités.

III

Traitement de la métrite aiguë

La *métrite aiguë* n'est pas une affection fréquente et nous observons nombre de *métrites chroniques* qui, loin de débuter par de vives manifestations inflammatoires, s'installent au contraire insidieusement avec une allure sournoise et lente d'emblée. Néanmoins, la métrite aiguë existe, quoi qu'on ait dit, et ne saurait être rayée du cadre nosographique. Nous avons déjà parlé d'une variété, la *métrite blennorrhagique*, mais ici nous devons envisager le traitement d'une façon plus complète et surtout plus générale.

La *métrite parenchymateuse aiguë* ne nous arrêtera pas d'une manière spéciale. A l'état isolé, elle est fort rare ; on constate bien l'infiltration purulente du muscle utérin sans autre lésion au cours de la puerpéralité ; mais, à part ces cas, par bonheur peu fréquents, l'inflammation du parenchyme suit ordinairement celle de la muqueuse qu'elle accompagne et son évolution lui reste subordonnée pendant longtemps ; toutefois il arrive un moment où les lésions tendant à passer à l'état chronique, les altérations du muscle utérin s'organisent d'une façon plus autonome et échappent progressivement à l'influence de la muqueuse. Le traitement de la métrite aiguë, en général, ne comporte pas une division avec des indications absolument tranchées pour la métrite parenchymateuse.

1º PÉRIODE DU DÉBUT. — Les phases du début, parfois marquées par des phénomènes d'une extrême acuité, dans presque tous les cas amènent des douleurs, un état du bas-ventre, des réactions abdominales qui nous font craindre de voir l'inflammation gagner et s'étendre aux organes péri-utérins. Il n'est pas de moment, on le conçoit, où la malade reste plus menacée de complications imminentes du côté des annexes ou du péritoine. Aussi nos soins doivent-ils être institués contre toutes les éventualités et la première prescription sera le *repos absolu*, prescription sur laquelle on n'insiste jamais assez.

Nous-même, une fois notre diagnostic posé, nous éviterons toute exploration qui n'est pas absolument indispensable. Le toucher vaginal, combiné ou non à la palpation abdominale, réveille des souffrances, imprime des mouvements aux organes et par là devient même presque dangereux ; quant à l'emploi du spéculum, il n'apprend rien, ne donne aucun renseignement, et fait courir des risques par trop inutiles. Lorsque nous jugerons un examen nécessaire, les précautions d'antisepsie une fois prises, nous procéderons lentement et avec douceur.

La malade, couchée dans le décubitus dorsal, gardera l'immobilité la plus complète qu'elle puisse observer, et qu'elle n'abandonnera sous aucun prétexte. On lui mettra sur le bas-ventre un *cataplasme laudanisé* large et peu épais ; le cataplasme nous paraît un bon moyen sédatif de la douleur et de l'élément fluxionnaire, mais nous ne sommes pas systématiquement opposés à l'usage de la *glace* maintenue en permanence sur l'abdomen, qui est préconisé par de nombreux médecins. Seulement comme nous donnons volontiers, dès que nous le pouvons, de grands bains tièdes ou chauds aux femmes affectées de métrite aiguë, nous ne jugeons pas rationnel de faire alterner de la sorte sans discontinuité les applications glacées et chaudes.

Trois fois par jour environ, on fera passer dans le vagin de longues *irrigations d'eau bouillie aussi chaude qu'elle pourra être supportée*, à pression très modérée, et pour les recevoir la patiente se dérangera à peine, car la position horizontale qu'on lui impose facilite beaucoup l'effet de ces irrigations. Les anciennes *injections émollientes* ou *narcotiques*, comprenant des *décoctions de morelle*, de *belladone*, de *jusquiame*, de *guimauve*, des *têtes de pavots* ou du *laudanum* ne sont certes pas à dédaigner ; mais avant d'en user il convient de s'assurer qu'on les a rendues aseptiques. D'autre part, une simple injection n'a guère d'efficacité, et il n'est pas toujours commode de préparer une quantité de décoction suffisante pour servir à des irrigations répétées de plusieurs litres. Si l'on pare à ces deux inconvénients, difficulté de l'asepsie et quantité insuffisante, les décoctions émollientes, narcotiques, opiacées amèneront de bons résultats. Enfin on portera la malade dans de *grands bains chauds* où elle demeurera une demi-heure ou plus.

Les *émissions sanguines* rendent de grands services dès cette période, mais l'impossibilité et le danger d'employer le spéculum ne permettent guère d'intervenir directement sur le col. Aussi nous voyons-nous réduits à prescrire des applications de *sangsues* au niveau de l'hypogastre. Mais gardons-nous de négliger ce moyen thérapeutique ; il semble que huit, dix, douze sangsues sur les téguments abdominaux séparés de la matrice par l'épaisseur de la paroi, par la vessie, etc..., ne possèdent qu'une action bien restreinte sur la phlegmasie utérine. C'est une erreur; on est tout surpris de voir cette petite saignée locale suivie d'une diminution des douleurs, d'un abaissement de la fièvre, d'un soulagement marqué. Nous considérons les émissions sanguines, même au niveau de l'hypogastre, comme un utile secours dans les phlegmasies utérines et péri-utérines.

Nous ordonnons rarement de *grands vésicatoires* et, plutôt que d'avoir recours aux petits vésicatoires pansés avec un demi ou un centigramme de chlorhydrate de morphine, quand les douleurs sont intenses nous préférons donner l'*antipyrine* en cachets, les *opiacés* en potion, la *morphine* en injections sous-cutanées, et surtout par la voie rectale des *quarts de lavement laudanisé*; le *chloral*, et mieux le *sulfonal* de 0 gr. 50 à 1 gramme et plus (faites absorber aussitôt après le sulfonal une petite tasse d'infusion chaude), procurent un sommeil qu'éloignent non seulement les douleurs mais encore le repos prolongé au lit.

Le souci de maintenir dans l'immobilité les organes abdominaux ne doit pas nous conduire à oublier que la constipation est fâcheuse au cours de la métrite aiguë ; et si des *lavements huileux* ou *glycérinés* n'aboutissent pas, tous les deux jours environ nous conseillons 30 grammes d'*huile de ricin* ou un verre d'une *limonade purgative*.

L'*alimentation* sera légère; du bouillon, des potages, du lait, des laitages et des œufs en constitueront la base dans les premiers jours (on se guidera pour l'augmenter sur la marche de la température), ainsi que des limonades fraîches, de l'eau vineuse et quelques grogs légers pris avec une certaine abondance.

23

2° PÉRIODE D'ÉTAT. — Au bout de quelques jours les phénomènes du début perdent de leur acuité, et il arrive un moment où l'état de la matrice permet une intervention directe un peu plus active. Mais, pas plus à cette période qu'au début, l'intervention ne comporte le *curettage* de la cavité utérine. Cette opération expose alors à de grands risques, et, bien loin de supprimer d'une façon définitive une source continue d'infection en enlevant la muqueuse altérée, elle est susceptible de favoriser une aggravation. Le parenchyme utérin, participant à la métrite aiguë et atteint dans une mesure variable, ne voit pas ses lésions propres modifiées par le curettage, et, d'autre part, le nettoyage le mieux pratiqué ne saurait avoir la prétention d'expulser tous les germes pathogènes. Aussi n'est-il pas surprenant, après une plaie résultant d'un traumatisme opératoire, que l'infection tende à envahir plus profondément, à se propager par les voies lymphatiques et à gagner même les régions péri-utérines. Les complications annexielles, en particulier, éclatent parfois à la suite d'une manœuvre dans la cavité de la matrice. Pas plus que le curettage nous ne conseillerons les *badigeonnages*, les *attouchements intra-utérins* avec les divers topiques. Il n'y a pas longtemps encore, nous avons vu une malade présenter de la sensibilité dans le cul-de-sac latéral gauche, indemne jusque-là, et des menaces de salpingite, pour une simple légère cautérisation intra-cervicale, au cours d'une métrite dont l'évolution semblait bien passée à l'état subaigu. Il vaut mieux s'abstenir, surtout si déjà l'on a constaté l'existence antérieure d'une phlegmasie péri-utérine, au cas par exemple de métrite aiguë succédant à une salpingite aiguë, car cette relation étiologique est parfaitement possible. Relation de coïncidence ou de cause à effet, peu importe, une altération des annexes commande la plus grande réserve.

Sans en arriver au curettage et aux badigeonnages intra-utérins, il arrive, avons-nous dit, un moment où nous sommes autorisés à agir directement sur le col. Ce moment nous sera indiqué par l'état des organes environnants, la diminution de la douleur, la disparition des menaces de diffusion l'état général de la malade, etc.; nous n'insistons pas.

Alors, dès que nous croirons pouvoir user du *spéculum*, grâce à lui nous pratiquerons des *émissions sanguines sur le col lui-même*, soit au moyen de *sangsues*, que nous ne bannissons pas de notre thérapeutique, soit avec un *scarificateur*. Nous ne décrirons pas cet instrument dont les divers modèles se trouvent partout. Il nous suffira de dire que l'opération, pour aussi insignifiante qu'elle paraisse, demande les précautions habituelles de propreté chirurgicale, d'asepsie et d'antisepsie, et qu'on peut la renouveler assez souvent.

Le spéculum nous permet de nettoyer plus rigoureusement le col de temps à autre au moyen d'irrigations chaudes que nous dirigerons nous-mêmes, puis d'appliquer un *nouet d'ouate* imbibé de *glycérine* dont l'avidité pour l'eau provoque une perte séreuse qui, par son action répétée plusieurs fois, contribue à diminuer la poussée fluxionnaire. Rappelons que nous nous servons volontiers pour imbiber nos tampons du mélange suivant déjà cité :

        Acide lactique.. 3 grammes.
        Glycérine... 100   —
    F. S. A. Mixture.

La malade continue du reste à garder le repos, peut-être un peu moins rigoureux, à prendre des irrigations chaudes, des bains, etc., comme au début.

3° PÉRIODE SUBAIGUË. — Il est aussi difficile, on le conçoit, de fixer l'instant précis où une métrite aiguë passe à l'état subaigu, que de marquer exactement la limite qui sépare la métrite subaiguë de la métrite chronique. La thérapeutique se ressent de cette indécision et le traitement de la période subaiguë devient fort variable, suivant les indications fournies, sinon chaque jour, du moins chaque semaine et chaque mois. A une phase, il ne peut que se rapprocher du traitement de la métrite aiguë auquel il succède, à la phase opposée il va se confondre avec celui de la métrite chronique.

Dans les situations intermédiaires, c'est au médecin à poser son diagnostic et à juger, d'après l'état des organes génitaux, s'il doit encore rester quelque temps sur la réserve, ou s'il lui est permis d'intervenir plus directement sur la matrice. *Dilatation lente, lavages intra-utérins, application de topiques,* procédés que nous exposerons et dont nous considérerons plus loin la valeur, ont tour à tour été préconisés. Ce n'est pas seulement pour le procédé qu'il est délicat de se décider, mais surtout pour le moment où il cesse d'être dangereux et où il va nous rendre des services.

La *balnéothérapie* est alors d'un grand secours, et c'est la période où nous employons le plus volontiers un laveur pour irrigations vaginales continues.

Métrite puerpérale.

Les complications qui se manifestent du côté de l'appareil sexuel aussitôt après les couches ressortissent beaucoup plus aux traités d'obstétrique qu'à notre travail.

Qu'il nous soit permis cependant de dire un simple mot de la *métrite septique d'origine puerpérale*, puisque nous la retrouvons souvent au début d'accidents utérins qui poursuivent la femme durant toute sa vie génitale.

Les *lavages intra-utérins* avec des solutions antiseptiques faibles sont aujourd'hui pratiqués par la plupart des accoucheurs, dès qu'une manœuvre les a obligés à intervenir dans l'intérieur de la matrice elle-même. Après la délivrance, à la première apparition de fièvre, quand il est établi que l'élévation de température est bien due à une menace d'infection utérine, l'indication nous paraît encore plus formelle, il faut laver la cavité de l'organe et s'efforcer de le débarrasser ainsi des germes septiques.

Mais l'accord cesse au sujet d'une intervention plus radicale. Le *curettage*, préconisé par les uns (PINARD) pour enlever tous les éléments infectieux, est repoussé par d'autres à cause des accidents qu'il peut amener à sa suite, ou bien parce qu'il devient inutile quand l'infection cesse d'être localisée et s'étend à l'économie entière.

Nous avons suffisamment insisté plus haut sur les dangers d'inoculations nouvelles et de leur extension à tous les organes génitaux auxquels expose le curettage pratiqué pendant la métrite aiguë. L'extrême gravité de certaines métrites puerpérales, qui mettent la vie en péril, autorise à coup sûr les partisans du curettage à le tenter sans regret, même au prix de complications annexielles, tandis qu'il n'en est pas de même pour d'autres métrites d'une étiologie moins inquiétante. Il a donné des succès comme il a été suivi de catastrophes dans lesquelles il était sans doute bien difficile de faire la part qui revenait à l'opération elle-même.

En tous cas, si l'on se décide, il ne faut pas attendre que l'infection ait eu le temps de se généraliser et on nettoiera l'utérus avec la curette du troisième au cinquième jour (LABADIE-LAGRAVE).

La même discussion a été soulevée sur la conduite à tenir quand il y a *rétention d'un fragment placentaire ou des voiles*, mais elle ne nous semble pas mener à des considérations qui doivent nous porter à hésiter longtemps. Pour notre part, à la crèche de l'hôpital Beaujon, nous avons eu à soigner plusieurs femmes entrées après un accouchement ou un avortement et chez lesquelles on constatait la présence de débris dans la matrice. Le curettage nous a donné les meilleurs résultats, et nous pensons que, pratiqué avec soin et précaution, il constitue dans ces cas un excellent moyen de nettoyer la cavité de l'utérus. C'est du reste aujourd'hui l'opinion unanime et tout le monde est d'accord pour enlever les débris placentaires avec la curette.

IV

Traitement de la métrite chronique.

Considérations générales. — Indications du traitement.

Ce serait un laborieux travail, dans lequel il resterait difficile de guider le lecteur avec méthode, que d'entreprendre l'exposé de tous les moyens thérapeutiques préconisés pour la guérison de la *métrite chronique*. La valeur de ces divers procédés ne rencontre pas souvent l'approbation unanime et le meilleur subit presque toujours quelques critiques. Comment pourrait-il en être autrement, quand les lésions même et les symptômes auxquels ils s'adressent d'une façon plus spéciale et qu'ils se proposent de combattre, prennent une importance très différemment appréciée suivant les médecins qui les observent.

Parmi tous ces traitements, il en est dont le temps a fait justice, d'autres restent discutés et quelques-uns sont considérés comme dangereux ; depuis quelques années on tend à revenir à des moyens fort simples.

C'est que les résultats de beaucoup d'interventions très énergiques n'ont pas toujours été favorables, heureux doit-on s'estimer dans certains cas où ils sont restés simplement inutiles.

Une série d'échecs a rendu pessimistes plusieurs gynécologues des plus autorisés : « Le traitement de la métrite, dit Jacobs (1),

---

(1) Jacobs. — Bulletin de la Société belge de Gynécologie et d'Obstétrique (in Se- *gynécologique,* 1899).

est une tâche des plus ingrates et je n'hésite pas à dire que cette affection est incurable. Nous disposons, il est vrai, de moyens qui soulagent, mais qui ne guérissent pas. » — « Il faut savoir se contenter, écrit GALLARD, d'un état dans lequel certaines lésions anatomiques persistant encore, la malade sera débarrassée des principaux phénomènes morbides et des troubles fonctionnels qui lui étaient les plus pénibles à supporter. »

Dans les causes, les altérations et les symptômes de la métrite chronique tant d'éléments entrent en jeu, la maladie évolue si rarement d'une manière isolée sans qu'un autre organe voisin ou éloigné soit atteint, que nous ne saurions nous étonner de sa résistance aux traitements les mieux conduits. Mais il ne faut pas tomber dans un excès de découragement et regarder les conséquences de la métrite chronique comme irrémédiables. Nous obtenons, sinon la guérison, du moins une amélioration telle, dans beaucoup de cas, que nous n'avons pas le droit de laisser sans soins une femme que nous pouvons beaucoup soulager.

Rien n'est délicat comme de reconnaître les *indications du traitement*. Il n'y a pas une métrite chronique, mais des métrites chroniques, nous en trouvons peu qui se ressemblent absolument en tout et certaines indications varient pour ainsi dire avec chaque cas.

Il nous est impossible ici de ne pas rester dans des considérations générales ; par contre au lit de la malade la constatation d'un état particulier, de la prédominance d'un symptôme, nous amènera à modifier sur un point spécial notre thérapeutique.

On a une tendance naturelle à tirer une indication, pour le traitement, des lésions les plus apparentes qui attirent tout d'abord l'attention, et auxquelles il est difficile de ne pas attribuer une grande importance. Ainsi, c'est inévitable, lorsque nous constatons, par exemple, à l'aide du spéculum une *ulcération* du col, nous sommes portés à multiplier nos efforts pour amener sa cicatrisation, et, lorsqu'elle a disparu, nous ne pouvons nous défendre de penser que la métrite a dû être très améliorée. Il y a dans cette appréciation du vrai et du faux ; malheureusement, dans beaucoup de cas plus de faux que de vrai. L'ulcération du col ne constitue pas la métrite chronique, bien au contraire, trop souvent elle n'en est qu'une conséquence, un signe, et sa guérison n'implique pas la guérison de la métrite. Les lésions de la muqueuse persistent comme aussi celles du parenchyme ; au bout d'un temps variable l'ulcération reparaît, ou, si elle ne se manifeste plus, la malade n'en continue pas moins à ressentir les malaises, les souffrances qu'elle accusait auparavant et l'affection évolue toujours.

Ce que nous disons des ulcérations, nous le répèterons à propos des *érosions*, des *kystes*, des *folliculites*, à plus forte raison de la *leucorrhée*, des *métrorrhagies*, etc. Toutefois si dans notre thérapeutique nous ne tenions pas compte de ces phénomènes, nous risquerions de voir nos soins incomplets rester inefficaces.

Les *lésions de la muqueuse* ne constituent pas à elles seules la métrite chronique, mais leur importance est telle que nous ne devons en négliger aucune manifestation (POZZI), et d'autre part leur traitement ne saurait être distrait de l'ensemble thérapeutique. Nous insistons parce que certains auteurs ont multiplié à plaisir les descriptions symptomatiques, et nous nous étonnons de voir un observateur, comme GAILLARD THOMAS, consacrer des chapitres spéciaux à l'*hyperplasie aréolaire*, à la *dégénérescence granuleuse* et à la *dégénérescence kystique*.

Donc les altérations de la muqueuse ne sont pas tout dans la métrite et nous devons nous occuper encore, et au moins autant, de l'état du *parenchyme utérin*. Si dans les cas les plus évidents, nous constatons que les lésions du parenchyme de la matrice s'installent d'emblée, primitivement, à la suite par exemple d'un arrêt d'involution, gardons-nous d'oublier aussi que, d'une manière presque inévitable, une métrite muqueuse se complique à la longue des lésions plus profondes de la métrite parenchymateuse.

Les détails minutieux de l'*anatomie pathologique* sortent de notre sujet ; nous nous contenterons de rappeler que des lésions profondes, un état congestif, sclérose, etc., amènent de notables changements dans les proportions de l'organe. Son *volume augmente*, il en résulte une *dilatation de la cavité* ; à la longue, par le fait de l'évolution pathologique, il arrive parfois qu'à cette hypertrophie du début nous voyons succéder une diminution. Parallèlement à ces modifications dans la forme, nous constatons des variations dans la *consistance* des tissus qui nous paraissent plus *mous*, plus *engorgés*, ou, au contraire, *indurés*, plus *résistants*.

Quand il trouvait l'utérus « mollasse ou gorgé de sang et de sérosités », GALLARD prescrivait du *seigle ergoté* par paquets de 0 gr. 25 seul ou associé au *carbonate de fer*, à la *poudre de colombo* et *de cannelle*, mais seulement lorsqu'il diagnostiquait *absence d'inflammation de la muqueuse*. GAILLARD THOMAS procédait de même dans les cas de subinvolution. L'état de congestion de l'organe, l'examen du *col* par le spéculum, qui nous le montre *rouge, congestionné, violacé*, ou au contraire, *pâle, anémié, exsangue*, nous fournissent encore des indications du traitement, que complète la découverte d'un *ectropion* de la muqueuse au niveau de l'orifice cervical ou d'une *déchirure*.

Depuis EMMET, de nombreux auteurs ont attribué un grand rôle à la déchirure du col dans la pathologie de la métrite. Elle serait le point de départ de tous les phénomènes nerveux, de tous les réflexes, et d'un autre côté elle donnerait naissance à des accidents graves qui s'étendraient de la matrice aux annexes. Cette influence si considérable de la déchirure du col est loin d'être acceptée sans conteste, et nous ne ferons pas tourner toute notre thérapeutique autour d'elle, mais nous n'oublierons pas son existence.

En dernier lieu, la métrite est-elle *localisée au col*, ou a-t-elle *gagné le corps?* Frappe-t-elle *exclusivement le corps?* Tout autant de renseignements fort utiles pour instituer notre médication. Nous nous assurerons aussi de l'intégrité des *annexes*. Sont-ils sains? Et s'ils sont malades, leur altération est-elle la cause ou l'effet de la métrite?

Enfin, comme toujours, et plus que jamais, nous examinerons *les divers organes de l'abdomen*, nous nous préoccuperons de l'*état général*, nous chercherons toutes les *causes éloignées* qui peuvent agir sur les troubles utérins, toutes les affections qui existent en même temps que la métrite et dont les symptômes s'enchevêtrent avec ses manifestations. Ce traitement de l'*état général*, des *affections organiques étrangères à l'utérus*, des *viscéroptoses*, etc., a été longuement exposé à propos des **FAUSSES UTÉRINES**; nous ne le recommencerons pas ici, renvoyant le lecteur à cette partie de notre travail, pour tout ce concerne les *ceintures abdominales*, les moyens de combattre les *troubles dyspeptiques*, la *constipation*, les *cardiopathies*, etc., tous les accidents en un mot que nous rencontrons couramment dans l'*étiologie* ou les *conséquences* de la métrite chronique.

TRAITEMENT LOCAL DE LA MÉTRITE DU COL

Injections vaginales.

Pour bien des femmes, peu soigneuses d'elles-mêmes. quelques injections vaginales peu fréquentes constituent l'unique traitement de la métrite chronique. Comme elles les pratiquent, c'est à peine si elles nettoient le vagin et le col de la matrice, mais, à part cette toilette des premières voies génitales, l'action thérapeutique reste le plus souvent illusoire.

Et, cependant, l'injection, ou plutôt l'irrigation vaginale, est un procédé qui par lui-même produit d'excellents effets et qui, combiné à une intervention plus active, devient un adjuvant des plus fidèles, à condition toutefois d'être bien employé.

Les *longues irrigations d'eau aussi chaude que la malade peut la supporter* sont à notre époque acceptées d'une façon unanime, et, pour notre part, nous avons presque tout à fait abandonné, avec quelques restrictions cependant, les injections d'eau froide si préconisées par un de nos maîtres.

L'eau portée à une haute température, 45° à 50°, acquiert des propriétés bien mises en évidence aujourd'hui et sur lesquelles nous jugeons inutile d'insister. Elle est *hémostatique*, *antiphlogistique* et *sédative*, *antiseptique* jusqu'à un certain point, *anesthésique* même (RECLUS). Ces qualités répondent à diverses indications au cours de plusieurs maladies utérines et péri-utérines et en particulier au cours de l'inflammation chronique de la matrice. Au bout d'un certain temps, lorsque la durée du courant d'eau chaude a été prolongée, son influence se fait sentir sur l'appareil circulatoire et le tissu musculaire pour produire la contraction des vaisseaux et des fibres de l'utérus ; cette action constrictive décongestionne l'organe, et peut-être aussi contribue-t-elle à vider le col en favorisant, dans une faible mesure, l'évacuation des culs-de-sac glandulaires.

Mais, pour arriver à ce résultat, il faut que l'eau soit *très chaude* et que l'irrigation dure assez *longtemps*, sinon elle ne procure que des effets à peine ébauchés ou différents. En second lieu, afin que le courant entre facilement en contact avec les replis et les culs-de-sac des parois vaginales et baigne toute la surface du col, la malade prendra la position horizontale, au lieu de rester accroupie ou à moitié assise suivant l'habitude. Au besoin, elle se servira d'un appareil à irrigations continues.

Doit-on incorporer des *antiseptiques* au liquide ? Si la métrite chronique ne s'accompagne pas de vaginite, nous nous servons d'*eau bouillie* pure ; quand il y a une *leucorrhée* abondante, qui par elle-même constitue une complication fort ennuyeuse, on peut avoir recours à un des antiseptiques ou des astringents énumérés plus haut pour tarir les pertes blanches (voir page 294). Nous devons ajouter que les *alcalins* ont été indiqués par plusieurs auteurs comme dissolvant le mucus, et dans des cas demeurés rebelles à d'autres médications nous en avons retiré de réels avantages.

Bains. — Hydrothérapie.

Tout ce qui a trait aux bains et à l'hydrothérapie se trouve exposé à la fin de cet ouvrage, dans un chapitre spécial du travail qu'ALBERT ROBIN a consacré au traitement hydrologique des affections utérines. Aussi nous nous contenterons ici de mentionner ce mode de traitement dont l'importance est si grande et qui complète l'effet des injections avec lesquelles on le combine parfois (bains de siège à courant continu, etc). Nous avons vu GALLARD, dans son service, prescrire des *bains tièdes*, un peu avant la venue des règles, pour calmer les souffrances que la menstruation réveille ou exagère au cours de la métrite chronique. Dans la période intercalaire, il ordonnait les *bains alcalins* s'il existait des phénomènes de fluxion et d'irritation, et, au contraire les *bains sulfureux* ou *l'eau froide* (en injections ou à courants continus) quand il voulait stimuler un utérus anémié, pâle et induré. C'est alors de préférence qu'il prescrivait les bains de siège froids à courants continus.

Émissions sanguines.

Si les émissions sanguines ne se trouvent pas indiquées d'une manière aussi générale et aussi formelle que dans l'inflammation aiguë de la matrice, gardons-nous cependant de les négliger, car elles nous rendent de grands services à condition de les employer dans des cas bien déterminés.

Nous avons déjà parlé des indications du traitement que nous fournit un col utérin rouge, congestionné, violacé, lorsque l'utérus nous paraît gorgé de sang, état que divers auteurs s'efforcent de combattre par le seigle ergoté et la digitale. A ces médicaments nous adjoindrons avec avantage les émissions sanguines, surtout quand nous verrons la maladie tomber sous le coup d'une *poussée subaiguë*, et qu'il nous semblera qu'un *élément fluxionnaire* récent vient se surajouter aux altérations antérieures. A la suite du froid, d'une fatigue, d'une des multiples causes déjà signalées, le plus souvent après une période menstruelle qui a été particulièrement douloureuse, la leucorrhée s'accentue, elle se teinte de sang par instants, le bas-ventre paraît plus lourd, plus pesant, plus sensible, les maux de reins s'exaspèrent. C'est alors qu'aux sédatifs, aux grands bains tièdes, nous joindrons les émissions sanguines et nous ne craindrons pas de les renouveler, si les phénomènes ne s'amendent pas, quelques jours avant la prochaine période menstruelle, afin d'épargner ou de diminuer à la malade les souffrances de la *dysménorrhée congestive*. La métrorrhagie, dit COURTY, n'est pas une contre-indication à l'application des sangsues sur le col; au contraire, elle cède comme la douleur et tous les autres symptômes inflammatoires... Il faut, si l'on veut que l'efficacité de la saignée locale soit complète, d'abord que la quantité de sang retiré soit assez considérable pour que l'organe, au lieu d'être fluxionné par la succion des sangsues, soit décongestionné par l'hémorrhagie, puis que ce premier effet soit secondé par celui des dérivatifs et révulsifs intestinaux et cutanés.

Les motifs qui nous poussaient, au cours d'accidents inflammatoires suraigus, à les pratiquer sur l'hypogastre, n'existent plus maintenant et nous interviendrons directement sur le col utérin. Nous appliquerons 8 à 10 sangsues, et si le procédé paraît à la malade trop long, fatigant, peu commode, nous aurons recours aux scarifications avec un instrument spécial ou un simple bistouri. Après comme avant l'émission sanguine, il est toujours prudent de faire un nettoyage de la région, et, si on désire employer les sangsues, on se contentera d'eau bouillie au moins avant de les mettre, car la persistance de quelques gouttes du liquide antiseptique suffit parfois à les empêcher de mordre.

Topiques.

La médication par les *topiques*, qui pendant si longtemps est restée la base du traitement de toute métrite chronique, subit aujourd'hui de tels assauts, de telles critiques et de tels reproches, que les convictions les mieux assises finiraient vraiment à la longue par être ébranlées.

Les topiques, disent leurs détracteurs, dont on fait un abus criant, demeurent inutiles quand ils ne sont pas dangereux. Pour peu qu'il existe une complication péri-utérine, annexielle ou pelvi-péritonitique, l'application d'un topique dans le canal cervical, ou à son orifice, expose la patiente aux risques d'un réveil inflammatoire du côté des trompes et du péritoine. Il y a là, convenons-en, une part de vérité; et si nous venons à constater soit une salpingite, soit toute autre phlegmasie concomitante, établissons nous comme règle que l'intervention la plus anodine peut, dans certaines circonstances données, devenir l'occasion de conséquences redoutables.

Bien plus, ajoutent les critiques, en l'absence même de toute affection autour de la matrice, l'usage des topiques n'est pas sans péril, car, en irritant la muqueuse malade, ils aggravent l'inflammation et exposent cette muqueuse à des poussées nouvelles d'infection intra-utérine; jamais, en effet, ils ne possèdent une puissance capable de détruire tous les germes pathogènes.

En dernier lieu, quand ils ne sont pas dangereux ils demeurent tout au moins inefficaces, et leur inocuité tient à une bénignité de leur action qui les rend complètement inutiles.

Si bien que nous voyons quelques médecins en arriver à prescrire le repos, des irrigations d'eau chaude et des bains, des tamponnements vaginaux espacés, et, sans autre thérapeutique, attendre des modifications heureuses, sans doute bien lentes à se produire.

Les reproches dont on accable le traitement par les topiques ne sont pas justes. Demandons-nous, au contraire, s'il faut incriminer les topiques seulement ou bien la façon dont on les emploie. Nous croyons que le plus souvent c'est la méthode qui est défectueuse. Le topique à lui seul ne saurait opérer des merveilles, bien entendu; mais il rentre dans un ensemble de procédés de guérison, il fait partie d'un ensemble de moyens qu'il complète, et son influence deviendra d'autant plus efficace qu'elle se joindra à une thérapeutique judicieuse. Son usage comporte des soins assez minutieux, de la patience et de la ténacité, comme aussi de la prudence si l'on soupçonne une altération des annexes. C'est si bien la façon dont on emploie les médicaments topiques qui est importante, qu'après avoir parcouru la série de tous les produits nouveaux, nous voyons les auteurs les plus compétents revenir à d'anciens et simples remèdes : la *teinture d'iode*, peut-être le meilleur de tous, la *glycérine créosotée*, etc.

La plus simple précaution exige d'abord que *l'on nettoie la région* sur laquelle on veut agir; les règles de l'asepsie et de l'antisepsie étant une fois pour toutes bien observées, on absterge le museau de tanche et on évacue tous les produits de sécrétion qui encombrent la cavité du col, au moyen de petits bâtonnets chargés d'ouate hydrophile et de lavages à l'eau chaude. Si l'on trouve l'orifice cervical trop étroit ou contracté, dans certains cas il devient nécessaire de le dilater. Nous reviendrons plus loin sur ce point particulier, au paragraphe de la *dilatation*.

Un des moyens les plus usuels pour agir sur le col consiste à placer à son contact un *tampon d'ouate hydrophile imbibé de glycérine*. La glycérine, corps très avide d'eau, provoque, par une sorte de dialyse, l'émission d'un flux plus ou moins abondant et elle produit comme une façon de petite saignée ou plutôt d'émission séro-muqueuse. C'est un moyen pour dégorger le col qu'il ne faut pas mépriser, mais naturellement il s'adresse à des cas où l'on désire *décongestionner* l'organe et faciliter l'évacuation des glandes. En toute autre circonstance il devient moins utile, par exemple si l'on compte sur lui pour ramollir le col et favoriser la dilatation de l'orifice externe, et on lui a reproché de « rester imbibé de sécrétions septiques, en les maintenant devant l'orifice cervical, ainsi baigné dans un milieu infecté ». Cette critique serait fondée si on laissait le tampon glycériné en permanence pendant longtemps; mais nous avons pour habitude de le placer le soir et de recommander à la malade de l'enlever le lendemain matin, puis de prendre une grande irrigation et d'aller au bain. Autant pour éviter les craintes d'infection que pour modifier la muqueuse, on incorpore à la glycérine diverses substances : l'*iodoforme*, la *résorcine*, l'*ichthyol*.

1º Iodoforme	3 gr. et plus.	
Glycérine	30 grammes.	
F. S. A. Mixture.		
2º Résorcine	3 à 4 grammes.	
Glycérine	30 grammes.	
F. S. A. Mixture.		
3º Ichthyol	10	—
Glycérine	250	—
F. S. A. Mixture.		

On emploie encore la *glycérine à l'ichthyol* à 1 p. 20, à 1 p. 10, mais on doit surveiller la desquamation que ce remède produit avec facilité, et d'une manière générale il convient de vérifier que la substance employée ne devienne pas trop irritante pour la région. On sait que nous usons fort volontiers du mélange suivant :

Acide lactique	3 grammes.	
Glycérine	100	—
F. S. A. Mixture.		

Suivant les cas, l'intensité de la maladie et le but que l'on se propose, on met un tampon une fois par semaine, tous les trois jours, tous les deux jours. La malade prenant la position horizontale et s'aidant d'une canule demi-flexible, demi-rigide, arrive à introduire elle-même dans la cavité vaginale jusqu'au contact du col un nouet d'ouate, et, quand ou lui prescrit pour l'imbiber de la glycérine pure ou mélangée à une substance qui ne soit pas dangereuse, on peut lui confier le soin de placer le tampon glycériné, lorsqu'elle se trouve dans l'impossibilité d'avoir recours au médecin aussi fréquemment.

L'antique *teinture d'iode* est un des meilleurs topiques que nous ayons à notre disposition. Modificateur énergique des tissus, allant de la simple exfoliation épithéliale à une révulsion puissante, certainement antiseptique, ce produit a été trop oublié dans la thérapeutique utérine; il est vrai qu'on le reprend aujourd'hui (Jacobs). « A l'aide d'un petit pinceau, dit Gaillard Thomas, chaque application doit être répétée une fois par semaine. Ce traitement peut paraître peu énergique aux yeux de quelques praticiens qui ont l'habitude d'employer fréquemment le nitrate acide de mercure, le cautère actuel, la potasse caustique, l'acide nitrique, ou autres caustiques énergiques ; mais je prie ceux de mes confrères qui liront cet ouvrage de vouloir bien essayer ma méthode, qui est très inoffensive, et ils ne tarderont pas à voir qu'ils peuvent faire autant de bien à leurs malades, tout en évitant le risque de leur faire du mal. » Dans le traitement des *ulcérations*, et nous reviendrons sur ce point, de l'*endométrite*, ou lorsque simplement le parenchyme augmenté de volume, lourd, engorgé avec une certaine hyperémie, en état de véritable *métrite parenchymateuse*, indique l'opportunité d'une révulsion, l'application de teinture d'iode pure, ou parfois additionnée de glycérine, amène d'heureuses modifications.

On se sert aussi avec avantage, dans l'endométrite cervicale, de *glycérine créosotée* à 1 p. 10, à 1. p. 5 ; et les attouchements au *nitrate d'argent* rendent aussi de réels services, qu'on use du crayon ou mieux d'une solution au 1/4, au 1/5.

D'autres substances antiseptiques ont été préconisées comme l'*iodoforme*, le *salol*, l'*aïrol*, l'*aristol*, en poudre, ou portées dans une gaze (gaze iodoformée, etc.) incorporées à une pommade, à de la glycérine. Après un lavage minutieux pratiqué par le médecin, l'application de poudre d'*iodoforme* donne de bons résultats dans quelques cas de lésions atoniques. Doléris, dans l'endo-cervicite au début, recommande l'*éther iodoformé* en solution concentrée;

l'éther, irritant la muqueuse, amène une contraction du col qui se vide ainsi lui-même.

Depuis quelques mois nous essayons le *permanganate de potasse finement pulvérisé*, et les résultats que nous avons obtenus sont assez favorables pour nous engager à continuer ce mode de traitement. C'est A. GOUBAREV (1) qui l'a indiqué contre l'*ectropion* du col utérin. Au moyen d'une sonde de PLAYFAIR entourée de coton hydrophile saupoudré de permanganate de potasse, il touche l'ectropion et introduit la sonde dans la partie inférieure du canal cervical ; il a vu la leucorrhée diminuer, l'ectropion rétrocéder et le col revenir à son apparence habituelle.

Nous agissons plus simplement ; nous chargeons d'une mince couche de coton hydrophile l'extrémité mousse d'un stylet de trousse, nous la recouvrons de poudre fine de permanganate de potasse, et, après avoir au préalable bien abstergé la région, nous pratiquons de légers attouchements sur les ulcérations extra-orificielles et jusque dans l'intérieur du canal cervical ; cette dernière manœuvre provoque parfois quelques légères douleurs qui ne durent pas. Puis nous plaçons sur l'orifice et le col un tampon d'ouate sèche que la malade enlève le lendemain matin, pour prendre immédiatement une irrigation et un bain.

Mais nous n'avons pas limité ce procédé thérapeutique au seul ectropion et nous l'avons essayé contre beaucoup d'*ulcérations* et l'*endométrite cervicale* en général. Jamais il n'est survenu d'accidents, et nous avons vu, en effet, la leucorrhée diminuer et l'amélioration des parties atteintes s'établir d'une façon graduelle.

Nous pensons qu'ainsi employé le *permanganate de potasse* rentre dans la classe des agents auxquels on peut s'adresser avec l'espoir de les trouver efficaces.

Nous avons beaucoup plus d'expérience des attouchements avec l'*acide lactique*. Au chapitre de la vaginite, le rôle d'antiseptique naturel du vagin que l'on a voulu attribuer à l'acide lactique a été signalé ainsi que les critiques et les dénégations soulevées par cette opinion ; il est donc inutile de revenir sur ce sujet théorique.

Voici comment nous procédons. Nous usons le plus volontiers d'acide lactique *étendu de moitié d'eau*, rarement nous le prenons *pur*. Après avoir débarrassé la région de toutes les sécrétions accumulées, au moyen d'un mince bâtonnet d'ouate, imbibé de

---

(1) A. GOUBAREV. — Résumé in *Semaine Médicale*, mars 1897.

notre solution, nous touchons le col et la cavité cervicale, puis nous appliquons au niveau de l'orifice un nouet de coton hydrophile que la malade retirera le lendemain, et, par excès de précaution, nous lui conseillons de garder le repos pendant la journée de la cautérisation.

Cette médication topique n'est pas accompagnée de douleurs, et nous la recommençons tous les huit jours en moyenne. Les résultats les plus nets nous ont paru se montrer sur les cols pâles, blafards, dans les vieilles métrites chroniques à allure torpide, et nous avons suivi, un certain nombre de fois, des ulcérations qui diminuaient beaucoup, dont quelques-unes disparaissaient même, tandis que la leucorrhée s'atténuait.

Un de nos collègues les plus distingués de la Société de Thérapeutique, BLONDEL, nous a présenté plusieurs observations fort judicieuses ; à son tour, il se demande si l'acide lactique est bien l'antiseptique naturel du vagin, et arrive à cette conclusion que le but de tout traitement est bien moins de se préoccuper de la qualité de l'antiseptique, que de déloger l'agent infectieux du fond du cul-de-sac qu'il habite. Pour arriver à ce résultat il découvre le col, pousse au-devant de l'orifice une canule fine en verre, et déterge de la sorte la cavité cervicale au moyen d'une solution chaude de *bicarbonate de soude* (2 cuillerées à soupe par litre d'eau) qui balaye le mucus et l'entraîne avec lui. Retirant la canule, il comprime à plusieurs reprises le col entre les valves du spéculum, et favorise de la sorte l'évacuation des culs-de-sac glandulaires. Il recommence lavage alcalin et expression du col deux et trois fois de suite, jusqu'à ce que le liquide ressorte absolument clair.

Cette sorte de massage lui a donné les meilleurs résultats, bien qu'il se soit servi non pas d'une solution *acide*, mais d'une solution *alcaline*.

En effet, cette façon d'intervenir doit être excellente ; employer des solutions alcalines chaudes qui dissolvent le mucus et vider le col et les glandes ne peut qu'aboutir à d'heureux effets. Cela prouve une fois de plus que ce n'est pas tant le choix du topique que la méthode et le discernement des indications qui demeurent importants.

Mais après l'expression du col, BLONDEL se voit obligé de placer dans la cavité cervicale un antiseptique pulvérulent : *iodoforme*, *aïrol* ou *europhène*.

Rien n'empêche de remplacer le lavage alcalin par un lavage

d'eau bouillie, et, une fois par semaine, ce jour-là seulement sans l'accompagner de compression si on craint de réveiller la douleur, de pratiquer un attouchement avec l'*acide lactique* comme avec tout autre des topiques préconisés.

TRAITEMENT LOCAL DE LA MÉTRITE DU CORPS.

Les moyens thérapeutiques que nous venons d'exposer jusqu'à maintenant visent surtout la *métrite cervicale*; ils seraient insuffisants contre la *métrite du corps*, qui réclame une médication différente, soit qu'elle complique une endo-cervicite, ou qu'elle existe seule, ce qui est beaucoup plus rare. Elle affecte souvent la forme de *métrite hémorrhagique* et nous la retrouverons encore plus tard sous cette dénomination.

Pour agir sur la muqueuse qui tapisse la cavité du corps, une dilatation préalable du canal utérin n'est évidemment pas toujours nécessaire (voir plus loin : Dilatation); mais, quand elle existe, elle facilite grandement l'intervention.

Badigeonnages intra-utérins.

Jacobs l'indiquait récemment, un des agents que l'on doit préférer pour modifier la muqueuse du corps, c'est encore la *teinture d'iode* pure ou additionnée de glycérine; sinon la *glycérine créosotée* au 1/3, au 1/5, que l'on porte sur les parois au moyen d'une tige dont l'extrémité est munie de coton ou de gaze. Quelques auteurs accompagnent le badigeonnage d'une injection intra-utérine avec les solutions antiseptiques faibles.

Vincent, qui considère le badigeonnage comme suffisant, sans le faire précéder d'un écouvillonnage susceptible de traumatiser toujours plus ou moins les parties, emploie la solution suivante :

Teinture d'iode	150	grammes
Glycérine	150	—
Iodure de potassium	30	—
Iode	6	—

F. S. A. Solution.

Il fixe le col au moyen d'une pince, et introduit une tige en baleine droite terminée par un pas de vis entouré d'une mince couche d'ouate imprégnée du liquide (Patel). Si le col n'est pas dilaté, il le saisit plus fortement avec sa pince et attend pour pénétrer dans le corps que la résistance de l'orifice interne cesse spontanément sans le forcer, puis il imprime à la tige un petit mouvement de va-et-vient. En somme, il se comporté comme avec un hystéromètre, en prenant toutes les précautions pour ne pas s'exposer à une perforation. L'opération se renouvelle tous les deux à trois jours.

Ce procédé se rapproche des *cautérisations intra-utérines* par des *topiques liquides*, que GAILLARD THOMAS pratiquait à l'aide d'un spéculum intra-utérin et qu'aujourd'hui on pourrait faire après une dilatation. Les solutions de *nitrate d'argent* à 1 p. 10, de *chlorure de zinc* à 2 p. 30, *d'acide chromique* à 2 p. 30, que recommandait GAILLARD THOMAS sont abandonnées aujourd'hui, et POZZI dit avec raison que les caustiques énergiques comme le *chlorure de zinc*, *l'acide nitrique faible*, *l'acide phénique concentré* exposent, malgré toutes les précautions, à un rétrécissement du col. LABADIE-LAGRAVE se contente de *nitrate d'argent* à 0 gr. 05 p. 30, et de *chlorure de zinc* de 5 à 20 p. 100. Ces cautérisations ne sont plus en vogue, et on les a délaissées avec juste raison.

Injections intra-utérines.

Nous nous contentons de signaler ici les lavages intra-utérins avec des solutions antiseptiques très faibles et que l'on fait passer à l'aide d'une sonde construite à cet effet. Pour qu'une intervention de cette nature suffise à guérir une métrite chronique du corps, il faut, bien entendu, que les altérations soient peu profondes. Néanmoins ces irrigations demeurent fort utiles dans certains cas où on les associe à d'autres procédés plus actifs.

Autrement importantes sont les injections de topiques liquides. Pendant longtemps, on les poussait au moyen de la seringue à injections intra-utérines à jets récurrents du professeur PAJOT, ou au moyen de la seringue de LEBLOND ; aujourd'hui la seringue de BRAUN est d'un maniement plus commode. GALLARD se servait de préférence du *perchlorure de fer* (solution PRAVAZ à 30°) et vraiment nous avons constaté dans son service des résultats fort heureux. Il employait aussi la *teinture d'iode* pure ou additionnée de glycérine que POZZI recommande, mais après un curettage préliminaire; on a conseillé la *glycérine créosotée* à 1 p. 3, à 1 p. 10, la solution *d'azotate d'argent* à 1 p. 5, à 1 p. 4.

Tout récemment PIERRE DELBET, qui a repris cette question, préconise les injections de *chlorure de zinc* qui ne lui auraient jamais occasionné ni rétrécissement, ni aucun accident. Il commence, en général, par une solution à 20 p. 100 et augmente d'une manière progressive en variant le degré de la concentration jusqu'à 30 p. 100. Il se sert de la seringue de Braun ou de la seringue de Colin et injecte 1 à 2 centimètres cubes, jusqu'à 3 centimètres cubes, mais pas plus, si la cavité utérine est très augmentée. Sans dilatation préalable, après avoir vérifié l'état du conduit par l'hystéromètre, il pousse l'injection en retirant progressivement la seringue de telle sorte que les dernières gouttes tombent dans le col. Durant l'injection et après, le vagin reçoit un courant d'eau boriquée ou bouillie pour éviter l'effet irritant du chlorure de zinc sur la muqueuse vaginale ; puis on le tamponne avec de la gaze stérilisée.

Les injections sont renouvelées à espaces variables, d'abord au bout de deux, trois ou quatre jours ; à la fin on laisse s'écouler douze et quinze jours entre chacune d'elles ; en moyenne on est obligé d'en pratiquer de quatre à sept. Elles causent des douleurs parfois très vives, mais leurs résultats thérapeutiques « sont excellents dans la *métrite hémorrhagique*, moins bons dans les *métrites mixtes*, et médiocres dans les *métrites glandulaires.* »

Ce traitement des métrites par le chlorure de zinc rencontre des partisans très convaincus qui en arrivent à le considérer comme une prophylaxie du cancer (Dührssen).

En éliminant la question du rétrécissement dont nous aurons à reparler, les injections intra-utérines, de n'importe quel caustique, ne doivent pas être considérées comme absolument dépourvues de danger. Elles ne constituent pas une médication tout à fait inoffensive et nous voyons un auteur comme Landau proscrire presque la seringue intra-utérine. On a eu à déplorer des cas de mort ; d'autres fois ce sont des complications annexielles ou péritonéales redoutables qui ont subitement éclaté. Évidemment on peut toujours incriminer une faute de technique opératoire ; il n'en résulte pas moins que l'injection intra-utérine de topiques actifs a beaucoup plus de gravité qu'un badigeonnage, ou que l'application d'une gaze antiseptique ; elle a aussi, convenons-en, beaucoup plus d'efficacité. Nous ne la conseillerons qu'avec réserve.

Crayons.

L'application de crayons médicamenteux dans le canal de la matrice, où ils se désagrègent, est un procédé infiniment plus simple,

plus commode, comportant moins d'aléa que les injections intra-
utérines; mais on aurait tort, d'autre part, de compter sur eux pour
produire des effets aussi énergiques.

Malgré cette restriction, leur emploi est justifié dans des cas
d'*endométrite légère*, surtout si la malade refuse une intervention
plus active.

On trouvera aujourd'hui partout des crayons tout préparés au
tannin, à l'*iodoforme*, à l'*ichthyol*, à la *résorcine*, au *salol*, etc. Nous
donnons cependant quelques formules tirées des publications de
maîtres autorisés :

1º Poudre d'iodoforme................................... 10 grammes.
    Gomme adragante.................................. 0gr,50
    Glycérine.. ⎫
    Eau distillée.................................... ⎬ Q. S.
                                                   ⎭
Pour dix crayons (TERRIER).

On peut remplacer l'*iodoforme* par la *résorcine* ou le *salol*.

2º Sublimé... 0gr,50
    Poudre de talc.................................. 25 grammes.
    Gomme adragante................................ 1gr,50
    Eau... ⎫
    Glycérine....................................... ⎬ Q. S.
Pour cinquante crayons (TERRIER).

3º Substances médicamenteuses (*iodoforme, sulfate de* ⎫
    zinc, perchlorure de fer)....................... ⎬ āā 2gr,50
    Gélatine.. ⎭
    Glycérine pure.................................. 5 gouttes.
Pour dix crayons (GALLARD).

Que la dose de substance médicamenteuse incorporée soit forte ou
faible, l'introduction des crayons exige les précautions habituelles
d'asepsie et d'antisepsie, tout comme pour une manœuvre plus sérieuse, lavages du vagin, désinfection du col, etc. Puis on maintiendra
le crayon en place au moyen de tampons à l'iodoforme ou au salol.

Nous n'insterons pas sur le *bâtonnage au chlorure de zinc* (pâte
de CANQUOIN) qui ne rencontre plus que de rares défenseurs. Les
conséquences éloignées de cette cautérisation si énergique et dont
il n'est guère possible de mesurer l'intensité, rétrécissement du
canal et des orifices, oblitération des trompes, et d'autres accidents
qui nécessitent de graves opérations chirurgicales, sont un juste
motif du discrédit dans lequel nous la voyons tomber. Le *caustique
Filhos*, que RICHELOT avait tenté de remettre en faveur, paraît aussi
abandonné aujourd'hui.

Fer rouge. — Ignipuncture.

La cautérisation au *fer rouge* a joui d'une grande vogue pendant bien longtemps. JOBERT voulait que son fer fût rougi à blanc; de SCANZONI s'en tenait au rouge sombre. La cautérisation se pratiquait d'une manière superficielle lorsqu'il s'agissait de stimuler un utérus atone, d'une manière profonde si la matrice était molle et engorgée. Aujourd'hui le fer rouge est tout à fait oublié dans le traitement de la métrite chronique, et nous ne devons pas le regretter ; on ne s'explique guère sa faveur, car s'il pouvait exercer une action indéniable, et difficile à mesurer du reste, sur la surface du col, le disque du thermo-cautère par exemple, instrument de prédilection en l'espèce, n'avait aucune prise sur l'endométrite. Et si l'on introduisait un fer rougi, comme nous l'avons vu faire au niveau de l'orifice inférieur du canal et un peu dans le canal lui-même, on s'exposait à de graves accidents consécutifs, rétrécissement, atrésie, etc., sans obtenir des résultats franchement supérieurs à ceux que nous donnent les procédés actuels. Quelques *ulcérations fongueuses*, touchées par le disque du thermo-cautère, subissent à la vérité des modifications favorables, mais, outre la rareté de cette indication, avant que nous en arrivions au fer rouge, d'autres moyens nous viennent en aide qui comportent moins d'inconvénients. De plus, l'ulcération n'est pas tout et souvent elle guérit ou s'améliore avec la maladie principale.

Peut-être conviendrait-il d'être moins sévère au sujet de l'*ignipuncture* préconisée d'abord par COURTY. On l'opère en faisant pénétrer, de 1 centimètre et demi à 2 centimètres dans la profondeur du col, une mince tige rougie à blanc, la pointe fine du thermocautère de préférence. Dans les cas où une *métrite parenchymateuse chronique* prédomine et où la matrice grosse, lourde, ne présente que peu de signes d'endométrite, pour réduire le volume de l'organe et diminuer la tuméfaction ce procédé ne manque pas d'une certaine valeur; et autrefois dans les services de nos différents maîtres nous en avons constaté des effets appréciables.

D'autre part, quand l'endométrite est peu marquée et que les lésions parenchymateuses sont prépondérantes, avant d'instituer une semblable thérapeutique il faut s'assurer que les phénomènes accusés par la patiente ressortissent à l'utérus malade, lourd, volumineux et tuméfié, et que les sensations de douleur, de pesanteur, de gêne doivent bien être rapportées à la matrice plutôt qu'à une viscéroptose ou à toute autre affection extra-génitale.

Le support de l'utérus par des tampons ou un pessaire, quelques badigeonnages iodés suffisent parfois à procurer une atténuation des malaises.

Quoi qu'il en soit, considérons l'ignipuncture comme une intervention assez délicate et dont nous nous abstiendrons si les annexes portent la moindre altération.

Dilatation.

La dilatation du canal utérin est une petite opération quelquefois indispensable, et encore assez souvent très utile, pour le traitement de la métrite chronique. Quand elle est pratiquée selon les règles (1), elle n'expose la femme à aucun danger et permet d'atteindre toutes les parties de la muqueuse.

VINCENT, nous l'avons expliqué plus haut, se passe de dilatation préalable pour le badigeonnage intra-utérin. Il n'en est pas moins évident que l'accès de tous les points de la cavité utérine, facilité par cette manœuvre inoffensive, rend les attouchements avec un topique plus aisés et partant plus efficaces, et après le badigeonnage, les lavages intra-utérins, si on les juge nécessaires, deviennent plus commodes.

Quand la médication se borne à de simples irrigations intrautérines, pourvu que l'on ait vérifié si le retour du liquide ne rencontre aucun obstacle, tant à cause de l'étroitesse du col que du diamètre de la canule, on peut éviter la dilatation, mais il faut être sûr que l'eau ressorte sans aucune gêne ; du reste, dans ce but, on a inventé (JAYLE) des instruments spéciaux.

La dilatation demeure encore indiquée lorsque l'étroitesse d'un orifice s'oppose à la libre évacuation de produits sécrétés qui s'accumulent dans la cavité cervicale. Cette rétention ne se borne pas à aggraver les conséquences d'altérations déjà anciennes du col, elle suffit à favoriser des infections ascendantes, capables de donner naissance à la métrite, par un mécanisme analogue à ce qui se passe dans certains organes dont les voies d'excrétion sont oblitérées : par exemple, dans les canaux biliaires à la suite d'une occlusion du cholédoque qui amène une angiocholite consécutive. Nou

(1) Voir page 194.

seulement la dilatation permet à la matrice d'évacuer les produits infectieux, mais, dit BEURNIER, elle aide encore au dégorgement de l'utérus par une compression lente de dedans en dehors.

A un autre point de vue, la dilatation du col a aussi pour avantage de faire éclater les kystes et de dégorger les glandes, ce qui rend la région plus apte à être modifiée par les topiques. Pour arriver à ce but, WALTON conseille même la divulsion du col et son écrasement à l'aide de fortes pinces.

En dehors des diverses hypothèses que nous venons de considérer, la dilatation est rendue nécessaire pour des interventions dont il nous reste à parler et dont elle est le prélude obligatoire : le *drainage* et le *curettage*.

Drainage.

Le drainage consiste à porter jusqu'au fond de la cavité utérine une gaze antiseptique, gaze iodoformée le plus habituellement, dont l'extrémité émerge au niveau de l'orifice du col.

Le drainage n'a pas seulement pour but de faciliter l'écoulement des sécrétions de la matrice, comme son nom semble l'indiquer, mais, bien exécuté, il produit l'isolement des surfaces et empêche dans une certaine mesure leur réinfection réciproque; de la sorte, il constitue un bon procédé thérapeutique, qui, pratiqué à la suite d'un badigeonnage, complète son action, et se combine très bien avec l'usage des irrigations intra-utérines. Dans le traitement des endométrites dont les lésions ne sont pas trop avancées, il est rare que l'association de ces divers procédés n'amène pas des résultats satisfaisants.

Un mode de drainage sur lequel nous ne saurions donner une opinion personnelle a été préconisé : c'est le *tamponnement*. On l'opère en tassant la gaze iodoformée dans la cavité utérine « comme on plomberait une dent creuse », suivant l'expression consacrée, et on renouvelle le pansement tous les jours ou tous les deux jours, trois ou quatre fois de suite.

Curettage.

Peu d'interventions ont eu plus de vogue que le curettage, pour subir ensuite autant de critiques. On a demandé au curettage plus qu'il ne pouvait donner, et, quand il a fallu reconnaître des insuccès indéniables, on a dépassé la limite en considérant cette opération comme toujours inutile, ce qui est injuste.

Il est certain que, dans beaucoup de cas, ses effets ne sont pas durables et qu'il n'amène pas une guérison définitive : au bout de quelques mois, nous voyons revenir les malades aussi dolentes, aussi fatiguées qu'auparavant ; et de plus, fort découragées. La curette bien évidemment n'a pu modifier en rien les altérations déjà anciennes du parenchyme, et de plus elle n'a pu enlever toute la muqueuse, toutes les glandes, jusque « dans le plus petit recoin (BEURNIER) ». Si elle en a supprimé les parties superficielles les plus atteintes, elle a forcément laissé dans la profondeur les culs-de-sac glandulaires qui président à la rénovation de la nouvelle muqueuse, mais qui contribuent aussi à perpétuer l'infection. Dans l'endométrite cervicale surtout, la curette entame la partie superficielle des glandes, mais ne racle jamais leurs parties profondes dans lesquelles persistent les microbes qui entretiennent l'inflammation. Peu de femmes se montrent disposées à subir une nouvelle opération, et cependant, pour obtenir une cavité utérine aseptique, un second curettage même risque de ne pas donner un résultat complet ; les malades ne laissent pas recommencer indéfiniment.

Aussi nous observons des améliorations momentanées, puis des phénomènes de douleur, de pesanteur, se manifestent de nouveau, quelquefois ils n'avaient pas complètement disparu, les écoulements reprennent, et enfin nous constatons une rechute.

A la suite d'un curettage pour une métrite purulente, l'infection des lymphatiques et la propagation aux annexes est encore une éventualité à laquelle il faut songer pour nous tenir sur nos gardes.

Nous comprenons très bien les auteurs comme OZENNE, qui prétendent que le point essentiel et délicat, « c'est la continuité des soins après le curettage » : attouchements avec des topiques antiseptiques, lavages, tamponnement, etc. Malheureusement toutes ces précautions ont été prises par des médecins fort consciencieux et le succès est loin d'avoir toujours répondu à leur attente. (JACOBS).

Il ne faut donc pas considérer cette opération comme le procédé infaillible contre la métrite ; du reste il n'y a pas de procédé infaillible surtout pour traiter une maladie dont la ténacité est désespérante et qui revêt des formes si différentes.

Car le curettage nous est d'un grand secours contre certaines catégories de métrite. En première ligne, mettons les *métrites chroniques fongueuses et hémorrhagiques*, dont les pertes sanglantes s'arrêtent après l'abrasion des fongosités de la muqueuse par la curette, et en particulier cette variété que l'on appelle aussi *endométrite polypeuse*, où l'on voit une leucorrhée muco-purulente déjà ancienne se transformer petit à petit en un écoulement sanieux, puis sanglant. Il est peu de moyens, s'il en existe, aussi efficaces que le curettage pour mettre fin à ces hémorrhagies tenaces dont la répétition affaiblit la femme, la maintient au lit et devient pour elle un sujet incessant de préoccupations et de craintes.

Nous avons déjà signalé l'importance de cette intervention dans les *rétentions placentaires*, dans les *métrorrhagies* qui surviennent longtemps après l'*accouchement* par le fait de la persistance d'un *débris* accolé à la muqueuse.

Plus loin, nous dirons qu'elle est utile dans les *métrites* des *femmes âgées*.

D'autre part, et nous n'insisterons pas de nouveau sur ce point, le curettage est *contre-indiqué* dans les *métrites aiguës*, et l'existence d'une *phlegmasie péri-utérine* recommande la plus grande prudence, si même elle n'exige pas l'abstention ; à propos du traitement des salpingites nous nous expliquerons sur l'opportunité de cette intervention.

Nous n'avons plus que quelques mots à dire au sujet de procédés dont les uns sont peu en usage, dont les autres exigent une pratique spéciale, et qui ne s'adressent au reste pas d'une manière particulière à la métrite du corps.

Injections intra-parenchymateuses.

Les injections interstitielles qu'Auvard et Touvenaint poussent dans le col (quelques gouttes d'un mélange par parties égales de *créosote*, de *glycérine* et d'*alcool*) provoquent des eschares dont la cicatrice rétracte les tissus. Le procédé se rapproche de l'ignipuncture ; moins violent, il est aussi moins actif, et peut-être expose-t-il aux mêmes accidents.

Columnisation.

On appelle columnisation le tamponnement rigoureux du vagin, qui emplit méthodiquement les culs-de-sac, distend les parties, se moule sur le col et forme au-dessous de lui une colonne, un cylindre de coton tassé. « Il donne, dit Pozzi, un soutien à l'utérus et aux ovaires, empêche la traction sur les ligaments, et provoque la résorption des produits plastiques. »

Ce mode de traitement jouit d'une grande vogue à l'étranger, surtout aux États-Unis. Nous y reviendrons à propos des phlegmasies péri-utérines, mais nous pensons qu'outre le support qu'elle donne aux organes génitaux et qui atténue les symptômes douloureux, la columnisation minutieusement faite effectue sur la périphérie du col une compression qui n'est pas sans avantage. En appliquant autour du col une série de tampons imbibés de glycérine, et en achevant l'obstruction du vagin avec de l'ouate, on doit produire une action décongestionnante, et d'autre part provoquer l'évacuation des glandes et du canal cervical.

Richard d'Aulnay a publié un procédé où, faite aussitôt après le traitement de l'endométrite et des applications locales de glycérine, la *compression ouatée méthodique du museau de tanche* joue le rôle le plus important. Pour notre part, nous avons très volontiers recours à cette compression par les tampons glycérinés; mais nous n'en faisons pas un mode de traitement unique, au contraire c'est plutôt un adjuvant que nous combinons avec d'autres moyens thérapeutiques dans les cas où nous voulons combattre la turgescence du col et des sécrétions très abondantes.

Électricité. — Massage.

Enfin nous nous contenterons de mentionner l'*électricité* et le *massage* dont les effets sont indiscutables, mais qui nécessitent, pour être mis en œuvre d'une manière judicieuse, des connaissances et une pratique tout à fait spéciales.

Arrivés au bout de cette énumération sans doute trop longue, si l'on nous demande : parmi tous les modes de traitement que vous venez de décrire, lesquels employez-vous de préférence? Voici, très brièvement résumé, ce que dans la plupart des cas nous conseillons à nos malades atteintes de métrite *du corps* :

Le repos pendant toute la durée du traitement, autant que le permettent les conditions dans lesquelles vit la femme que nous soignons.

Une thérapeutique visant l'état général, veiller aux fonctions digestives, etc., etc.

Des irrigations vaginales.

La balnéo-thérapie.

Des lavages intra-utérins.

L'application d'un crayon médicamenteux.

On se borne à ces deux derniers moyens si le cas est léger.

En face d'un insuccès, ou si le cas est plus sérieux :

Dilatation.

Badigeonnages intra-utérins, de teinture d'iode, de la solution iodurée iodique, etc.

Drainage.

Curettage contre hémorrhagies de la métrite fongueuse.

Support de l'utérus, s'il y a chute ou déviation.

Ces divers moyens n'excluent pas les autres ; s'ils ne guérissent pas d'une façon complète, comme cela arrive trop fréquemment, bien souvent nous avons le droit d'espérer qu'ils apporteront une amélioration satisfaisante.

V

Indications du traitement pour quelques lésions prédominantes.

Quelques lésions prédominantes au cours de la métrite chronique peuvent donner lieu à des indications particulières.

Ulcérations du col.

Les ulcérations du col devraient guérir, semble-t-il, avec l'endométrite dont elles ne sont qu'une conséquence. C'est ce que nous constatons en effet, mais nous observons aussi des ulcérations qui résistent au traitement dirigé contre la seule endométrite, parce que les altérations profondes dont elles sont l'expression ont acquis un trop grand développement. On s'efforce de les modifier par des attouchements à la *teinture d'iode,* au *chlorure de zinc* à 1 p. 20 ou à 1 p. 10 en surveillant la *sténose du col.* Nous avons parlé plus haut du *permanganate de potasse pulvérisé* et de l'*acide lactique* en applications sur l'*ectropion* de la muqueuse. Mais l'*érythrol* encore nous donnera ici des résultats satisfaisants.

Au moyen d'un *scarificateur* on tâche de faire éclater les glandes, en dernier ressort on peut se voir obligé, contre des lésions rebelles, d'avoir recours à une intervention chirurgicale que nous allons citer à propos des cols scléro-kystiques et des déchirures.

Kystes du col.

Cette indication de vider les culs-de-sacs glandulaires proliférés s'impose surtout dans cette forme de métrite chronique à laquelle on a attribué le nom de col scléro-kystique à cause du rôle que joue la prolifération des glandes dans l'hypertrophie de l'organe. A cet effet, on emploiera un *bistouri*, un *scarificateur*, ou bien un instrument spécial comme la *herse* de DOLÉRIS. Rappelons que WALLTON a conseillé la divulsion du col et son écrasement à l'aide de fortes pinces.

Déchirures.

Nous avons dit plus haut que l'influence de la déchirure du col avait été exagérée dans la pathogénie des accidents de la métrite chronique. Il faut cependant reconnaître que lorsqu'elle complique un état de la matrice où des ulcérations plus ou moins fongueuses demeurent rebelles à tout traitement, en même temps que les culs-de-sacs glandulaires hypertrophiés envahissent les tissus, elle contribue largement pour sa part à s'opposer à la guérison et à entretenir les phénomènes concomitants.

Contre ces multiples lésions, diverses opérations sont pratiquées qui ont pour but d'exciser la muqueuse et d'aviver le col, parmi lesquelles il convient de citer en premier lieu l'*opération de Schrö-der* et l'*opération d'Emmet*.

Polypes.

La présence de petits polypes muqueux faisant saillie dans la cavité du col, ou même au dehors, en oblitérant l'orifice, nécessite parfois leur ablation. On les enlève d'un coup de ciseau ou de curette, ou bien on tord leur pédicule. Il n'est pas nécessaire de se servir de l'écraseur comme on le faisait autrefois.

VI

Indications du traitement pour quelques variétés de métrite.

Métrite hémorrhagique.

Contre la métrite hémorrhagique, dont les altérations d'une muqueuse souvent recouverte de fongosités entretiennent un écoulement sanguin tenace ou à répétitions incessantes, le *curettage* est le remède dont les effets sont les plus définitifs. Si d'autrefois les modifications de la muqueuse ne méritent toujours pas, à proprement parler, le nom de fongosités, du moins, au milieu de diverses lésions, la membrane continue à présenter une abondante prolifération de vaisseaux capillaires néoformés, situés près de la surface, et qui entretiennent les métrorrhagies. Le curettage supprime ces lésions superficielles, et en supprimant la cause met un terme aux écoulement sanguins.

Mais avant d'en arriver à cette opération, on est fréquemment appelé à combattre une perte pour laquelle, d'emblée, on ne saurait parler à la malade de curettage et que l'on ne peut laisser sans soins. Ou bien, c'est la première perte qui soit survenue, ou bien elle est demeurée longtemps sans se reproduire ; d'autres fois si la durée traîne un peu, l'abondance du moins ne prend pas des proportions inquiétantes ; enfin, pour des motifs divers, il faut instituer une thérapeutique en dehors de l'intervention opératoire

C'est alors qu'on doit songer aux préparations d'*ergotine*, de *digitale*, au *tamponnement* à l'aide de la *solution gélatinée*, aux différents moyens que nous nous sommes efforcés d'exposer d'une manière complète à l'article **métrorrhagies** et auquel nous renvoyons le lecteur.

Mais l'hésitation n'est plus permise si l'on soupçonne que le flux hémorrhagique provient de la présence dans la cavité utérine de débris anciens à la suite d'un accouchement ; alors le curettage s'impose et jamais il ne réussit mieux.

Parmi les préparations recommandées pour arrêter les métrorrhagies de la métrite, on a préconisé (P. Bouquet) *l'iodure de potas-*

sium dont l'usage interne amènerait de bons résultats. Nous avons le droit de nous demander si les métrites ainsi heureusement modifiées par l'iodure de potassium ne relevaient pas d'une étiologie particulière.

Métrite syphilitique.

La *syphilis*, en effet, et même la *syphilis héréditaire* (Mackensie) comptent parmi les causes de l'*endométrite hémorrhagique*. Trépant a publié un cas fort curieux où le repos, le curettage, le drainage, etc., échouaient tour à tour, lorsqu'il apprit que sa malade avait contracté la vérole neuf ans auparavant; le traitement antisyphilitique mit un terme aux accidents dont rien jusqu'alors ne parvenait à suspendre l'évolution.

La possibilité d'une influence syphilitique constituera donc, dans certains cas, une indication thérapeutique.

Métrite tuberculeuse.

Nous ne parlons que pour mémoire de la métrite tuberculeuse.

Métrite des vierges.

Nous avons déjà cité la métrite des vierges parmi les accidents de la *puberté* (1) et nous avons énuméré les différentes circonstances étiologiques capables de lui donner naissance, en faisant ressortir l'importance pathogénique des *poussées fluxionnaires* qui accompagnent le développement et la transformation de l'appareil génital à cette période de la vie et le rendent plus sensible aux infections extérieures.

Contentons-nous ici de rappeler les principaux traits qui constituent des indications thérapeutiques tout à fait particulières.

A. — La métrite des vierges succède à une infection vulvo-vaginale, ou reconnaît une des causes ordinaires de la métrite en général, et son traitement ne réclame que les soins habituels à cette maladie. Pendant les phases aiguës, il convient d'insister sur les *émollients*, les *antiphlogistiques* et les *émissions sanguines* pour combattre les tendances congestives qui sont fort marquées en raison de l'influence de la puberté.

B. — La métrite des vierges se manifeste chez des jeunes filles

---

(1) Voir page 163 et page 165.

dont l'appareil génital est en état d'*hypoplasie sexuelle* ; le col est demeuré petit, incomplètement développé, conique, les orifices sont rétrécis, et cette sténose favorise l'invasion des organismes pathogènes; d'autrefois on constate une *déviation, antéflexion* (Pozzi), *rétroflexion* (Hertoghe). Le premier temps de la thérapeutique doit consister alors à porter remède à ces anomalies.

C'est contre ces différents états que l'on a pratiqué la *dilatation* suivant ses divers modes, le *curettage*, etc., procédés dont nous avons déjà discuté les indications en plusieurs endroits de ce livre (voir page 163).

Métrite de la ménopause et métrite des femmes âgées après la ménopause.

A la ménopause nous trouvons de nouveau l'influence des *poussées fluxionnaires* qui se portent sur la matrice et diminuent sa résistance contre les infections extérieures ; elles créent donc ici encore une indication du traitement dont nous avons à tenir le plus grand compte.

Mais, outre quelques particularités anatomo-pathologiques propres à certaines métrites de la ménopause que nous avons signalées en leur temps, il existe une forme, que l'on rencontre déjà à ce moment et de préférence chez les femmes plus avancées en âge, dont les symptômes rappellent ceux du cancer avec lequel du reste on est exposé à la confondre souvent. Elle est caractérisée par un catarrhe fétide (Maurange), composé d'un pus sanguinolent qui s'échappe avec abondance du col dont la muqueuse prend une vague apparence sphacélique. De véritables métrorrhagies, écoulement de sang pur, remplacent par instants la leucorrhée fétide. Cette métrite acquiert, on le voit, toute l'allure d'un cancer. Le seul traitement qui convienne, dit Maurange, est le *curettage*, qui doit être pratiqué avec précaution à cause de l'extrême amincissement qu'atteignent dans certains cas les parois utérines.

VII

Indications du traitement pour quelques symptômes et complications.

Les accidents du côté de la *vessie* ou du *rectum*, qui surviennent dans les cas de métrite aiguë ou chronique par compression ou propagation, ne méritent que d'être signalés, et leur thérapeutique est des plus simples.

Les *déviations*, les *phlegmasies péri-utérines*, seront envisagées dans leurs rapports avec la métrite qu'elles accompagnent, lorsque nous parlerons de ces différentes affections.

La *névralgie iléo-lombaire* (p. 188), le *prurit vulvaire* (p. 271), la *leucorrhée* (p. 294), les *métrorrhagies* (p. 213), ont déjà attiré notre attention.

Disons un simple mot de l'*aménorrhée* et de la *dysmémorrhée*.

Les poussées aiguës qui provoquent de l'*aménorrhée* et de la *dysménorrhée congestives* seront combattues par les émissions *sanguines* et les *applications émollientes et chaudes*.

La gène et les phénomènes douloureux survenant à propos de l'éruption du sang menstruel feront rechercher la présence d'un *polype muqueux* engagé dans un orifice ou dans le canal, afin de supprimer l'obstacle avec la *pince*, les *ciseaux* ou la *curette*.

Le *rétrécissement* des orifices, provoqué par des cautérisations trop violentes, ou s'établissant avec les modifications que la vieillesse amène dans la structure de l'organe, cause des rétentions de produits sécrétés qu'il faut évacuer à l'aide d'une dilatation.

C'est au cours de la métrite chronique que GALLARD combattait la *dysménorrhée* par la *teinture d'iode* (VI à XII gouttes dans un julep gommeux pendant huit à dix jours chaque mois au moment des règles) pour agir sur l'induration du parenchyme utérin.

CHAPITRE IV

—

TRAITEMENT DES DÉPLACEMENTS ET DES DÉVIATIONS DE LA MATRICE

I

Considérations Générales. — Indications du Traitement

Les déplacements et les déviations de la matrice, surtout dans ces dernières années, ont suscité l'idée d'opérations qui se proposent de ramener à la normale la position vicieuse de l'organe et de l'y maintenir.

Il n'entre pas dans le cadre de notre travail d'exposer et de discuter les divers procédés chirurgicaux. Nous devons nous borner à décrire les moyens non sanglants que nous employons pour diminuer, et, s'il est possible, faire disparaître les accidents qui résultent d'une situation anormale de l'utérus. Du reste, tout déplacement ou déviation relève, au moins à un moment donné, du traitement médical, soit que les phénomènes observés ne nous paraissent pas nécessiter une intervention chirurgicale, soit que d'emblée la malade ne veuille pas recourir à cette intervention, avant d'avoir constaté l'ineffacité absolue d'une thérapeutique moins radicale.

Tout d'abord le traitement médical, qui doit prévoir la possibilité d'un déplacement, s'efforcera d'éviter et de combattre toutes les causes capables de provoquer un changement dans la position régulière de l'organe ou de l'exagérer quand il est produit. Il en est peu qui ait autant d'influence que les suites d'un accouchement. Pendant l'état de *subinvolution*, l'utérus, augmenté de volume et de poids, conserve un parenchyme dont la résistance est diminuée, tandis que les ligaments qui le soutiennent demeurent relâchés. Aussi recommanderons-nous le repos au lit, tant que persistera la moindre crainte; puis, quand la malade se lèvera, elle s'abstiendra de rester debout trop longtemps, et nous lui conseillerons une série de précautions à prendre, applicables du reste à la majorité des cas de déviation ou de déplacement.

La plus élémentaire consiste à lutter contre les effets de toute cause susceptible de presser sur l'utérus et de le chasser mécaniquemment de sa place habituelle. Le *poids de la masse intestinale* joue un grand rôle dans cette pathogénie, surtout lorsque la paroi abdominale, le plancher pelvien et les ligaments ont perdu leur tonicité et leur force ; c'est un point sur lequel nous nous sommes assez étendus en traitant des **fausses utérines** et des **ceintures abdominales**. Ce poids de la masse intestinale est augmenté par des *vêtements trop lourds*, ou mal appropriés à la forme de l'abdomen qu'ils compriment et projettent en bas ; le *corset* trop serré en particulier, descendant trop bas, ou mal fait, mis de façon à gêner la proéminence peu élégante mais naturelle d'un ventre qui s'étale en avant, le corset produit de mauvais résultats. On a préconisé différents appareils pour soutenir les vêtements et empêcher qu'ils ne pèsent trop ; il faut qu'une femme se sente bien malade pour se résoudre à les porter, et encore elle les refuse la plupart du temps. Le mieux est de l'avertir des dangers qu'elle court si elle ne change pas sa toilette, et elle s'ingéniera pour la modifier, ce qui n'est, en réalité, pas difficile.

Pour les mêmes raisons, les *exercices violents*, les *efforts*, les *travaux physiques* doivent être proscrits autant qu'il est possible.

En dehors de ces influences étrangères à la matrice, et qui retentissent sur elle, il arrive fréquemment que l'on constate en même temps une déviation ou un déplacement et une autre affection de l'organe. Quand il s'agit d'une *tumeur*, polype, fibrôme, etc., dont le poids suffit à amener un changement de situation, les indications se tirent de l'existence du néoplasme.

Le plus souvent, c'est une *métrite* que l'on observe; et sans renouveler les anciennes et interminables discussions à ce sujet, nous pouvons dire que deux cas se présentent avec une égale fréquence.

a. — Tantôt une déviation prédispose la matrice aux infections, à la métrite, sans doute en grande partie par les troubles circulatoires qu'elle entretient, puis elle s'oppose à la guérison.

b. — Tantôt la métrite, première en date, voit l'altération du parenchyme créer une déviation.

Mais peu importe, quel que soit le processus pathologique, l'existence de la métrite constitue par elle-même un obstacle qui empêchera l'efficacité de toute thérapeutique uniquement dirigée contre la déviation. Aussi devons-nous commencer par traiter les phénomènes inflammatoires et infectieux, avant de tenter un redressement, par exemple, puis nous maintiendrons l'amélioration obtenue en obviant à la situation vicieuse de la matrice. C'est là quelquefois un point fort délicat à apprécier, car nous rencontrons des utérus que l'on ne débarrasse d'accidents de congestion ou d'endométrite qu'à la seule condition de les soutenir.

Lorsque les changements de position de la matrice sont produits par une *affection péri-utérine*, comme une grosse salpingite ou un kyste, qui par son poids entraîne dans un mouvement de bascule ou d'abaissement tout l'appareil génital, leur importance disparaît derrière celle de la maladie première. Il n'en est pas de même quand la déviation est retenue et fixée par des *brides*, reliquats de *phlegmasie péri-utérine ancienne, pelvi-péritonite, périmétro-salpingite*, etc. De simples brides parfois n'acquièrent de gravité que parce qu'elles suffisent à rendre vains tous les efforts de redressement.

Par les massages, par les tractions lentes et méthodiques, nous nous efforcerons de relâcher cette tension périphérique et de donner un peu de jeu à l'organe ; nous avons besoin que l'utérus soit *mobile* ou du moins *mobilisable*.

Les appareils auxquels nous avons recours sont les *ceintures* qui soutiennent la masse abdominale, et les *pessaires* qui supportent l'utérus et le maintiennent en bonne position, beaucoup plus par la distension des culs-de-sac vaginaux que par une pression directe sur la partie déplacée.

Nous renvoyons pour les *ceintures* à l'article des *fausses utérines*.

Le *choix* du *pessaire* change avec la variété de l'affection, mais son application est soumise à quelques règles générales : « Il faut de l'adresse, de l'habitude et de la pratique, dit GAILLARD THOMAS, non seulement pour faire du bien avec ces instruments, mais encore pour les employer sans danger. Un praticien inexpérimenté n'est pas plus capable de placer un pessaire d'une manière sûre et efficace, qu'un individu non cordonnier n'est à même de faire une chaussure qui s'adapte bien au pied. » C'est possible, mais on gagne en peu de temps l'habileté requise, au moins pour les cas ordinaires.

D'abord, il faut s'assurer de l'*état du périnée* ; si on compte employer un pessaire vaginal isolé, c'est-à-dire non relié à une ceinture abdominale par une tige qui le maintienne en place, il est indispensable que le périnée ait conservé une certaine résistance, sinon le premier effort chassera l'instrument du vagin. Ensuite, on vérifie si l'utérus n'est pas *douloureux*, s'il ne subit pas une *poussée congestive* ou *inflammatoire*, s'il n'existe pas de *phlegmasie péri-utérine aiguë*, car il y aurait là matière à contre-indications. Et si, dans ce cas, le médecin se croit autorisé à passer outre, à cause du peu d'intensité des phénomènes, il surveillera de près sa malade, et la débarrassera du pessaire à la moindre exacerbation des symptômes ; nous y reviendrons plus loin, la constatation d'une phlegmasie péri-utérine n'est pas toujours une contre-indication absolue.

Une fois mis en place, la présence du pessaire au fond du vagin exige certaines précautions de *propreté* : grandes irrigations vaginales, extraction de l'instrument assez souvent, son nettoyage dans des solutions antiseptiques appropriées, etc.

Ces indications générales trouvent leur application naturelle lorsque les déplacements et les déviations se manifestent par un cortège de symptômes et de conséquences déterminés : *accidents de la menstruation, accidents nerveux, douleurs, pertes, difficulté de la marche, névralgies, stérilité*, etc., etc.

Mais lorsque la femme n'accuse aucune souffrance, aucun phénomène, lorsque la position anormale de la matrice ne se révèle par aucun trouble, ce qui arrive fort bien, quelle conduite tenir ? D'une part, l'application d'un pessaire semble inutile pour lutter contre des maux qui n'existent pas ; d'autre part, une complication, ne l'oublions pas, est toujours à redouter, par le seul fait d'une déviation qui favorise l'apparition de la métrite. L'hésitation est permise, et le plus souvent on se contente de prévenir la malade pour intervenir à la moindre alerte.

II

Prolapsus du Vagin et de l'Utérus.

A. — Prolapsus du vagin.

Le *prolapsus du vagin simple, isolé*, n'entraînant pas avec lui la *vessie* ou le *rectum*, est extrêmement rare chez les multipares ; les accouchements répétés, la faiblesse du périnée en sont les causes ordinaires. Le plus souvent, il se complique de *cystocèle* et de *rectocèle*, quelquefois d'*entérocèle*.

Quand il se produit subitement, tout d'un coup, il est en général facile à réduire ; on vide la vessie et le rectum et par quelques pressions méthodiques, on parvient à rentrer l'organe prolabé, en mettant au besoin la femme dans la position genu-pectorale.

Puis la malade garde le *repos* au lit, le bassin élevé, et s'il se manifeste du *ténesme rectal*, elle prend un quart de *lavement laudanisé*. En même temps, on lui prescrit des *injections astringentes*, contenant du *tannin*, de l'*eau blanche*, et l'on introduit des tampons d'ouate recouverts de tannin (Savoye) pour essayer de tonifier les parois vaginales.

Ces moyens, pratiqués dans les cas récents et légers, demeurent insuffisants dans les cas anciens et très marqués.

D'habitude le prolapsus survient graduellement, affectant une allure *chronique* d'emblée, et pour le maintenir, un appareil ne peut être évité ; le choix présente des indications analogues à celles de la chute de l'utérus.

Avant d'appliquer l'instrument qui va rester à demeure, il faut guérir les différentes lésions, œdème, ulcérations etc., que présente la muqueuse vaginale sortie de la vulve, à la suite des frottements et surtout du contact de l'urine.

Quelques *lavages*, l'*isolement* des surfaces avec une feuille de gaze, le maintien de la muqueuse dans le conduit génital au moyen de tampons d'ouate stérilisée, au besoin le séjour au lit, amènent une guérison rapide de ces accidents secondaires.

Parfois aussi, au cas de rectocèle, on est obligé de faire un véritable curage de la poche pour en extraire les matières fécales...

B. — Prolapsus de l'utérus.

Dans la majorité des faits observés, *l'abaissement de l'utérus* n'offre pas de difficultés pour la réduction. Néanmoins des chutes *brusques* sont capables, semble-t-il, d'opposer une certaine résistance. GAILLARD THOMAS cite une observation de A. MUNRO : « Un prolapsus étant survenu brusquement chez une enfant de trois ans ne put être réduit et se termina par la mort ». Lui-même a dû employer un taxis forcé après anesthésie ; et il recommande de placer la malade dans la position genu-pectorale, de saisir l'utérus de la main droite, et, sans user de force, de presser méthodiquement pendant dix, quinze et même trente minutes, jusqu'à ce que l'organe ait repris sa position.

Il est bien rare que le médecin se trouve forcé d'en arriver à ces procédés de taxis ; ils sont toutefois bons à connaître.

La *chute de l'utérus* se réduit ordinairement sans grande gêne, mais le *maintien de la réduction* est autrement difficile à obtenir. Le manque de résistance du périnée, la laxité des parois vaginales enlèvent tout point de soutien aux *pessaires* qui se déplacent et jaillissent hors de la vulve au premier effort ; de plus, la matrice augmente beaucoup de volume et de poids lorsque son abaissement résulte d'une altération anatomique telle que *l'hypertrophie sus* ou *sous-vaginale du col*.

Les deux appareils que nous prescrivons le plus volontiers sont le *pessaire de* GARIEL et le *pessaire de* DUMONTPALLIER rattaché à l'aide d'une tige courbée et rigide (*pessaire vagino-abdominal, hystérophore*) à une ceinture abdominale.

Le *pessaire de* GARIEL, formé d'une poche que l'on dilate à volonté, pratique et commode au début, finit à la longue par dilater lui-même le vagin et risque au bout d'un temps variable de se trouver expulsé à son tour.

Il faut donc alors employer un instrument qui soit fixé en place de manière à ne pas céder au poids de la matrice ; *l'anneau de* DUMONTPALLIER supporté par une tige, retenue elle-même à l'aide d'une ceinture, remplit assez bien ces conditions. Mais, en l'espèce, il n'existe pas de pessaires parfaits et le meilleur a des inconvénients. Aussi des malades réclament une opération et l'on intervient alors suivant l'état des parties par l'amputation conoïde du col (HUGUIER), par la suture des parois vaginales, etc.

A défaut de pessaires aussi compliqués, on peut conseiller aux femmes (à celles de la classe ouvrière par exemple) de réduire chaque matin le prolapsus et d'introduire ensuite dans le vagin une série de tampons d'ouate en queue de cerf-volant, que l'on maintiendra par une bande passant entre les cuisses et munie d'une pelote qui comprime la région vulvo-périnéale.

III

Antedéviations.

Antéversion.

Si, dans la plupart des cas, il est encore relativement aisé de ramener en position régulière un utérus que l'on trouve en *antéversion*, par contre nous considérons comme extrêmement peu commode de maintenir avec certitude la réduction opérée.

La situation anatomique normale de l'organe le prédispose à basculer en avant, et il tombe avec d'autant plus de facilité qu'une métrite a augmenté son poids et son volume en même temps que les ligaments se relâchent. Aussi tous les auteurs conseillent avec juste raison de *commencer par traiter la métrite* qui cause et entretient l'antéversion, et GAILLARD THOMAS ajoute d'attendre pour réduire qu'il n'y ait plus trace d'inflammation péri-utérine.

Avec un doigt sur la face postérieure du col, et une main pressant au-dessus du pubis, on redresse la matrice, puis on introduit un pessaire *anneau de* DUMONTPALLIER qui la fixe en l'immobilisant par la distension des culs-de-sac. On recommande à la malade de garder le *décubitus dorsal* quand elle se couche, et de le prendre plusieurs fois dans la journée ; mais, nous ne saurions conseiller comme moyen adjuvant celui que nous trouvons dans quelques anciens auteurs, qui prescrivaient à la patiente d'uriner rarement pour conserver pleine le plus longtemps possible la vessie qui refoule ainsi la matrice.

On vient en aide aux pessaires par des *ceintures hypogastriques* dont l'action s'exerce sur le fond de l'utérus. Les unes sont des *bandages rigides*, munis d'une *plaque métallique* qu'un pas de vis fait mouvoir, afin de comprimer plus ou moins la région sus-pubienne. Nous leur préférons des ceintures hypogastriques ordinaires auxquelles on ajoute une *pelote sus-pubienne* plus ou moins épaisse; elles ont l'avantage de soutenir la masse intestinale et d'être moins brutales et moins gênantes. Nous en avons fait construire un modèle dont la partie abdominale très résistante, peu large et peu haute, ne présente aucune partie cintrée, et qui nous rend de grands services.

Quant aux *pessaires intra-utérins*, jamais nous ne les employons.

Antéflexion.

L'*antéflexion acquise,* qui se montre à la suite de maladies utérines ou péri-utérines, de préférence au cours de la métrite ou d'un état de subinvolution post-puerpérale, comporte les mêmes procédés de traitement que l'antéversion : redressement, séjour au lit dans le décubitus dorsal, pessaire-anneau, ceinture. Mais qu'on ne garde pas trop d'illusions, tout cela n'amène pas des résultats considérables. Le phénomène le plus pénible pour la malade, la *dysménorrhée* continue, car elle reconnaît une cause mécanique, la coudure du canal, qui met obstacle à la sortie du sang et qui persiste. Contre cette douleur menstruelle, DE SINÉTY préconise le *sulfate de quinine*, de 0 gr. 40 à 0 gr. 50 en deux fois chaque jour, ou une *piqûre de morphine*. Modifier la cause de la souffrance, et tant qu'on n'a pas réussi, injections de morphine dans les paroxysmes insupportables, c'est, à notre avis, la meilleure conduite à tenir vis-à-vis d'un genre de colique utérine qui n'est pas sans analogie avec une colique hépatique ou néphrétique provoquée par la migration d'un caillot sanguin.

Le *redressement brusque* de la flexion par l'*hystéromètre*, quand il est possible sans danger, ne procure pas d'effet durable, et après l'enlèvement de la sonde, la chute se reproduit.

On observe des antéflexions qui sont heureusement modifiées par une *grossesse*, à condition de prendre toutes les précautions voulues pendant les suites de couches.

A défaut de grossesse, pour modifier le parenchyme utérin, on peut, suivant les conseils fort judicieux de LABADIE-LAGRAVE et de LEGUEU, pratiquer une *dilatation lente* de la matrice à la laminaire en maintenant rigoureusement la femme au lit. L'organe se ramollit, se redresse, et pour le fixer en bonne situation, ces auteurs terminent par le tamponnement du vagin. Cette méthode leur a procuré des résultats de notable amélioration.

L'*antéflexion congénitale*, dont nous nous sommes déjà occupé à propos des accidents de la puberté, s'observe d'habitude en même temps que les arrêts de développement de l'appareil utérin, sténose des orifices, conicité et petitesse du col, etc. On pratiquera la *dilatation progressive* et le *redressement*, suivant les règles que nous avons exposées dans le chapitre qui envisage pécialement ces anomalies.

IV

Retrodéviations.

Le traitement de la *rétroversion* et celui de la *rétroflexion* peuvent être confondus dans un même exposé.

Dans les déviations en avant, un des principaux effets de la ceinture hypogastrique *paraît* être de soutenir et de relever le corps de la matrice, par contre la prescription d'une ceinture à une malade qui porte une rétrodéviation provoque-t-elle parfois, nous l'avons constaté nous-même, une certaine surprise. Contre les positions vicieuses en avant ou en arrière, le but recherché n'est pas seulement d'agir sur l'utérus par une pression directe, mais de supporter et diminuer le poids de la masse abdominale qui entretient et exagère la déviation.

La *ceinture hypogastrique* trouve donc encore ici ses indications. Pour le même motif, on veillera plus que jamais à ce que la *constipation chronique* n'accumule pas dans le rectum une quantité de matières qui pèsent avec d'autant plus de facilité sur le fond de la matrice que celui-ci parfois comprime cette partie du gros intestin. De plus, on recommandera à la malade de rester *couchée sur le ventre* aussi longtemps qu'il lui sera possible, et tous les soirs, au préalable, elle prendra et gardera un *lavement chaud*.

Les obstacles que nous rencontrons quand nous voulons pratiquer le *redressement* ne proviennent plus, comme pour l'antéversion ou l'antéflexion, de la tendance naturelle de l'organe à retomber dans le sens de sa situation anatomique normale. Au contraire,

cette tendance concourra avec nos soins pour favoriser la guérison. La cause qui arrête nos tentatives et les rend vaines réside
dans l'existence de *brides*, vestiges d'inflammations anciennes, qui
s'insérant à la fois sur les divers organes abdominaux et sur le
corps utérin, le maintiennent en position vicieuse; le *massage*, les
tractions lentes et répétées viennent à bout de leur résistance et
finissent par les relâcher, mais pas toujours.

La réduction de la déviation se fait simplement avec les doigts
ou à l'aide d'une sonde.

Pour la *réduction manuelle*, qui est préférable quand on soupçonne des brides, on peut commencer par introduire un doigt dans
le rectum pour essayer de déplacer le corps de l'utérus ; mais, le
plus souvent, on pratique d'emblée le toucher vaginal en s'efforçant
alternativement de pousser le corps en avant, le col en arrière,
tandis que la main libre appliquée sur le ventre tâche de saisir le
fond de l'organe et de l'attirer en position antérieure même
exagérée.

Lorsqu'on veut opérer avec l'*hystéromètre*, on choisit pour intervenir le quatrième ou cinquième jour après les règles (que l'on a
du reste constatées soi-même). Le passage de la sonde à travers la
coudure d'une rétroflexion jusque dans les parties profondes du
canal constitue parfois une manœuvre assez délicate et même
douloureuse; et pour pénétrer dans la partie fléchie, il peut être
nécessaire de la soulever au-devant de l'instrument avec l'index
porté dans le cul-de-sac postérieur. Ce procédé resterait même
souvent insuffisant si l'on ne changeait la direction et le sens de
l'hystéromètre. Au lieu de l'introduire, comme dans les cas normaux, la concavité et la pointe en avant, le manche abaissé vers
le fourchette, ce qui amènerait fatalement l'extrémité à buter
contre le pli de la flexion, on le dirige la concavité et la pointe en
arrière, le manche relevé vers le pubis, de telle façon que sa
courbure s'adapte à la courbure vicieuse du canal utérin Il devient
alors plus facile de soulever le corps avec un doigt dans le rectum ou dans le vagin, afin que l'instrument entre jusqu'au fond.
A ce moment, retournez la sonde pour présenter sa courbure en
avant, mais non pas en imprimant un mouvement de rotation au
manche; car en procédant ainsi, « vous feriez décrire au bec de
votre sonde un arc de cercle considérable qui se passant dans une
cavité aussi étroite que celle du col ou du corps y déterminerait
des désordres, ou tout au moins des froissements pénibles et dou-

loureux. Considérez au contraire le bec de la sonde comme un centre immobile et faites décrire le mouvement d'arc de cercle au manche de l'instrument, alors le bec se porte dans les diverses directions » (GALLARD) en tournant sur place. Abaissez le manche vers la fourchette en exagérant la position en avant et mettez dans le cul-de-sac postérieur quelques tampons d'ouate. Cette manœuvre, je n'ai pas besoin d'insister, exige une mobilité complète de l'utérus. Fréquemment, on juge plus prudent de pratiquer une série de réductions manuelles en les faisant suivre d'applications de tampons dans le cul-de-sac, jusqu'à ce qu'on obtienne une situation qui se rapproche de la normale. Car on ne parvient pas toujours au redressement complet, et il arrive un moment où l'on sent que l'on ne gagne plus de terrain et que la matrice refuse d'aller plus loin en avant.

Pour maintenir la réduction, on place des *pessaires* et ceux auxquels nous avons recours de préférence sont le *pessaire coudé en caoutchouc durci de* HODGE et surtout le *pessaire en aluminium de* SIMS.

Contentons-nous de rappeler ici le traitement de la *rétroflexion chez les vierges* par l'opothérapie thyroïdienne, suivant la doctrine d'HERTOGHE que nous avons exposée plus haut.

CHAPITRE V

—

TRAITEMENT MÉDICAL DES FIBROMES

I

Modifications spontanées.

Le traitement médical institué dans le but d'amener la disparition des tumeurs fibreuses ne compte que de rares succès. Il est plus juste de le considérer comme un palliatif des accidents, susceptible à ce titre de rendre de grands services, tant qu'une opération n'est pas reconnue indispensable. L'intervention chirurgicale, seule, peut avoir raison de certains phénomènes dangereux.

Cette disparition des fibrômes survient parfois d'une manière spontanée après la *grossesse*. Dans d'autres circonstances où il existe un *pédicule*, on voit ce pédicule se rompre, et alors tantôt la tumeur reste flottante sous le péritoine quand elle s'est séparée de la surface externe de la matrice, tantôt, lorsqu'elle se trouvait dans la cavité utérine, elle se détache et elle est éliminée.

On observe aussi la *calcification* des fibrômes, diverses *dégénérescences* qui s'établissent volontiers quand il arrive une *torsion* du pédicule. Après la ménopause (nous en avons déjà parlé), un bon nombre demeurent sans manifestations sérieuses. Au cours même de la vie génitale, nous en rencontrons qui ne provoquent aucun symptôme. Mais, dans la majorité des cas, nous sommes appelés à donner des soins aux malades portant des corps fibreux, dont quelques-uns entraînent des accidents capables de mettre la vie en péril.

II

Traitement du fibrôme lui-même.

Le *phosphore*, l'*arsenic*, conseillés pour modifier la structure du fibrôme en produisant sa transformation graisseuse, et favoriser par là sa résolution, ne nous inspirent pas grande confiance; l'*arsenic*, ainsi qu'on le fait remarquer, a du moins l'avantage d'agir comme reconstituant de l'état général. L'*iode*, l'*iodure de potassium*, le *bromure de potassium*, s'ils ne diminuent pas la tumeur, s'opposent peut-être à son augmentation.

Nous avons heureusement à notre aide quelques agents plus fidèles. Ce sont des remèdes dont nous connaissons déjà l'influence sur la fibre musculaire : l'*ergot de seigle*, l'*hydrastis canadensis*, le *cannabis indica*, la *sabine*. Leur administration se propose d'obtenir la diminution du fibrôme et son énucléation : la *diminution* en agissant sur le néoplasme lui-même; l'*énucléation*, en sollicitant la contractilité des fibres de l'utérus, de telle sorte que la tumeur sera lentement poussée jusque sous le péritoine, d'où elle retentit moins sur la muqueuse pour donner naissance à des métrorrhagies, ou dans la cavité de la matrice, et alors comme un *polype* elle devient plus facilement accessible aux instruments.

Il est nécessaire de continuer la médication pendant longtemps, et plusieurs auteurs ont rapporté des faits où ils l'avaient poursuivie durant des mois avec des succès variables du reste.

Ces remèdes se prescrivent aux doses que nous avons indiquées en les étudiant à propos des métrorrhagies. Cependant nous devons ajouter que le but visé étant de produire une vive et subite contraction des fibres utérines, il est préférable, lorsqu'on s'adresse à l'*ergot*, d'employer les *piqûres* d'ergotine.

L'*opothérapie thyroïdienne*, dont nous connaissons les bons effets contre les pertes, amène aussi une diminution de volume de la tumeur, et JOUIN, qui a préconisé ce moyen thérapeutique, en a rapporté des exemples. Très fréquemment, dit HERTOGHE, au cours de son travail si remarquable, dans l'*hypothyroïdie bénigne chronique* on relèvera le myôme depuis la tumeur colossale jusqu'aux petits fibrômes interstitiels. L'influence heureuse de la médication dans la dégénérescence fibrômateuse confirme la *nature dysthyroïdienne* de ces néoplasmes » (1).

Enfin, dans le traitement des corps fibreux, gardons-nous d'oublier le *massage* et surtout l'*électricité*, dont l'usage judicieux et bien appliqué compte des succès fort remarquables. Malheureusement l'électricité n'est pas à la portée de tout le monde, elle nécessite des appareils spéciaux et elle demande une instruction et une pratique tout à fait particulières, sous peine de devenir dangereuse en des mains inexpérimentées. Aussi sort-elle un peu du cadre de notre travail, mais nous conseillons vivement d'y avoir recours quand les circonstances le permettent.

On s'efforcera de plus d'éviter toutes les causes de *congestion utérine*, dont les effets sont très fâcheux sur l'évolution de la tumeur et sur les accidents qu'elle entraîne. On ordonnera le *repos* au moment des *règles*. Certains fibrômes mous, notamment, se montrent très influencés par la fluxion cataméniale. Il existe une variété assez curieuse et rare de myômes *télangiectasiques* ou caverneux, qui subissent des variations de forme à chaque poussée menstruelle.

L'un de nous a publié (2) un fait où le néoplasme augmentait de volume dans des proportions incroyables avec la venue du molimen, et prenait une consistance élastique pour diminuer rapidement à la terminaison des époques. De même, la *fatigue*, les *efforts répétés*, la *station debout prolongée*, la *constipation chronique*, etc., entretiennent une hypérémie génitale des plus nuisibles.

III

Traitement des polypes.

Lorsque le corps fibreux supporté par un pédicule se trouve dans la cavité utérine, nous avons affaire à un *polype* que nous devons tâcher d'enlever. Pour y arriver, les points d'implantation,

---

(1) Pour tout ce qui touche l'*opothérapie thyroïdienne* et la théorie d'HERTOGHE nous renvoyons le lecteur pages 203 et 204.
(2) PAUL DALCHÉ. — Myôme utérin à volume variable (*Gazette médicale*, 1884).

l'épaisseur, la longueur du pédicule, sont importants à connaître ; mais si on y parvient sans trop de difficultés au moyen de l'hystéromètre et du toucher quand l'insertion est basse, il n'en est plus de même lorsqu'elle siège au fond de l'organe. DE SCANZONI conseille de saisir le polype avec des pinces et de lui imprimer des mouvements de torsion. Lorsque le pédicule est long et mince, le polype obéit aux diverses impulsions, il résiste, au contraire, si le pédicule est court et large.

Il existe des polypes *intermittents* qui se présentent à l'orifice, de préférence au moment des règles, puis qui disparaissent. D'autres sont situés un peu haut et demeurent difficilement accessibles. Si des accidents n'imposent pas une intervention immédiate, on peut, pour favoriser la descente de la tumeur, donner quelques préparations d'*ergotine*. Nous avons vu l'un de nos maîtres provoquer par la *dilatation du col* le véritable accouchement d'un polype qu'il put alors opérer très commodément.

L'ablation de certains polypes volumineux, profondément situés, constitue une intervention fort délicate que seule peut entreprendre la main exercée d'un chirurgien. Mais nous rencontrons aussi des tumeurs qui s'offrent à nous de telle façon que tout médecin doit les extraire. Ce sont des polypes petits ou moyens, dont le diamètre est assez restreint pour que nous leur fassions traverser le vagin et la vulve sans trop de gêne ; tantôt complètement sortis de l'utérus, ils se trouvent appendus dans la partie supérieure du vagin, tantôt ils sont restés entre les lèvres du col, ou bien dans la cavité utérine. Mais dans tous les cas, nous pouvons arriver sur leur pédicule après une dilatation préalable à l'aide des laminaires.

Lorsque le pédicule est de faible calibre, il suffit de le *tordre* pour arracher la tumeur ; sinon, on va à la recherche de son point d'implantation, et, avec des *ciseaux courbes* sur le plat, on le sectionne. Bien des auteurs recommandent de placer auparavant une ligature qui assure l'hémostase ; POZZI conseille simplement de tordre la tumeur sur son pédicule, au fur et à mesure que l'on procède à coups de ciseaux, et cette manœuvre empêche l'écoulement du sang ; au besoin, du reste, on laisserait une pince à demeure.

Aujourd'hui, pour l'ablation des polypes, on se refuse à employer les moyens dont se servaient nos prédécesseurs, *le serre-nœuds*, *l'écraseur à fil et à chaîne*, que l'on accuse d'occasionner des phénomènes d'infection. En effet des accidents ont été observés après l'usage de ces instruments ; mais tenaient-ils aux instruments ou à l'opérateur ? Quoi qu'il en soit, nous avons vu plusieurs de nos maîtres s'en servir avec le plus grand succès, et nous aurions encore volontiers recours à eux, si nous jugions impossible d'aborder le pédicule avec les ciseaux.

« L'écraseur à chaîne, dit VERRIER, expose à plus de dangers d'infection et d'*attraction du tissu utérin* que celui à fil. Le fil étant porté sur la face supérieure du polype, on le fait glisser jusqu'à sa base, et l'on a soin de presser l'écraseur contre le bord inférieur du pédicule et de *l'y maintenir en contact aussi absolu que possible.*

Alors, on commencera à faire fonctionner l'écraseur, qui, en peu de temps, sépare le polype de la matrice. Il ne reste plus dès lors qu'à l'attirer au dehors avec la pince érigne et à cautériser le pédicule d'implantation, soit au *perchlorure de fer*, soit à l'*acide nitrique*, quelquefois au *thermo-cautère* pour se mettre à l'abri d'hémorrhagies consécutives. » Cette cautérisation ne nous paraît pas toujours indispensable.

IV

Traitement des accidents du fibrôme.

Métrorrhagies.

Les *métrorrhagies* comptent au nombre des accidents les plus fréquents et les plus redoutables des fibrômes. Par leur abondance et leur répétition, elles donnent, chez quelques femmes, un tel cachet de gravité à la maladie qu'elles suffisent à rendre nécessaire une opération pour mettre un terme aux pertes en supprimant la tumeur.

Avant d'en arriver là, on en est réduit à essayer successivement tous les moyens que nous connaissons pour arrêter l'écoulement du sang. On commence, bien entendu, par les *irrigations continues chaudes*, et on leur vient en aide par les préparations d'*ergotine* ; quand ce remède, absorbé par les voies digestives, ne produit aucun effet, on le prescrit en injections sous-cutanées. En cas d'échec, on arecours à l'*hydrastis*, au *cannabis*. Rappelons ici les formules que nous avons déjà données et où nous avons combiné ces divers médicaments :

1°   Élixir de Garus......................   100 grammes.
     Ergotine Bonjean...........................   5 —
     Extrait de viburnum prunifolium................)
        —   de gossypium herbaceum................) $\tilde{a}\tilde{a}$ 2 —
        —   d'hydrastis canadensis....................   6 —
     F. S. A. Potion.
En prendre une à quatre cuillerées à café par jour, de préférence après les repas.

2°   Ergotine... .... $0^{gr},25$
     Acide gallique.. $0^{gr},05$
     Extrait de gossipium herbaceum........................ $0^{gr},02$
     Poudre de ratanhia... .... Q. S.
     F. S. A. Une pilule. — En prendre deux par jour.

Le *tamponnement vaginal* simple et le tamponnement à l'aide de la *solution gélatinée* nous sont d'un précieux secours contre une hémorrhagie que rien ne modère ; malheureusement leur action n'est que transitoire, mais du moins on a presque la certitude d'arrêter une perte qui prend des proportions inquiétantes.

Les *injections intra-utérines* d'*iodure de potassium*, de *perchlorure de fer*, de *teinture d'iode*, que l'on a préconisées, et qui ont produit de bons résultats, nous semblent plus dangereuses et moins efficaces que le *curettage*, lorsqu'on est obligé de se déterminer à une intervention plus directe sur la muqueuse utérine.

Au cours des fibrômes, l'*endométrite secondaire*, à qui nous attribuons l'origine de très nombreuses hémorrhagies, est une indication de *curettage* au même titre qu'une endométrite primitive. L'opération comporte certaines réserves qui se tirent de la forme de la cavité, de la présence de la tumeur ; elle fait courir les mêmes périls d'infection secondaire, elle n'empêche pas qu'avec la reproduction de la muqueuse, à la longue, le sang ne recommence à couler, puisque la tumeur persiste, mais du moins elle supprime pour assez longtemps des accidents graves, et les exemples sont assez fréquents où la suppression s'est montrée définitive.

Une complication assez rare des métrorrhagies entretenues par les fibrômes se manifeste dans la production de *polypes fibrineux*, qui peuvent acquérir un volume considérable. Leur accroissement incessant les pousse à sortir de la cavité utérine dans le vagin, et leur consistance est assez résistante pour qu'ils ne se détachent pas toujours spontanément ; dans ces conditions, ils restent une menace

de complications putrides, et, sans tarder, il faut les enlever avec
la curette.

Douleurs.

Les douleurs abdominales, dues au volume du fibrôme et à son
poids, obligent la malade à porter une *ceinture hypogastrique* pour
soutenir la masse de la tumeur.

Bien plus pénibles sont les *coliques utérines, douleurs expulsives*
qui n'aboutissent pas, lorsque la matrice tente de se débarrasser de
la tumeur, comme par une sorte d'efforts d'accouchement. Il faut
s'adresser à tous les calmants, à tous les sédatifs, *lavements laudanisés, suppositoires opiacés, belladonés, piqûre de morphine* au besoin.

Dans ces cas de *ténesme utérin*, on a parfois pratiqué avec succès la *dilatation du col* ; mais, ce qui nous paraît plus singulier,
cette dilatation, dans quelques cas, a suffi pour arrêter des hémorragies. Elle agit sans doute, disent LABADIE-LAGRAVE et LEGUEU à la
façon d'un drainage.

Dysménorrhée.

La *dysménorrhée*, lorsqu'elle dépend d'une cause mécanique,
n'est guère soulagée d'une façon radicale que par la suppression
de l'obstacle à l'issue du sang ; on l'atténuera momentanément avec
la *morphine*, l'*antipyrine*, le *chloral*, etc. Cependant, comme elle est
souvent aussi de nature congestive, on peut essayer du *senecio*, du
cannabis, etc. ZWEIFEL (de Leipzig) recommande comme très efficace
contre les douleurs menstruelles qui accompagnent les fibrômes,
l'*extrait fluide d'hydrastis canadensis*, à la dose de XXV gouttes,
quatre fois par jour, à partir du cinquième jour avant les règles.

La *leucorrhée* et l'*hydrorrhée* ne demandent que leur traitement
habituel.

V

Traitement des complications des fibrômes.

Phénomènes de putridité.

Il peut arriver qu'un fibrôme subisse une *dégénérescence gangréneuse*. Quand il fait saillie dans la cavité utérine, de la masse se

détachent alors des fragments de putrilage qui sont éliminés par orifices du col, puis par la vulve. Ce sont des cas relativement heureux, car le sphacèle de la tumeur amène d'autres fois les complications péritonéales les plus graves. De toutes façons la malade reste exposée à l'infection putride, et la première indication consiste à enlever les fragments séparés, puis à tenir les voies génitales dans un état d'antisepsie aussi rigoureux que possible par des injections vaginales et intra-utérines. Les manifestations générales seront combattues par le traitement habituel de la gangrène, tel par exemple que nous l'avons décrit à propos de la gangrène vulvo-vaginale.

Inflammation. — Suppuration de la tumeur.

Les phénomènes d'*infection* et de *suppuration* qui partent de la *capsule* et donnent lieu aux accidents connus sous le nom de *fibromes enflammés*, graves en eux-mêmes, sont redoutables encore par les menaces toujours pendantes de péritonite.

On peut leur appliquer le *traitement des phlegmasies péri-utérines* : repos absolu au lit, émissions sanguines locales (sangsues ou ventouses scarifiées sur l'abdomen), bains, cataplasmes et lavements laudanisés. Pour combattre la douleur : morphine, antipyrine, chloral, suppositoires opiacés ou belladonés. Les onctions avec une pommade contenant de la belladone et de la jusquiame soulagent assez bien.

Contre la fièvre et l'état général, il n'est pas mauvais de prescrire un peu de *sulfate de quinine*, auquel nous associons volontiers de la *digitale* :

Sulfate de quinine...................................... 0gr,45
Poudre de feuilles de digitale......................... 0gr,05
Mêlez exactement. — En un cachet que l'on prendra le soir.

Lorsque d'emblée l'inflammation est très vive, ou que nous avons des craintes de *péritonite*, nous maintenons sur la région des *vessies de glace*.

Changements de position de l'utérus.

Le fibrôme entraîne souvent après lui une *déviation*, un *abaissement* qui deviennent une source nouvelle d'inconvénients. Quand on le juge possible, on s'efforce de redresser la matrice ou de la soutenir au moyen d'un pessaire.

L'existence d'une *inversion utérine* a des conséquences autrement sérieuses et nécessite une intervention chirurgicale.

Complications de voisinage.

L'*endométrite*, si fréquente, crée par sa présence un type métritique des fibrômes dont nous connaissons la thérapeutique. On constate aussi des *salpingites* consécutives, des *pelvi-péritonites*, de la *péritonite chronique avec adhérences*, des *ascites* que l'on est obligé de ponctionner.

Phénomènes de compression.

La tumeur, à cause de son volume ou de sa situation, peut exercer des compressions sur les *voies urinaires* en divers points, et il en résulte différents accidents que nous nous contentons de signaler, car il suffit de les connaître pour instituer leur traitement habituel. *Pyélite, pyélo-néphrite, hydronéphrose, urémie, dysurie, rétention d'urine, ténesme vésical, cystite*, tour à tour réclament nos soins.

De même, du côté du tube digestif, nous observons des compressions qui amènent des signes de *pseudo-occlusion intestinale*. La *constipation chronique*, l'*obstruction du rectum*, la formation, la procidence et l'étranglement d'*hémorrhoïdes* seront surveillés et traités.

La compression des *nerfs du bassin* provoque des douleurs qui s'exaspèrent pendant la marche et la station debout; il suffit quelquefois de prescrire le repos au lit pendant quelques jours ou le port d'une ceinture pour obtenir un grand soulagement, comme aussi pour voir diminuer certains *œdèmes*.

Indications tirées de l'état général.

Les métrorrhagies répétées, les souffrances, les phénomènes de compression ou de septicémie chronique, produisent au bout d'un temps plus ou moins long des troubles de l'organisme entier. C'est alors qu'on observe des manifestations cardiaques, hépatiques, dyspeptiques, etc., d'où résulte un état général pitoyable à tel point qu'à première vue les malades blêmes, faibles, anémiées, *ressemblent à des cancéreuses*.

Les injections quotidiennes de *sérum artificiel* à la dose de 80, 100, 150 grammes, nous sont d'un précieux secours pour lutter contre ce délabrement de l'économie, en même temps que nous prescrivons des *toniques*, des *glycérophosphates*, une *alimentation choisie*.

Mais, si les circonstances le permettent, il ne faut pas laisser la malade en arriver là sans se préoccuper d'une intervention chirurgicale.

CHAPITRE VI

—

TRAITEMENT MÉDICAL DU CANCER DE L'UTÉRUS

I

Considérations générales.

Le traitement médical du cancer de l'utérus n'a sa raison d'être que lorsque le traitement chirurgical se trouve impraticable. Aussitôt que le diagnostic « *cancer* » est posé, il n'y a plus une minute à perdre, et si l'opération est possible, il faut intervenir, car avec chaque jour augmentent les craintes d'extension ou de complication.

Lorsque le néoplasme n'est plus limité et qu'il a gagné les parties voisines au point qu'il n'existe plus aucune chance de succès pour le chirurgien, il faut se résigner à la thérapeutique médicale qui reste purement palliative.

II

Traitement de la tumeur elle-même.

CANCER DU COL.

Cependant nous voyons encore de temps à autre surgir des procédés qui prétendent guérir la tumeur. D'autres, plus modestes et plus justes, ne se proposent que d'atténuer ses manifestations, d'enrayer sa marche momentanément et de donner une survie moins pénible aux malades.

L'*arsenic*, l'*iode*, la *térébenthine* sont bien oubliés aujourd'hui.

La *ciguë* se prescrit encore quelquefois. Nous l'ordonnons, sans nous faire grande illusion sur sa valeur, lorsque nous avons passé en revue toute la thérapeutique usitée en pareil cas et que nous sommes vivement sollicités par une malheureuse qui réclame des soins à tout prix.

Poudre de semences de ciguë...................... ⎱ āā 3 grammes.
Extrait de gentiane............................... ⎰
— thébaïque........... .... 0gr,60
M. S. A. Et divisez en 60 pilules.
En prendre une matin et soir.

La poudre de semences de ciguë peut être projetée en pansement sur la surface ulcérée du cancer.

Le *chlorate de soude*, en applications locales, a produit des résultats qui lui font reconnaître une action palliative au moins sur les *métrorrhagies* et les *écoulements fétides* (BOUCHER et DUVRAC). Au moyen du spéculum, de préférence, lorsque l'état des tissus l'autorise, on place en contact avec la tumeur un tampon d'ouate ou une série de bourdonnets recouverts de la poudre suivante,

Chlorate de soude............................. ⎱ āā 10 grammes.
Sous-nitrate de bismuth.......................... ⎰
Iodoforme................................... 5 —
Mêlez exactement.

en surveillant la tolérance de la patiente pour l'*iodoforme* que l'on remplace encore par le *di-iodoforme*.

Depuis la communication de BRISSAUD, on a étendu l'usage interne du chlorate de soude à d'autres cancers que celui de l'estomac et en particulier au cancer de la matrice (DUVRAC).

Chlorate de soude............................. 20 grammes.
Sirop de fleurs d'oranger...................... 30 —
Eau distillée................................. 100 —
F. S. A. Potion.
En prendre de deux à huit cuillerées à bouche.

Au *chlorate de soude* nous associons volontiers le *condurango*, qui, lui aussi, a été vanté comme un remède anti-cancéreux :

Écorce de condurango blanc.................... 15 grammes.
Eau... 250 —

Faites réduire par décoction jusqu'à 150 grammes et ajoutez alors :

Chlorate de soude...... .... 20 grammes.

A prendre au milieu de chaque repas une cuillerée à bouche qui
contient environ, par conséquent, 2 grammes de chlorate de soude
et la décoction de 1 gr. 50 d'écorce de condurango. Ce mélange, du
moins, a pour mérite de réveiller les fonctions digestives si souvent
hyposthéniques chez les cancéreuses.

Nous ne pouvons nous dispenser de parler de la *chélidoine* que
DENISENKO a mise en vogue, mais qui ne paraît pas avoir répondu
aux grandes espérances qu'elle avait fait naître. Non seulement
l'évolution des néoplasmes n'a pas été toujours enrayée, mais il
est survenu des accidents à la suite d'injections sous-cutanées ou
interstitielles. Dans beaucoup d'observations nous voyons la piqûre
régulièrement accompagnée de douleurs, de frissons, puis d'une
élévation de température avec grande sensation de faiblesse ; on a
publié même des cas suivis de *mort*. Aussi nous pensons qu'il ne
faut user qu'avec prudence et réserve de ces *injections*. Néanmoins,
voici quelques formules :

DENISENKO, dans l'épaisseur de la tumeur, à la limite des tissus
sains, injecte 1 centimètre cube, réparti en plusieurs piqûres, d'un
mélange à parties égales d'*extrait de chélidoine*, de *glycérine* et
d'*eau distillée* (fraîchement préparé). CHMIGHELSKY combat les
phénomènes secondaires fâcheux de la cnelidoine par la *teinture
éthérée de valériane* à la dose de XX gouttes.

LEGRAND a essayé des injections sous-cutanées au vingtième
d'*extrait sec de suc dépuré de grande chélidoine*.

WINTER et SCHMIDT ont injecté, une fois par semaine, dans la paroi
abdominale, un gramme d'une *solution aqueuse* à 50 p. 100 d'extrait
de chélidoine ; ils ne considèrent pas les résultats comme bien
encourageants.

Mais, à l'*intérieur* du moins, on peut donner le remède d'une façon
progressive sans exposer la malade à aucun péril.

LEGRAND prescrit la solution suivante,

Extrait sec de suc épuré de grande chélidoine....	2 à 8 grammes.	
Eau distillée de menthe........................	200	—
F. S. A. Solution.		

de telle façon que, par cuillerée à bouche, la femme commence à la
dose de 1^{gr},50 d'extrait de chélidoine, augmente de 0^{gr},50 à 1 grammes par jour pour atteindre 4 grammes. DENISENKO allait jusqu'à
5 grammes. KALABINE a employé l'*extrait fluide de chélidonium
majus* à la dose de 3 cuillerées à café par jour, une le matin,
une vers trois heures de l'après-midi et une le soir en se couchant.

En même temps il est indiqué de pratiquer des *badigeonnages* sur la tumeur avec :

1º   Extrait fluide de chélidoine,......................... 2 parties.
     Glycérine........................... 1   —
     F. S. A. Mixture.

ou encore :

2º   · Extrait fluide de chélidoine...................... 4 parties.
     Eau distillée.................................. } âã 1 partie.
     Glycérine...
     F. S. A. Mixture.

A la suite de ces divers modes de traitement les observations rapportées jusqu'à aujourd'hui sont loin d'être concluantes. Les uns ont été merveilleusement surpris de l'efficacité de la plante ; les autres, en bien plus grand nombre, lui nient toute valeur curative mais cependant lui reconnaissent parfois une certaine prise sur quelques symptômes, les *métrorrhagies* en particulier. Les badigeonnages notamment ont plusieurs fois arrêté l'écoulement du sang lorsque les parties ulcérées saignaient. Enfin les accidents consécutifs aux injections rebutent beaucoup de médecins et de femmes, et les cas de mort publiés ne sont pas pour encourager. Absorbé par les voies digestives, le remède est beaucoup moins redoutable, mais sans doute est-il aussi bien moins actif.

Bleu et violet de méthylène.

Après ablation à la curette des bourgeons cancéreux, on place des tampons d'ouate imbibés d'une solution de bleu de méthylène au cinq centième et on fait en même temps des injections interstitielles de la même solution tous les deux ou trois jours (Mosetig).

Autres injections interstitielles.

Les injections interstitielles de *perchlorure de fer*, d'*acide acétique*, d'*iode*, d'*acide chromique* et même de *brôme* ont été essayées dans la masse même du néoplasme, ou dans les zones qui le séparent des parties saines.

Ambroise Guichard a publié (1) la relation d'un fait où il a obtenu un succès remarquable avec une solution de *chlorure de zinc* au cinquième.

---

(1) Ambroise Guichard. — *Annales de Gynécologie*, 1887.

Ce qu'on peut dire de ces diverses tentatives, c'est que *bleu de méthylène, perchlorure de fer, chlorure de zinc,* etc., ont procuré du soulagement à quelques malades en diminuant des manifestations douloureuses ou hémorrhagiques, et que, pour un temps, un arrêt dans la marche de la tumeur a paru coïncider, dans des cas fort rares, avec cette amélioration apparente. Mais jusqu'à présent nous serions fort embarrassés pour recommander une préparation plutôt qu'une autre ; aucune n'a fait suffisamment ses preuves.

L'*alcool absolu* en injections interstitielles, préconisé par VUILLET, supprime les écoulements, mais il provoque des douleurs qui portent des patientes à le repousser.

Carbure de calcium.

Le carbure de calcium, on le sait, se décompose au contact de l'eau en acétylène et en oxyde de calcium.

GUINARD a essayé avec succès d'employer l'acétylène et l'oxyde de calcium ainsi obtenus pour détruire les bourgeons cancéreux des tumeurs inopérables et modifier les pertes. Il dépose un morceau de carbure de calcium, gros comme une petite noix, au fond du vagin, l'acétylène se dégage en bouillonnant, on tasse vivement alors de la gaze iodoformée pour maintenir le gaz contre la surface malade. Au bout de quatre jours le pansement est retiré, la région largement lavée avec du sublimé au millième et on enlève les eschares et les morceaux de chaux. En même temps que la destruction des végétations néoplasiques, GUINARD a constaté la disparition des hémorrhagies, de l'ichor et des douleurs.

Ce mode de traitement ne semble pas avoir toujours réussi entre les mains de divers opérateurs.

Ablation à la curette.

Quand nous jugeons impossible d'extirper par une opération radicale la matrice atteinte, le meilleur procédé thérapeutique pour combattre les accidents du cancer consiste encore à enlever ou à détruire les parties malades, en les recherchant aussi profondément que nous le pouvons sans intéresser les organes environnants tels que la vessie ou le rectum.

Au moyen d'une curette tranchante on détache les bourgeons et on s'efforce le plus minutieusement possible de débarrasser la région des produits suspects.

JOBERT cautérisait au fer rouge les cancers de l'utérus. Cette cautérisation produit surtout de bons résultats lorsqu'elle est pratiquée après un raclage à la curette, et elle arrive de la sorte plus facilement à poursuivre dans l'intimité des tissus l'envahissement de la tumeur maligne. Les *fers rougis au feu*, le *galvano-cautère*, le *thermo-cautère* trouvent chacun leurs partisans pour cette intervention.

Au lieu du fer rouge, des opérateurs se servent encore de tampons d'ouate hydrophile imprégnés de *chlorure de zinc* au dixième. A la suite de ce mode de traitement nous avons vu survenir dans une circonstance, chez une femme que soignait un de nos maîtres, un véritable sphacèle du vagin. Depuis, nous ne saurions trop recommander de porter les tampons avec les plus grandes précautions sur la surface ulcérée en évitant le contact des parois vaginales; il est bon en outre d'enduire la surface de la muqueuse d'un corps gras, puis de remplir le vagin d'une gaze imprégnée de bicarbonate de soude (CZERNY).

CANCER DU CORPS.

Nous avons encore moins de prise contre le cancer du corps de l'utérus, qui relève du même traitement palliatif que le cancer du col. Le raclage et les cautérisations sont plus difficiles à exécuter et réclament une grande prudence.

Pour éviter la rétention des matières putrides dans la cavité de la matrice, il faut avoir recours à des irrigations intra-utérines répétées avec de l'*eau bouillie* additionnée de *permanganate de potasse* ou de *solution de Labarraque*.

III

Traitement des accidents du cancer de l'utérus.

Métrorrhagies.

Les métrorrhagies, par leur longue durée ou leur répétition incessante plus souvent que par leur abondance considérable, constituent un accident du cancer de la matrice qui affaiblit les malades, frappe leur esprit de crainte, et que nous ne devons pas laisser se perpétuer. Le curettage et la cautérisation par le feu sont encore les moyens les plus sûrs dont nous puissions user, mais tous les cas ne nous permettent pas d'avoir recours à eux d'une façon renouvelée, et d'autres fois nous nous trouvons obligés d'intervenir sans attendre leur effet.

Nous avons déjà parlé des divers modes d'application directe de *chlorate de soude*, d'*extrait de chélidoine*, de *carbure de calcium*, etc., pour arrêter les écoulements du sang.

Plus habituellement nous prescrivons des *irrigations très chaudes*, ou des injections contenant soit une cuillerée à café de *perchlorure de fer* (solution à 30°), soit une à deux cuillerées à soupe de *tannin*, soit encore du *sulfate de fer*, de l'*alun*, etc.

Si l'écoulement persiste on place contre la surface ulcérée des nouets de ouate imbibés de perchlorure de fer plus ou moins étendu d'eau. Par-dessus les nouets on achève de *tamponner* avec de la gaze stérilisée.

La *ferripyrine* (ou *ferropyrine*), composée de perchlorure de fer et d'antipyrine, est un hémostatique dépourvu de causticité ; on l'emploie en solution à 20 p. 100 en applications sur des tampons d'ouate hydrophile, ou en poudre incorporée dans une gaze (gaze à la ferripyrine).

La *solution de gélatine* arrête parfaitement les hémorrhagies, mais elle a l'inconvénient de se déposer en se solidifiant au fond d'anfractuosités d'où on ne l'expulse qu'avec difficulté ; et dans ce milieu putride, la présence de gélatine coagulée n'est pas sans danger. Si l'on a recours à elle il est prudent, après la cessation des écoulements, de faire passer de l'eau bouillie très chaude en abondance pendant plusieurs jours consécutifs.

Écoulements ichoreux et leucorrhéiques.

La leucorrhée et les écoulements ichoreux dégagent une odeur fétide, irritent le vagin, la vulve et les parties voisines, amènent du prurit vulvaire, et leur rétention au niveau des surfaces ulcérées contribue à entretenir la septicémie.

Il faut les combattre par de grandes irrigations vaginales très chaudes contenant un antiseptique tel que le *permanganate de potasse* au millième. Nous employons d'habitude la *solution de Labarraque*, à raison de une à deux cuillerées à soupe par litre d'eau, et nous recommandons à la malade de procéder avec précaution et douceur afin que les manœuvres ne provoquent pas une perte ; le choc d'une canule rigide suffit quelquefois pour la causer. Si le médecin procède lui-même au pansement, après l'injection il introduit dans le vagin une gaze stérilisée, ou il projette une poudre inerte, sinon faiblement antiseptique, qui a pour but d'absorber les liquides sécrétés.

Les pansements à l'*érythrol*, tels que nous les avons décrits plus haut, trouvent ici une de leurs indications les plus formelles.

Douleur.

L'isolement des surfaces par la gaze calme en outre les sensations pénibles produites par le contact des écoulements cancéreux.

Mais les vraies douleurs du cancer, qui reconnaissent une autre nature, font passer en revue toute la médication sédative ; il n'y a pas à hésiter, on pique la malade à la *morphine* et on lui fait autant d'injections qu'il est nécessaire pour qu'elle ne souffre pas. Ce n'est pas le moment de s'occuper des inconvénients de la morphine, et nous n'avons pas le droit de laisser une malheureuse en proie à des crises affreuses quand nous possédons le moyen de la soulager.

IV

Traitement des complications du cancer de l'utérus

Nous ne nous appesantirons pas sur le traitement des complications que nous nous contenterons d'énumérer.

La *phlegmatia alba dolens*, les *compressions des nerfs*, les *menaces d'extension au péritoine*, ne donnent pas lieu à des indications spéciales du fait de leur étiologie.

Il faut surveiller la *constipation* produite souvent par la *compression* qui s'exerce aussi au niveau des *voies urinaires*. La *rétention d'urine* nous oblige à sonder la malade ; une *albuminurie*, symptomatique de lésions rénales ascendantes, nous fera insister sur le régime lacté, et l'*anurie*, qui succède à l'occlusion des ure-tères, cesse bien quelquefois par une rémission spontanée ou par la destruction d'une fongosité cancéreuse, mais dans la majorité des cas elle comporte un pronostic fatal si le chirurgien n'inter-vient pas. *La résorption putride* entraîne des phénomènes de septi-cémie que l'on s'efforce de prévenir en instituant des soins de rigoureuse propreté au niveau des parties atteintes.

CHAPITRE VII

—

TRAITEMENT MÉDICAL DES PHLEGMASIES PÉRI-UTÉRINES

I

Introduction.

Les phénomènes inflammatoires, que nous constatons au niveau des régions péri-utérines, sont susceptibles de se montrer exclusivement dans un organe bien isolé, avec une symptomatologie qui lui est propre, sous l'influence de causes déterminées.

C'est ainsi que d'emblée nous diagnostiquons une *ovarite*, une *salpingite*, une *pelvi-péritonite*, une *cellulite pelvienne*. Mais très souvent, au moins au début, ces différentes maladies provoquent des manifestations pathologiques analogues, réclament pour un temps des soins identiques, qui, si la guérison ne survient pas, doivent être continués jusqu'au moment où des indications particulières se tirent du siège anatomique de la lésion.

De plus, il est fréquent de voir ces affections se combiner entre elles, un certain degré de *cellulite pelvienne*, par exemple, compliquer une *tubo-ovarite*, etc...

Aussi, plusieurs points de leur thérapeutique nous semblent-ils pouvoir être réunis dans un seul exposé où nous décrirons les moyens de traitement qui leur sont communs. Lorsque nous les connaîtrons, il nous sera plus facile d'aborder, sans redites, les procédés qui s'adressent à chacune de ces maladies spécialement.

L'acuité, le siège, les conséquences des phlegmasies péri-utérines nous donnent des indications que nous complétons par l'examen de l'économie entière. Les troubles de l'état général et

des divers systèmes, s'ils préexistent parfois à ces maladies génitales, leur succèdent souvent, et les phlegmasies péri-utérines
ébranlent tout l'organisme.

Nous devons tenir compte, dans nos prescriptions, de la vigueur
et de la résistance de la femme, de son tempérament et de son âge.
Ces maladies éclatent de préférence au cours de la *vie sexuelle*, et
subissent facilement le contre-coup des poussées menstruelles.
Nous les observons encore au moment de la *puberté* où elles menacent de compromettre à tout jamais les fonctions de reproduction ; elles sont rares à la *ménopause* et surtout après.

II

Considérations générales

Le rôle du médecin, nous l'avons dit, est de tout faire pour éviter la nécessité de l'intervention chirurgicale, mais de l'imposer
dès qu'il la juge nécessaire.

Ce n'est malheureusement pas lorsqu'il se trouve en présence
d'une affection grave, dont les symptômes inquiétants datent de
longtemps, qu'il a le droit d'espérer que ses soins seront suivis
d'un résultat favorable ; trop souvent alors l'hésitation serait néfaste à la malade, il faut opérer. Nos efforts, au contraire, doivent
tendre à ce que l'évolution des phénomènes ne nous accule pas
en face de cette situation grave.

Pour cela nous instituerons une hygiène et une thérapeutique
dont le but sera :

a — d'éloigner les causes assez nombreuses de phlegmasie péri-
utérine ;

b — de combattre ces causes aussitôt qu'elles menacent ;

c — de traiter la phlegmasie péri-utérine avec la plus extrême
rigueur dès ses premières manifestations, sans lui donner le temps
de prendre des proportions plus sérieuses.

La première condition du succès *consiste à ne pas perdre un instant pour enrayer la marche des accidents* ; sinon, nous risquons
d'arriver trop tard.

Les régles générales qui président à cette hygiène et à cette thérapeutique ont été pour la plupart exposées à propos des **métrites**. Nous nous contenterons ici de les passer brièvement en revue en rappelant leur importance.

1° ACCOUCHEMENT OU AVORTEMENT. — L'*accouchement* ou l'*avortement* sont une des causes les plus fréquentes que nous trouvons à l'origine des phlegmasies péri-utérines. Nous n'énumérerons pas de nouveau les précautions que l'on connaît déjà au sujet de l'asepsie, de l'antisepsie, du nettoyage de la cavité utérine, du repos nécessaire après la délivrance; elles sont les mêmes que pour la métrite. Mais souvent une couche a laissé après elle un peu de métrite avec une légère salpingite. Soignés tout de suite, ces accidents auraient des chances de rétrocéder; la femme néglige cet état dont elle souffre à peine, elle se livre à ses occupations ou à ses plaisirs, et l'affection évolue sourdement jusqu'au jour où une aggravation éclate à l'improviste.

2° MENSTRUATION. — Les *fluxions menstruelles*, en amenant des *congestions périodiques* au niveau des régions atteintes, ont sur la marche des lésions une influence d'autant plus nuisible que la malade n'observe aucun ménagement pendant la venue et la durée des règles. A combien de femmes persuadera-t-on qu'elles doivent garder le lit, ou tout au moins le repos sur une chaise longue, au moment de leurs époques, lorsqu'elles accusent à peine quelques malaises plus ou moins accentués dans le bas-ventre; aussitôt qu'elles n'éprouvent plus de sensations douloureuses, elles cessent d'obéir à la prescription, bien heureuses quand elles ne multiplient pas les imprudences comme à plaisir; et nous assistons du côté du petit bassin à une poussée nouvelle que nous aurons encore plus de peine à enrayer.

3° VULVO-VAGINITE. — GONORRHÉE. — Une *vulvo-vaginite* qui paraît sans importance, un écoulement peu abondant, mais derrière lequel il faut dépister un *blennorrhagie*, ne préoccupent guère la malade; à propos d'une fatigue, d'une période menstruelle, etc..., l'infection gagne tout à coup les tissus péri-utérins. C'est en ne négligeant pas de traiter certaines *leucorrhées* d'apparence banale que l'on évite nombre de salpingites.

4° MÉTRITE. — De même pour la *métrite*.
Au cours d'une blennorrhagie, d'une infection vulvo-vaginale,

27

tâchons de nous assurer de l'intégrité de la matrice, et si nous la soupçonnons altérée, intervenons rapidement. Protégeons l'utérus contre l'infection vaginale, et si l'utérus est touché agissons aussitôt pour diminuer les chances de contamination péri-utérine.

5° TRAUMATISMES. — FATIGUES. — Nous n'insisterons pas sur l'importance étiologique des traumatismes, des fatigues, des excès de coït, des ulcérations provoquées par un pessaire que l'on ne tient pas propre, etc...

6° INTERVENTIONS. — EXPLORATIONS. — Il nous est inutile de revenir sur ce que nous avons dit plus haut à propos des interventions et des explorations. Un simple examen, l'introduction d'un hystéromètre peuvent devenir l'occasion de complications autour de la matrice ; un curettage, comme toute autre manœuvre opératoire, produit dans des cas déterminés les mêmes effets.

7° INFECTIONS INTESTINALES. — Enfin citons en dernier lieu les faits rapportés par Pozzi où l'infection péri-utérine reconnaissait une origine intestinale.

III

Traitement médical des phlegmasies péri-utérines suivant les phases de la maladie.

A. — PHLEGMASIE PÉRI-UTÉRINE AIGUE.

Repos.

« Si je n'avais qu'un moyen de traitement pour cette affection, le repos est celui que je préférerais », dit GAILLARD THOMAS.

Pour que ce repos soit profitable, il faut l'observer d'une manière absolue. C'est une prescription sur laquelle nous ne saurions trop insister, surtout au *début* de la maladie. Non seulement la femme ne se lèvera pas, mais couchée dans le décubitus dorsal, elle évitera le plus possible tout mouvement, et cela au moins tant que dureront les phénomènes de l'invasion.

Plus tard, elle pourra se relâcher de la sévérité des premiers jours, mais on la maintiendra au lit jusqu'à ce que les symptômes aigus aient disparu. A ce prix seulement, elle aura le droit d'espérer que l'on parviendra à enrayer la marche des accidents.

Émissions sanguines.

Dès les premiers jours aussi on mettra en œuvre la *médication antiphlogistique* et on commencera par pratiquer des *émissions sanguines*. Au niveau de l'hypogastre, et de préférence du côté atteint, on appliquera dix, douze, quinze sangsues et davantage, suivant la complexion plus ou moins forte et vigoureuse de la patiente et on jugera si on doit les laisser saigner quelque temps. Nombre d'auteurs préfèrent les ventouses scarifiées quand ils veulent agir en même temps sur la douleur. Si l'on s'adresse à une femme robuste, on recommencera une ou plusieurs fois ces émissions sanguines, à intervalles variables qui peuvent être très rapprochés. Il faut avoir confiance en ce procédé et en user sans hésitation. Nous ne voulons pas entrer dans des discussions et des explications pour savoir comment il agit ; il nous a suffi, pour nous convaincre, de voir bien souvent la douleur diminuer, la poussée inflammatoire s'atténuer, en même temps que la tension abdominale tombait et que la température descendait, après une application de sangsues que l'on ne doit pas craindre de mettre nombreuses. On nous dira, comme pour l'appendicite, que l'existence des piqûres de sangsues sur les téguments abdominaux constitue un inconvénient au cas où l'on est forcé d'intervenir par une laparotomie. C'est vrai, mais il est bien rare, au cours de la phlegmasie péri-utérine, que la laparotomie s'impose d'une manière immédiate comme à propos de l'appendicite.

L'application de sangsues ou les scarifications au niveau du col de la matrice nécessitent l'emploi du *spéculum*, et l'introduction de cet instrument dont les valves heurtent les culs-de-sac vaginaux et les distendent, devient susceptible non seulement de provoquer une vive douleur, mais encore d'amener une recrudescence des accidents aigus lorsque les régions péri-utérines sont phlogosées. Il convient donc d'être fort réservé pour l'usage du spéculum, qui, du reste, ne nous apprend rien, dans ce cas, au point de vue de l'examen et du diagnostic.

Quand il jugera que l'état des parties lui permet d'introduire l'instrument sans danger pour la malade, le médecin tirera un certain avantage d'émissions sanguines pratiquées sur le col. GALLARD les recommandait fort au moment de la venue des règles, dont la fluxion aggrave à n'en pas douter les symptômes inflammatoires, et nous pensons qu'on en obtient aussi de bons effets toutes les fois qu'une *congestion utérine intense* accompagne les autres lésions.

Topiques.

Un grand *cataplasme laudanisé*, large et peu épais, recouvert de taffetas imperméable qui conserve la chaleur et l'humidité, apporte du soulagement à la région endolorie et atténue la vivacité de l'inflammation. Il complète, dans une certaine mesure, l'action efficace des bains lorsqu'on lui adjoint, comme c'est la règle, des lavements et des irrigations d'eau chaude.

Au lieu d'un cataplasme, beaucoup de médecins préfèrent employer les *compresses stérilisées humides* et recouvertes d'une étoffe imperméable; nous les ordonnons volontiers après les applications de sangsues, car elles nous permettent de garder plus propres les téguments abdominaux.

Les phénomènes douloureux sont parfois mieux calmés au moyen d'*onctions* avec des *pommades* qu'on renouvelle deux fois par jour et sur lesquelles on met une couche d'ouate. Nous prescrivons fréquemment une vieille formule qui nous a paru donner d'assez bons résultats :

```
Extrait de belladone.............................  ) ãã 2 gr. à 4 gr.
    —    de jusquiame............................  )
Onguent populeum ou vaseline..................  30 grammes.
    F. S. A. Pommade.
```

L'*onguent populeum*, on le sait, contient des feuilles de *belladone*, de *jusquiame*, de *morelle*, de *pavot*, etc., et parmi les *espèces narcotiques*, la belladone et la jusquiame nous semblent des topiques dont l'action, sans acquérir des propriétés extraordinaires, n'en reste pas moins indiscutable.

Lorsque les symptômes réactionnels nous font craindre que le péritoine ne soit touché ou seulement menacé, il vaut mieux supprimer tous les topiques et les remplacer par la *glace* maintenue en permanence; en même temps du reste on cesse les bains, autant pour éloigner toute cause de mouvement que pour éviter des transitions brusques de température.

Injections. — Irrigations.

Les *injections vaginales* ne doivent pas avoir seulement pour but d'entretenir les voies génitales dans un état de propreté et d'asepsie aussi rigoureux qu'il est possible de l'obtenir ; pour que leur efficacité soit complète, il faut qu'elles aient une action curative directe sur l'utérus et les régions avoisinantes au cours des phlegmasies utérines et péri-utérines.

Si des solutions antiseptiques, telles que nous les avons énumérées en divers endroits, suffisent quand on se propose de nettoyer rapidement le vagin, elles ne remplissent pas toutes les conditions voulues pour combattre avec énergie l'inflammation du système utéro-ovarien et de ses dépendances.

Une injection produit d'heureux effets sur une partie malade, tout autant : 1° que le liquide dont elle se compose favorisera la guérison ; 2° que ce liquide entrera en contact avec les tissus atteints pendant un temps suffisant pour que son influence puisse s'exercer.

Nous trouvons ce liquide dans *l'eau portée à haute température*, 45° à 50°, qui a des propriétés bien mises en évidence aujourd'hui et sur lesquelles il devient inutile d'insister. Elle est *hémostatique*, *antiphlogistique* et *sédative*, *antiseptique* jusqu'à un certain point, *anesthésique* même (RECLUS). Ces qualités répondent à diverses indications dans le cours des affections que nous traitons.

Les injections, telles que bien des femmes les prennent à l'ordinaire, nettoient le vagin et le col de la matrice, mais à part cette toilette des premières voies génitales, leur action thérapeutique est le plus souvent illusoire et reste sans effet pour deux raisons : l'écoulement de l'eau a une durée très courte, et les organes ressentent pendant trop peu de temps les qualités thermiques ou médicamenteuses du liquide. En outre, dans les conditions habituelles où une femme se donne une injection, les parois vaginales sont-elles toujours complètement distendues de telle sorte que leur surface reçoive en tous ses points le contact du courant ?

Aussi, afin d'obtenir des résultats plus sérieux, recommande-t-on aux malades de prendre la situation couchée pour recevoir une injection et de faire couler l'eau au moins pendant vingt minutes ou une demi-heure.

On a conseillé depuis longtemps divers appareils destinés à remédier aux inconvénients des injections trop courtes ; nous citerons l'appareil d'ARAN, celui de CLAUZURE (d'Angoulême), ceux de Maisonneuve et d'AUBOIN. AUVARD a publié les incontestables avantages de la canule régulatrice.

Il a semblé à l'un de nous qu'on devrait chercher le moyen de faire durer une injection pendant tout le temps jugé convenable, pendant des heures au besoin et même la journée entière, tout en

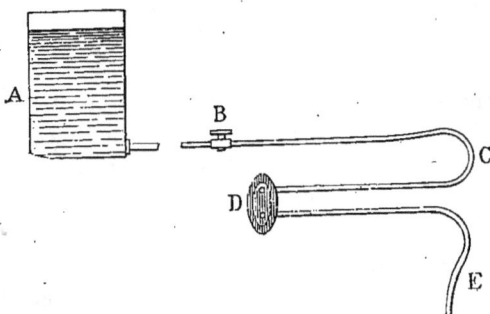

Fig. 16. — Schéma de l'appareil.

A, vase contenant l'eau ; B, robinet du tube supérieur ; C, tube supérieur amenant l'eau dans le vagin ; D, disque de caoutchouc avec son anneau et ses orifices ; E, tube inférieur emportant l'eau hors du vagin.

laissant la malade dans une position commode et nullement fatigante.

Afin d'arriver à ce but, nous avons fait construire un petit laveur très malléable dont voici la description.

Il se compose d'un anneau élastique, à peu près pareil au pessaire de DUMONTPALLIER, avec cette différence que l'espace central, au lieu d'être vide, se trouve fermé par une mince lame de caoutchouc destinée à oblitérer le conduit vaginal ; c'est donc une surface plane, circulaire, un disque, dont les bords sont constitués par un anneau en relief. La lame centrale est percée de deux orifices. Le supérieur reçoit un long tube flexible, qui, d'un grand vase auquel il est adapté, amène l'eau dans le vagin ; un robinet sert à régler le débit du courant. L'orifice inférieur communique avec un second tube flexible qui permet à l'eau de s'échapper du vagin et la dirige vers un récipient placé à côté.

La femme étant couchée au lit, on introduit l'appareil comme un anneau de DUMONTPALLIER, et *on a soin de faire passer le tube inférieur ou d'échappement* AU-DESSUS *de la cuisse de la malade ou sur son ventre*, et voici pourquoi : l'eau arrive par l'orifice supérieur, dans ces conditions il faut pour sortir qu'elle remonte audessus de la cuisse ou du ventre, c'est-à-dire au-dessus du niveau des organes génitaux internes ; elle est donc obligée de remplir et de distendre toute la cavité vaginale comprise entre le disque obliterateur et les culs-de-sac, puis cette cavité une fois pleine,

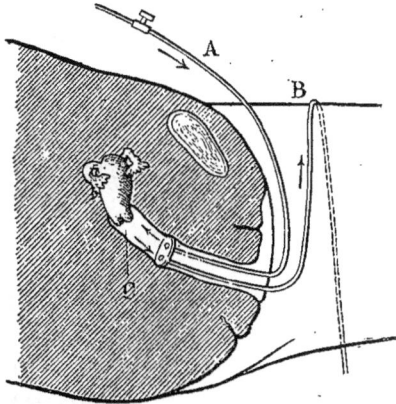

Fig. 17. — Schéma de l'appareil en place.

A, tube supérieur amenant l'eau ; B, tube inférieur ou d'échappement passant sur la cuisse de la malade, de telle sorte que l'eau doive remplir la cavité vaginale C avant de remonter jusqu'en B pour s'écouler au dehors.

l'eau continue à s'élever dans le tube d'échappement jusqu'au point où il se recourbe. De la sorte, toute la surface du vagin dilaté entre en contact avec le liquide, et c'est un véritable bain à courant ininterrompu que l'on donne à la région.

Au moyen du robinet supérieur, on règle le calibre de l'écoulement jusqu'à le rendre aussi étroit qu'on le désire et, de cette manière, un bock de 3 à 4 litres met un temps assez long à se vider ; on le remplit de nouveau sans toucher à rien, et cela plusieurs fois de suite, selon que l'irrigation dure trois quarts d'heure, une heure, une heure et demie, etc... Pendant ce temps, la malade peut lire et même s'occuper de petits travaux.

Le vase qui contient l'eau est posé, à l'hôpital, sur la planche située à la tête du lit, c'est-à-dire à 50 centimètres environ audessus du niveau du matelas. Si pour augmenter la pression on veut élever ce vase, il ne faut aller que progressivement et avec beaucoup de prudence, car cette pression devient très puissante, elle provoque des douleurs et nous avons redouté des accidents.

Ainsi sans aucune fatigue, couchée dans son lit, les jambes étendues et rapprochées dans une position naturelle, la malade reçoit une injection qui coule aussi longtemps que le désire son médecin. En lui-même l'appareil n'est guère plus gênant qu'un pessaire de Dumontpallier, mais il a cependant des inconvénients que nous devons signaler. Dans le traitement des métrorrhagies, de très gros caillots sanguins s'engagent parfois dans le tube d'échappement et l'oblitèrent. Mais le principal ennui, c'est que l'appareil est difficilement placé par la malade elle-même dans une situation où il ne soit susceptible de subir aucun dérangement ; elle est obligée d'avoir recours à l'aide d'une autre personne. De plus, selon les sujets, il faut choisir un appareil plus ou moins large, car un anneau trop petit ou trop grand bascule et le liquide sort par la vulve.

Aussi, pour obvier à ces difficultés, dans un nouveau modèle nous avons fait fabriquer l'anneau en caoutchouc très malléable et dilatable. Cet anneau est creux et au moyen d'un tube il communique avec une poire qui le gonfle à volonté. De la sorte la malade introduit elle-même dans le vagin son appareil sans trop se préoccuper de le placer en bonne position ; d'un coup de poire elle le gonfle, l'anneau se dilate, s'applique contre les parois vaginales au gré de la femme qui règle la pression, et un robinet métallique permet de laisser l'instrument dilaté et de le dégonfler pour l'enlever.

Un résultat très utile et très important de l'irrigation ainsi pratiquée mérite d'être signalé d'une façon toute spéciale. Comme le dit Auvard (1), une injection vraiment efficace doit, outre une influence thermique, avoir « *une influence mécanique* en distendant le vagin, de manière à exercer une sorte de massage sur les tissus et organes riverains. » Ce massage, cette malaxation, nous paraissent obtenus assez facilement avec notre appareil. L'eau retenue entre les culs-de-sac, la paroi du vagin d'une part, et le disque de caoutchouc de l'autre, se trouve dans une cavité close où on peut lui faire subir la pression qu'on désire afin qu'elle la transmette excentriquement sur la région environnante ; il suffit pour cela d'élever ou d'abaisser le réservoir d'où elle s'écoule.

Cette pression, jointe à l'effet du courant ininterrompu, exécute

_____

(1) Auvard. — *Bulletin de Thérapeutique*, 1896, p. 14.

une espèce de massage dont le médecin change à son gré la force et la durée.

Nous avons déjà indiqué ces longues irrigations d'eau chaude,

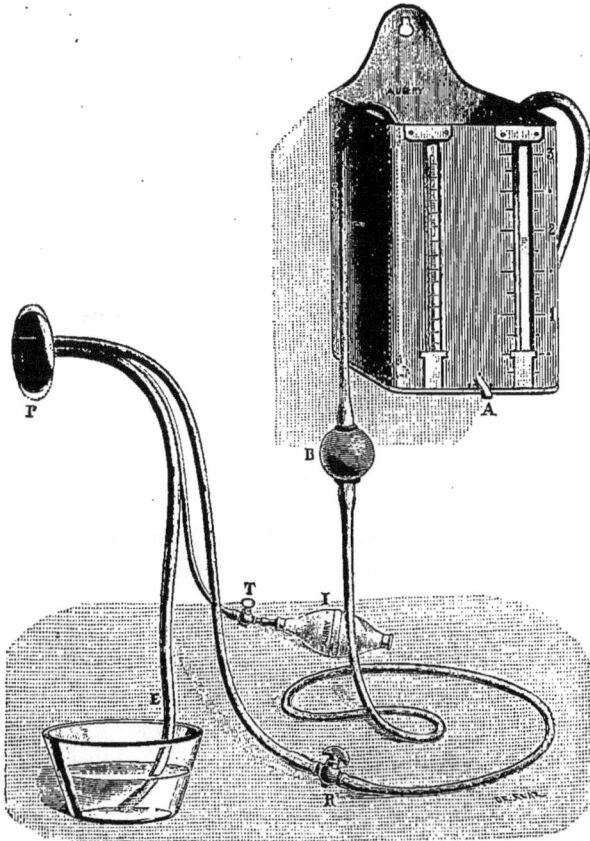

Fig. 18.

A, bock contenant l'eau; B, soufflerie pour amorcer le liquide dans les tubes; R, robinet qui règle le débit du courant; P, anneau; E, tube de dégagement; I, poire qui gonfle l'anneau; T, robinet qui maintient l'anneau gonflé.

ainsi instituées, parmi les bons moyens *hémostatiques* dont nous pouvons disposer.

Leurs effets de massage, leurs propriétés sédatives et antiphlogistiques, les rendent utiles au cours de nombreuses *métrites*, de préférence lorsque le col rouge, volumineux, prend cette apparence qui fait conseiller les émissions sanguines et une médication anti-fluxionnaire.

Enfin nous en avons obtenu de bons résultats dans le traitement des *phlegmasies péri-utérines*. Quelques *salpingites récentes* en particulier se sont modifiées au point de diminuer dans de grandes proportions, sinon de disparaître, en même temps que les symptômes douloureux s'amendaient. Plus la salpingite est récente, plus nombreuses sont les chances d'amélioration. Il se produit souvent un singulier phénomène ; les premiers jours, le traitement provoque des coliques sans qu'il survienne aucun changement notable dans l'état local. Arrive une époque de règles, et lorsqu'elle est terminée on est surpris de constater que la tumeur a perdu la moitié ou les trois quarts de son volume.

Nous devons toutefois faire une petite restriction ; au début de certaines phlegmasies très étendues et suraiguës, l'introduction de l'appareil peut être douloureuse et même contre-indiquée au même titre que celle de tout instrument qui dilate la vagin. Si l'on se croit autorisé à passer outre, il faut que le médecin place lui-même l'anneau le plus près possible du pubis, en donnant une très faible pression au courant d'eau.

Sinon, on aura recours aux grandes irrigations pratiquées avec un bock et une canule ordinaire, ce qui n'est pas un procédé à dédaigner, bien au contraire.

Lavements.

Nous reviendrons sur les indications des *lavements* destinés à évacuer le contenu de l'intestin, et sur les *lavements laudanisés* que l'on prescrit pour soulager les phénomènes douloureux.

Mais en outre, un bon moyen d'agir sur les phlegmasies péri-utérines consiste à employer *l'eau chaude* par la *voie rectale*. Les rapports anatomiques du rectum et des organes génitaux sont assez voisins pour que les qualités thermiques de l'eau, introduite dans les dernières parties du gros intestin, influencent la matrice et les régions environnantes, d'une façon moins manifeste à coup sûr que les injections vaginales mais suffisante pour compléter l'effet de ces dernières.

On a même conseillé les *irrigations rectales* assez longtemps prolongées. Nous n'avons pas une grande expérience de ce procédé et nous nous contentons, d'habitude, de faire garder à la malade, le plus longtemps qu'il lui est possible, un grand lavement d'eau aussi chaude qu'elle peut la supporter (voir pages 441-443).

Bains.

Lorsqu'on juge que la nature de la phlegmasie péri-utérine autorise à imprimer sans danger à la malade les quelques mouvements inévitables pour la transporter de son lit dans une baignoire, on retirera de bons avantages des *grands bains tièdes* assez prolongés. On incorporait autrefois à ces bains les *décoctions d'espèces narcotiques* et nous n'y voyons encore aucun inconvénient, sinon que la décoction doit être en quantité suffisante, proportionnée à un grand bain, sous peine de rester illusoire. Pour éviter ces difficultés, nous nous en tenons le plus souvent aux bains tièdes simples ou additionnés de 250 grammes de *gélatine de Paris* et de 250 grammes de *sous-carbonate de soude.* On les renouvelle tous les jours ou tous les deux jours selon le degré de fatigue ou de détente qu'ils procurent à la malade.

En tous cas, au début des phlegmasies péri-utérines, le *bain de siège* ne doit pas être conseillé à cause de la position peu commode que la femme se trouve obligée d'adopter, et qui, provoquant certaines douleurs, lui enlèvent tout le bénéfice de la médication.

Douches.

Nous ne citons que pour mémoire les *douches d'eau chaude* de 15 à 20 minutes, préconisées par GAILLARD THOMAS, et que nous n'avons jamais expérimentées.

Quant aux douches froides, il convient d'attendre pour les commencer qu'il ne persiste plus la moindre trace d'élément congestif.

Révulsion.

La *révulsion* est un moyen de traitement que nous réservons d'habitude pour la *période d'état* des phlegmasies péri-utérines aiguës, lorsque les phénomènes du début sont déjà un peu lointains et que les topiques émollients, cataplasmes, compresses humides, etc..., nous paraissent avoir donné tout ce qu'on peut attendre d'eux.

A cette période de la maladie, comme plus tard quand les accidents menacent de passer à l'état chronique, la médication révulsive amène des résultats indiscutables, à la condition qu'elle soit largement pratiquée.

Les *petits vésicatoires* sont tout au plus bons à permettre qu'on les panse avec du *chlorhydrate de morphine* pour calmer les souffrances pelviennes. Aujourd'hui, après plusieurs années d'expérience, nous ordonnons de *grands vésicatoires* que nous laissons sécher rapidement, pour recommencer dès que l'état des téguments autorise une seconde application ; rien n'empêche du reste que l'on ne profite du soulèvement de l'épiderme pour administrer de la *morphine* par la méthode endermique.

Un des inconvénients auxquels on reste exposé, c'est que l'application d'un large vésicatoire cause quelques sensations pénibles, entretient un peu d'insomnie, si bien qu'au matin du premier jour il n'est pas rare de constater une légère élévation de la température dont il faut être prévenu ; mais cette poussée de douleur et de fièvre disparaît bientôt, et souvent avec elle s'en vont ou diminuent les crises de *névralgie lombo-abdominale* qui compliquent volontiers les inflammations du petit bassin.

Dans le même ordre d'idées, les applications répétées de *pointes de feu* rendent aussi de grands services. Peut-être sous l'influence d'un préjugé, nous sommes les premiers à le reconnaître, nous préférons les pratiquer au cours des *états subaigus* plutôt que dans les phases aiguës où nous ordonnons des vésicatoires. De même dans les périodes avancées nous conseillons les badigeonnages fréquents avec la *teinture d'iode*.

Columnisation.

La *columnisation*, dont nous avons déjà parlé à propos des métrites, ne convient pareillement qu'au moment des *périodes subaiguës* ; car le premier devoir d'une médication consiste à être inoffensive, et ce n'est pas toujours impunément que l'on distendrait le vagin en le bourrant de coton au cours d'une inflammation aiguë des régions qui entourent la matrice.

Il faut pour pratiquer la columnisation qu'elle soit bien tolérée, qu'elle ne réveille aucune souffrance, et c'est à cette condition seulement que nous croyons avoir le droit de placer dans les culs-de-sac des tampons d'ouate imbibés de glycérine qui les remplissent exactement, puis de compléter cette sorte de pansement en tassant dans le reste du vagin de l'ouate hydrophile sèche.

D'autre part, si l'on veut obtenir un bénéfice de ce procédé, on ne doit pas attendre pour le mettre en œuvre qu'il n'existe plus que des brides ou des tissus fibreux autour de l'utérus ; pour arriver à faire résorber un exsudat, il faut qu'il se trouve dans un état anatomique qui puisse subir la résorption.

Sans en faire un mode unique de traitement, on doit attendre de bons effets de la *columnisation* lorsqu'elle vient à son heure succédant et se combinant à d'autres procédés. Elle fixe et soutient les organes et agit sur les parties phlogosées en favorisant la disparition des exsudats.

B. — Traitement des phlegmasies péri-utérines a l'état chronique.

Quand la *phlegmasie péri-utérine* a passé à *l'état chronique*, avec le traitement médical on peut espérer du soulagement, une amélioration plus ou moins notable dans l'état des lésions, on n'obtiendra jamais la guérison complète.

Autour de la matrice et des annexes il s'est formé un véritable feutrage de brides, de tissus fibreux à lames plus ou moins larges, circonscrivant des loges les unes vides, les autres pleines, le péritoine, les trompes, les ovaires renferment des épanchements de nature variable. Si l'ovulation se produit encore, à chaque époque menstruelle, lorsque l'ovaire est retenu par des adhérences loin du pavillon de la trompe, il arrive que l'ovule et une petite quantité de sang tombent dans la cavité péritonéale où l'un de nous a pu en constater les traces et les preuves anatomiques incontestables. De nouvelles exacerbations surviennent, de nouvelles cicatrices se forment et la période chronique est traversée de poussées aiguës que provoquent en outre toutes les congestions du petit bassin, toutes les causes capables de retentir sur l'appareil sexuel et dont l'énumération serait longue.

Pendant cette phase chronique, le traitement médical se borne à renouveler quelques-uns des moyens mis en usage au cours de la phase subaiguë. Les irrigations vaginales et rectales, les bains tièdes alcalins, tous les modes de révulsion se combinent tour à tour dans la thérapeutique. L'introduction de tampons imbibés de *glycérine à l'ichthyol* ne nous a jamais semblé produire de grands résultats.

A l'intérieur on prescrit de *l'iodure de potassium*, de *l'iodure de fer*. Dans ces dernières années on a conseillé (MALDARESCU) l'*iodol* en pilules :

```
Iodol.................................................... 0ᵍʳ,10
Poudre et extrait de réglisse............................ Q. S.
```

F. S. A. Une pilule.
En prendre d'abord quatre par jour, pour arriver à six et même davantage.

On s'occupera de la *métrite* concomitante.

C'est le moment surtout où il faudra songer au *massage* dont les effets sont remarquables lorsqu'il est pratiqué par une personne qui connaît bien la méthode.

Enfin une dernière ressource nous reste, mais elle est précieuse ; c'est le *traitement hydrologique* dont on trouvera les diverses indications à la fin de cet ouvrage, dans une partie qui lui est spécialement consacrée.

IV

Traitement de quelques symptômes.

Douleur.

En outre des sensations pénibles qui la caractérisent, la *douleur* longtemps prolongée trouble la nutrition, retentit sur l'état général, épuise les malades, les met dans de moins bonnes conditions si elles doivent être opérées, et mérite à ces titres d'attirer l'attention du thérapeute.

L'*antipyrine*, le *chloral*, les *lavements laudanisés* sont de bons moyens, mais ils ne valent pas une *piqûre de morphine* qui amène une détente, le calme et le sommeil.

Insomnie.

De même l'*insomnie* contribue à fatiguer les malheureuses, à diminuer le peu d'appétit qui leur reste, à exaspérer leur système nerveux déjà surexcité, et quand les phénomènes douloureux n'exigent pas une piqûre de morphine, on procurera le sommeil au moyen du *sulfonal* ; un cachet de 50 centigrammes, pris vers neuf heures du soir, immédiatement suivi de l'absorption d'une tisane chaude de tilleul et de feuilles d'oranger (l'intervention de l'eau chaude est indispensable pour l'efficacité du sulfonal) s'il est insuffisant, sera renouvelé jusqu'aux doses de 1 gramme à 1 gr. 50.

Chez d'autres personnes entachées de névropathie le *bromure de potassium*, le *valérianate d'ammoniaque* arrivent aux mêmes effets.

Métrorrhagies.

Rarement la *métrorrhagie* devient un symptôme inquiétant au cours des phlegmasies péri-utérines ; fréquemment, au contraire, nous la considérons plutôt comme favorable.

Mais enfin si les circonstances imposent le traitement de la métrorrhagie, on ne s'adressera pas à l'*ergot* dont l'action énergique sur les fibres lisses qu'il fait contracter est mauvaise au cours de ces affections inflammatoires. On lui préférera la *digitale*, les *tamponnements* avec la *solution gélatinée*, etc.

Aménorrhée. — Dysménorrhée.

L'*aménorrhée* et la *dysménorrhée* sont ici le plus souvent de *nature congestive ;* et la meilleure manière de soulager les douleurs qui les accompagnent consiste à instituer une médication antifluxionnaire : émissions sanguines, topiques émollients, etc… etc…

Lorsque les *douleurs menstruelles* reconnaissent pour cause une ponte ovulaire péritonéale, suivant le mécanisme que nous avons exposé plus haut, une *piqûre de morphine* vaut mieux que tous les autres procédés thérapeutiques.

Si la *dysménorrhée* relève de la présence de brides qui coudent la trompe, maintiennent l'utérus en position vicieuse, il n'existe au moment même des règles aucun autre moyen pour calmer les souffrances que la *médication sédative* : morphine, opium, antipyrine, etc… Tout médicament qui interviendrait par une influence sur le système vasculaire pourrait entraîner des conséquences ennuyeuses, nous devons nous contenter d'agir sur le système nerveux.

Dans l'intervalle des règles, par contre, nous nous efforcerons de supprimer la cause de la dysménorrhée, ce qui rentre dans le traitement général de la phlegmasie péri-utérine et de ses conséquences.

Fièvre.

Quelques préparations de *sulfate de quinine* et de *digitale*
deviennent nécessaires contre des poussées fébriles par trop violentes.

Nous avons déjà donné une formule

Sulfate de quinine..................................... 0ᵍʳ,45
Poudre dé feuilles de digitale............................ 0ᵍʳ,05
Mêlez exactement. — En un cachet.

Affaissement. — Cachexie.

Enfin l'état de délabrement de l'organisme usé par la douleur, la
fièvre, la formation du pus, l'écoulement prolongé des abcès, le
défaut d'alimentation, réclame des *injections sous-cutanées* quotidiennes de *sérum artificiel*. Nous possédons en elles une précieuse ressource pour remonter des malades complètement
affaiblies.

V

Traitement de quelques complications.

Métrite.

La *métrite aiguë*, ou les poussées aiguës au cours de la *métrite
chronique*, compliquent facilement les phlegmasies péri-utérines,
de même que par réciprocité elles peuvent leur donner naissance
comme nous l'avons expliqué plus haut. Il est bien rare qu'une
inflammation péri-utérine évolue quelque temps sans produire
au moins un certain état de *congestion de la matrice* qui ouvre la
porte à toutes les infections secondaires.

Si elle passe au second plan en cette occurrence, la métrite consécutive ne doit cependant pas être complètement abandonnée au
point de vue du traitement, car par un cercle vicieux elle devient
capable, à un moment, de prendre une importance qui s'opposera à
la guérison complète des accidents. Nos efforts tendront précisément à ce qu'elle ne prenne pas cette importance, et qu'elle reste
toujours à l'état de phénomène secondaire. Pour cela, nous ne

jugerons pas à propos d'intervenir par tous les procédés que nous avons indiqués à propos de la thérapeutique de la métrite, mais nous combattrons surtout la *congestion* par quelques *émissions sanguines*, de préférence à l'époque de la venue des règles, nous nettoierons le col et le canal cervical avec grandes précautions et nous ferons de temps à autre quelques attouchements d'*acide lactique* étendu d'eau par parties égales, ou d'*érythrol*; enfin nous nous efforcerons d'entretenir une grande propreté, sinon l'asepsie complète des premières voies génitales qui sera bien difficile en ce cas. En un mot, il ne faut pas complètement oublier la matrice dans le traitement des phlegmasies péri-utérines.

Péritonite.

La *pelvi-péritonite* et la *péritonite généralisée* surgissent devant nous comme la complication la plus redoutable. A la moindre menace, nous prescrivons l'*immobilité absolue*, l'*opium* à l'intérieur, la *glace et le collodion*, suivant les moyens que nous décrivons plus loin à propos de la pelvi-péritonite.

Vomissements.

Il arrive parfois que les malades atteintes de phlegmasie péri-utérine sont prises de nausées répétées accompagnées de vomissements, particulièrement pénibles à cause de l'état abdominal; le repas le plus léger provoque de l'intolérance stomacale avec redoublement de sensibilité au niveau du bassin. Il vaut mieux ne pas persister et supprimer franchement toute alimentation pendant vingt-quatre ou quarante-huit heures, permettre à peine un peu d'eau froide, puis quelques gorgées de lait et calmer l'état gastrique au moyen du *cannabis indica*, ou bien avec quelques *gouttes blanches* qui réussissent assez bien.

Chlorhydrate de morphine........................ 0gr,10
Eau de laurier cerise............................. 5 grammes.
F. S. A. Solution.
En prendre deux gouttes sur un tout petit morceau de sucre plusieurs fois par jour.

Rectite glaireuse. — Ténesme anal.

La présence d'une masse inflammatoire, qui avoisine le rectum et quelquefois le comprime, produit des phénomènes de *rectite glaireuse*, une de ces *diarrhées dysentériformes* comme les appelait

28

Lasègue, et qui sont particulièrement désagréables et pénibles; un *ténesme anal* les accompagne qui devient un sujet d'ennuis répétés pour les malades souvent dérangées par de faux besoins. Des *lavements amidonnés* et *opiacés*, des *lavages du rectum à l'eau chaude*, des *suppositoires opiacés, morphinés, cocaïnés, belladonés* calment les phénomènes. Dans plusieurs cas nous avons obtenu de bons effets de *lavements chauds* avec une *solution gélatinée*

Gélatine blanche...............................	5 grammes.
Eau...................................	250 —
Dissolvez.	

que la femme garde le plus longtemps qu'elle peut.

Ténesme vésical.

Le *ténesme vésical, 'la dysurie*, réclament leur traitement habituel, l'application de cataplasmes sur l'hypogastre, l'usage de boissons émollientes, etc... Gallard les combattait avec succès par le *bromure de potassium*, pris à la dose de 1 à 2 grammes.

Suppuration.

Lorsque la phlegmasie péri-utérine est arrivée à suppuration et que le pus est collecté, il est bien rare que le médecin ne se juge pas obligé de faire appel à l'intervention chirurgicale. Mais en attendant, il recommandera une immobilité encore plus absolue qu'auparavant, il fera éviter tous les mouvements ou tous les efforts par crainte que la collection ne s'ouvre dans le péritoine où l'irruption du pus exposerait à des périls mortels.

Le moment de l'intervention, les règles qui président au choix du procédé à suivre pour donner issue au pus, ou pour enlever l'organe qui contient la collection, varient avec la nature de la phlegmasie; le jugement des diverses considérations à peser, la critique des indications, constituent à coup sûr un des sujets les plus délicats qui s'offrent au chirurgien, mais qui ne ressortit pas à notre travail.

Quand le pus s'est ouvert spontanément une voie à travers les organes et que l'abcès reste en communication permanente avec les cavités vaginale, utérine, intestinale ou vésicale, si les circonstances s'opposent à ce que l'on puisse remédier à cet état par une opération, on a toujours à craindre les conséquences d'une suppuration prolongée et les menaces d'infections multiples. On s'efforcera d'en prévenir les effets au moyen des précautions antiseptiques que comporte le siège des trajets purulents et d'autre part on soutiendra l'organisme par une *médication* et une *hygiène toniques*.

A ce moment encore le *traitement hydrologique* est susceptible de nous rendre de grands services.

VI

Traitement de quelques suites éloignées.

Brides.

Nous avons souvent eu l'occasion de parler des brides, des adhérences qui succèdent aux phlegmasies péri-utérines. Un moyen s'offre à nous pour les modifier, qui commence à être bien connu, surtout depuis ces dernières années. C'est le *massage gynécologique*. Nous renvoyons le lecteur aux traités spéciaux qui expliquent les différents modes de ce massage, parce que nous estimons que, seul, un praticien exercé en la matière peut tirer de ces diverses manœuvres tout le bien que nous avons le droit d'en attendre.

Déplacements de l'utérus et des annexes.

Les *déplacements* et *déviations* de la matrice résultent fort souvent de plegmasies péri-utérines. Lorsque nous observons les accidents inflammatoires à la période aiguë, nous ne nous occupons pas des déplacements utérins qui ne jouent encore qu'un rôle secondaire. Mais quand les phénomènes du début se sont atténués dans leurs manifestations, il ne faut pas, de propos délibéré, repousser le pessaire pour le seul motif que la malade a une salpingite ou une péri-métrite. Nous sommes tout à fait de l'avis de PICHEVIN ; avec une grande prudence, il est des cas où on peut tenter un redressement et placer un pessaire, à la condition qu'il ne réveille aucune douleur. Ces manœuvres, il est vrai, exigent les plus grandes précautions et une certaine habitude pour les interventions.

VII

Soins hygiéniques.

Alimentation. — Genre de vie. — Exercices.

Les *précautions hygiéniques* que commandent les phlegmasies péri-utérines varient nécessairement avec les phases de la maladie.

Tout à fait au *début*, lorsque la période d'invasion est marquée par des phénomènes fébriles, accompagnés de céphalalgie, d'inappétence, de quelques signes d'embarras gastrique, et parfois même de nausées sinon de vomissements, l'*alimentation* demeurera fort légère. On donnera à la patiente un peu de lait, des bouillons, un œuf, des limonades vineuses ou des grogs légers, et on attendra quelques jours avant d'augmenter progressivement l'importance des repas.

Mais *plus tard* on se conduira tout autrement. A moins que l'on ne se trouve en face d'une poussée nouvelle qui amène une exacerbation des accidents, il faut prévoir que l'*alimentation* doit être *tonique* et *réparatrice*; et si l'inappétence, le dégoût pour la nourriture persistent, on choisira les aliments qui, tout en flattant le goût de la malade, sont capables de la soutenir.

Pendant l'évolution de la maladie, la *constipation* est un symptôme fort contraire à l'atténuation des malaises, et, d'autre part, bien des médecins cherchent par une dérivation intestinale à diminuer l'intensité des phénomènes congestifs. Il convient cependant de signaler un fait; dans certains cas où l'on peut craindre de voir l'inflammation se propager et gagner le péritoine, ou bien si l'on désire que l'intestin reste complètement immobile, il est préférable pendant quelques jours de donner des *pilules d'opium* qui entretiennent la constipation. A part cette réserve, on purge doucement la femme soit avec un peu d'*huile de ricin*, soit avec du *calomel*. Le calomel était surtout préconisé autrefois, parce que, outre ses propriétés purgatives « il dégage les veines du petit bassin en agissant sur le foie ». Mais aujourd'hui nous tenons les vertus cholagogues du calomel pour rien moins que démontrées.

On recommandera à la malade d'éviter le *froid*, et, en général,

tout ce qui est susceptible de fluxionner le petit bassin. Elle portera une *ceinture de flanelle*, sinon une *ceinture hypogastrique* qui
lui est parfois indispensable, mais qui, d'autre part, pour être bien
tolérée, ne doit réveiller aucune sensibilité de la région; il est plus
difficile de fabriquer une ceinture pour une phlegmasie, même fort
ancienne, que pour une viscéroptose ou une déviation utérine.

Enfin se pose une question des plus délicates. A quel moment la
malade est-elle autorisée à reprendre de petites occupations? Doit-
elle toujours rester couchée au moins sur une chaise longue, ou
bien un certain degré d'exercice lui est-il préjudiciable, lui est-il,
au contraire, favorable? D'abord au bout de quelques mois, la
femme la plus patiente du monde finira par se révolter si on lui
interdit tout mouvement, tout travail, toute distraction, et nous
l'exposons ainsi à une rechute. Puis les conditions sociales conservent aussi leurs exigences.

A l'exemple de tous les auteurs, bien évidemment nous ne saurions trop recommander le calme, le repos physique et moral,
l'abstention de toute fatigue, etc., mais nous pensons aussi qu'il
arrive un moment où l'état général de la femme mérite à son tour
d'entrer en considération; et si on la tient au lit trop longtemps,
elle risque de ne plus en tirer des bénéfices qui compensent les
désavantages qu'elle en éprouve. Bien entendu, elle évitera les efforts,
les exagérations inutiles, d'abord on la sortira sur une chaise
longue au *grand air*, ou dans une voiture qui ne donne *aucune
secousse*, puis elle commencera à *marcher* doucement. Si la marche
provoque de la douleur, GAILLARD THOMAS la proscrit; mais si elle
ne réveille aucune sensation pénible, il autorise des promenades
de une à deux heures. Cela nous paraît une conduite prudente, car
il ne faut pas oublier que si l'on demande trop à une malade, on
n'en obtient rien du tout.

VIII

Traitement de l'ovarite.

Les considérations dans lesquelles nous venons d'entrer à propos
du traitement des phlegmasies péri-utérines en général nous per-

mettent de ne toucher ici qu'à des points particuliers qui concernent la thérapeutique à instituer suivant le siège anatomique de la maladie.

Certaines indications se tirent en effet plus spécialement de la nature même de l'affection et tel procédé qui resterait sans grande valeur en face d'une pelvi-péritonite prend, au contraire, une réelle importance lorsqu'il s'agit de soigner une ovarite.

A. — Traitement de l'ovarite aiguë.

Le diagnostic de *l'ovarite aiguë* est difficile à poser d'une façon nette et positive.

Entre des poussées très vives *d'hyperémie ovarienne* et cette maladie si singulière de l'ovulation, *l'ovarite menstruelle*, il n'y a a qu'un pas à franchir, comme aussi pour arriver à *l'apoplexie de l'ovaire*. Mais à propos de la *puberté* nous sommes entrés dans des détails pathologiques et thérapeutiques suffisants pour que nous nous croyions dispensés de recommencer.

Il nous reste seulement à envisager *l'ovarite inflammatoire* d'origine infectieuse, les lésions de l'ovaire qui résultent de propagations phlegmasiques du voisinage ou d'embolies microbiennes. Cette ovarite inflammatoire se manifeste rarement à l'état isolé, le plus souvent elle complique une autre altération de l'appareil génital. Mais par les douleurs et les troubles menstruels qu'elle occasionne, elle est susceptible d'acquérir dans le cortège symptomatique une place prédominante.

C'est surtout l'élément *douleur* que nous avons à combattre; douleur spontanée, ou provoquée par la moindre pression, par le plus léger attouchement, « exquise » suivant l'expression de GALLARD qui la comparait à celle que provoquent les inflammations du testicule.

Outre les moyens que nous avons indiqués à propos des phlegmasies, et une fois pour toutes, que nous n'énumérerons pas de nouveau, il faudra insister sur les *émissions sanguines* pratiquées de préférence à l'aide des ventouses scarifiées; l'état général, la complexion plus ou moins robuste de la malade nous autoriseront à les répéter d'une manière variable. Puis nous aurons recours aux *vésicatoires pansés* à la *morphine*, et c'est un des rares cas où nous employons les petits vésicatoires, parce qu'ils nous offrent l'avantage de les multiplier rapidement tout autour de la zone atteinte, et le long des *névralgies lombo-abdominales* qui se greffent si volontiers sur l'ovarite aiguë. Suivant l'exemple d'ARAN, à l'aide du spéculum introduit avec de grandes précautions, on jettera dans les culs-de-sac du *laudanum* et on ajoutera par-dessus de la *poudre de riz* ou d'*amidon*. Le vagin reçoit impunément une certaine quantité de laudanum, sans qu'il en résulte de symptômes graves. On a vanté aussi une sorte de *cataplasmes vaginaux* : ce sont de petits sachets enveloppés dans de la mousseline et renfermant de la farine de graine de lin, des aromates, etc. ; il est plus simple de prescrire des *suppositoires vaginaux* à la morphine, à la cocaïne, etc., et souvent on en est réduit à la *piqûre de morphine*.

En outre, on songe pareillement à la médication sédative par l'absorption stomacale et par la voie rectale.

Les *métrorrhagies* quand elles nécessitent un traitement, bénéficieront plutôt de la *digitale* que de l'*ergotine*; l'*hydrastis* produit aussi de bons effets. Mais avant tout, on a mis la malade au *repos absolu*.

B. — Traitement de l'ovarite chronique.

Ici la conduite à tenir n'est plus la même ; le repos absolu ne saurait être continué indéfiniment, nous avons dit pourquoi. Du moins on le recommandera au moment des règles ; la malade gardera le lit ou restera étendue sur une chaise longue dès qu'elle ressentira les premiers signes du molimen cataménial. Quelques jours avant la venue de la menstruation, si les *douleurs* tourmentent la patiente avec une acuité tout à fait pénible, une application de *sangsues* ou des *scarifications* au niveau du col, sinon des *émissions sanguines* sur l'hypogastre amènent souvent une détente ou au moins atténuent l'intensité de la *dysménorrhée congestive*. Cette dysménorrhée se trouve d'autres fois calmée par le *senecio*, le *cannabis* et les différents remèdes que nous avons étudiés au chapitre des *douleurs menstruelles*.

Les *névralgies*, les *métrorrhagies*, les divers *troubles menstruels* demandent des soins qui nous sont déjà connus ; cependant, qu'il nous soit permis d'insister sur le traitement par l'*opothérapie*.

L'*opothérapie ovarienne* en particulier a donné d'excellents résultats dans beaucoup de cas. Grâce à elle, plusieurs auteurs (et nous-même) ont vu les pertes hémorragiques diminuer et disparaître, les périodes menstruelles se montrer d'une façon plus régulière en même temps qu'elles arrivaient avec des souffrances très amoindries, au cours de lésions ovariennes ou tubo-ovariennes, de métrites compliquées d'altérations annexielles, etc.

Nous possédons là un remède qui, s'il n'offre pas une efficacité absolue, soulage souvent et demeure toujours sans aucun danger.

L'*opothérapie thyroïdienne* est conseillée par HERTOGHE qui enseigne que dans nombre de faits « l'ovarite chronique trouve son origine dans l'appauvrissement thyroïdien ».

Enfin tout récemment MALLET dit avoir eu à se louer de l'extrait de *glande parotide*.

La posologie de ces divers procédés d'*opothérapie* a été décrite plus haut.

La *révulsion* par les *vésicatoires*, la *teinture d'iode*, les *pointes de feu* se continue suivant les indications journalières.

Deux fois par semaine on introduit dans le vagin un tampon d'ouate hydrophile imbibé de *glycérine ichthyolée* à 10 ou 20 p. 100.

Les *compresses humides* de PRIESSNITZ, que nous avons signalées dans la thérapeutique des fausses utérines, sont préconisées par plusieurs médecins dans le traitement de l'ovarite chronique.

Le *prolapsus des ovaires* malades (qui accompagne souvent du reste les déviations de la matrice en arrière) ne contre-indique pas toujours l'usage d'un pessaire ; au contraire, bien des fois il en éprouve lui-même de réels avantages.

Enfin, plus que jamais, on recommandera à la malade d'éviter la constipation, toutes les fatigues, toutes les excitations physiques et intellectuelles capables d'amener une *congestion génitale* qui se porte volontiers sur les ovaires.

IX

Traitement de la salpingite.

Le traitement médical de la *salpingite*, universellement adopté dans les premières étapes de la maladie, car on ne saurait dès le commencement des phénomènes inflammatoires intervenir par une opération, reste encore susceptible de rendre de grands services au cours des phases ultérieures.

Mais plus on s'éloigne du début, plus il perd ses chances de guérison ; les lésions s'étendent, elles prennent de là consistance, des brides se forment, les épanchements s'enkystent dans des poches épaisses, et la rétrocession de tous les désordres devient beaucoup plus difficile à obtenir.

Pour être vraiment efficace, le traitement médical doit s'exercer quand il n'existe pas des altérations trop grandes des trompes. Une trompe qui contient du pus, par exemple, au bout d'un temps variable et rarement long, voit sa perméabilité et sa texture grandement modifiées ; elle contracte des adhérences avec les tissus voisins, ses parois deviennent épaisses, son conduit se ferme au niveau des orifices.

Alors le traitement médical ne pourra que demeurer purement palliatif.

Quoi qu'il en soit, lorsqu'on est appelé à constater une *salpingite aiguë récente*, les soins à donner sont les mêmes que pour toute phlegmasie péri-utérine qui débute. Le repos, l'antisepsie des voies génitales, les irrigations, la révulsion, la médication générale, etc., trouvent ici leurs indications au même titre que dans tout autre état inflammatoire des régions qui environnent la matrice.

Comme nous l'avons dit plus haut, il nous est arrivé d'assister à une notable diminution des accidents en prescrivant de grandes irrigations vaginales chaudes qui durent de trois quarts d'heure à une heure et même une heure et demie.

Pendant la nuit, nous conseillons assez fréquemment une pratique d'ALBERT ROBIN qui consiste à recouvrir le ventre de compresses de toile ou de flanelle imbibées d'une solution contenant 25 grammes de sels de Salies-de-Béarn pour 100 grammes d'eau. Sur ces compresses on applique du taffetas, de l'ouate et une bande de flanelle et on laisse en place ce pansement toute la nuit.

Divers symptômes attirent parfois notre attention par leur intensité : la *douleur*, les *coliques salpingiennes* que calment la *morphine*, les *opiacés*, les *pommades à la jusquiame et à la belladone*, etc. ; les *hémorrhagies*, lorsque par leur abondance elles demandent à être combattues, les *névralgies*, etc., mais il est bon de ne pas oublier que dans plusieurs cas de lésions utéro-annexielles, l'*opothérapie ovarienne* a produit une réelle amélioration des symptômes douloureux et hémorrhagiques.

Plus tard, en combinant tous ces moyens avec un *traitement hydrologique*, avec l'*électricité*, le *massage*, quand les circonstances le per-

mettent, on parvient souvent à conduire les malades jusqu'à la guérison, ou du moins jusqu'à un degré de guérison relative ; c'est-à-dire
que la salpingite ne reste plus pour elles un sujet de souffrances vives
et de danger. Elles continuent à ressentir des malaises, on est forcé
de leur recommander certaines précautions, une série de soins de
temps à autre, mais enfin la vie n'est plus empoisonnée par des
crises perpétuelles ou des menaces de péril imminent, et les femmes
n'ont pas abandonné tout espoir de maternité. Cette considération
a bien son importance.

D'autres fois, le traitement médical n'aboutit à rien, et si les
événements se précipitent il ne faut pas perdre en hésitations un
temps précieux, mais appeler un chirurgien dès qu'on le juge
opportun.

Dilatation. — Drainage.

Toutefois, il est une manœuvre que tout médecin doit savoir et
sait pratiquer et qui est susceptible de rendre les plus grands services dans certaines salpingites.

Nous voulons parler de la *dilatation* et du *drainage* de la cavité
utérine, que divers auteurs accompagnent du *curettage*.

Nous ne discuterons du reste pas la façon dont agissent ces procédés, que ce soit en désoblitérant les trompes, en redressant la matrice, en favorisant la résorption par la voie lymphatique des produits exsudés, ou bien, comme l'écrit Pozzi, simplement en guérissant
la métrite, il n'en est pas moins certain qu'ils produisent d'excellents
effets, mais dans des cas bien déterminés.

A plusieurs reprises, nous avons insisté sur les dangers que l'on
fait courir à la malade, si l'on intervient dans la cavité utérine
quand il y a du *pus dans les annexes ou autour des annexes*. La dilatation et le drainage sont à coup sûr de petites interventions, elles n'en
offrent pas moins leurs périls ; et nous devons penser en outre, que,
lorsqu'il y a une collection purulente enkystée dans une poche à
parois épaisses, nous courons les risques d'un échec tout en exposant la femme à des accidents d'une sérieuse gravité.

Cependant LABADIE-LAGRAVE et LEGUEU en particulier nous ont
appris qu'ils sont parvenus à vider de la sorte des collections hé-
matiques et purulentes.

Il nous paraît plus prudent et plus rationnel de conserver la
dilatation et le drainage pour les *salpingites catarrhales*. A part
cette réserve, nous sommes tout à fait de l'avis de LABADIE-LAGRAVE

et Legueu qui pratiquent largement la *dilatation* et la font suivre d'un *drainage prolongé* à la *gaze iodoformée*. Il faut avoir soin dans les différentes manœuvres de ne pas tirer sur le col, afin de ne pas exaspérer la phlegmasie péri-utérine par le déplacement des organes. On conçoit fort bien que, grâce aux précautions habituelles, des auteurs conseillent de terminer par un curettage opéré selon les règles ; mais est-il nécessaire absolument ?

Avec le drainage on assiste à la diminution progressive des tuméfactions que l'on avait constatées dans les culs-de-sac ; et on termine le traitement par les divers moyens thérapeutiques qui restent à notre disposition.

Curettage.

Nous ne comptons pas le curettage parmi les modes de traitement de la salpingite, cependant il se présente des cas où son intervention doit être discutée contre une métrite compliquée de phlegmasie péri-utérine.

Quand il y a du pus dans les annexes, il faut s'abstenir, nous ne croyons pas que cette opinion soulève des objections. Mais si la métrite s'accompagne seulement d'une salpingite catarrhale ou parenchymateuse, nous comprenons fort bien que les avis soient partagés ; en cette occurrence, en effet, nombre de médecins n'hésitent pas à pratiquer le curettage. Cependant l'existence d'une lésion annexielle inflammatoire même non suppurée impose toujours des réserves, et la crainte de voir une infection partir de la matrice à propos du traumatisme opératoire et frapper des organes prédisposés par une altération antérieure nous retient toujours.

Quelle que soit la nature de la phlegmasie péri-utérine, elle nous arrête et nous avons encore présente à l'esprit l'histoire d'une malade qui, dans le service d'un de nos maîtres, fut atteinte des accidents les plus graves à la suite de l'ablation d'un petit polype fibreux. Elle portait dans un cul-de-sac une toute petite masse tubaire que l'on croyait bien éteinte et sans aucune importance, et qui, sous l'influence des manœuvres de l'intervention, prit une allure qui mit en péril la vie de cette femme.

Indications opératoires dans les salpingites.

Nous ne devons pas oublier que la salpingite, à un moment donné, ne relève que du chirurgien, et le médecin se base sur un ensemble de symptômes pour juger que l'opération ne saurait être indéfiniment ajournée.

Outre la constatation d'une tumeur ou de tumeurs bilatérales, il trouve, pour conseiller l'intervention du chirurgien, des indications dans plusieurs phénomènes. La persistance des douleurs, leur réapparition inévitable et vive sous l'influence de la station debout un peu prolongée ou de la marche, les signes de compression, les troubles digestifs surtout, la perte de l'appétit, les troubles vésicaux, les métrorrhagies répétées que n'expliquent pas des lésions utérines, et enfin le dépérissement progressif, montrent que l'état local ne s'améliore pas et que l'état général périclite.

Si toute salpingite ne doit pas être opérée aveuglément, il faut aussi savoir reconnaître les cas où il devient périlleux de différer trop longtemps une intervention nécessaire.

X

Traitement de la pelvi-péritonite.

Il nous reste maintenant bien peu de choses à ajouter au sujet de la *pelvi-péritonite*.

Aussitôt qu'elle devient menaçante, et à plus forte raison dès qu'elle est déclarée, quelques modifications doivent être apportées au traitement des phlegmasies péri-utérines en général.

Ce n'est plus de repos qu'il s'agit, c'est l'*immobilité complète* que l'on prescrit à la malade ; on ne la porte même plus au bain pour éviter tout mouvement intempestif et aussi parce que les topiques chauds émollients cèdent la place aux applications de glace.

Nuit et jour sur l'hypogastre une *vessie de glace* est maintenue de façon à ce qu'elle soit largement étalée sans appuyer cependant d'un trop grand poids ; au moyen de fils de fer circulaires et assez épais ou de baleines repliées introduits dans la vessie, nous parvenons à lui donner une forme qui lui permet d'agir sur un assez grand espace tout en restant suspendue à un cerceau. Pour conserver son efficacité, cette influence du froid doit être *continue* et les interruptions, amenant des alternatives de chaud et de froid, sont des plus regrettables.

En même temps nous employons souvent le *pansement au collodion*, tel que le conseillait ROBERT DE LATOUR. Un badigeonnage épais et résistant est pratiqué sur tout l'abdomen, de l'appendice xyp oïde au pubis, et s'étend en arrière au niveau des reins, de telle sorte que le ventre, les flancs, les lombes sont enserrés dans une ceinture élastique de collodion suffisamment haute pour les recouvrir en entier. On ne modère le ballonnement abdominal et on n'immobilise les intestins qu'à ce prix.

La médication purgative est abandonnée, on supprime le calomel et l'huile de ricin, pour ordonner au contraire l'*opium* à la dose de *dix centigrammes* environ d'*extrait thébaïque* espacés dans le courant de la journée; les *piqûres de morphine* calment mieux la douleur, mais entretiennent moins l'arrêt des matières que l'on cherche à obtenir.

La femme se contente d'absorber un peu de lait glacé, puis à mesure que les accidents s'atténuent et que la tolérance alimentaire s'établit, on augmente la nourriture.

Enfin il faut veiller à ce que l'urine ne séjourne pas dans la vessie, et souvent on est obligé de *sonder* la malade matin et soir.

Quand les phénomènes aigus sont amendés, on reprend la *médication révulsive* que l'on avait momentanément suspendue, et le traitement de la *pelvi-péritonie* rentre alors dans celui des *phlegmasies péri-utérines subaiguës ou chroniques en général*.

CHAPITRE VIII

—

QUELQUES APPLICATIONS DE L'EAU EN GYNÉCOLOGIE.

I

Considérations générales.

Les anciens auteurs étaient bien loin de soupçonner toute l'aide que nous apporte l'eau dans le traitement des maladies des femmes. A coup sûr, ils ordonnaient des injections ; mais ils se préoccupaient surtout alors des substances qu'ils incorporaient dans l'eau, et suivant la solution, l'infusion ou la décoction prescrites, ils se proposaient de parvenir aux résultats les plus divers. C'est ainsi que l'*injection calmante* pour la matrice (1) comprenait du suc de morelle dépuré, avec deux ou quatre grains d'opium ; l'*injection détersive* renfermait la décoction d'orge et le petit-lait, les feuilles de sanicle et d'aigremoine, les sommités de millepertuis, les racines d'aristoloche ronde ; l'*injection astringente*, les racines de bistorte et de tormentille, l'écorce et les fleurs de grenadier, le sang-dragon, avec deux gros d'alun pulvérisé. Mais l'*eau commune* en elle-même, comme ils l'appelaient, paraissait à la plupart d'un usage inutile et, en tout cas, dépourvue de toute efficacité.

Il faut arriver à une époque récente pour voir que l'on s'efforce de multiplier les effets obtenus par les différentes applications de l'eau, et l'on essaie de transporter dans la gynécologie quelques-unes des règles étudiées et posées en hydrothérapie générale par FLEURY.

N'allez pas croire que ces règles soient définitivement admises ; au contraire, le mode d'action et, par conséquent, les indications qui en résultent pour le traitement d'affections parfois fort opposées, les avantages ou les inconvénients des multiples applications de l'eau demeurent encore fort discutés.

---

(1) LIEUTAUD. — *Matière médicale*, t. III, p. 141 et suivantes, Paris, 1777.

Nous voyons des auteurs un peu exclusifs s'en remettre à une seule façon de procéder qui leur a donné de bons résultats : eau chaude et bains chauds, par exemple. D'autres, très éclectiques, s'adressent tour à tour à une série de moyens et ne précisent pas de loi bien fixe.

Le sujet ne prête guère en effet à la formule bien arrêtée, et si l'accord n'est pas réalisé, c'est que les indications varient autant avec chaque malade qu'avec chaque maladie ; pour notre prescription nous ne pouvons pas envisager seulement l'appareil utéro-ovarien, mais aussi l'état général de l'organisme, les réactions qui tiennent à l'âge, à la santé, au neuro-arthritisme, au lymphatisme, etc. Il n'est donc pas familier dans la pratique de la médecine courante, et c'est grand dommage, car nous possédons là un puissant moyen thérapeutique contre les maladies des femmes.

En pareille matière nous ne saurions avoir la prétention d'être complets, nous nous proposons seulement de vous exposer les règles qui nous guident dans un grand nombre de cas, et la manière dont nous procédons.

Nous pouvons utiliser les effets de l'eau :

A. — Dans ses applications locales : *injections, douches locales, bains de siège, compresses humides, sacs d'eau chaude,* etc., etc. ;

B. — Dans ses applications générales : *grands bains, douches générales.*

Les applications locales et les grands bains nous intéressent plus particulièrement ; nous ne négligeons pas les douches générales, mais leur étude rentre dans l'hydrothérapie et nous n'insisterons pas sur leur description.

Il existe des règles, applicables à tous les sujets et à tous les cas, que nous devons rappeler tout d'abord.

Ces règles tiennent :

A. — Au degré de la température de l'eau ;

B. — A la durée de l'application de l'eau ;

C. — A la pression avec laquelle l'eau frappe le corps ou une partie du corps.

Examinons très rapidement ces règles et transportons-les de l'hydrothérapie générale à la pratique de la gynécologie.

I. — EAU FROIDE. — Une *application courte* d'eau froide resserre les vaisseaux des parties qu'elle atteint et chasse le sang vers les organes profonds qu'elle fluxionne ; l'application terminée, le sang revient en expansion dans les vaisseaux périphériques : c'est la *réaction circulatoire* dont le premier avantage sur la matrice, qui nous intéresse plus spécialement, est d'activer la circulation capillaire, et, pour prendre un exemple, de stimuler les engorgements d'une congestion à tendance fixe et torpide par ces alternatives de déplétion et d'expansion brusques.

La même *application courte* d'eau froide enlève du calorique à la surface et augmente la chaleur intérieure ; quand elle est terminée, l'excès de chaleur interne revient à la périphérie, la température intérieure diminue : c'est la *réaction thermique* dont nous tirons peu d'effet dans nos pratiques *locales* de gynécologie. Mais cette réaction thermique stimule les combustions, l'oxygénation, la respiration ; augmente la vitalité de l'organisme (HUET) et ce résultat de l'hydrothérapie *générale* est précieux pour nos malades.

Donc les applications d'eau froide courtes, et à pression assez vive sur les tissus, sont *toniques et excitantes*. (TARTIVEL in *Dictionnaire Dechambre*.)

L'application *prolongée* d'eau froide maintient les vaisseaux *périphériques* en état de contraction, défluxionne les tissus qu'elle baigne, et repousse le sang vers la profondeur. Mais, pour tirer profit de cette influence décongestive, il faut que l'application soit assez longue pour que la réaction circulatoire ne puisse se produire, et que la période d'expansion vasculaire exagérée ne succède pas à la déplétion anémiante.

Grâce à cette précaution, les applications d'eau froide prolongées (de cinq à dix minutes et plus), baignant les tissus sans les percuter acquièrent un effet *sédatif*. Elles deviennent susceptibles de combattre les hyperémies, certaines phlogoses et même quelques manifestations hyperesthésiques et douloureuses. Nous verrons plus loin les réserves à apporter à leur emploi.

Nous nous contenterons de signaler ici les effets à distance de l'eau froide dont les indications et les dangers sont exposés en plusieurs endroits de ce livre : par exemple, le retentissement que les pédiluves ou manuluves froids provoquent sur les hémorrhagies normales ou pathologiques de l'utérus.

II. — EAU CHAUDE. — Dans ses applications générales (qui nous intéressent surtout à cause du bain chaud, des sacs d'eau chaude, etc.), l'eau chaude élève la température, amène une irritation, une rubéfaction des tissus qu'elle touche, les congestionne et grâce à la dilatation vaso-motrice des vaisseaux superficiels produit des effets *révulsifs* et *dérivatifs*.

Elle provoque aussi une excitation générale.

Localement sur la matrice, MAX RÜNGE a démontré que l'eau *très froide* ou *très chaude* aboutit aux mêmes phénomènes, *contractions musculaires prolongées sans paralysie secondaire*.

III. — EAU TIÈDE. — L'eau tiède, beaucoup trop négligée en gynécologie, relâche la peau, les muscles, les fibres contractiles, assouplit les tissus. Elle calme la douleur et l'excitation nerveuse, diminue la phlogose.

Son action est éminemment *sédative* et nous aurons à l'employer fort souvent.

II

Des injections.

I. — ACCIDENTS DES INJECTIONS. — Les injections' provoquent des accidents dont la fréquence a été certainement exagérée ; mais ils n'en restent pas moins à craindre, et il faut les connaître pour intervenir de manière à les éviter. Les uns, en effet, tiennent à la pression trop considérable avec laquelle le liquide est projeté dans les voies génitales ; les autres sont dus à la température trop froide ou trop chaude de l'eau employée ; d'autres, enfin, doivent être rapportés à quelques circonstances dont on ne s'est pas assez préoccupé, béance du col, plaies anfractueuses, noyaux de péritonite localisée, etc.

Il suffit d'être prévenu pour agir avec prudence. Aussi, quel que soit l'appareil que vous recommandiez pour donner les injections, assurez-vous que la pression du liquide puisse être réglée, diminuée ou augmentée à votre gré, avec la plus grande aisance, et que d'autre part rien n'entrave la facile sortie de l'eau hors du vagin. Et quand vous désirerez prescrire des pressions très considérables, allez d'une façon progressive les premières fois, tâtez la susceptibilité de votre malade. On a vu survenir de violentes *douleurs* abdominales, subites, accompagnées de *syncopes*, de *vomissements*, de *frissons* ; puis les femmes accusent une sensation de *froid* aux extrémités, elles tombent en *faiblesse,* en *collapsus* ; dans les cas malheureusement très graves la *mort* arrive, ou bien une *péritonite* se déclare (TEILHABER, GAILLARD-THOMAS). On invoque le choc, la sensibilité particulière du sujet, etc., peu importe.

Nous connaissons des observations où les accidents relevaient d'une grande *distension du vagin* entouré de noyaux inflammatoires préexistants, de foyers de péritonite localisée dont la marche lente subissait un coup de fouet de cette sorte de traumatisme.

On trouve cités partout des cas de *mort* par *pénétration* du liquide ou de l'air même dans les *veines*, chez des cancéreuses par exemple ; cette pénétration, assez difficile à mettre en évidence indiscutable, a peut-être été accusée dans des faits où la mort provenait d'embolies ou de toute autre cause susceptible de la provoquer au cours des cancers ou des plaies à diverticulums. Plus réelle est la crainte de la *pénétration* du liquide *dans la cavité de la matrice* à travers un col béant. L'habitude de pratiquer le lavage intra-utérin nous empêche de regarder comme périlleuse cette complication ; c'est à tort. Nous opérons le lavage intra-utérin dans des conditions de propreté absolue, avec un liquide aseptique ; nous avons grand soin que l'écoulement de ce liquide hors de la cavité de la matrice ne rencontre aucun obstacle, et la sortie s'exécute toujours proportionnellement à l'arrivée. Au long d'une injection vaginale, l'eau qui pénètre dans l'utérus arrive souillée et si elle tend perpétuellement à rentrer elle est gênée pour sortir ; de là deux dangers, la *contamination*, la *pression* qui s'élève, et ce n'est pas sans raison que l'on redoute le passage dans l'utérus, de là dans les trompes et jusque dans le péritoine.

Nous ne citons que pour mémoire la pénétration de l'extrémité de la canule elle-même dans l'orifice du col.

SNÉGUIREFF, outre les syncopes et le collapsus, a observé pendant ou après les injections chaudes des accidents qu'il attribue au reflux dans la circulation générale du sang contenu dans les vaisseaux pelviens : *angoisse, dyspnée, palpitations, vertiges*. Il signale, en outre, des épanchements dans le péritoine de collections tubaires et des petites complications sans gravité telles que *exanthème prurigineux, phlyctènes, vaginite exfoliatrice*.

Pour donner des injections efficaces à la malade (qui pour les recevoir prend la position horizontale) le médecin indique la température et la pression de l'eau employée, suivant la nature ou la phase de l'affection.

II. — INJECTIONS D'EAU FROIDE. — L'expérience clinique démontre que nous obtenons avec l'eau froide employée en injections vaginales les effets auxquels nous devions nous attendre d'après les règles générales posées plus haut. Mais les indications et les contre-indications varient avec les malades et les maladies.

A. — Une injection d'eau froide, *longtemps prolongée*, coulant d'une manière *douce* et *sans projection violente*, a pour résultat de *décongestionner* l'utérus. Par cette action sur les vaisseaux elle devient *hémostatique* ; au même titre elle est considérée par beaucoup d'auteurs comme *antiphlogistique* et par conséquent *sédative*.

Pour nous, ses propriétés hémostatiques demeurent indiscutables, mais elle ne nous paraît pas sédative dans tous les cas.

On l'a donc ordonnée avec grand succès contre les *métrorrhagies*. Il faut faire des distinctions ; ainsi, les métrorrhagies d'origine neuro-arthritique, celles qui relèvent ou qui s'accompagnent de névralgies du petit bassin, celles surtout que nous voyons provoquées par des ovarites menstruelles ou autres, ou encore qui succèdent à des phlegmasies péri-utérines, etc... subiront à coup sûr l'influence défluxionnante de l'eau froide. Mais ne risquons-nous pas de réveiller les douleurs névralgiques ovariennes, ou d'aggraver l'inflammation péri-utérine ?

Au cours d'une péritonite générale ou localisée, il ne viendra à l'idée de personne d'appliquer sur l'abdomen une vessie de glace pendant vingt minutes ou une demi-heure pour la supprimer ensuite ; ces brusques transitions, on le sait, produisent de fâcheux résultats. Il en est de même, à notre avis, pour les injections froides, lorsque la matrice n'est pas seule en jeu ; elles ne conviennent pas à tous les terrains et à toutes les affections.

Elles sont bonnes contre les pertes hémorrhagiques de la *métrite chronique*, et elles agissent en même temps d'une façon heureuse sur la matrice, lorsqu'elle est fongueuse, molle avec des ulcérations atones qui n'ont aucune tendance à se réparer. Nous les avons vues prescrites avec succès par un de nos maîtres dans la *métrite subaiguë*.

De tout temps on a reconnu leur efficacité dans ces états que l'on appelait autrefois l'*engorgement utérin*, terme qui, aujourd'hui, éveille dans notre esprit l'idée d'un élément de congestion à tendance chronique, tenace, difficile à défluxionner ; congestion que nous voyons chez des femmes lymphatiques, molles ou bien viscèroptosiques ; chez des fausses utérines d'origine dyspeptique, etc. GALLARD les préconisait beaucoup dans les *déviations* utérines avec ou sans hémorrhagies.

B. — Au contraire l'injection d'eau froide *courte* et sous *forte pression* (qui se rapproche de la douche ascendante, mais est d'un maniement plus commode) excite la contractilité musculaire et vasculaire tout d'abord et favorise ensuite un mouvement de réaction qui s'accompagne de dilatation vaso-motrice et d'hyperémie utérine consécutive.

Aussi nous la prescrivons pour stimuler un utérus pâle, anémié, scléreux, à lésions torpides, n'ayant aucune tendance à se fluxionner. Nous pourrons encore songer à elle pour tenter de modifier quelques arrêts de développement.

D'une façon générale, l'injection froide, courte et à forte pression, tonique et excitante, demeure indiquée toutes les fois qu'il y a avantage à provoquer un mouvement vasculaire de déplétion brusque suivie d'expansion qui stimule la circulation et réveille la tonicité et la vitalité de l'organe.

On a dit beaucoup de bien et beaucoup de mal de l'eau froide, nous reviendrons sur ce point.

L'application forte et courte provoque des accidents signalés par nombre d'auteurs, et qui obligent à plus de réserves encore que l'application douce et longtemps prolongée ; ce sont des troubles du système nerveux et au premier rang des névralgies aussi douloureuses que tenaces, des poussées de cystite et de rectite, et surtout des explosions de phlegmasies au cours d'états chroniques ou subaigus, etc., etc.

III. — INJECTIONS D'EAU CHAUDE. — Les applications les plus habituelles de l'eau chaude sont les injections *longtemps prolongées* (de quinze à vingt minutes) et à pression *faible ou moyenne*. C'est plus qu'un bain local, c'est un lavage continu dans lequel nous devons tenir compte de la température de l'eau et de sa pression ; avec certains modes d'emplois (Voy. p. 422, 425) il entre aussi des effets de *massage*, nous ne reviendrons pas sur ce point.

Sous l'influence de l'injection d'eau chaude ainsi pratiquée, l'utérus entre en contraction, aussi bien le tissu musculaire que les vaisseaux. Pendant longtemps on enseignait qu'au bout de cinq à dix minutes les fibres se paralysent et les vaisseaux se dilatent; M. Rünge, au contraire, a démontré que les contractions musculaires prolongées se maintiennent sans paralysies secondaires. Au cours de l'irrigation chaude, Emmett a vu la muqueuse utérine devenir blanche et la lumière du canal se rétrécir.

Il ne faut pas faire jouer un grand rôle à l'élévation de la température périphérique et à l'abaissement de la température centrale, un peu hypothétiques dans l'espèce quoi qu'on en ait dit.

L'action la plus nette de l'irrigation continue chaude est une action vasculaire *défluxionnante* ; son influence sur la contraction utérine et sur la muqueuse a pour résultat non moins indiscutable de vider les glandes et par là elle *diminue les sécrétions*. Elle a donc des propriétés *hémostatiques*, *sédatives*, et *dérivatives* ; Reclus ajoute des qualités *antiseptiques*, *anesthésiques* même. Mais pour obtenir ces résultats, n'oubliez pas qu'il est essentiel de donner une irrigation *longue*.

Elle sera prescrite surtout dans les *hémorrhagies* toutes les fois que l'on peut ou que l'on doit espérer un phénomène de vasoconstriction. Vous vous en abstiendrez donc contre certaines métrorrhagies, où vous soupçonnez une altération des vaisseaux utérins, athérôme, sclérose, amyloïde, qui les rend incapables d'obéir à la sollicitation vaso-constrictive devenant au contraire susceptible d'aggraver les accidents, et vous aurez recours à d'autres moyens thérapeutiques ; pour être justes, reconnaissons que ces contre-indications se présentent assez rarement. Elle fait merveille dans les métrorrhagies congestives, dans les pertes provoquées par les phlegmasies péri-utérines lorsqu'on juge nécessaire de les arrêter, ce qui doit être discuté selon les cas.

Son action sur l'utérus et les glandes la rend des plus utiles contre la métrite surtout lorsque nous lui reconnaissons un élément de congestion ; que le col est gros, rouge, prompt à saigner. Enfin ses qualités résolutives et dérivatives nous la recommandent contre les exsudats péri-utérins, phlegmasies de toute nature, ovarites, salpingites, cellulites, pelvi-péritonites. Nous dirions volontiens qu'elle est surtout efficace contre les phlegmasies péri-utérines subaiguës ou un peu anciennes, quoique cependant ses propriétés défluxionnantes ne soient pas à négliger dans les cas aigus ; mais, et nous reviendrons sur ce point, il est des malades atteintes d'une inflammation aiguë et récente, qui se trouvent plus soulagées par l'eau tiède.

L'injection d'eau chaude *courte* et sous *forte pression* est excitante et s'adresse à des cas tout à fait différents lorsqu'on désire
stimuler le système génital. LABADIE-LAGRAVE reconnaît à l'eau
chaude longtemps continuée, mais sous une assez forte pression,
des vertus résolutives contre les exsudats chroniques et subaigus.

IV. — INJECTIONS D'EAU TIÈDE. — L'eau tiède a été beaucoup
trop négligée. Nous sommes assez de l'avis de LABADIE-LAGRAVE
lorsqu'il écrit : « La meilleure des injections émollientes est l'eau
bouillie simple de 35° à 40° en irrigation continue ». En tout cas
elle est excellente si elle n'est pas la meilleure, car rien n'empêche
de lui incorporer des substances émollientes ou narcotiques qui
augmentent son efficacité, nous en sommes certains, pour l'avoir
essayé nombre de fois.

Une irrigation d'eau tiède *longtemps continuée* et à *faible pression* est éminemment sédative. Une malade nous disait un jour :
« L'eau me fait le plus de bien, me soulage le plus, surtout lorsque
je ne la sens ni chaude, ni froide », sans doute vers 37° ou 38°.
C'est à l'irrigation d'eau tiède que maintenant nous avons recours
toutes les fois que nous désirons obtenir un effet calmant sans
amener en même temps une contraction des vaisseaux, par exemple
dans les aménorrhées et dysménorrhées congestives, où nous
devons combattre la douleur et favoriser l'écoulement du sang.

Dans la période aiguë des phlegmasies péri-utérines, nous nous
sommes aperçu, petit à petit, que beaucoup de femmes se prétendaient mieux calmées par l'eau tiède ; et nous avons repris la pratique d'un de nos maîtres qui faisait donner des irrigations tièdes à
ses malades en même temps qu'elles prenaient un grand bain tiède,
pendant qu'elles se trouvaient dans le bain. Cette méthode remplace
très avantageusement l'emploi du spéculum à bains qui ne reste
pas sans inconvénients et même sans danger au cours des inflammations des annexes, du tissu cellulaire et du péritoine.

Mais en pareille matière il ne saurait exister de règle absolue,
vous devez tenir compte de la susceptibilité de vos malades, et en
cas d'hésitation ou d'insuccès d'un procédé il vous reste la ressource d'essayer l'autre sans aucune crainte.

D'une façon générale, en effet, le sujet que nous traitons
ne comporte pas de règles tout à fait rigoureuses et exclusives.
Froide, chaude, tiède, l'eau trouve tour à tour ses indications et
nous rend les plus grands services. Et parfois nous demeurons assez

surpris de la rencontrer fort efficace à un degré de température tout différent de celui auquel nous avions songé tout d'abord. Aussi, pour l'ordonner, on acquiert peu à peu une certaine expérience en observant l'âge de la malade, son tempérament lymphatico-scrofuleux ou neuro-arthritique, ses réactions lentes ou faciles, ses prédispositions aux symptômes douloureux avec ou sans phénomènes de congestion, etc.

Auvard préfère l'eau chaude parce qu'elle est plus facile à se procurer que l'eau suffisamment froide, qu'elle expose moins au collapsus, qu'elle est mieux supportée, et qu'elle donne de meilleurs résultats. Labadie-Lagrave ajoute que son action se maintient plus longtemps.

Nous dirions volontiers que, dans la majorité des cas, elle est plus facile à manier, expose à moins de réserves et de précautions. L'eau froide réveille les douleurs de certaines malades, c'est incontestable ; mais elle n'en reste pas moins susceptible de devenir entre des mains expérimentées un puissant moyen thérapeutique qui réussira là où d'autres auront échoué.

V. — DOUCHE VAGINALE ASCENDANTE. — La douche vaginale ascendante s'administre au moyen d'un appareil annexé à un bidet ou à un bain de siège. Elle se prend isolément ou en même temps qu'un bain de siège.

Froide et courte, ses effets *stimulants* et *toniques* dépassent beaucoup ceux de l'injection froide et courte, mais relèvent de la même interprétation et reconnaissent des indications analogues.

Panas la prescrit pour lutter contre l'*aménorrhée* idiopathique ou par asthénie ; Gallard, pour stimuler un utérus complètement anémié. C'est surtout l'élément de torpidité, d'atonie, d'asthénie, qui nous indique son usage, par exemple dans l'engorgement chronique de la matrice, dans les leucorrhées atoniques, certaines vaginites chroniques, etc. Essayez-la encore contre les développements génitaux arrêtés et incomplets.

Vous connaissez les contre-indications de l'eau froide ; ici, plus que jamais, conservez-les présentes à votre esprit, et ne considérez pas la douche vaginale comme un moyen anodin susceptible d'être conseillé sans restriction.

VI. — LES IRRIGATIONS RECTALES chaudes, dont l'influence est si grande sur le corps utérin et les exsudats voisins, sont décrites plus loin par ALBERT ROBIN à propos des moyens adjuvants du traitement hydro-minéral.

III

Considérations sur quelques moyens adjuvants.

L'action des injections vaginales sur l'utérus et les régions voisines rencontre une aide efficace dans plusieurs moyens où nous nous servons de l'eau le plus souvent à une température élevée. C'est ainsi qu'un *lavement* chaud, pris le soir et gardé autant qu'il est possible, impressionne le corps utérin et les zones approchantes, surtout lorsqu'on recommande à la malade de se coucher sur le ventre pendant un moment, de telle sorte que le contact avec la matrice en soit favorisé ; ce lavement intervient encore d'une façon mécanique au cas d'une rétroversion.

Je crois inutile d'insister sur la valeur des *cataplasmes* chauds dont l'influence sédative est indiscutable.

Nous trouvons dans les *sacs d'eau chaude* un bon procédé pour calmer les douleurs du bas-ventre, des reins, en même temps qu'ils pratiquent au niveau de la région une dérivation et une révulsion que nous ne considérons pas toujours comme indifférente.

Des *compresses humides* très chaudes (serviettes, éponges, etc.) arrivent au même résultat, mais elles ont l'inconvénient de se refroidir avec rapidité. Pour obvier à cette difficulté on a recours à des appareils qui maintiennent pendant longtemps la chaleur dans les compresses ou les cataplasmes. On a construit notamment un appareil en caoutchouc basé sur la chaleur latente que conserve l'acétate de soude en fusion, d'un maniement fort commode, et qui, même avec quelques précautions, s'applique sur les téguments abdominaux sans l'intermédiaire de compresses ni de cataplasmes.

D'autres fois nous reconnaissons l'indication de *compresses échauffantes* préparées à l'ordinaire ou à l'eau salée à 10 p. 100.

Quand nous recherchons des effets sédatifs, ces compresses peuvent être préparées à l'*eau-mère de Salies-de-Béarn* ou de *Biarritz* (chlorurée-magnésienne). Si, au contraire, nous désirons obtenir des effets *excitants*, pour stimuler quelques vieilles affections, des métrites torpides, etc., nous les préparons à *l'eau-mère de Salins-du-Jura* (sodiques) ou de *Kreussnach* (calciques).

Laissez-nous vous signaler encore les *pédiluves froids*, les *bains de pieds froids à eau courante*, qui arrêtent ou diminuent les règles trop abondantes ou prolongées ; les *pédiluves chauds* qui modèrent la fluxion pelvienne et que l'on a préconisés contre l'aménorrhée causée par le froid.

IV

Bains de siège.

Les bains de siège *chauds* ont des propriétés *excitantes*; ils les doivent à l'activité qu'ils impriment à la circulation des organes pelviens, et à l'appel du sang qu'ils provoquent dans cette région. Nous avons eu souvent l'occasion d'en parler, dans tous les cas où il y a lieu de rappeler les règles, en particulier à la suite des *aménorrhées accidentelles*. Dans quelques stations thermales on emploie le *bain de siège à eau courante chaud* (37° et plus) avec *douche vaginale* et *douche latérale*; il est recommandé surtout contre la congestion pelvienne.

Les bains de siège *tièdes* sont considérés à juste raison comme sédatifs; ils diminuent la congestion, calment les phlegmasies et apaisent les douleurs. Nous les combinons souvent avec les injections continues tièdes, à basse pression, que les malades reçoivent en même temps qu'elles prennent le bain de siège. La quantité relativement peu considérable de l'eau employée permet de lui incorporer sans trop d'embarras les décoctions d'espèces émollientes ou narcotiques. Cependant on a reproché au bain de siège de maintenir, pendant un temps assez long, les malades dans une position fatigante, pénible; accroupies, les jambes relevées sur l'abdomen, quelques-unes éprouvent parfois, en effet, des sensations douloureuses qui leur font renoncer au bain de siège pour s'en tenir au grand bain tiède dont les avantages ne sont pas, du reste, moindres.

Le bain de siège *froid* mérite quelques détails. On n'emploie guère que le bain de siège froid à courant continu. Pour obtenir des effets *hémostatiques sédatifs*, GALLARD recommandait de remplir d'abord le bain d'eau froide, puis de placer la malade dans le bain ainsi rempli, et de n'ouvrir que seulement alors le courant, de telle façon que le choc d'arrivée ne puisse être ressenti. A cette condition, le bain *prolongé* pendant dix à vingt minutes ne provoque pas de réaction et *défluxionne* la matrice. Afin d'arriver à des résultats plus marqués selon les cas, les auteurs conseillent en outre de le combiner aux injections froides, aux lavements froids, etc... contre la congestion utérine, la fluxion pré-menstruelle (LABADIE-LAGRAVE), la métrite hémorrhagique, en un mot lorsqu'il est indiqué d'intervenir contre la congestion ou l'hémorrhagie. Nous y avons recours volontiers surtout quand nous avons constaté l'insuccès des moyens thérapeutiques habituels et que nous nous croyons en présence d'affections de ce genre particulièrement fixes et tenaces. Mais les contre-indications de l'eau froide demeurent toujours les mêmes.

« Si l'on ouvre les pertuis latéraux avant de remplir le bain, la malade subit une flagellation dont l'action n'est plus sédative et antiphlogistique, mais *stimulante* et *excitante*. » Cette action *excitante*, *tonique*, s'obtient surtout avec le bain de siège à courant continu, de *courte durée*, lorsque l'eau à température *basse* est *projetée* avec *force*. Elle est mise en usage dans les cas d'asthénie si l'on juge nécessaire de provoquer les règles supprimées, lorsque l'utérus est atone, blafard, ou bien que l'on désire stimuler la circulation dans les engorgements utérins chroniques, les congestions torpides qui n'en finissent pas. On l'a conseillé encore dans les arrêts de développement, les leucorrhées atoniques, etc.

ALBERT ROBIN vous explique plus loin comment « le bain de siège froid à douche circulaire et à douche périnéale, de cinq à douze minutes, stimule la contractilité musculaire et agit dans le relâchement des organes du petit bassin, et chez certaines femmes atteintes d'aménorrhée ou de dysménorrhée congestives le bain de siège froid avec douche vaginale, très courte et percutant le col, dilate les vaisseaux utérins, et agit dans l'aménorrhée et la dysménorrhée spasmodiques, dans l'inflammation torpide et l'induration de la matrice, dans l'anesthésie vulvaire (BOTTEY) ».

V

Grands bains.

Les bains *chauds* sont excitants ; ils possèdent de plus une action *dérivative* vers la périphérie en la congestionnant. Quelques auteurs les ont conseillés pour rappeler le sang des règles arrêtées ou supprimées ; mais dans la pratique courante nous avons peu recours, pour ainsi dire jamais, aux grands bains *très chauds*. Leur usage n'est pas, en effet, sans inconvénients ; ils provoquent une excitation générale suivie d'une lassitude marquée, parfois même d'une céphalalgie et d'un malaise persistant, ils exagèrent la sueur. Il ne semble pas, jusqu'à présent, pour compenser ces ennuis, qu'un bénéfice réel soit tiré des bains chauds dans le traitement des maladies des femmes. Peut-être, cependant, au cours de phlegmasies de médiocre intensité, sans retentissement général, leurs qualités dérivatives trouveraient-elles une indication, puisqu'en pareil cas ARAN prescrivait parfois le bain d'étuve sèche. Nous n'avons aucune expérience sur ce sujet intéressant.

Le bain *tiède* est, au contraire, journellement ordonné. *Sédatif, antiphlogistique, émollient*, il calme les douleurs, relâche les tissus, régularise la circulation, comme vous le savez déjà, et vous le prescrirez contre les affections aiguës des organes génitaux, les états douloureux, les névralgies pelviennes, etc... Souvent encore il suffit d'un bain tiède pour arrêter un écoulement menstruel qui traîne ; vous vous en souviendrez pour ne pas le recommander indifféremment dans toutes les dysménorrhées ou aménorrhées.

Nous avons trop souvent parlé du bain tiède à propos de la thérapeutique des diverses maladies pour que nous revenions ici sur ces détails.

Afin d'augmenter ses propriétés sédatives nous lui ajoutons volontiers 250 grammes de gélatine de Paris et 250 grammes de sous-carbonate de soude.

Le grand bain *froid* ne trouve pas beaucoup d'indications en gynécologie où nous n'avons pas à lutter contre l'hyperthermie et la sidération nerveuse. Nous n'obtiendrions des effets sédatifs qu'en recommandant l'immobilité pendant et après le bain (*Dictionnaire Dechambre*) ; mais cette pratique paraît exposer à des risques qui ne la recommandent pas.

Le bain pris dans l'eau courante des rivières devient susceptible, au contraire, de produire des effets stimulants dont nous pouvons tirer parti pour modifier les pertes blanches rebelles aux traitements habituels, et d'une façon générale dans tous les cas où domine l'asthénie.

CINQUIÈME PARTIE

TRAITEMENT HYDRO-MINÉRAL DES MALADIES DES FEMMES

I

Considérations générales.

Le traitement hydro-minéral des maladies et des troubles de l'appareil génital de la femme, traitement aujourd'hui négligé et relégué au second plan, a pourtant une importance pratique considérable ; il vient puissamment en aide à la thérapeutique gynécologique médicale, la complète, et souvent produit des effets décisifs.

Il semble au moins étrange, après les succès obtenus par ce traitement, après l'innombrable quantité de travaux qui en règlent l'emploi et en affirment l'efficacité, il semble au moins étrange, disons-nous, qu'il faille encore aujourd'hui rompre des lances en faveur de l'hydrologie. Et pourtant, rien n'est plus nécessaire devant le courant de plus en plus marqué qui tend à reléguer au rang des moyens insuffisants ou même indifférents toute la thérapeutique qui ne ressortit pas à l'intervention chirurgicale.

Nous affirmons donc, avec les anciens maîtres, avec BERNUTZ, ARAN, COURTY, MARTINEAU, GALLARD, etc., et forts de l'expérience que donnent les faits, nous affirmons que les cures hydro-minérales appropriées et bien dirigées rendent d'éclatants services, et que, grâce à leur emploi méthodique, on a pu éviter, dans bien des cas, de graves opérations.

Aujourd'hui, en pathologie externe aussi bien que dans toutes les branches de la pathologie, la notion d'infection domine ; elle a fait reléguer sur un plan lointain tous les autres éléments morbides. Certes, le jour où l'on a compris et défini ce rôle considérable de l'infection, on a fait, d'un seul coup, un progrès considérable ; mais était-ce une raison pour abandonner aussitôt les sources d'indications que l'expérience des siècles avait accumulées ? La chirurgie a-t-elle rempli un rôle décisif et sans appel, quand elle a supprimé une cause d'infection ? A-t-elle suffisamment tenu compte de l'influence que certaines mutilations pouvaient exercer sur la santé générale, de la persistance des troubles de la nutrition qui avaient été l'une des conditions du développement de la lésion locale, des altérations que cette lésion locale elle-même avait provoquées dans l'organisme et qui ont survécu à l'étiologie ?

Quels moyens plus efficaces y a-t-il de lutter contre tout cela qu les cures hydro-minérales, dont les propriétés équilibrantes sont si remarquables ? Et sans revenir encore sur les cas où la cure thermale a eu raison de l'état local lui-même, n'apparaît-il pas avec la dernière évidence que même après une intervention nécessaire, le rôle de l'hydrologie peut devenir prépondérant.

Enfin, la notion d'infection elle-même n'a rien en soi qui vienne heurter l'idée d'un traitement hydro-minéral. Ainsi, nous ne voulons pas accorder plus d'importance qu'il n'en faut à l'action modificatrice locale des eaux stériles, aux effets antiseptiques des eaux sulfureuses, aux stimulations et aux sédations locales que certaines eaux pourraient produire et qui agissent sur le terrain de l'infection ; mais qui peut nier l'action des eaux sur les lésions secondaires provoquées par l'infection, sur les troubles circulatoires, sur les congestions, sur les empâtements, sur les exsudats, etc. ? Enfin, quand il s'agit de simples troubles fonctionnels, tels que l'aménorrhée, la dysménorrhée, les métrorrhagies *sine materia*, de quels moyens d'action plus puissants pouvons-nous disposer ?

II

Des indications fournies par la maladie et par la malade.

Les doctrines nouvelles ne sont donc pas incompatibles avec l'hydrologie, et le rôle de celle-ci demeure intact, si tant est qu'il reste bien localisé aux cas où l'intervention chirurgicale n'est pas absolument nécessaire. Mais, ce point établi, nous ne craignons pas d'assurer que lorsqu'il s'agit de bien spécialiser les indications, de désigner au malade la station et le mode de traitement qui lui conviennent, on se trouve réellement en présence de sérieuses difficultés, car tout n'a pas été dit définitivement sur ce point, et de nombreuses divergences séparent actuellement même les hydrologistes les plus autorisés. Il suffit, pour s'en rendre compte, de se reporter à la discussion qui a occupé en 1894 pendant de nombreuses séances la Société d'hydrologie, discussion à laquelle ont pris part Max Durand-Fardel, Guyenot, de Ranse, Caulet, Tillot, Albert Robin, Héraud, Suchard, etc., et qui a suggéré à Bouloumié un important travail de thérapeutique comparée, chirurgicale et hydrologique, des affections utérines.

En pratique, les indications générales d'une cure thermale peuvent être tirées de plusieurs sources. Le choix de la station et du mode de traitement doit être la résultante de ces diverses indications, et, sous peine d'erreur, il ne faut jamais se décider d'après une indication isolée.

Ces sources d'indications sont les suivantes :

1° L'ÉTAT ANATOMIQUE LOCAL. — Cette indication figure au premier plan de celles dont la chirurgie fait état ; en hydrologie, au contraire, elle cède le pas aux indications dites latérales. En effet, aucun hydrologue ne soutiendra que les eaux peuvent faire disparaître un fibrôme utérin, guérir une salpingite suppurée ou une métrite ou toute autre lésion, réduire directement une ovarite chronique, et ainsi de suite. Mais, d'autre part, il serait aussi exagéré de dénier aux eaux chlorurées-sodiques fortes leur action résolutive,

aux eaux chlorurées-sodiques faibles leur action dérivatrice, déplé-
tive et révulsive par les effets qu'elles produisent sur l'intestin, etc.

2° LA PÉRIODE D'ÉVOLUTION. — Toute cure thermale est contre-
indiquée pendant la période inflammatoire, pendant les poussées
aiguës qui surviennent chez les utérines chroniques, chez les
femmes dont les lésions sont profondément infectées, ou quand
celles-ci manifestent une tendance à la suppuration.

Au contraire, l'hydrologie triomphe dans les états chroniques,
quand toute réaction inflammatoire s'est apaisée, quand il s'agit de
donner un coup de fouet à un état torpide et de réveiller la vitalité
des parties.

3° LES APTITUDES RÉACTIONNELLES DE LA LÉSION ET DE L'ORGA-
NISME. — Ces aptitudes réactionnelles s'entendent dans le sens de
la torpidité ou dans celui de l'irritabilité. Cette indication est d'une
extrême importance et demande de la part du médecin hydrologue
une attention toute particulière, car la minéralisation de l'eau ne
suffit pas pour faire ranger celle-ci dans la classe des excitantes ou
des sédatives. Et ce qui accroît encore la difficulté, c'est que certaines eaux peuvent être sédatives générales et excitantes locales ou
réciproquement ; c'est encore que telle eau manifestement sédative
ou excitante locale peut changer d'action suivant le mode balnéaire
employé.

Ce sont là des questions fort délicates que le médecin des villes
ignore généralement et qui ne peuvent être résolues que par un
hydrologue consommé. Ainsi, voilà la station sulfureuse de *Saint-
Sauveur*, où CAULET obtient des effets sédatifs généraux et des effets
excitants sur l'appareil génital. Voilà *Plombières*, dont les eaux
sont si particulièrement sédatives aussi bien de l'utérus que des
réactions organiques générales, et pourtant FÉLIX BERNARD y produit des effets excitants en faisant intervenir certains procédés balnéothérapiques et varier la thermalité. Prenons encore l'exemple
d'*Évaux*, à qui sa qualité d'eau indéterminée laisserait présumer
des propriétés sédatives, et qui possède, au contraire, une action
excitante des plus nettes sur l'utérus.

4° LES SYMPTOMES PRÉDOMINANTS. — Ceux-ci sont isolés ou asso-
ciés, mais il en est toujours un qui donne sa note personnelle
à l'expression morbide. C'est ainsi que telle malade sera surtout

hémorrhagique, que chez telle autre ce sont les flux leucorrhéiques qui viendront en première ligne, que chez une troisième la douleur sera la manifestation subjective la plus accusée. Chacun de ces éléments symptomatiques dominants constitue une indication bien précise. Ainsi, l'on connaît l'action de *Néris* sur les névralgies utéro-ovariennes graves, des eaux chlorurées-sodiques fortes, additionnées d'eaux-mères, sur les douleurs des fibromateuses, d'*Évaux*, de *Bourbonne-les-Bains* sur l'aménorrhée de cause locale, d'*Ussat*, de *Luxeuil* sur les métrorrhagies, etc.

5° LE SENS ET L'IMPORTANCE DES COMPLICATIONS. — On sait combien nombreux sont les retentissements utérins des diverses maladies locales et générales, et si nous avons voulu mettre dans un cadre bien à part les **fausses utérines**, nous ne saurions pour cela méconnaître les accidents dyspeptiques, gastriques et intestinaux, les cystites, les névralgies réflexes, les troubles cardiaques, nerveux et généraux qui sont engendrés directement ou à distance par une lésion du système génital.

Dans le même ordre d'idées, on doit s'inquiéter des troubles généraux secondaires, tels que l'anémie qui, si elle est souvent la cause, peut être aussi l'effet d'un trouble génital.

Cette indication des complications est aussi bien négative que positive, c'est-à-dire qu'elle intervient aussi bien pour décider du choix d'une station que pour faire écarter telle autre qui, de prime abord, semblait plus indiquée. Par exemple, une utérine dont la lésion torpide demanderait une stimulation énergique ne sera pas envoyée à *Saint-Sauveur* ou à *Franzensbad*, si elle a des retentissements cardiaques tels que palpitations du cœur, étouffements, arythmie, etc. Cette utérine relèvera plutôt d'une cure d'abord sédative, à *Néris* ou à *Bagnères-de-Bigorre*, cure qui calmera le retentissement cardiaque et permettra l'emploi secondaire d'une cure chlorurée-sodique forte qu'on aura soin de mitiger d'eaux-mères pour contrebalancer son action excitante sur le système nerveux et sur la circulation, sans modifier ses propriétés altérantes au point de vue de la lésion.

6° LA NATURE DU TERRAIN MORBIDE. — La malade est-elle une chlorotique, une névropathe, une scrofuleuse, une arthritique ? Les états généraux constitutionnels ou acquis jouent dans le choix d'une station un rôle qui, s'il n'est pas toujours prépondérant,

30

pèse néanmoins d'un poids considérable sur le jugement à intervenir. Car, il n'est pas douteux qu'ils impriment à la maladie considérée en elle-même et aux réactions de l'organisme un cachet
spécial, et que les cures thermales soient les moyens les plus
puissants que nous possédions pour leur imposer une modification
utile.

Les eaux minérales constituent une médication qui n'enlève
rien de haute lutte ; elles agissent, si l'on peut dire, par insinuation,
et leurs effets lents, mais certains, sur le terrain de la maladie,
donnent le secret des résultats parfois inespérés et invraisemblables
qu'elles produisent. Comment expliquer le succès de *Bourbonne-les-
Bains* ou de *Royat* chez les jeunes filles aménorrhéiques ou dysménorrhéiques, migraineuses, à urines sédimenteuses, issues de
parents goutteux, si ce n'est par l'influence de ces eaux sur la
diathèse arthritique? Et le même trouble morbide guérira à
Biarritz, à *Salies-de-Béarn*, à *Salins-du-Jura*, à *Rheinfelden*, s'il se
rencontre chez des jeunes filles grasses, molles, leucorrhéiques,
ayant des adénites cervicales et les stigmates du lymphatisme ou
de la scrofule.

7° L'ÉTAT DE LA NUTRITION ET DES ÉCHANGES ORGANIQUES. — Nous
pensons que l'étude de la chimie des échanges qui permet de lire
dans la nutrition, de chiffrer le fonctionnement des divers organes,
de matérialiser cette chose jusqu'ici insaisissable qu'on nomme
l'activité vitale, de fixer le mécanisme intime des réactions organiques, qui, d'autre part, précise le mode intime d'action de la
médication thermale et montre comment celle-ci modifie les
échanges; nous pensons, disons-nous, que cette étude doit ouvrir
de nouveaux et larges horizons à la thérapeutique hydro-minérale,
et ALBERT ROBIN en a fourni d'irrécusables preuves en ce qui concerne la balnéation chlorurée-sodique.

Peut-il être indifférent de savoir que telle malade a une désassimilation exagérée avec oxydations azotées ralenties, que telle autre
a un coëfficient de minéralisation atteignant 40 p. 100 au lieu du
taux normal de 30 p. 100, que chez celle-ci, la désassimilation des
tisus riches en phosphore est augmentée, que chez celle-là, l'oxydation du soufre organique s'abaisse au-dessous de la normale?

Non seulement cela ne saurait être indifférent, mais la connaissance de ces faits acquiert une valeur pour ainsi dire mathématique,
si l'on sait, par contre, que les eaux ferrugineuses et certaines

sulfureuses comme *Cauterets*, *Luchon*, *Aix*, accroissent les oxydations azotées, que *Saint-Sauveur* restreint la désassimilation
organique, que les chlorurées-sodiques fortes sont conservatrices
des tissus phosphorés par voie d'épargne, que *Brides* a une action
puissante sur l'oxydation du soufre.

En réalité, cette indication des échanges se fond avec celle du
terrain, et si nous l'en séparons forcément, c'est parce que, cliniquement, elle n'est pas toujours facile à fixer pour le praticien qui
ne dispose pas des moyens d'investigation nécessaires et qui doit
se contenter encore aujourd'hui des expressions cliniques qui
traduisent plus ou moins exactement les troubles survenus dans
les échanges.

Et puis, cette indication de la nutrition, qui doit apporter dans le
choix des stations une précision inconnue jusqu'ici, ne sera
réellement réalisable que lorsqu'on connaîtra les troubles des
échanges dans les divers états morbides, ainsi que l'action physiologique exercée par telle source, tel mode d'administration sur la
nutrition élémentaire. La médecine hydrologique est entrée dans
cette voie depuis une dizaine d'années sous l'influence des travaux de
l'un de nous (1), mais les résultats acquis sont encore peu nombreux
et ne portent que sur un très petit nombre de sources. L'antique
indication de terrain demeurera donc prédominante pendant de
longues années encore.

III

Considérations sur les indications associées ou contradictoires.

Quand, par une minutieuse analyse de la maladie, on a fixé les
indications fournies par les divers éléments d'appréciation que
nous venons d'indiquer, on se trouve en face d'un véritable jeu de
patience dont il s'agit d'arranger méthodiquement les pièces.

Lorsque les indications ne se contredisent pas et tendent au

---

(1) ALBERT ROBIN. — La balnéation chlorurée-sodique, ses effets sur la nutrition, ses
nouvelles indications, *Bulletin de l'Académie de médecine*, 1891.

contraire à se compléter l'une l'autre, le choix est facile. Aiusi,. une jeune fille aménorrhéique, sans grandes aptitudes réaction- nelles, ayant de la leucorrhée, de l'anémie ou du lymphatisme et dont les échanges seront en défaillance, type morbide si fréquent dans. la pratique, se trouvera bien de *Luxeuil*, de *Royat*, de *Saint-Nectaire*, et des eaux sulfureuses en général.

Mais que les indications, au contraire, s'enchevêtrent, comme cela se rencontre dans tant d'autres cas, aussitôt la difficulté devient extrême. Il faut alors procéder comme nous le disions tout à l'heure, c'est-à-dire rechercher, parmi les éléments morbides, quels sont ceux que telle classe d'eaux pourrait aggraver, et pro- céder ainsi par élimination.

Une lymphatique à nutrition languissante, à réactions nerveuses accentuées, est atteinte de métrite chronique hémorrhagique : le terrain, la nutrition indiquent les eaux sulfureuses, les eaux salines, les chlorurées-sodiques fortes, mais les réactions de l'orga- nisme, la nature de la lésion les contre-indiquent, et l'on doit se contenter des chlorurées-sodiques fortes mitigées d'eaux-mères, à moins que l'on ne penche du côté de *Saint-Sauveur* qui, d'après CAULET, possède des propriétés anti-hémorrhagiques, en même temps qu'il tend à équilibrer le système nerveux, si toutefois la cure est habilement dirigée. Nous pourrions multiplier ces exemples, mais ce serait faire double emploi avec ce qui nous reste à dire, à propos des médications spéciales de chaque affection utérine prise en particulier.

C'est cette complexité même d'indications souvent contradictoires. qui rend si difficile l'exacte adaptation de la cure à la maladie, d'autant que les effets obtenus dans une station déterminée sont quelquefois contradictoires, et ne concordent pas toujours, soit. avec ce que l'on sait d'eaux similaires, soit même avec ceux habi- tuellement réalisés dans tel cas analogue. Ce qui complique encore la difficulté, c'est qu'il n'est peut-être pas de station qui ne reven- dique les affections utérines pour sa clientèle et ne puisse apporter quelque succès à l'appui de son dire.

Toutes ces raisons sont pour beaucoup dans le discrédit qui a. frappé le traitement hydrologique des maladies génitales de la. femme. Et l'on comprend, devant la difficulté et les incertitudes de ce traitement, qu'ARAN ait pu prononcer dans ses Leçons cli- niques cette phrase d'un décourageant scepticisme : « Au risque de me trouver en désaccord avec les médecins attachés aux eaux

minérales, je suis bien obligé de dire qu'en dehors des indications
fournies par la prédominance des troubles digestifs, d'où les avantages de *Plombières, Vichy, Ems, Carlsbad, Kissingen*, etc., l'opinion des médecins gynécologistes hésite encore entre les prétentions rivales des établissements qui se disputent les maladies
utérines ». Cette affirmation d'Aran, si entachée d'exagération
qu'elle soit, comporte toutefois une instruction qu'il ne faut pas
négliger, c'est que les eaux minérales agissent davantage sur les
prédominances symptomatiques que sur la lésion elle-même.
Ajoutons encore avec Bernutz, Courty et Martineau, qu'elles sont
surtout aptes à combattre les affections diathésiques et les états
généraux qui dominent très souvent la maladie utérine.

IV

Des principales eaux minérales employées dans le trai-
tement des maladies des femmes. — De leurs proprié-
tés thérapeutiques et des indications de leur emploi.

Après avoir étudié dans une vue d'ensemble les indications qui
dérivent de l'étude de la maladie et de la malade, nous devons
maintenant passer en revue les principaux groupes d'eaux minérales et rechercher ainsi les propriétés et les actions du médicament.

A. — Eaux chlorurées-sodiques.

On trouvera dans tous les Traités d'hydrologie les documents
relatifs à la composition et aux propriétés spéciales des diverses
eaux chlorurées-sodiques; aussi, nous en tiendrons-nous uniquement à ce qui peut s'appliquer à notre sujet.

1° ACTION PHYSIOLOGIQUE. — Les bains salés provoquent du côté
des organes pelviens un mouvement fluxionnaire dont l'intensité
croît avec la concentration des bains. Ils sont emménagogues et
prédisposent aux congestions. Ils stimulent, par conséquent, d'une

façon plus ou moins énergique, la vitalité de ces organes. Au bout d'un nombre de jours de traitement variable suivant les réactions de la maladie, — toutes choses égales d'ailleurs, en ce qui touche la concentration des bains, — les phénomènes douloureux se réveillent, les écoulements deviennent plus abondants et plus épais, l'activité imprimée à la nutrition générale s'étend aux organes génitaux, et c'est à la faveur de ce relèvement de la circulation et de la nutrition locales que l'on voit se résorber les vieux exsudats.

2° MODE D'APPLICATION. — D'une manière générale, et quelle que soit la station chlorurée-sodique que l'on ait choisie, il faut commencer par des bains entiers de faible concentration. En France, les bains les plus légers que l'on emploie au début des cures sont ordinairement à 3 p. 100 de sels. Nous pensons que c'est là un degré encore trop élevé et qu'on aurait tout avantage à commencer par des bains plus faibles encore, à 1 p. 100 ou même à un demi p. 100 de sel.

Cette pratique, qui est celle de H. KELLER, de *Rheinfelden*, lui a donné des résultats que nous avons pu souvent contrôler et qui méritent d'être retenus.

Après une indispensable période d'acclimatement, on augmente graduellement le degré de salure du bain, en prenant les réactions locales comme guide principal dans la majorité des cas. Mais on ne saurait être trop réservé dans cette marche ascendante vers le bain de haute concentration, au moins dans les stations chlorurées-sodiques fortes; et il vaut mieux prolonger la cure ou engager la malade à faire une seconde cure après quelques mois de repos que de brûler les étapes pour donner à la patiente la satisfaction souvent dangereuse d'avoir fait une cure forte avec le bain pur sel.

Quand les indications tirées de l'état de la nutrition sont, au contraire, dominantes, il faut modifier la tactique et suivre les enseignements qui résultent des travaux de l'un de nous sur les effets que la balnéation chlorurée-sodique exerce sur la nutrition. Cette cure n'agit pas sur la nutrition comme sur l'état local, où l'activité du bain est en raison directe de la concentration. Loin de là, quand il s'agit de nutrition, à certains degrés de salure correspondent des effets pour ainsi dire spécifiques que l'on peut résumer ainsi qu'il suit :

1° Les bains chlorurés-sodiques à 6 p. 100 seront réservés aux malades chez lesquelles il n'y a lieu d'augmenter ni les échanges azotés, ni les oxydations, et à celles qui ont une tendance à maigrir ou qui fabriquent de l'acide urique en excès.

2° Les bains à 12 p. 100 conviennent aux femmes chez lesquelles il y a lieu de relever vivement les échanges azotés, sans accroître les oxydations. Ils seront contre-indiqués chez les uricémiques, mais devront être employés toutes les fois qu'il sera nécessaire d'activer les échanges des organes riches en nucléine ou des tissus conjonctifs et fibreux, ce qui répond bien à une action sédative et fondante sur les hyperplasies conjonctives péri-utérines.

3° Le bain à 25 p. 100 conviendra aux malades à nutrition languissante, à oxydations retardées, à tous les sujets dont il importe de reconstituer le système nerveux par voie d'épargne, tout en accélérant les mutations azotées.

3° MODE D'ACTION ET EMPLOI DES EAUX-MÈRES. — Il faut souvent une grande habitude pour concilier cette influence divergente sur la nutrition et sur l'état local, mais c'est précisément cette délicatesse de touche qui constitue l'art de la thérapeutique hydrologique. Toutefois, ce qui contribue à rendre la tâche plus facile, c'est l'association judicieuse des eaux-mères aux bains salés. Les eaux-mères, comme l'a démontré LAVERGNE dans son excellent travail (1), ont des propriétés sédatives qui contrastent avec les propriétés stimulantes de leurs eaux originelles et qui peuvent servir à atténuer ce que celles-ci ont de trop excitant dans tel cas particulier. Le médecin hydrologue qui connaît bien cette action contraire aura dans la main un excellent moyen pour faire varier les effets de la cure et l'adapter aux organismes et aux réactions locales les plus différents. Ainsi, avec des additions progressives d'eaux-mères à des bains faiblement salés, on réduira les réactions générales et locales, on ralentira plus ou moins les mutations nutritives et la désassimilation phosphorée sans atteindre parallèlement les propriétés résolutives du bain sur l'état local.

On conçoit donc toute l'importance que prend le dosage de la salure du bain et de la quantité d'eaux-mères qu'on doit y ajouter.

---

(1) LAVERGNE. — De l'action des eaux-mères sur la nutrition (*Annales d'hydrologie et de climatologie médicales*) janvier 1898.

Avec la gamme étendue que l'on peut parcourir avec les eaux chlorurées-sodiques fortes, il n'y a pour ainsi dire pas de traitement qu'il ne soit possible d'y réaliser.

Mais ici une distinction capitale est nécessaire.

Certaines eaux-mères ne jouissent pas de propriétés sédatives bien caractérisées. Les unes, comme celles de *Nauheim*, de *Kreusnach*, renferment surtout du chlorure de calcium ; dans les autres, comme à *La Moullière*, à *Salins du Jura* et à *Rheinfelden*, c'est encore le chlorure de sodium qui domine, et ces eaux ne sont, en somme, qu'une solution salée plus concentrée. Au contraire, à *Biarritz*, à *Salies-de-Béarn*, le chlorure de magnésium l'emporte au point de former presque les deux tiers des substances dissoutes ; or, ces eaux-mères jouissent d'une action sédative indéniable, due, selon nous, bien plus à cette richesse en chlorure de magnésium qu'aux 8 ou 10 grammes de bromures qu'elles renferment (1). Ces deux dernières stations seront donc plus particulièrement indiquées dans les cas difficiles auxquels nous venons de faire allusion, parce que la combinaison des eaux salées et des eaux-mères fournit au médecin une plus grande quantité d'éléments thérapeutiques.

5° DURÉE DE LA CURE. — A moins d'indications spéciales, la cure balnéaire doit être continuée sans interruption pendant dix-huit à trente jours environ, suivant les cas. S'il survient de l'embarras gastrique ou gastro-intestinal, avec diminution de l'appétit, langue blanche, constipation, nausées, malaise général, la cure sera interrompue et l'on administrera un purgatif salin. La cure ne sera reprise que lorsque les accidents qui ont motivé son interruption auront disparu.

Malgré l'opinion actuellement dominante chez beaucoup de médecins hydrologues, nous conseillons cependant d'interrompre aussi la cure balnéaire dès la première apparition des règles et de ne la reprendre que lorsque celles-ci ont pris fin. Chez les femmes à règles traînantes, pour qui cette interruption devrait être de trop longue durée, on recommencera la cure dès le cinquième jour, quand l'écoulement sanguin devient moins abondant, ou prend une couleur rosée ou une allure irrégulière.

_____

(1) Cette opinion a été récemment confirmée par F. GALLARD, dans un travail très soigné. — Études sur l'action physiologique des bains d'eaux-mères au sujet d'une serv ation clinique (*Annales d'hydrologie et de climatologie médicales*, 1898, p. 465).

6° RÉSUMÉ GÉNÉRAL. — En résumé, les eaux chlorurées-sodiques sont surtout indiquées chez les utérines lymphatiques, scrofuleuses ou anémiques, quand il s'agit d'obtenir une résolution active sans que l'on ait à craindre un mouvement fluxionnaire trop actif du côté des organes génitaux.

Elles seront contre-indiquées quand l'inflammation locale n'est pas complètement éteinte, ou encore chez les femmes très nerveuses ayant des réactions exagérées du côté du cœur, de l'estomac, etc., réactions que ne calmerait pas l'addition judicieuse d'eaux-mères. En outre, elles reconnaissent une formelle contre-indication dans un certain nombre de troubles intestinaux, dans les entérites par exemple. Félix Bernard (de Plombières), que nous avons interrogé à ce sujet, s'est montré très affirmatif sur cette contre-indication.

7° PRINCIPALES STATIONS CHLORURÉES-SODIQUES. — Les stations chlorurées-sodiques sont extrêmement nombreuses. On peut les diviser en faibles, moyennes et fortes.

Les faibles sont : *Bourbon-Lancy, Baden-Baden, Bourbon-l'Archambault, Wiesbaden, Rennes-les-Bains, Saint-Nectaire, La Motte-les-Bains, Bourbonne-les-Bains, Kissingen, Santenay*, etc.

Les moyennes sont : *Balaruc, Kreusnach, Hombourg, Willdegg, Cheltenham, Soden, Salies* (Haute-Garonne), *Nauheim, Bex, Salins-du-Jura, Reichenhall*, etc.

Les fortes sont : *Salies-de-Béarn, Biarritz, Rheinfelden, La Mouillière, Montmorot* (Lons-le-Saunier), etc.

Nous n'avons pas à étudier ici la composition et les propriétés de chacune de ces eaux, et nous renvoyons aux traités spéciaux de Max Durand-Fardel, Rotureau, Mœller et aux articles très consciencieux du Dictionnaire encyclopédique des sciences médicales.

B. — Eaux sulfureuses.

1° ACTION PHYSIOLOGIQUE EXCITO-MOTRICE. — Les eaux sulfureuses exercent sur l'utérus une action excito-motrice emménagogue et hémostatique. L'action excito-motrice se manifeste comme l'a parfaitement fait remarquer Caulet (1), par une sensation pelvienne de pression peu intense ou même de pincement qui peut devenir presque douloureuse et s'accompagne d'irradiations plus

---

(1) Caulet. — *Annales de la Société d'hydrologie médicale*, t. XXIV.

ou moins marquées dans les reins, le bas-ventre, les aines et les cuisses. Parfois ces pincements prennent la forme de tranchées, de coliques utérines et cela même chez des femmes dont les organes génitaux sont absolument sains. V. Feltz, de Nancy, qui a étudié expérimentalement l'action de l'eau de la *Raillière* (1), conclut que cette eau exerce une action sthénique incontestable sur les fibres lisses des artérioles de la grenouille, et que cette action paraît être un effet de l'impression produite sur le système nerveux central par les principes contenus dans cette eau minérale.

Cette action vasculaire locale bien étudiée par C. Robert (de Cauterets), jointe au remontement général exercé sur l'organisme par les eaux sulfureuses, explique et justifie la faveur dont celles-ci ont joui depuis longtemps dans le traitement de certaines affections de l'utérus et de ses annexes.

Cette action excitante sur l'utérus paraît se manifester d'une manière plus active par l'usage interne que par l'usage externe des eaux. Toutefois, les douches sulfureuses en arrosoir sur le bas-ventre et les lombes provoquent facilement des contractions douloureuses de l'utérus aussi intenses que celles qui sont engendrées par l'eau sulfureuse prise en boisson.

Ces effets, qui ont fait de la part de Caulet (de *Saint-Sauveur*) l'objet de recherches très précises, commencent à se manifester vers le deuxième ou le quatrième jour de la cure. Ils se traduisent souvent alors par le phénomène de l'hydrorrhée thermale qui consiste dans l'émission par les organes génitaux d'un liquide clair comme de l'eau, incolore ou légèrement citrin, ne laissant pas de trace sur le linge, ou l'empesant assez légèrement. Cet écoulement n'est pas continu; il se fait brusquement, comme par jet, et se répète à des intervalles variables. Quelquefois, il se manifeste subitement sans avoir fait éprouver aucun malaise précurseur; tout à coup, la femme se sent mouillée par cette apparition subite. D'autres fois, il est précédé, pendant plus ou moins longtemps, par quelque sensation vague, indéfinissable du côté de la matrice, par un endolorissement général de la région, puis annoncé par des contractions utérines, par des coliques dont il serait, pour ainsi dire, l'excrétion. C. Robert, qui a observé à *Cauterets* cette

---

(1) C. Robert. — Des maladies utérines et de leur traitement par les eaux de Cauterets, Paris 1882.

hydrorrhée thermale, s'est assuré qu'elle était précédée, dans la plupart des cas, par une infiltration séreuse plus ou moins considérable, mais toujours très notable du col de l'utérus, et que cette infiltration diminuait au fur et à mesure que l'hydrorrhée s'accentuait.

Cette hydrorrhée et l'infiltration séreuse qui la précède, ont une signification importante et qui constitue l'une des règles les plus précises et les plus urgentes de la thérapeutique utérine hydro-minérale ; elle indique la nécessité de suspendre le traitement ou encore de le diminuer, ou de le tempérer par l'emploi d'une médication sédative. A *Cauterets*, par exemple, on pourra utiliser pour cette médication sédative la source du *Petit-Saint-Sauveur*. La continuation intempestive de la cure amènerait, ainsi que l'a bien vu CAULET, de véritables crises hystéralgiques avec ou sans tranchées utérines, mais qui prennent quelquefois un caractère inquiétant de persistance et d'intensité.

2° ACTION SPÉCIALE SUR LES HÉMORRHAGIES UTÉRINES. — C. ROBERT a fait intervenir cette action excito-motrice des eaux sulfureuses sur l'utérus, pour expliquer les troubles souvent contradictoires de la menstruation qui se produisent au cours du traitement sulfureux.

Ainsi, quand on commence le traitement thermal, quelques jours seulement avant l'apparition des règles, on comprend que celles-ci soient avancées et augmentées par la stimulation exercée sur la circulation générale et plus particulièrement sur la circulation locale.

Si l'époque menstruelle correspond au maximum de l'action excito-motrice, maximum qui se produit du douzième au dix-huitième jour, les vaisseaux utérins sont comprimés par la contraction de la fibre musculaire de l'organe et les règles peuvent être retardées. Il suffit alors de donner un peu de *bromure de potassium* ou de *belladone* pour produire une sédation du système nerveux et musculaire de l'utérus, et la menstruation s'établira le plus souvent.

Cette action excito-motrice explique même l'arrêt brusque des règles qui se manifeste sous l'influence du traitement sulfureux quand l'utérus est très irritable.

Elle explique aussi comment BORDEU a vu une hémorrhagie utérine de vieille date, assez abondante pour rougir le bain en peu de temps, être arrêtée dès le huitième jour d'une cure interne et externe faite à la Raillière de *Cauterets*.

3° ACTION PHYSIOLOGIQUE SÉDATIVE. — A côté de ces effets excito-moteurs propres aux eaux sulfureuses en général, il y a des sources de ce type dont l'influence est diamétralement opposée, puisqu'elle réalise, au contraire, une sédation générale et locale.

Quel est l'agent de cette sédation? Est-ce le fait que de telles sources sont dites dégénérées, c'est-à-dire qu'elles renferment du soufre en nature ou des hyposulfites? Ou bien encore faut-il, comme je l'ai avancé, faire intervenir aussi le rôle de l'azote que certaines eaux sulfureuses renferment en quantité notable, et qui tempère les effets stimulants de soufre? (1). Est-ce une question de thermalité, d'association au soufre de tel principe minéral?

Quoiqu'il en soit de l'explication, retenons simplement le fait et utilisons-le dans la thérapeutique utérine.

Cette action sédative atteint son maximum dans certaines stations, comme *Saint-Sauveur*, au point que CAULET a pu écrire que « si l'on fait abstraction des effets thérapeutiques proprement dits, effets secondaires, relatifs, et qui, résultant des agents les plus divers, ne peuvent caractériser une médication, la cure de *Saint-Sauveur* se distingue, entre toutes, par une action particulière sur le système nerveux, action constante ou à peu près chez les sujets sains et présentant quelque analogie avec celle des bromures ». Ces phénomènes de sédation primitive ne doivent pas être confondus, avec les accidents de dépression secondaire qui ne sont que la contre-partie d'une surexcitation thermale exagérée.

4° INDICATION THÉRAPEUTIQUE GÉNÉRALE. — Cette opposition entre ces deux types d'eaux sulfureuses étend singulièrement le rôle de celles-ci dans le traitement des affections utérines. Ainsi le type excito-moteur (type *Cauterets, Luchon, Barzun*, etc.), convient surtout aux malades chez qui l'indication dominante est une indication générale, celle du terrain, de la nutrition, celle de l'insuffisance des réactions organiques, alors qu'il s'agit de remonter l'organisme, de relever les forces, d'exciter des échanges languissants, de stimuler une lésion locale torpide.

---

(1) ALBERT ROBIN. — Discussion sur le rôle de l'azote dans les eaux minérales (*Annales d'hydrologie et de climatologie médicales*, 1897).

Par contre, le type sédatif (*Saint-Sauveur, Petit-Saint-Sauveur de Cauterets, Gréoulx, Saint-Gervais*) sera recommandé dans tous les cas où la moindre excitation doit être évitée, chez les névropathes essentielles et chez celles ou la névropathie est fonction d'une affection utérine, ou encore quand l'affection utérine elle-même est trop excitable pour permettre une cure sulfureuse, alors cependant que celle-ci demeure indiquée pour des raisons d'ordre général.

Parmi les eaux de ce groupe, insistons un instant sur celles de *Saint-Honoré*, sulfureuses sodiques faibles et arsenicales, qui ont, à dose modérée, une action générale sédative des systèmes nerveux et circulatoire et une action modératrice de la nutrition. D'après MAURICE BINET, elles ont un effet local modificateur des éléments glandulaires et cellulaires des muqueuses et de la peau. A doses fortes, elles détermineraient une excitation générale et locale avec fièvre, congestion, douleur, retour à l'activité des phénomènes chroniques.

Elles ont une influence anti-catarrhale décongestionnante et même résolutive très marquée dans les affections gynécologiques chroniques, et elles donnent d'excellents résultats dans le catarrhe utérin, même dans les métrites parenchymateuses, les salpingites et les reliquats inflammatoires.

Elles conviennent aux cas dans lesquels il y a à redouter un retour à l'acuité, et aux femmes dont le système nerveux a besoin d'être calmé et dont l'état général est défaillant.

Dans ces maladies on les administre :

1° A l'intérieur, pour relever l'état général souvent languissant en excitant l'appétit, en accélérant la digestion, en réglant les échanges nutritifs, et aussi parce que leurs principes s'éliminent partiellement par les muqueuses ;

2° Localement, surtout en irrigations vaginales à température élevée, prolongées de dix à trente minutes, mais sans percussion et, autant que possible, pendant le bain.

Sauf le cas d'excitabilité trop vive de l'utérus ou des annexes, nous préférons ce procédé à l'emploi du spéculum à bain qui ne permet pas d'utiliser une thermalité élevée.

Ce qui caractérise cette variété de cure sulfureuse, c'est que le traitement peut y être sédatif utérin et nerveux en même temps que tonique de l'état général en relevant les actes nutritifs ralentis.

5° MODE D'EMPLOI. — Nous ne nous arrêterons pas sur le mode

d'administration-des eaux sulfureuses. Nous avons insisté sur l'hydrorrhée thermale, sur l'excitation utérine que la cure déterminait
vers le douzième jour, sur les modifications de la menstruation
qu'elle pouvait provoquer, sur l'opposition à établir entre les eaux
excito-motrices et les sédatives. Ces indications fournissent autant
d'éléments pour la direction de la cure.

On utilisera la balnéation, plus rarement l'irrigation locale, ou
la douche, et suivant les cas, l'usage interne de l'eau. Mais, quel
que soit le mode d'administration, il faut se rappeler que la cure
sulfureuse doit être maniée avec la plus extrême prudence, que la
malade exige une surveillance constante, que la cure doit toujours
être interrompue au moment des premières manifestations de
l'époque menstruelle, que toute manœuvre locale est formellement
interdite pendant la cure, et que celle-ci ne saurait être menée avec
trop de discrétion et trop de lenteur, puisque chaque réaction locale
commande aussitôt sa suspension momentanée.

6° PRINCIPALES STATIONS SULFUREUSES. — Les stations sulfureuses
où l'on traite les utérines sont les suivantes :

Parmi les sulfurées-sodiques, en première ligne, *Saint-Sauveur*,
puis quelques sources à *Cauterets*, comme le *Petit-Saint-Sauveur et
le Bois*, puis les *Eaux-chaudes, Olette, Saint-Honoré, Le Vernet,
Aix, Uriage*, etc.

Parmi les sulfurées-calciques, citons : *Gréoulx, Cambo* et *Pierre-
fonds*.

Les stations étrangères les plus renommées sont : *Aix-la-Chapelle*
en Allemagne, *Baden* en Autriche, *Schinznach* en Suisse, et *Acqui*
en Italie.

C. — Eaux indéterminées et eaux faiblement minéralisées, sans dominante chimique.

1° ACTION SUR L'UTÉRUS. — Ce groupe d'eaux jouit d'une grande
et très ancienne faveur dans le traitement de nombre d'affections
gynécologiques, et elles doivent vraisemblablement cette faveur à
ce que celles d'entre elles qui sont le plus souvent recommandées
possèdent des propriétés sédatives. Cette sédation qui est à la fois
locale et générale permet de les utiliser dans les cas où de vives
réactions et un état névropathique s'associent avec une affection
utérine facilement congestive.

Mais cette propriété de la sédation ne saurait être attribuée

indifféremment et en bloc à toutes les eaux rangées dans la dénomination précédente. En effet, d'un côté, en modifiant la thermalité
et le mode d'application des eaux les plus sédatives, on fera varier
du tout au tout leur indication, puisqu'on peut provoquer alors,
avec ces mêmes eaux sédatives, des phénomènes plus ou moins
intenses d'excitation. Et, d'un autre côté, un grand nombre de ces
eaux, dites à tort indéterminées, possèdent des activités particulières qui les ont, pour ainsi dire, spécialisées dans le traitement de
certaines affections.

Voici *Bagnoles-de-l'Orne* qui revendique le traitement des phlébites et des périphlébites; puis *Plombières* qui a une efficacité
reconnue dans un grand nombre d'affections gastro-intestinales,
comme les dyspepsies hypersthéniques, les entérites, l'entéro-colite
muco-membraneuse. A côté de ces stations, à *Ussat, Luxeuil,
Campagne, Evaux, Néris*, en France, puis à *Gastein* en Autriche,
et à *Schlangenbad* en Nassau, on s'occupe plus spécialement des
affections utérines.

Mais quelle différence entre ces diverses eaux! Ainsi *Ussat* est
si nettement sédatif que Garrigou, qui possède une grande expérience de cette station, déclare que ses eaux vont jusqu'à abattre à
ce point les forces, que pendant les premiers temps de la cure les
malades ont de la peine à se remuer et à marcher, ce qui constitue
d'ailleurs un phénomène favorable chez des femmes atteintes de
métrites ou sujettes aux métrorrhagies.

Néris, hyposthénisante comme *Ussat,* douée aussi de propriétés
légèrement résolutives, peut être excitante dans certains cas, comme
l'a montré de Ranse.

Luxeuil, avec ses sources dites salines, commence par stimuler
l'appareil utéro-ovarien, provoque le gonflement de l'abdomen,
réveille les douleurs hypogastriques ou iléo-lombaires irradiées,
augmente les flux muqueux et sanguins, et stimule en même temps
l'organisme tout entier, le système nerveux compris. Mais, après
cette poussée passagère, tout s'apaise jusqu'au vingtième ou tren-
tième bain; alors, reparaissent les phénomènes du début, indiquant
la nécessité de cesser le traitement. Donc, action légèrement
stimulante au début, ensuite sédation, enfin définitivement excitante. Les sources dites ferrugineuses de cette station, provoquant
des symptômes d'excitation bien plus marqués, sont contre-indiquées chez les nerveuses et conviennent, au contraire, aux déprimées
et aux anémiques.

Evaux, malgré sa faible minéralisation, a une action excito-motrice et congestionnante fort nette sur l'appareil génital et jouit, à juste titre, d'une grande réputation dans le traitement des aménorrhées.

Ces divers exemples, qu'il nous serait facile de multiplier, montrent bien nettement combien il est impossible d'établir une formule générale qui réponde aux indications des eaux indéterminées et faiblement minéralisées.

Tout ce qu'on peut dire, c'est qu'en général, elles sont sédatives du système nerveux, et c'est à cette sédation nerveuse que quelques-unes d'entre elles doivent leur action indirectement reconstituante. MORICE, en montrant les modifications que la balnéation de *Néris*, par exemple, faisait subir à l'élimination des phosphates, a fourni au moins l'une des preuves de cette reconstitution par arrêt d'une anormale déperdition.

En ce qui concerne les maladies génitales, c'est tout ce qu'il faut leur demander, sauf en quelques cas spéciaux, et c'est ce que MAX DURAND-FARDEL a parfaitement exprimé en disant : « Les maladies utérines trouvent près des eaux indéterminées une médication pleine de ressources précieuses. Il est un ensemble d'anémie, de nervosisme, d'irritabilité, qui, dans bien des cas, en dehors de tout état diathésique déterminé, ou même en présence d'états diathésiques qui sembleraient devoir dominer l'indication, constitue le plus grand obstacle à leur traitement, et contre lequel la thérapeutique ordinaire ne fournit que des ressources bien insuffisantes. L'emploi d'eaux minérales plus actives, malgré d'apparentes indications, se heurte souvent contre des intolérances formelles. »

Au groupe des indéterminées, nous rattacherons les eaux sulfatées-calciques faibles dans lesquelles on pourrait ranger aussi *Ussat,* et qui comprend *Bagnères-de-Bigorre, Aulus, Bath, Loèche,* et, dans un groupe plus spécialisé, *Contrexéville, Vittel, Martigny, Capvern,* etc.

Le premier groupe, dont l'effet est sédatif, convient aux névropathes ; le second sera réservé aux utérines graveleuses, goutteuses, ou atteintes de troubles vésicaux. A *Bagnères-de-Bigorre*, où il y a des sources multiples, ferrugineuses, sulfureuses, laxatives, sédatives, il sera facilement possible de combiner les traitements sédatif et tonique.

2° MODE D'EMPLOI. — Les eaux de ce groupe s'administrent :

1° En bains plus ou moins prolongés, de vingt-cinq minutes à une heure ou une heure et demie;

2° En irrigations prises dans le bain lui-même, soit directement avec la canule habituelle, soit mieux encore à l'aide d'un spéculum à bains en caoutchouc durci. On peut aussi les donner dans le bain de siège à eau courante, tel qu'il est installé à *Luxeuil*, par exemple. Cette irrigation qui doit être faite sans pression, aura une durée de cinq, dix ou quinze minutes au plus. Quand l'utérus est très irritable, l'irrigation sera remplacée par la balnéation directe à l'aide du spéculum à bains employé seul;

3° En douches ascendantes, qui réclament de grandes précautions dans leur administration, parce qu'elles provoquent quelquefois des malaises, des coliques et même de la diarrhée. TILLOT, de *Luxeuil*, leur attribue un effet résolutif sur les résidus de périmétrite;

4° En douches lombaires et en douches hypogastriques, dont l'emploi doit être surveillé avec le plus grand soin à cause de leur action souvent excitante. En tout cas, elles devront toujours être administrées tièdes, et en brisant le plus possible le jet à l'aide d'une pomme d'arrosoir.

D. — Eaux chlorurées-bicarbonatées ou sulfatées ; bicarbonatées simples (sodiques, calciques); bicarbonatées-chlorurées ; sulfatées et sulfatées-chlorurées.

1° INDICATIONS PRINCIPALES. — Les groupes d'eaux minérales dont nous venons de parler possèdent tous, plus ou moins, une sorte de spécialisation utérine fondée surtout sur la tradition et sur l'observation. Ce n'est pas à dire, comme nous l'avons vu, qu'elles aient une action directe sur l'utérus, et l'on peut fort bien expliquer la plupart de leurs effets en n'envisageant que leur influence sur l'état général ; mais, au moins, ces effets ont-ils une sorte de répercussion utérine directe. Au contraire, les eaux qui figurent sous la rubrique ci-dessus ne peuvent, sauf exception, revendiquer aucune action locale et directe sur l'utérus. Elles modifient ou bien les états généraux et diathésiques des utérines, ou encore les affections locales qui peuvent retentir sur l'appareil génital, ou enfin, certaines des complications qui viennent accroître la susceptibilité ou aggraver les maladies propres de celui-ci. Envisagées dans leur ensemble, ces eaux conviennent aussi plus particulièrement aux fausses utérines.

Ainsi, pour citer des exemples, Martineau conseillait l'emploi des eaux bicarbonatées-sodiques chez les arthritiques atteintes de métrites. Max Durand-Fardel indiquait dans ces cas *Royat ou Ems*; il attribuait, de plus, aux eaux de *Vichy* des propriétés résolutives locales.

Nous pensons, avec la plupart des hydrologues, que ces eaux peuvent rendre de grands services si on ne leur demande pas plus qu'elles ne peuvent donner, c'est-à-dire si on ne les emploie, en cas d'affection utérine par exemple, qu'au moment où l'on a déjà traité et suffisamment modifié la maladie locale par les moyens appropriés. Elles interviennent donc, dans la plupart des cas, comme traitement de deuxième étape.

En principe, les eaux bicarbonatées-sodiques seront réservées aux utérines présentant des symptômes herpétiques ou gastro-intestinaux, ou aux malades dont les troubles utérins paraissent être causés ou aggravés par une affection susceptible d'être traitée dans ces stations, comme la lithiase biliaire. On utilisera alors, suivant les indications, *Vichy, Fachingen, Bilin, Vals, Neuenahr.*

Les bicarbonatées mixtes et les bicarbonatées-chlorurées comme *Royat, Ems, Saint-Nectaire*, conviendront aux anémiques et aux arthritiques atteintes de troubles gastriques évoluant dans le sens de l'insuffisance.

Aux eaux de *Châtel-Guyon* reviennent les femmes qui ont de la constipation chronique, cette cause si fréquente d'aggravation des troubles utérins. Au même titre, les eaux laxatives de *Brides, Carlsbad, Tarasp, Marienbad*, etc., avec leur action décongestionnante, conviendraient dans les affections gynécologiques qui s'accompagnent de coprostase et de pléthore abdominale.

2° MODE D'EMPLOI. — Le mode d'administration de ces eaux ne prête pas à des considérations d'ensemble et relève uniquement des indications individuelles. On les emploie en boissons et en bains, mais c'est surtout avec leur usage interne qu'on obtient les résultats les plus marqués.

E. — Eaux ferrugineuses.

1° INDICATIONS PRINCIPALES. — Les eaux ferrugineuses dont les principaux types sont : *Spa, Orezza, Forges-les-Eaux, Bussang, Renlaigue, Schwalbach, Pyrmont, Saint-Moritz, Franzensbad*, etc.,

sont indiquées dans deux cas bien précis : d'abord, quand il existe
un état anémique dépendant d'une lésion ou d'un trouble utérin;
ensuite, pour combattre les troubles variés, tels que leucorrhée,
aménorrhée, dysménorrhée, qui relèvent de la chlorose. En effet,
ces eaux ont pour action fondamentale de stimuler les échanges
organiques et d'activer les oxydations azotées.

Quand bien même existerait cette indication de l'anémie et de la
chlorose, on défendra les eaux ferrugineuses aux utérines nerveuses
et éréthiques, ainsi qu'à celles qui présentent des troubles gastriques
et intestinaux, spécialement si ces troubles gastriques ressortissent
à l'hypersthénie avec hyperchlorhydrie.

Toutefois, il est certain que *Forges-les-Eaux*, moins excitant que
Spa, pourra, à la rigueur, être employé chez les nerveuses. D'autre
part, *Franzensbad*, quoique ferrugineux, ne sera pas déplacé chez
les utérines atteintes aussi de pléthore abdominale ou de troubles
intestinaux se traduisant par de la constipation.

Les médecins allemands vantent dans les diarrhées chroniques,
dans les catarrhes vaginaux, dans les métrorrhagies et les hémorrhagies des anémiques et des chlorotiques certaines eaux riches en
sulfate de fer, comme *Parad, Muskau, Roncegno, Levico, Alexisbad*,
qui jouissent de propriétés astringentes générales et locales. Sans
contredire cette manière de voir, qui paraît reposer sur quelque
observations assez probantes, nous pensons cependant que ce type
d'eau est contre-indiqué chez les nerveuses et les congestives.

2° MODE D'EMPLOI. — Les eaux ferrugineuses s'emploient surtout
en boisson. Quand l'utérus est très torpide, on peut s'en servir en
injections vaginales.

F. — Eaux arsenicales.

1° ACTION SUR LES ÉCHANGES ORGANIQUES. — Les eaux arsenicales
possèdent sur la nutrition élémentaire une action des plus remarquable, bien mise en relief par FÉLIX BERNARD puis par HEULZ et
CATHELINEAU qui ont montré que l'eau de *la Bourboule* prise en
boisson, diminuait les échanges et les oxydations azotées, l'acide
phosphorique, l'acide sulfurique, le rapport de l'acide phosphorique
à l'azote total $\dfrac{Ph^2O^5}{AzT}$ et augmentait les chlorures. La même eau,
administrée en bains, agit d'une façon à peu près inverse. Si on
donne concurremment l'eau en boisson et en bains, l'action de

l'eau à l'intérieur prédomine sur l'effet des bains, mais l'influence de ceux-ci se fait néanmoins sentir, et le ralentissement des échanges azotés est moins marqué qu'avec la simple ingestion d'eau. Ces données physiologiques font de *la Bourboule* (1), une station très particulière, où par une habile sélection des pratiques thermales, on pourra traiter chez des utérines l'accélération nutritive, le ralentissement des échanges et même les cas intermédiaires où domine l'irrégularité des échanges, si toutefois ces eaux ne sont pas contre-indiquées par l'état local.

2° INDICATIONS PRINCIPALES. — En principe, les eaux arsenicales conviennent surtout aux lymphatiques et aux scrofuleuses, à la condition que les déterminations de ces diathèses soient purement catarrhales, et, par conséquent, superficielles. Citons à ce propos, comme indication spéciale, la leucorrhée vaginale des lymphatiques ou encore les leucorrhées qui surviennent chez les eczémateuses et les acnéiques, toujours à la condition que le terrain soit lymphatique ou herpétique.

La Bourboule est la station arsenicale la mieux aménagée. Mais, certaines sources du *Mont-Dore*, de *Saint-Nectaire,* de *Vals*, de *Plombières*, de *Royat*, contiennent aussi des quantités plus ou moins sensibles d'arsenic, et l'on tend à rapporter à cette dernière qualité arsenicale quelques-unes de leurs spécialisations thérapeutiques.

G. — Bains de boue.

1° ACTION SUR L'UTÉRUS. — Les bains de boue les plus connus sont ceux de *Dax, Saint-Amand, Barbotan, Franzensbad, Marienbad,* *Acqui, Battaglia*, etc. La station de *Franzensbad,* en particulier, jouit d'une grande réputation dans le traitement des maladies des femmes. Les médecins de la station la recommandent dans les affections chroniques du système génital de la femme (anomalies de la menstruation, métrites et ovarites chroniques, positions vicieuses de l'utérus, exsudats péri et paramétritiques). D'ailleurs, sous l'influence des études de CARL KLEIN (2), la station de *Fran-*

(1) F. BERNARD. — Rapport sur ma mission à La Bourboule. *Archives générales d'hydrologie*, 1894.

L. HEULZ et H. CATHELINEAU. — Essai de chimie biologique appliquée à l'action physiologique et thérapeutique des eaux de la Bourboule. *Paris* 1894.

(2) CARL KLEIN. — De l'efficacité des bains de boues dans le traitement des maladies des femmes. *Franzensbad*, 1890.

zensbad s'est très nettement spécialisée pour le traitement des affections utérines.

Le bain de boue agit à titre tonique sur les symptômes secondaires et sur les échanges nutritifs ; il est, de plus, modificateur local par son influence directe sur les organes malades. C. KLEIN cite, comme exemple de cet effet local, la manière dont le bain de boue active la subinvolution de l'utérus après l'accouchement ; si la régression utérine se trouve interrompue, le bain de boue rétablit l'involution normale en provoquant une sécrétion qui ressemble aux lochies (1). Cette action locale produit une fluxion méthodique qui amène le relâchement des tissus, facilite la résorption des exsudats et stimule les évolutions régressives. Souvent, au cours du traitement, la fluxion thermale détermine une certaine excitabilité dans les parties malades, et l'examen révèle alors une moindre dureté et comme une sorte de relâchement des produits inflammatoires, phénomènes qui démontrent encore l'action locale des boues et qui sont nécessaires pour assurer la résorption.

2° MODE D'EMPLOI. — Ces bains s'administrent en demi-bains ou bains de siège, plus rarement en bains entiers. Quand il s'agit uniquement de faire une cure locale et que l'on ne cherche pas à modifier profondément l'état général, les demi-bains et même le bain de siège sont parfaitement suffisants.

A *Dax*, on donne les bains à la température de 38 à 46 degrés en commençant, bien entendu, par la température la plus basse et en procédant, dans la suite, très progressivement. Le maximum utile oscille de 42 à 45 degrés.

La durée du bain ne doit pas dépasser dix à douze minutes. Après le bain, on donne à la malade une douche d'eau thermale à 40 degrés ; on l'enveloppe ensuite dans une couverture de laine et on la rapporte dans son lit où elle subit une sudation plus ou moins abondante. Au bout d'une demi-heure, on enlève la couverture ; on essuie vigoureusement, et la malade reste encore au repos pendant une heure environ, afin de s'accommoder peu à peu à la température extérieure, car tout refroidissement peut amener de fâcheuses conséquences.

---

(1) Voyez aussi l'excellent travail de CH. LAVIELLE. — Les stations de boues minérales en Europe. *Paris*, 1892.

Il ne faudra pas oublier de placer sur la tête de la malade, pendant la durée du bain, une compresse mouillée d'eau froide et fréquemment rafraîchie, et de lui éponger la figure avec de l'eau froide. Le bain sera toujours pris à jeun.

A *Franzensbad*, la température du bain ne dépasse pas 32 à 35 degrés, et cette température paraît beaucoup mieux s'adapter au traitement des affections utérines. Si les malades ont des tendances hémorrhagiques, on fera très bien d'abaisser encore la température des bains et de la réduire à 30 et même à 28 degrés.

3° ACTION DANS LES HÉMORRHAGIES UTÉRINES. — En principe, les bains doivent être suspendus en cas de pertes de sang. Toutefois, C. KLEIN pense qu'il y a lieu de distinguer entre les hémorrhagies.

Celles qui ont un caractère menstruel et qui sont dues à une fluxion ovarienne plus intense contre-indiquent la continuation du bain qui ne doit être repris qu'après leur cessation.

Au contraire, les hémorrhagies provenant uniquement de l'utérus et ayant un caractère de continuité qui exclut l'idée d'une origine menstruelle, survenant en minime quantité à la moindre secousse, et que l'on peut rapporter à la mollesse même de la muqueuse utérine, ces hémorrhagies-là seraient justiciables des bains de boue, et l'action tonifiante de ceux-ci sur la matrice aurait pour effet de les modérer et même de les supprimer.

En tous cas, il faut cesser les bains de boue à l'approche des règles et ne les reprendre que quand celles-ci ont pris fin.

4° ACTION SUR LA NUTRITION. — L'action générale des bains de boue sur la nutrition a été bien fixée par MAURICE LEBLANC (1) qui a constaté que ces bains augmentaient la quantité de l'urine, l'urée, l'acide urique, les chlorures et les sulfates, tandis que l'acide phosphorique tendrait à diminuer. POWRITZ (2) a constaté aussi une augmentation des échanges azotés, une assimilation meilleure, et une diminution du soufre en combinaison organique ; mais il pense, contrairement à M. LEBLANC, que les bains de boue diminuent l'excrétion urinaire.

Cet accroissement des principaux résidus de la nutrition plaide

---

(1) M. LEBLANC. — Les eaux et les boues de Saint-Amand (*Annales d'hydrologie et de climatologie médicales*, sept. et oct. 1896).

(2) POWRITZ. — Influences des bains de boues chauds sur la nutrition (*Soryno Bousskaïa Medilzinskaïa Gazeta*, 1896, n° 415.)

bien en faveur d'une suractivité imprimée à celle-ci, et explique au moins l'un des modes d'action les plus importants de ces bains.

V

Des moyens adjuvants de la thérapeutique thermale dans le traitement des maladies des femmes et de leur mode d'emploi.

Les principaux moyens adjuvants des eaux thermales dans le traitement des utéropathies sont : les bains d'acide carbonique de *Kissingen*, *Royat*, *Saint-Nectaire*, les applications locales d'eaux-mères salines ou de boues minérales, les bains de petit-lait et l'hydrothérapie.

A. — Bains d'acide carbonique.

Des bains d'acide carbonique nous ne parlerons pas longuement parce que l'on est encore mal fixé sur les résultats qu'ils donnent. S'ils peuvent quelquefois calmer des névralgies de l'appareil génital, il est hors de doute qu'ils sont le plus souvent congestifs, ce qui les indique dans les aménorrhées par inertie utérine.

La durée de ces bains est ordinairement de 10 à 12 minutes. Chez des femmes très torpides, on peut atteindre jusqu'à 20 minutes.

L'action des bains peut être augmentée par l'usage des douches locales d'acide carbonique, mais celles-ci doivent être maniées avec les plus grandes précautions.

B. — Applications locales d'eaux-mères salines.

Les applications locales d'eaux-mères salines, en compresses sur l'abdomen, moyen fort usité dans les stations chlorurées-sodiques fortes, constituent un agent utile de sédation locale chez les utérines que l'on a dû envoyer à des eaux toniques et excitantes et chez lesquelles on a lieu de craindre que l'action stimulante ne s'étende trop vivement à l'appareil génital.

En thèse générale, les compresses imbibées d'eaux chlorurées-sodiques fortes, ou d'eaux-mères chlorurées-sodiques ou calciques sont excitantes. Celles que l'on imprègne d'eaux-mères chlorurées-magnésiennes sont sédatives.

On les applique suivant le même mode que les compresses échauffantes. On trempe une serviette dans l'eau-mère ; on l'exprime légèrement ; on l'applique sur l'abdomen ; on recouvre d'une feuille de taffetas gommé, puis d'une couche d'ouate, et l'on fixe le tout à l'aide d'une bande de flanelle. La compresse, appliquée le soir quand on vient de se mettre au lit et deux heures et demie environ après le repas, est maintenue d'abord pendant une heure, puis on augmente progressivement ce temps et on arrive à la laisser en place toute la nuit. Elle ne doit provoquer, au moment où on l'applique qu'une sensation de froid très courte rapidement suivie d'une réaction de chaleur agréable. Quand on l'enlève, il faut essuyer doucement l'abdomen, puis maintenir la malade au lit pendant une heure environ, dans le but de parer à tout refroidissement local.

Ces compresses ont une action résolutive, décongestionnante et sédative.

C. — Cataplasmes de boue.

Les cataplasmes de boue minérale présentent comme les compresses imbibées d'eaux-mères l'avantage de pouvoir être employés à la maison, sans déplacement.

On les prépare en ajoutant à la boue sèche une quantité d'eau chaude suffisante pour donner à cette boue la consistance d'un cataplasme mou. Au lieu d'eau chaude, on emploiera suivant les cas une eau chlorurée-sodique ou une eau-mère calcique ou magnésienne. Cette bouillie est appliquée directement ou à travers un sachet de toile sur la région choisie, le matin, pendant que la malade est encore au lit.

La durée de l'application varie de 35 à 60 minutes.

La fomentation terminée, on essuie la région, on la recouvre de flanelle et l'on maintient la malade au lit pendant une heure.

La méthode d'application locale des boues qui a été désignée par BARTHE DE SANDFORD, sous le nom d'*illutation partielle* diffère de la précédente en ce que la boue, simplement réchauffée à l'aide d'un appareil spécial, est appliquée sur la région, directement, comme s'il s'agissait d'une pommade épaisse, et recouverte ensuite d'une toile isolante.

L'emploi local des boues a été réservé jusqu'ici aux affections des os et des articulations, mais il est telle affection utérine torpide, telle métrite chronique de vieille date, telle dysménorrhée où il serait possible d'en tirer de bons effets.

D. — Bains de pins.

Les bains de pins sont en grande faveur dans plusieurs stations allemandes et dans les stations hongroises de *Tâtra-Fured*

On les prépare de plusieurs manières, soit en écrasant directement dans le bain de petites branches de pin avec leurs feuilles, soit en ajoutant au bain de deux à trois seaux d'une décoction de ces mêmes branches de pin.

Ils ont une action tonique et calmante à la fois et semblent plus spécialement indiqués chez les femmes lymphatiques et arthritiques atteintes de leucorrhée. Il est hors de doute qu'ils influencent formellement la sécrétion muqueuse. Aussi y a-t-il avantage, dans les cas de leucorrhée, à s'en servir en injections ou même en irrigations vaginales pendant la durée des bains.

En France, on n'emploie pas du tout les bains de pins, et nous pensons cependant qu'ils rendraient de très grands services aux utérines, par la régularisation qu'ils apportent aux fonctions de la peau qui prend, après quelques bains, une douceur toute particulière.

E. — Bains de petit-lait.

Les bains de petit-lait s'emploient surtout à *Ischl*. En France leur usage est complètement inconnu.

Ils ont pour but de modérer l'action excitante que les eaux chlorurées-sodiques fortes exercent sur les femmes à peau fine et délicate; ils jouent alors le rôle d'un véritable cosmétique. Mais en dehors de cet effet purement local et calligène, les bains de petit-lait, par les matières organiques qu'ils ajoutent à l'eau salée, tempèrent la stimulation générale et locale que provoque celle-ci, sans influencer ses effets toniques. Ils agissent, en un mot, comme toutes les autres matières organiques qui, ajoutées aux bains excitants, en tempèrent l'activité.

Ceci n'est pas à dédaigner quand on utilise les eaux chlorurées-sodiques fortes en des bains de haute concentration, car telle malade à utérus excitable, que l'on devrait maintenir dans des bains de faible concentration, supportera facilement des bains plus riches et par conséquent plus actifs au point de vue de l'état général, si l'on additionne ces bains de petit-lait.

Mais la chose n'est pas toujours facile, car en dehors de la question de prix de revient, on ne trouve pas aisément de petit-lait dans toutes les stations. Nous proposons de tourner la difficulté en se servant de *gélatine de Paris* qu'on ajoutera au bain à la dose de 150 à 250 grammes afin d'obvier à l'excitation locale que provoquent chez certaines malades ces bains trop fortement minéralisés.

En résumé, bains de petit-lait ou bains gélatinés seront réservés aux malades chez lesquelles il faut remonter vigoureusement l'état général par des bains salés de haute concentration, sans exciter démesurément un état local irritable.

F. — Hydrothérapie.

1° INDICATIONS PRINCIPALES ET MODE D'EMPLOI. — L'hydrothérapie est certainement l'un des moyens adjuvants les plus importants dans le traitement hydro-minéral des maladies des femmes. Employée seule, elle a souvent donné entre les mains des spécialistes de remarquables résultats et l'on n'a qu'à consulter les excellents Traités de BENI-BARDE ET MATERNE (1) de F. BOTTEY (2), de E. DUVAL (3), etc.. pour se rendre compte de son efficacité et se renseigner sur sa technique.

Nous ne pouvons traiter ici des indications et des procédés de l'hydrothérapie, et n'avons à nous occuper que de son rôle adjuvant dans les cures hydro-minérales.

En premier lieu, tous les procédés hydrothérapiques, à la condition qu'ils soient maniés par une main experte, peuvent être utilisés comme accessoires du traitement. C'est ainsi, par exemple, que dans les eaux chlorurées-sodiques fortes, il y a souvent avantage, chez les utérines très torpides, à renforcer la stimulation produite

---

(1) BENI-BARDE et MATERNE. — L'hydrothérapie dans les maladies chroniques et les maladies nerveuses. Paris, 1894.
(2) F. BOTTEY. — Traité théorique et pratique d'hydrothérapie médicale. Paris, 1895
(3) E. DUVAL. — Traité pratique et clinique d'hydrothérapie. Paris, 1888.

par les bains à l'aide d'une douche extrêmement courte (5 à 10 secondes) d'eau saline froide réduite en nuage sur toute la surface du corps, en terminant par un jet très court direct sur les pieds. Évidemment, ce procédé serait inapplicable chez les utérines excitables ou congestives.

En second lieu, les douches localisées, suivant la méthode inaugurée par FLEURY, administrées avec les appareils de l'hydrothérapie générale, froides et chaudes, écossaises ou alternatives, etc., produiront suivant les cas les effets les plus opposés.

La *douche froide lombaire*, courte et percutante, a un effet antispasmodique sur les vaisseaux utérins et facilite le flux cataménial dans l'*aménorrhée* et dans certaines *dysménorrhées*. La même douche prolongée (15 à 20 secondes et plus) et brisée, détermine un resserrement des vaisseaux de l'utérus.

TROUSSEAU a vu les hémorrhagies utérines liées à des *névralgies du plexus lombo-abdominal* être arrêtées par la douche froide qui agit alors comme révulsif et analgésique.

BOTTEY déclare que la *douche lombaire très chaude* (50 à 55°) détermine des phénomènes de vaso-constriction dans les vaisseaux utérins et mérite d'être employée dans les *métrorrhagies* et certaines formes de *dysménorrhée congestive*.

La *douche hypogastrique froide* de 15 à 20 secondes, sous une pression modérée, peut servir d'adjuvant dans quelques *congestions utérines*, dans la *métrite parenchymateuse*, et surtout dans les troubles si nombreux qui accompagnent les *déviations utérines*.

La *douche hypogastrique chaude* à 35 degrés et prolongée, ainsi que la *douche écossaise révulsive*, conviendront aux affections utérines douloureuses ou compliquées d'un élément spasmodique, telles que le *vaginisme*, les *contractions douloureuses* de l'utérus ou du col, etc.

La *douche froide à plein jet sur les pieds*, plus ou moins prolongée, provoque un afflux du sang vers les extrémités inférieures et favorise la *menstruation* chez les jeunes filles où celle-ci a de la peine à s'établir.

Le *bain de siège froid à douche circulaire* et à *douche périnéale*, prolongé pendant cinq à douze minutes, stimule la contractilité musculaire et peut agir dans quelques cas de *relâchement des organes du petit bassin*, de même que chez certaines femmes atteintes d'*aménorrhée* ou de *dysménorrhée congestives*.

Le *bain de siège froid avec douche vaginale* qu'il faut bien distinguer de *l'irrigation vaginale*, est réservé par F. Bottey aux cas où l'on veut produire des effets vaso-dilatateurs sur les vaisseaux utérins, comme dans certaines aménorrhées ou dysménorrhées d'ordre spasmodique, dans quelques formes d'inflammation torpide et d'induration de la matrice, dans l'anesthésie vulvaire, etc. La douche devra être donnée avec une certaine pression, de façon à produire une percussion sur le col utérin et la durée en sera très courte (une à trois minutes); elle ne doit pas, toutefois, causer de douleurs.

La *douche froide ascendante* ou *rectale*, de une à trois minutes, réussit souvent dans l'ovaralgie.

L'*irrigation vaginale froide* de 8° à 12° d'une durée courte de une à deux minutes, provoque une dilatation vaso-motrice et de l'hyperhémie utérine. A une température moins basse de 15 à 20 degrés, sans pression, et prolongée quinze à vingt minutes, elle a donné à Gallard d'excellents résultats dans la métrite chronique, les engorgements du col, les déviations utérines.

L'*irrigation chaude* à 50 degrés, très lente, sans pression, à la façon d'un bain local très chaud, combat les hémorrhagies utérines, la congestion de la matrice, l'involution lente à la suite de couches, et stimule vigoureusement la contractilité des fibres lisses de l'utérus.

En somme, comme l'a démontré Max Runge dans ses expériences comparatives sur l'action de l'eau très froide et de l'eau très chaude sur l'utérus (1), toutes deux produisent à peu près les mêmes phénomènes, c'est-à-dire des contractions musculaires prolongées, sans paralysie secondaire. Dans la pratique, l'emploi des deux moyens détermine également aussi des contractions prolongées. Cependant, c'est l'emploi de l'eau chaude qui a prévalu en gynécologie. D'après Auvard, trois raisons principales peuvent en donner l'explication :

La première tient à ce que, dans beaucoup de circonstances, il est plus facile de se procurer de l'eau chaude que de l'eau suffisamment froide.

La seconde est que, suivant la remarque de beaucoup de médecins, l'emploi de l'eau froide expose davantage au collapsus que celui de l'eau chaude.

La troisième, enfin, est fournie par les femmes elles-mêmes, qui, soumises alternativement aux deux traitements, préfèrent de beaucoup celui par l'eau chaude, parce qu'il est moins douloureux. Les

---

(1) Voyez l'excellente Revue de Auvard dans le *Bulletin de thérapeutique*, 1883.

injections d'eau froide produisent en effet, souvent, un malaise local, des contractions utérines douloureuses et qui peuvent se répéter pendant plus ou moins longtemps.

Ajoutons à ces trois motifs que cliniquement l'eau chaude donne réellement de meilleurs résultats que l'eau froide.

2° DES IRRIGATIONS RECTALES CHAUDES. — P. RECLUS (1) pense que les irrigations rectales d'eau chaude présentent souvent de grands avantages sur l'irrigation vaginale, particulièrement quand il s'agit d'impressionner le corps de l'utérus.

Il conseille la technique suivante : on se sert d'un irrigateur rempli d'eau à 55 degrés ; la canule une fois introduite dans l'anus, on règle doucement l'écoulement de façon à ne pas provoquer des contractions intestinales expulsives trop accentuées. Quand il y a menace d'expulsion, on arrête et l'on met la malade dans l'immobilité absolue pendant une demi-heure. Puis, on laisse l'intestin se vider, et l'on pratique une irrigation vaginale chaude.

Ce traitement peut être pratiqué journellement dans l'intervalle des règles.

P. RECLUS a vu, sous son influence, disparaître les douleurs de reins, la sensation de pesanteur utérine, les écoulements sanguins des fibrômes et des métrites hémorrhagiques. Il ajoute qu'avant d'avoir recours à la chirurgie, il est sage d'essayer ce traitement par les injections rectales d'eau chaude, que souvent les tumeurs et l'empâtement des culs-de-sacs s'amoindrissent, et qu'une fois sur trois environ, on voit des malades s'amender, guérir ou éprouver de telles améliorations que l'intervention est indéfiniment retardée. On conçoit toute l'importance de ce moyen de traitement et le rôle qu'on peut lui faire jouer comme adjuvant d'une cure thermale.

VI

De l'hygiène et du régime pendant la cure thermale.

Une hygiène et un régime bien entendus sont de puissants adjuvants de toute cure hydro-minérale. On l'a bien compris dans

---

(1) P. RECLUS. — Conférences à l'hôpital de la Pitié, 1893.

certaines villes d'eaux étrangères où les malades sont tenus de se soumettre à des prescriptions relativement sévères, et il serait à souhaiter qu'il en fut de même dans nos stations françaises. Or cela dépend uniquement du médecin. Il faut qu'il prenne de l'autorité sur ses malades, qu'il les persuade de l'intérêt qu'il y a pour elles à ne pas faire de la cure d'eau une période de plaisir, de l'incompatibilité absolue qui existe entre la cure soigneusement faite et la continuation de la vie mondaine.

Nous insistons sur cette importante question, non pas seulement auprès des médecins qui exercent aux eaux, mais aussi auprès des médecins traitants, qui ont le devoir de faire à leurs malades, avant le départ pour les eaux, les recommandations les plus urgentes de suivre le régime, de se soumettre à certaines règles d'hygiène, et d'obéir strictement aux conseils du médecin hydrologue qui aura été jugé digne de confiance. Et cela est d'autant plus facile, que ces diverses règles n'ont rien de draconien, comme on va pouvoir s'en convaincre.

1° DU RÉGIME. — Voyons d'abord ce qui concerne le régime. On s'abstiendra de grands dîners, de déjeuners sommaires et indigestes dits de parties de plaisir. On évitera rigoureusement la table d'hôte qui devrait être impitoyablement proscrite de toutes les stations. On mangera, autant que possible, à une table séparée, de façon à ne pas être tenté par les mets lourds et compliqués qui peuvent être servis aux voisins. Les repas seront pris à heure fixe avec la plus absolue régularité. Trois repas par jour. Le goûter sera supprimé.

Bien évidemment, le régime alimentaire variera suivant l'état général des malades. On ne nourrira pas une utérine dyspeptique comme on nourrirait une hépatique, une anémique, ni une rénale. Cependant, on peut, d'une manière générale, recommander le régime suivant :

Au premier déjeuner : un à deux œufs à la coque, avec un peu de pain; une tasse de thé léger; marmelade de pommes ou fruits cuits.

Aux autres repas : viandes, volailles rôties, très cuites, jambon maigre, lait, œufs, poissons au bleu sans sauce savante, purées de légumes, fromages frais, compotes de fruits. Comme boisson, eau pure, thé léger ou bière.

2° DE L'HYGIÈNE. — L'hygiène comporte les prescriptions suivantes : se lever de bonne heure; accomplir dans la matinée le traitement thermal; se reposer après, puis faire une courte promenade avant déjeuner si l'état utérin ne commande pas le repos. Après déjeuner, promenade à pied, lentement, sans fatigue. Dîner à six heures du soir. Coucher de bonne heure.

Éviter les longues excursions, le théâtre, les réceptions, les bals. Notez encore l'interdiction formelle des rapports sexuels pendant la cure.

Tout ceci peut paraître banal ou exagéré; il n'empêche que toute cure faite en dehors des règles d'hygiène et de régime est une cure imparfaite et que les vraies malades auront toujours plus d'avantage — à mérite égal des eaux, bien entendu, — à choisir entre deux stations, celle dont l'allure moins mouvementée et moins mondaine leur rendra plus facile l'application de ces mesures.

Nous connaissons maintenant les multiples indications thérapeutiques que l'on peut tirer d'un examen attentif, local et général, des utérines. Nous connaissons, d'autre part, les divers moyens d'action des principaux types d'eaux minérales ainsi que leur mode d'administration. Il semble qu'il ne s'agirait plus à présent que d'opposer l'action physiologique du remède à la détermination morbide, pour réaliser la meilleure thérapeutique. Malheureusement, cela n'est pas toujours très facile dans la pratique et dans la majorité des cas, car l'hydrologie vit encore de traditions. Certes, nous sommes loin de répudier ces traditions, d'autant que si l'on en faisait table rase, on ne trouverait pas encore dans les données scientifiques récentes de quoi édifier des indications rationnelles. Cependant, ce qu'on sait déjà permet d'éclairer et de compléter les enseignements de la tradition, au moins dans quelques cas. Et si les médecins hydrologues veulent bien nous aider dans cette tâche, nul doute que l'on n'arrive bientôt à préciser d'une façon tout à fait scientifique le traitement hydro-minéral des maladies des femmes.

Nous étudierons successivement le traitement hydrologique des fausses utérines, des troubles fonctionnels de l'appareil utéro-ovarien et des utérines vraies. Et comme les principales indications de ce traitement viennent d'être formulées à propos des divers groupes d'eaux minérales, nous serons forcément bref pour ne pas nous exposer à trop de redites.

VII

Traitement hydro-minéral des fausses utérines.

A. — Considérations générales.

Les fausses utérines relèvent, au point de vue hydro-minérai, des stations où l'on traite les maladies causales. Aussi, n'est-il pour ainsi dire pas de station qui ne revendique, dans une certaine mesure, de pouvoir traiter avec succès les maladies de l'appareil génital de la femme. Mais, en soumettant les faits à un contrôle sévère, on en vient à se convaincre que nombre des utérines ainsi guéries par des eaux qui ne semblaient pas, de prime abord, pouvoir exercer une action sur cet appareil, étaient simplement de fausses utérines.

Dans la discussion qui a eu lieu en 1893-94 à la Société d'Hydrologie médicale de Paris sur les cures thermales dans les maladies utérines, l'un de nous citait les deux faits suivants (1) :

Une dame affectée d'une leucorrhée très abondante et à qui l'on conseillait le curettage, se refusa à toute intervention. A la suite de deux saisons à *Franzensbad*, elle éprouva une amélioration qui équivalait à une guérison. Cette dame était une de ces anémiques avec un teint rosé qui fait parfois illusion sur le diagnostic. Les eaux de *Franzensbad* avaient agi uniquement sur l'anémie causale.

Une autre leucorrhéique, avec un gros col mou et ulcéré et un utérus douloureux, des plaques érythémateuses à la face interne et supérieure des cuisses, plaques dues à l'irritation produite par les sécrétions vaginales, est envoyée à *Vichy* pour des troubles digestifs. Après un traitement uniquement composé d'eau minérale en boisson et en bains, sans aucune intervention du côté des voies génitales, elle revient avec une disparition presque complète des accidents utérins.

De même, voici une jeune fille qui a des métrorrhagies irrégu-

(1) ALBERT ROBIN. — *Annales d'hydrologie et de climatologie médicales*, t. XXXIX, p. 44, 1893-94.

lières ; on discute l'opportunité du curettage, mais on s'aperçoit
qu'elle a de la lithiase biliaire, que chaque perte de sang coïncide à
peu près avec une crise de coliques hépatiques ; on l'envoie à *Vichy.*
Après une première saison, les crises hépatiques deviennent moins
fréquentes et les métrorrhagies diminuent parallèlement ; après une
deuxième saison, il n'y a plus ni crises, ni métrorrhagies.

BOULOUMIÉ (de *Vittel*), dans son travail sur *La Gravelle simulant ou compliquant les affections annexielles douloureuses* (1),
rapporte deux observations qui méritent d'être signalées à
l'attention des chirurgiens et des médecins. Une femme de 25 ans.
obèse, fille de goutteux, éprouve des crises de douleurs dans le
bas-ventre et dans les reins ; un chirurgien bien connu constate
de l'engorgement des annexes et en propose l'ablation. BUDIN
désapprouve l'opération et appelle l'attention du médecin traitant
sur l'état des urines. On constate de la gravelle urique et l'on
envoie la malade à *Vittel.* Au cours de la cure, la malade rend
de grandes quantités de sable urique ; la marche devient possible ;
les douleurs disparaissent, et, vers la fin de la cure, les règles
reviennent sans douleur. BOULOUMIÉ revoit la malade quatre ans
après. Il n'y avait plus de crises douloureuses dans le ventre, mais
il s'était produit des accidents d'asthme et des poussées broncho-
pulmonaires manifestement arthritiques. Et BOULOUMIÉ ajoute :
« Les douleurs annexielles et la poussée congestive constatées par
le premier chirurgien consulté, étaient des épiphénomènes ou
des symptômes d'un état diathésique qui s'est ensuite largement
manifesté, ou des manifestations urinaires méconnues alors, mais
nettement constatées depuis. »

La seconde observation reproduit presque identiquement la
première. Elle concerne une femme de 34 ans, chez qui les douleurs
provoquées par le passage du sable urique et d'une urine de forte
densité (1,030) firent croire à une affection des ovaires et proposer
leur ablation.

B. — Indications fournies par la maladie causale.

Si nous voulions fixer ici le traitement hydrologique des fausses
utérines, il nous faudrait passer en revue la pathologie toute entière
et discuter les indications hydro-minérales relatives aux dyspepsies

---

(1) P. BOULOUMIÉ. — *Ann. d'hydrologie et de climatologie médicales*, fév. 1896.

gastrique et intestinale, aux affections hépatiques et spécialement à la lithiase biliaire, aux maladies des reins, telles que la gravelle et les pyélites, aux anémies, aux chloroses, aux affections cardiaques, aux diverses névropathies, ainsi qu'aux diathèses et à l'arthritisme. Ceci étendrait démesurément notre cadre, et cela sans utilité, puisqu'on trouve dans les ouvrages spéciaux et dans le Traité de thérapeutique appliquée d'ALBERT ROBIN les renseignements les plus circonstanciés sur ces divers sujets. Nous renvoyons donc à ces publications, en nous bornant à mettre en regard des maladies extra-utérines le nom des stations les plus recommandables.

1° Aux *fausses utérines dyspeptiques*, on recommandera :

Plombières (hypersthéniques, entéroptosiques, diarrhéiques, catarrhe intestinal) ;

Châtel-Guyon (hyposthéniques, constipées) ;

Vichy (hyposthéniques, dyspeptiques avec fermentations, malades non cachectiques, congestion hépatique d'origine dyspeptique) ;

Pougues (hyposthéniques, dyspepsies de fermentation, anorexiques) ;

Brides (hyposthéniques, constipées, dyspepsies de fermentation) ;

Royat (hyposthéniques, anorexiques, albuminuries gastriques).

2° Aux *fausses utérines hépatiques*, on conseillera, suivant les cas :

Vichy (congestion hépatique, lithiase biliaire, insuffisance hépatique) ;

Brides et *Saint-Gervais* (insuffisance hépatique et congestion hépatique avec insuffisance intestinale) ;

Pougues (lithiase biliaire chez des malades affaiblies) ;

Royat (lithiase biliaire chez des femmes chlorotiques ou anémiques, torpeur hépatique) ;

Châtel-Guyon (lithiase biliaire chez des constipées, torpeur hépatique).

3° Aux *fausses utérines rénales*, on proposera ;

Contrexéville, Vittel, Martigny, Capvern (lithiase rénale urique ou oxalique, pyélites calculeuses ou autres, chez des malades dont le rein ne se congestionne pas facilement) ;

Evian (dans les mêmes cas, chez des malades facilement hématuriques, ou quand il s'agit de faire un simple lavage des bassinets).

4° Aux *fausses utérines anémiques ou chlorotiques*, on conseillera :

Bussang, Forges-les-Eaux (anémie ou chlorose avec peu de troubles dyspeptiques);

Saint-Nectaire, La Bourboule, Royat (anémie ou chlorose avec troubles dyspeptiques, évoluant dans le sens de l'hyposthénie);

Biarritz, Salins-du-Jura, Salies-de-Béarn (anémie ou chlorose chez des dyspeptiques qui ne peuvent tolérer une cure interne).

5° Aux *fausses utérines névropathes*, on conseillera:

Ussat, Néris, Plombières (malades excitables ayant besoin d'une sédation énergique);

Luxeuil (malades affaiblies qu'il faut remonter sans produire des phénomènes trop actifs d'excitation).

6° Aux *fausses utérines arthritiques*, on conseillera:

Vichy (grosses mangeuses avec troubles dyspeptiques, goutteuses, diabétiques florides);

Brides (obèses, constipées);

Royat (goutteuses, diabétiques fatiguées);

Cauterets (rhumatisantes, malades déprimées à remonter).

C. — Indications fournies par l'état local.

Les indications précédentes doivent être complétées par celles qui résultent du trouble utérin constaté. Pour cela, il faudra les combiner avec celles que nous allons donner à propos de chacun de ces troubles envisagé isolément. Posons seulement ici quelques règles générales en procédant par exemples.

Voici une femme hypersthénique gastrique permanente, aménorrhéique par cachexie et insuffisance de l'assimilation. Elle se nourrit suffisamment, mais grâce aux troubles de ses digestions, elle assimile mal, maigrit et élimine une assez grande quantité d'urée. On se décide à l'envoyer à l'une des stations désignées plus haut pour les fausses utérines d'origine dyspeptique. Mais choisira-t-on une cure qui ait aussi la propriété de stimuler l'utérus? Certainement non. L'aménorrée est ici fonction unique de l'insuffisance de l'assimilation; on ne doit donc pas en tenir compte, car les fonctions menstruelles se rétabliront spontanément quand la digestion, et par conséquent, l'assimilation seront améliorées. Pour atteindre ce but, il faut avant tout, exercer une sédation primitive sur la fonction gastrique, et que la cure stimule ou apaise les fonctions utérines, cela n'a pas d'importance en l'espèce. On choisira donc *Plombières* ou telle station sédative de même ordre, en s'en tenant uniquement à une cure balnéaire, aidée d'un régime approprié.

Prenons le cas d'une jeune fille atteinte de coliques hépatiques et de métrorrhagies parallèles. Le fait de la métrorrhagie n'aura aucune influence sur le choix de la station, et pour se décider entre *Vichy, Brides, Pougues, Royat, Châtel-Guyon,* on se guidera simplement sur les indications fournies par la maladie hépatique elle-même et par l'état général, et cela, parce qu'aucune des eaux précitées ne peut avoir d'action directe malfaisante sur les hémorrhagies utérines. Évidemment, la cure de *Vichy* répondra au plus grand nombre des cas.

Les mêmes considérations s'appliquent aux fausses utérines rénales, étant donnée l'absence d'action sur l'appareil utérin des eaux recommandables en pareil cas.

Telle chlorotique peut être envoyée indifféremment de par la forme de sa chlorose à *Saint-Nectaire*, à la *Bourboule* ou à une station chlorurée-sodique forte ; si elle est aménorrhéique, on choisira plutôt *Saint-Nectaire* dont les propriétés stimulantes des fonctions utérines sont connues. Mais, si elle est métrorrhagique, il vaut mieux user d'une station chlorurée-sodique où l'on pourra atténuer l'action excitante de l'eau salée par des additions d'eaux-mères ou par l'emploi de la gélatine.

De même, une fausse utérine névropathique métrorrhagique et dysménorrhéique, sera plutôt justiciable d'*Ussat* que de *Luxeuil*, et réciproquement.

Enfin, une fausse utérine uricémique, leucorrhéique, retirera de la cure de *Cauterets* plus de bénéfice que de *Vichy* ou de *Royat*, tandis que si elle a des tendances à la congestion utérine, ces deux dernières stations seront plus indiquées.

Nous ne voulons pas multiplier ces exemples. Ils suffisent à indiquer la tendance thérapeutique, ou pour mieux dire, la tactique thérapeutique dont le médecin devra s'inspirer pour obéir aux éléments divers et souvent contradictoires des problèmes difficiles qu'il doit résoudre.

VIII

Traitement hydro-minéral des troubles fonctionnels de l'appareil utérin.

1° TRAITEMENT HYDRO-MINÉRAL DE L'AMÉNORRHÉE.

A. — Considérations générales.

En saine thérapeutique, on ne peut vraiment combattre ration-nellement un symptôme ou un trouble fonctionnel que lorsqu'on a préalablement déterminé la raison d'être et le mécanisme de ce trouble fonctionnel. Hors de cela, on ne fait que de l'empirisme. Et si l'empirisme, qui, en somme, n'est qu'une des formes de l'observation, fournit souvent des renseignements qu'aucun esprit libéral n'est en droit de récuser, cependant, il ne peut jamais être considéré que comme un pis-aller et comme une indication dont on doit s'efforcer de discerner le pourquoi et le comment. Or, de par cet empirisme traditionnel, voici des eaux ferrugineuses comme *Spa, Bussang, Forges-les-Eaux*, des eaux sulfureuses, comme *Saint-Sauveur, Cauterets, Uriage*, des eaux de minéralisation minime, comme *Evaux, Plombières, Luxeuil*, des eaux bicarbo-natées-chlorurées ou sulfatées, comme *Châtel-Guyon* et *Brides*, etc., qui toutes s'enorgueillissent de leurs succès dans le traitement de l'aménorrhée.

Pour se guider et faire son choix entre tant d'eaux de compo-sition et de dominantes si différentes, il n'y a qu'un seul moyen: c'est de rechercher avant toute autre chose, pourquoi telle femme est aménorrhéique.

Or, il n'y a pas de doute sur ce point, huit fois sur dix, l'amé-norrhée est de cause générale. C'est donc cette cause générale qu'il s'agit de fixer, avant de savoir si le symptôme est justiciable ou non d'une cure hydro-minérale.

B. — Des aménorrhées intraitables.

Ceci équivaut à dire qu'il existe des aménorrhées qu'on devra bien se garder de traiter; par exemple, celles qui sont l'expression

d'une cachexie, de la tuberculose ou du cancer; car en admettant
qu'une cure thermale soit capable de ramener les règles, n'aurait-
elle pas pour effet de créer un nouvel élément de déperdition qui
viendrait s'ajouter à ceux déjà existants?

Après les aménorrhées intraitables, se rangent celles qui dépendent
d'une maladie générale extra-utérine ou d'un trouble dans le
système nerveux.

C. — Des aménorrhées de cause générale.

Les aménorrhées du premier groupe relèvent le plus souvent de
l'anémie, de la chlorose, d'une dyspepsie de longue durée, de la
syphilis, de l'obésité, etc. La nature de la cause impliquera aussitôt
le choix de la station, à la condition, bien entendu, de tenir compte
des particularités spéciales à chaque cas.

Ainsi les *chlorotiques* et les anémiques seront envoyées à
Bussang, *Forges-les-Eaux*, *La Bauche*, *Spa*, *Saint-Moritz*, *Schwalbach*, *Pyrmont*, *Franzensbad*. Cette dernière station, si l'on associe
les bains de boue à la cure interne, pourra être choisie comme
lieu de cure plus active et terminale, si l'une des autres demeure
insuffisante.

Si la chlorose ou l'anémie sont développées sur un *terrain lymphatique*, on utilisera *Bourbonne-les-Bains*, *Balaruc*, *Salins-du-Jura*,
Salies-de-Béarn, *Biarritz*, *Salins-Moutiers*, pour ne parler que des
stations françaises. Et si l'une de ces cures est impuissante à
modifier assez l'état général pour que la menstruation se rétablisse,
on pourra user de la méthode trop rarement employée et pourtant
si utile des cures successives, et envoyer la malade, après quelques
semaines de repos, dans une des stations ferrugineuses que nous
venons de citer.

Quand l'aménorrhée des chlorotiques se complique de *leucorrhée*,
les cures précédentes ne peuvent qu'être utiles; mais souvent aussi,
chez les jeunes filles dont la menstruation s'arrête après s'être
établie d'une façon plus ou moins régulière, les eaux sulfureuses
de *Saint-Sauveur*, de *Cauterets*, de *Luchon*, d'*Uriage* et de *Saint-
Honoré*, rendront de plus grands services. Pour faire un choix
entre ces stations, on s'inspirera de tel élément morbide surajouté,
du lymphatisme et de l'hérédité syphilitique pour *Uriage*, des manifestations rhumatoïdes pour *Luchon*, du nervosisme pour *Saint-
Sauveur*, de la diathèse arthritique pour *Cauterets* et *Saint-Honoré*.

Si l'aménorrhée est liée à une *dyspepsie gastrique*, traitez celle-ci aux stations qui répondent à son type clinique ; conseillez une cure purement balnéaire et sédative aux hypersthéniques ; la cure interne de *Royat, Saint-Nectaire, Vichy, Pougues*, etc., aux hypo-théniques, à moins qu'une tendance à l'anémie ou un affaiblissement général ne fasse préférer *Forges-les-Eaux* qui est, en général, bien tolérée par les dyspeptiques.

L'aménorrhée des *syphilitiques* sera traitée à *Uriage, Aix-la-Chapelle, Luchon, Barèges*, parmi les stations sulfureuses, et à *Aulus*, station sulfatée-calcique qui jouit d'une spécialisation méritée.

L'aménorrhée des *obèses* bénéficiera avant tout d'une cure de réduction, aux eaux de *Brides*, de *Châtel-Guyon*, de *Kissingen*, de *Hombourg* et de *Marienbad*, à la condition que cette cure soit corroborée par un régime approprié et par un exercice progressif.

L'aménorrhée de *cause nerveuse*, qu'elle soit réflexe comme celle qui succède à un refroidissement subit, à un traumatisme, à une émotion vive à l'époque des règles, ou qu'elle soit de nature hysté-rique, sera justiciable des eaux chlorurées-sodiques, tempérées par des additions d'eaux-mères, ou des cures de *Néris, Ussat, Plombières, Luxeuil, Bagnères-de-Bigorre, Evaux, Saint-Sauveur*.

D. — Des aménorrhées de cause locale.

Enfin il est des cas d'aménorrhée pour ainsi dire primitive. Il s'agit alors de jeunes filles dont la nutrition est mauvaise, qui sont soumises à une hygiène défectueuse, à une sédentarité exagérée, et chez lesquelles la menstruation a de la peine à s'établir, ou même ne s'établit pas. Alors, il suffira souvent d'une cure tonique géné-rale, ferrugineuse (*Forges, Saint-Moritz, Bussang*), saline (*Biarritz*), bicarbonatée-chlorurée (*Saint-Nectaire*). Mais souvent aussi, il sera utile de stimuler directement la torpeur utérine avec des eaux sulfureuses (*Uriage, Cauterets*) ou avec certaines eaux de compo-sition indifférente, mais dont l'action utérine est hors de doute, comme *Evian* et *Luxeuil*.

Quand l'aménorrhée reconnaît une cause locale, qu'elle dépende d'une métrite, d'une déviation utérine, d'une tumeur de l'utérus ou de l'ovaire, il est évident qu'il faut traiter la cause sans s'occuper du symptôme et que le traitement direct de celui-ci par une cure hydro-minérale n'aurait que de modestes chances de succès. Il y aura donc lieu de s'occuper uniquement de l'indication fournie par la maladie causale, d'envoyer, par exemple, les fibromateuses aux eaux chlorurées-sodiques fortes, les malades à subinvolution utérine aux eaux sulfureuses de *Cauterets*, de *Saint-Sauveur*, ou aux bains de boue de *Dax, Saint-Amand, Barbotan, Balaruc*.

Dans quelques cas rares, on observe des jeunes filles dont la menstruation est très retardée, par suite d'un défaut de développement, d'un véritable *infantilisme* utérin. Dans ces conditions, il est nécessaire d'employer, si toutefois l'état général ne les contre-indique pas, les cures les plus stimulantes, telles que les bains de boues, les eaux sulfureuses du type *Barèges*, ou enfin les eaux d'*Evaux* qui jouissent, à ce propos, d'une réputation méritée.

2° TRAITEMENT HYDRO-MINÉRAL DE LA DYSMÉNORRHÉE.

De même que l'aménorrhée, la dysménorrhée reconnaît des causes générales et des causes locales.

A.— Dysménorrhées de cause générale.

Les dysménorrhées de cause générale relèvent de l'hystérie, de la chlorose ou de l'anémie, rhumatisme, de la goutte, de l'impaludisme, etc. Elles figurent aussi au rang des symptômes du retentissement utérin d'un grand nombre de maladies, telles que les dyspepsies, les affections de l'intestin, la constipation, la lithiase rénale, etc.

Pour traiter hydrologiquement ces dysménorrhées, il faut suivre les règles que nous venons de tracer à propos de l'aménorrhée.

Les dysménorrhées de l'*hystérie*, de la *neurasthénie* qui sont caractérisées par des symptômes douloureux tout à fait prédominants, seront traitées aux eaux sédatives faiblement minéralisées et uniquement par la balnéation : *Néris, Plombières, Schlangenbad, Ragatz, Gastein*.

Mais si le terrain est chloro-anémique, on fera bien de conseiller une cure secondaire à *Forges, Spa, Franzensbad*.

Si les règles sont difficiles et peu abondantes, on pourra adresser les malades à des eaux légèrement stimulantes comme *Saint-Sauveur* et *Luxeuil*, et si la stimulation balnéaire ne suffit pas, à *Saint-Nectaire*, à *Bourbonne-les-Bains* ou à *Saint-Gervais*.

On rencontre assez fréquemment de la dysménorrhée chez des

rhumatisantes et chez des *goutteuses*. Il ne s'agit pas alors d'un retentissement pour ainsi dire spécifique sur l'utérus, mais ces malades sont, comme les arthritiques, prédisposées aux névralgies, et elles font de la névralgie utérine ou ovarienne à l'occasion de leurs règles ; ce sont, comme on l'a pittoresquement dit, des migraines utérines (JACCOUD, LABADIE-LAGRAVE). Il faut bien savoir que, chez ces malades, la dysménorrhée est sinon congestive, du moins, qu'elle s'accompagne fréquemment de poussées congestives utérines ou ovariennes, ou pour mieux dire, qu'elle coïncide avec ce que les anciens désignaient fort justement sous le nom de pléthore abdominale; dans ces cas, les cures de *Brides*, de *Châtel-Guyon*, de *Carlsbad* sont indiquées.

Si à ces troubles congestifs se joignent des *symptômes nerveux* locaux ou réactionnels, on ordonnera *Plombières*, *Néris* ou *Luxeuil*.

Enfin, en cas de *troubles congestifs* peu marqués, le traitement du trouble de nutrition causal, à *Vichy*, *Vals*, *Royat*, *Saint-Nectaire*, *Saint-Sauveur*, devra occuper la première place.

B. — Dysménorrhées de cause locale.

Parmi les dysménorrhées de cause locale, il en est un certain nombre qui ne relèvent en rien du traitement hydro-minéral. Nous citerons les dysménorrhées dues à l'atrésie du col, à un néoplasme utérin, à la présence de brides qui fixent l'ovaire ou la trompe dans une position vicieuse. Celles-ci ne sont justiciables que de la chirurgie.

Dans d'autres cas, il y a une lésion utérine, métrite, périmétrite, etc., qui peut être améliorée par tel traitement thermal, lequel influencera parallèlement le symptôme dysménorrhée. Mais on peut avancer en principe, que les dysménorrhées de cause locale n'indiquent particulièrement aucune cure spéciale et directe. VERDENAL qui a étudié l'action des *Eaux-Chaudes* sur les affections génitales de la femme, déclare, par exemple, que dans les dysménorrhées liées à l'antéflexion utérine, on n'obtient que des améliorations passagères (1).

Mais même dans le cas où le symptôme dépend d'une lésion locale, l'examen du terrain et de l'état général pourra faire pencher la décision du médecin. Ainsi, quand les symptômes dou-

---

(1) VERDENAL. — La cure d'Eaux chaudes en Gynécologie. Paris, 1898.

loureux sont tout à fait prédominants, comme il arrive chez nombre de névropathes, on utilisera les eaux sédatives de *Bagnères-de-Bigorre, Ussat, Luxeuil, La Malou, Néris, Plombières*. Il en sera de même si les phénomènes congestifs dominent, car ces diverses stations qui apaisent le système nerveux sont aussi sédatives de la circulation.

Mais, d'autre part, un terrain lymphatique indiquera *Bourbonne-les-Bains, Balaruc* et les eaux chlorurées-sodiques fortes, à la condition qu'elles soient largement mitigées d'eaux-mères.

Enfin, même avec une origine utérine, la dysménorrhée peut être améliorée à *Forges, Luxeuil* et *Franzensbad* si la malade est déprimée et anémique.

C. — Dysménorrhée membraneuse.

La dysménorrhée membraneuse qui relève le plus souvent d'une certaine forme de métrite chronique, dite pseudométrite exfoliatrice, est fort difficile à traiter. On obtiendra cependant quelques succès à *Saint-Nectaire*, à *Châtel-Guyon*, à *Royat*.

Quand cette variété particulière de dysménorrhée se développe sur un terrain à la fois nerveux et arthritique, il y aura quelque avantage à utiliser les eaux alcalines depuis les sources fortes de *Vichy* jusqu'aux types faiblement minéralisés de *Luxeuil* et de *Plombières*. Bouloumié conseille, à juste titre, la double cure successive de *Vittel* et de *Plombières* quand chez une neuro-arthritique la dysménorrhée s'accompagne de troubles intestinaux, et particulièrement de constipation. Enfin, Verdenal cite dix observations dans lesquelles la cure d'*Eaux-Chaudes* a produit les résultats les plus satisfaisants.

3° TRAITEMENT HYDRO-MINÉRAL DES MÉNORRHAGIES ET DES MÉTRORRHAGIES.

A. — Considérations générales.

Abordons maintenant un des chapitres les plus délicats de notre sujet. En effet, nous nous trouvons placés entre deux assertions bien opposées. Si on lit les mémoires publiés par les médecins hydrologues, on se rend compte que bien peu d'entre eux regardent les hémorrhagies utérines comme une contre-indication à leurs eaux. Et, d'un autre côté, le plus grand nombre de praticiens et les malades elles-mêmes considèrent les hémorrhagies comme contre-indiquant absolument toute cure thermale, étant donné, bien entendu, que la maladie dont l'hémorrhagie est une complication, réclamerait pour elle-même le bénéfice de cette cure, si l'hémorrhagie n'intervenait pas comme épiphénomène. Entre ces deux opinions opposées, il y a place pour un moyen terme, et nous pensons qu'il y a des cas où telle métrorrhagie ne contre-indiquera pas tel traitement hydro-minéral, et d'autres cas où ce traitement peut même rendre certains services.

Tout le monde conviendra que l'on peut utiliser dans le traitement des métrorrhagies, en général, les injections vaginales d'eaux indifférentes et très faiblement minéralisées à 50 degrés. Il n'est pas besoin d'ajouter que ces eaux n'ont alors aucune action spécifique et qu'elles agissent à la façon de la vulgaire eau chaude, et par le simple fait de leur thermalité.

A ce premier type d'eaux, on peut opposer celles qui posséderaient une action hémostatique directe, ce qui paraît, de prime abord, bien problématique ; néanmoins, des médecins très distingués, comme CAULET, n'hésitent pas à affirmer que les eaux de *Saint-Sauveur* sont dans ce cas. Nous ne saurions trancher la question ; cependant nous avons observé un cas qui confirmait nettement l'opinion de CAULET. Mais ajoutons bien vite qu'il ne s'agit que d'un seul cas.

Relativement aux métrorrhagies, le traitement de celles qui sont secondaires à une affection de l'utérus se confond avec celui de la maladie causale, et tout à l'heure, à propos du traitement hydro-minéral des fibrômes utérins, nous aurons à rechercher quelle est la marche à suivre pour les fibrômes hémorrhagiques. En ce moment, nous nous occuperons uniquement des métrorrhagies fonctionnelles de la puberté et de la ménopause.

B. — Métrorrhagies de la puberté.

Toute cure hydro-minérale est contre-indiquée dans les métrorrhagies de la puberté qui ressortissent à cette variété de *rétrécissement mitral* pur que la coïncidence de la pâleur, de la décoloration des muqueuses, de l'essoufflement et des palpitations cardiaques fait si souvent confondre avec la chlorose, quand l'auscultation du cœur n'est pas pratiquée avec un soin suffisant.

Si la métrorrhagie est liée à une *chlorose* réelle, fait rare, on ordonnera les cures ferrugineuses de *Forges-les-Eaux*, *Bussang*, *Luxeuil* (source ferrugineuse). Dans ces cas, les médecins allemands se louent des eaux sulfatées-ferrugineuses de *Moskau*, *Alexisbad*, des cures internes de *Roncegno* et de *Levico*, ou encore des bains de boues de *Franzensbad* et d'*Elster*.

La *congestion utérine hémorrhagique des jeunes filles* à l'époque de la puberté, congestion si souvent confondue avec la métrite hémorrhagique, qui survient non chez des pléthoriques et des sanguines, mais bien chez des filles pâles, irritables, nerveuses et lymphatiques, à l'occasion d'un refroidissement, d'une émotion, d'une commotion physique, d'une stercorémie habituelle, guérit parfaitement aux eaux chlorurées-sodiques de *Biarritz*, *Salies-de-Béarn*, *Salins*, *Salins-Moutiers*, à la condition de commencer, surtout chez les jeunes filles très nerveuses, par des bains de très faible concentration, mitigés même par une quantité appropriée d'eau-mère. Si l'anémie diminue, on pourra même user des eaux ferrugineuses de *Forges-les-Eaux*, *Bussang*, *Schwalbach*, *Franzensbad*. Mais si le névrosisme et l'irritabilité prennent la première place, nous conseillons *Ussat*, ou une cure secondaire dans une eau chlorurée-sodique.

C. — Métrorrhagies de la ménopause.

Parmi les métrorrhagies de la ménopause, celles liées à l'hypertension artérielle recueilleront un bénéfice des cures de *Bourbon-Lancy* ou de *Nauheim*. Celles qui dépendent d'un état congestif local, lequel est toujours conjugué à la pléthore abdominale, seront traitées par les eaux dérivatrices de *Châtel-Guyon*, de *Brides*, de *Kissingen*, de *Santenay*, de *Saint-Gervais* ou de *Hombourg*.

D. — Métrorrhagies pendant la vie menstruelle.

Pendant la vie menstruelle, on observe souvent des métrorrhagies liées à des congestions ou à des fluxions sanguines de l'utérus. Les cures dont il vient d'être question, trouveront aussi leur application dans ces cas. Mais, comme fréquemment, ces poussées congestives sont le point de départ de stases chroniques qui peuvent aboutir à des engorgements permanents de l'utérus, ou même à des métrites générales ou partielles, la cure dérivatrice sera insuffisante et ne devra être ordonnée qu'à titre purement préparatoire. Et la malade aura tout intérêt, dans ces circonstances, à faire une cure secondaire, une « Nachkur », comme disent les Allemands, avec eau chlorurée-sodique forte, ou bien avec une eau sulfureuse sédative comme *Saint-Sauveur*. A ce propos, nous insistons encore sur cette pratique des cures successives qui n'est presque pas employée et qui, cependant, et surtout en gynécologie, est appelée à rendre de grands services, puisqu'elle permet de combiner ou de faire se succéder des actions dérivatrices stimulantes ou sédatives, locales ou générales.

Il arrive chez des femmes bien réglées que, dans l'espace intermenstruel, surviennent des douleurs à siège ovarien ou hypogastrique coïncidant avec de l'hydrorrhée, des pertes rosées et brèves, ou de vraies pertes hémorrhagiques. Cette crise périodique dure deux à trois jours. Il semble qu'il se forme alors du côté de l'ovaire, — car l'examen de l'utérus ne révèle rien de net — une poussée congestive déterminant par voie réflexe dans l'utérus un trouble vaso-moteur. Chez ces femmes encore, le *curettage* est souvent pratiqué. Or, nous n'hésitons pas à affirmer qu'il sera toujours avantageusement remplacé par une cure chlorurée-sodique ou ferrugineuse.

De l'hydrothérapie. — L'hydrothérapie quand elle est maniée par un spécialiste instruit, peut rendre, dans le traitement de ces diverses métrorrhagies de grands services, puisqu'avec son aide on met en jeu, dans un sens ou dans l'autre, la contractilité des vaisseaux, et que l'on agit à volonté sur la circulation abdominale. D'ailleurs, on trouvera tous les renseignements nécessaires dans le chapitre que nous avons consacré plus haut à cette question. Mais n'oublions pas que ce traitement hydrothérapique est fort délicat et que, mal administré, il n'est pas sans danger, spécialement en ce qui concerne son application aux métrorrhagies.

IX

Des lésions de l'utérus et de ses annexes.

1° TRAITEMENT HYDRO-MINÉRAL DES MÉTRITES.

En quittant le domaine des simples troubles fonctionnels pour entrer dans celui des lésions utérines constituées, nous allons voir croître les difficultés et par cela même les incertitudes. Aussi, en abordant le traitement hydro-minéral des métrites, croyons-nous devoir insister encore sur la nécessité de tenir toujours présent à l'esprit :

1° Les diverses sources d'indications que nous avons formulées au début de cette étude (état local, période d'évolution, aptitudes réactionnelles, symptômes prédominants, complications, nature du terrain).

2° Ce fait important que les eaux à employer agissent soit localement par leur thermalité, comme n'importe quelle eau chaude, soit par leur action locale (action excito-motrice des eaux sulfureuses, action résolutive des eaux chlorurées-sodiques fortes), soit par leurs effets sur l'état général.

La détermination de ces deux sources d'indications, l'une dérivant de la connaissance de la maladie et de la malade, l'autre de l'exacte interprétation de l'action physiologique des eaux minérales, permettra, dans la plupart des cas, de faire un choix rationnel parmi les innombrables stations qui se disputent le traitement des métrites.

Relativement à l'*état local* et surtout à la *période d'évolution*, on n'usera en général du traitement local que lorsque la métrite sera arrivée à la période de chronicité. Toutefois, les cures sédatives de *Néris*, de *Plombières* et de *Luxeuil* peuvent être appliquées avec beaucoup de prudence et uniquement en bains dans certains cas, à cette phase intermédiaire où les phénomènes aigus étant calmés, la chronicité n'est pas encore décidément établie.

A. — Indications tirées de la forme de la métrite.

Les indications tirées de la *forme* de la métrite et de ses complications ne sont pas moins importantes. On sait que Pozzi dans son magistral Traité de gynécologie, divise cliniquement les métrites en quatre classes qui sont : 1° la métrite inflammatoire aiguë ; 2° la métrite hémorrhagique ; 3° la métrite catarrhale ; 4° la métrite douloureuse chronique. Cette division si pratique trouvera aussi son application en hydrologie.

Ainsi, pour les *métrites aiguës* ou à *poussées subaiguës*, nous n'avons qu'à conseiller l'abstention.

Dans la *métrite hémorrhagique*, on repoussera, en principe, les eaux chlorurées-sodiques fortes, les ferrugineuses et les sulfureuses

Cependant, CAULET affirme que, même dans ces cas, les eaux sulfureuses de *Saint-Sauveur* sont parfois indiquées. On utilisera le plus souvent la haute thermalité de certaines sources de *Néris* ou de *Plombières* en injections vaginales. Enfin, la cure d'*Ussat*, paraît réussir dans quelques cas, surtout quand il importe de modérer, en même temps, une excitabilité générale exagérée. Dans ces métrites hémorrhagiques, il peut n'être pas indifférent d'user des *cures dérivatrices* sur l'intestin que nous avons indiquées plus haut. Et quand l'anémie générale, primitive ou consécutive, s'en mêle, alors les eaux *sulfatées-ferriques* déjà signalées, pourront intervenir utilement.

Mais il faut bien savoir aussi que nombre de femmes atteintes de cette variété de métrite ne supportent aucun traitement thermal. Nous ne connaissons pas de signe décisif qui permette de désigner d'emblée ces réfractaires. Au fond, notre impression réelle est que la métrite hémorrhagique vraie, avec fongosités intra-utérines, relève du *curettage*, et que le traitement thermal ne doit être employé que pour remonter l'état général quand celui-ci a été compromis par une maladie et des hémorrhagies prolongées. C'est surtout dans ces conditions que les *eaux ferrugineuses* sont indiquées.

Mais s'il s'agit, non d'une métrite hémorrhagique vraie, mais d'une métrite avec métrorrhagies ou ménorrhagies, comme on l'observe souvent chez des femmes arthritiques, le *curettage* ne peut être qu'inutile ou nuisible, et ces malades sont justiciables des eaux alcalines, comme *Vichy* ou des chlorurées-bicarbonatées, comme *Royat*. Les eaux chlorurées-sodiques fortes et les sulfureuses sont alors contre-indiquées.

Dans la *métrite catarrhale*, c'est la cure sulfureuse qui est particulièrement indiquée, toutes réserves faites bien entendu, sur les indications issues de l'état général qui, plus importantes que l'indication de la forme, pourraient plaider en faveur de telle ou telle station. En dehors de ces cas, *Saint-Sauveur*, *Cauterets*, les *Eaux-Chaudes* constituent autant de stations de choix. Il est des cas où la métrite catarrhale est liée à un état général de lymphatisme ou de scrofule, par exemple chez des jeunes filles aux alentours de la puberté. La métrite catarrhale coïncide alors avec d'autres manifestations de l'état général, adénopathies diverses, affections catarrhales des autres muqueuses. Elle relève essentiellement des eaux chlorurées-sodiques fortes de *Biarritz*, *Salies-de-Béarn*, *Salins*, *Rheinfelden*, etc.

Ajoutons qu'en Allemagne, les médecins ont une grande tendance à traiter les métrites catarrhales par les eaux sulfatées-
ferriques fortes d'*Alexisbad*, de *Parad*, de *Levico*, de *Roncegno*, qui
auraient des propriétés astringentes et aideraient à tarir les flux
abondants. En principe et sauf des cas exceptionnels, nous ne
sommes pas partisans de ce type d'eaux, car ce sont souvent de
véritables eaux de mines, dont la composition est essentiellement
variable.

Aux *métrites douloureuses chroniques* qui s'accompagnent de
névralgies irradiées ou symptomatiques et, tôt ou tard, d'un état
névropathique général, conviendront les eaux indifférentes ou peu
minéralisées de *Néris*, *Ussat*, *Dax*, *Plombières*, *Luxeuil*, *Bagnères-
de-Bigorre*, *Gastein*, *Wildbad*, *Schlangenbad*. Dans ces cas, en
effet, il faut faire de la sédation, calmer les douleurs locales ou
sympathiques et modérer les processus congestifs. Mais, à une
phase plus avancée, quand la sédation sera obtenue, quand, cliniquement, l'utérus est torpide, parce que anatomiquement la métrite
passe à la période d'induration parenchymateuse, les eaux précédentes ne trouvent plus leur application, et il faudra songer aux
eaux chlorurées-sodiques fortes et aux eaux sulfureuses. Ici encore,
et à la condition qu'on agisse prudemment, la pratique des *cures
successives* peut rendre les plus grands services.

Comme l'a fait remarquer fort justement DE RANSE (1) les
indications tirées de la forme de la métrite — si toutefois elles
existent réellement — doivent primer toutes les autres, à moins
que l'évolution de la maladie ne soit influencée de la manière la
plus précise par un état diathésique et constitutionnel. Mais même
dans ces conditions, il est plus avantageux de combiner deux cures,
la première indiquée par la forme de la métrite, la seconde par
l'état général.

B. — Indications tirées de la période d'évolution.

Les indications tirées de la *période d'évolution* ont été bien formulées par MAX DURAND-FARDEL et DE RANSE dans la discussion qui
a eu lieu en 1894 à la Société d'hydrologie.

A la première période, *période d'irritabilité*, alors que les phé-

---

(1) DE RANSE. — Des principales indications de la médication hydro-minérale
dans la métrite chronique. *Annales d'hydrologie*, 1891.

nomènes aigus ayant disparu, la métrite reste douloureuse, c'est à l'action sédative des *eaux indéterminées* qu'il faut s'adresser.

A la deuxième période, que BOULOUMIÉ (1) qualifie de *période d'indifférence relative*, période d'infiltration ou d'engorgement des auteurs, c'est dans la forme clinique de l'affection utérine, dans l'état général, dans les aptitudes réactionnelles de la lésion ou de la malade, qu'il faut chercher les indications.

Enfin, à la troisième période, *période d'induration utérine*, d'indifférence réactionnelle, on aura recours aux *chlorurées-sodiques fortes* ou aux *sulfureuses fortes*.

C. — Indications tirées des aptitudes réactionnelles.

La détermination des *aptitudes réactionnelles* de la lésion et de l'état général permettra de diriger les métrites torpides vers les eaux chlorurées-sodiques fortes de *Biarritz, Salies-de-Béarn, Salins, Rheinfelden*, etc., ou vers les eaux sulfureuses de *Saint-Sauveur, Cauterets, Eaux-Chaudes, Uriage, Gréoulx, Saint-Honoré*, etc.

Par contre, les métrites irritables iront aux eaux sulfatées-calciques ou eaux faiblement minéralisées d'*Ussat, Néris, Plombières, Luxeuil, Bagnères-de-Bigorre* en France; de *Schlangenbad, Gastein, Teplitz, Ragatz*, à l'étranger.

D. — Indications tirées de l'étiologie.

La *cause* de la métrite n'aura ici qu'un rôle indicateur secondaire. Cependant, à mérite égal, on choisira plutôt, pour les formes torpides par exemple, une eau sulfureuse s'il s'agit d'une métrite blennorrhagique, et une eau chlorurée-sodique en cas de métrite puerpérale. Cette règle n'a toutefois rien d'absolu.

La notion d'infection locale domine à ce point la pathologie des métrites qu'aucune cure thermale ne peut donner de résultats satisfaisants si l'on n'en tient pas compte. Ainsi, toute lésion locale doit être désinfectée conformément aux règles de la gynécologie, avant la cure hydro-minérale; c'est dans ces conditions seulement que le traitement balnéaire peut réussir.

---

(1) P. BOULOUMIÉ. — Maladies des femmes. Études de thérapeutique comparée chirurgicale et hydrologique. *Annales d'hydrologie*, 1895.

E. — Indications tirées des complications.

Certaines *complications* fournissent des indications qui tantôt sont accessoires et conduisent à des cures associées ou successives, tantôt prennent la première place et décident du choix de la station. Par exemple, dans les cas de métrite compliquée d'*ulcérations rebelles du col utérin*, les propriétés cicatrisantes des *eaux sulfureuses* et des *eaux chlorurées-sodiques* en applications locales seront utilisées.

Qu'on ait affaire à des retentissements douloureux du côté de la vessie avec *ténesme vésical*, on usera des bains sédatifs de *Néris, Ussat, Bains, Plombières*, en appelant à l'aide les pratiques d'hydrothérapie locale qui peuvent le mieux aider à la sédation.

Si le retentissement va plus loin et qu'il y ait complication de *cystite*, aussitôt le traitement spécial de celle-ci s'impose aux eaux de *Vittel, Contrexéville, Martigny, Capvern* et même *Evian*, si les phénomènes d'irritabilité dominent.

La coexistence de la métrite avec une *dyspepsie*, que cette dernière soit secondaire ou parallèle, nécessitera encore une cure combinée. Bien entendu, on commencera par traiter la dyspepsie dans une station appropriée à la forme de celle-ci et suivant les règles que nous avons tracées plus haut à propos des fausses utérines dyspeptiques. Puis, on s'occupera de la métrite qui sera traitée suivant ses indications personnelles. Souvent, on aura la possibilité d'associer les deux traitements dans une station unique, en employant, comme une cure interne, les eaux transportées d'une autre station. Cette pratique, très usitée en Allemagne, mériterait d'être introduite dans nos hydropoles françaises.

Parmi les associations morbides de la métrite, l'*entéro-colite muco-membraneuse* figure au rang des plus fréquentes, au point qu'on n'a pas hésité à faire de l'entéro-colite une complication commune de la métrite. Nous avons montré qu'il n'en était rien, que cette entérite était l'une des conséquences intestinales de la dyspepsie gastrique hypersthénique, qu'elle se montrait surtout quand le foie ne venait pas compenser, par une sécrétion biliaire plus abondante, l'acidité exagérée du contenu intestinal, et qu'enfin dans la plupart des cas, les troubles utérins étaient, comme elle, secondaires et consécutifs à la dyspepsie. En un mot, les malades atteintes à la fois de métrite et d'entéro-colite muco-membraneuse ont beaucoup de chances pour être des fausses utérines. Si, dans ces conditions, on doit prendre une décision au sujet d'une cure thermale, le fait de l'entéro-colite dominera toute la situation et l'on n'aura qu'à faire un choix entre *Plombières* et *Châtel-Guyon*.

Pour se décider entre ces deux stations, on se basera sur les indications suivantes qui sont tirées de l'état général. Les femmes affaiblies, qui auront besoin d'être remontées, iront à *Châtel-Guyon*; les femmes névropathes et excitables, qu'il y a lieu de calmer, iront à *Plombières*. Bien évidemment, en cas de constipation tenace, on choisira *Châtel-Guyon*, comme on devra se décider en faveur de *Plombières* si la diarrhée constitue le symptôme local dominant.

Les complications *nerveuses*, *neurasthéniques* indiquent, comme toujours, les eaux indéterminées.

Les complications *veineuses*, telles que les phlébites et les périphlébites — ces dernières si fréquentes et si souvent méconnues — indiquent *Bagnoles-de-l'Orne*, *Bagnères-de-Bigorre* et *Ussat*.

F. — Indications tirées du terrain.

Viennent maintenant les indications tirées de l'*état général*, du *terrain* de la maladie. Nous n'aurons qu'à répéter ici ce que nous avons dit déjà si souvent au cours de cette étude. Ainsi, on enverra les *chlorotiques* et les *anémiques* aux eaux ferrugineuses, les *lymphatiques* et les *scrofuleuses* aux eaux chlorurées-sodiques, les *herpétiques* aux eaux sulfureuses, les *arthritiques* aux eaux chlorurées bicarbonatées ou encore aux eaux sulfureuses de *Cauterets* et de *Saint-Honoré*; les *névropathes* aux eaux sédatives indéterminées ou faiblement minéralisées, ou encore à *Saint-Sauveur* ; les *syphilitiques* à *Uriage*, *Aulus*, *Ax*, *Luchon*, *Aix-la-Chapelle* ; les *obèses* à *Brides* ou à *Marienbad;* les *hépatiques* à *Vichy*, *Carlsbad*, *Pougues*, *Brides;* les *albuminuriques* à *Saint-Nectaire*, *Brides*, *la Bourboule*; les *cardiaques* à *Nauheim*, *Bourbon-Lancy* et même à *Royat*, et ainsi de suite.

G. — De la manière d'associer les diverses indications.

En présence d'indications si diverses, souvent contradictoires, aboutissant à des cures parfois si dissemblables, l'habileté du médecin consiste à saisir l'*indication dominante*. Celle-ci étant bien déterminée, on choisira la station qui paraît le plus apte à la remplir. Ceci fait, on recherchera si, parmi les indications secondaires, certaine n'arrive pas à contre-indiquer absolument le choix qui vient d'être décidé.

1° Dans la négative, bien entendu le choix sera maintenu, et l'on n'aura plus qu'à voir si telle source de la station, telle pratique accessoire, balnéothérapique ou autre, ne peut pas intervenir comme cure adjuvante, de façon à pouvoir remplir d'un seul coup toutes les autres indications.

Une femme est atteinte, par exemple, de *métrite catarrhale de cause locale* qui indique la cure de *Saint-Sauveur.* Cette malade est neurasthénique et facilement excitable ; les indications tirées de l'état général et les aptitudes réactionnelles s'accorderont donc avec celles fournies par l'état local.

2° Dans l'affirmative, on recherchera si, parmi les stations qui répondent à cette indication secondaire, actuellement dominante, il n'en est pas une où l'on puisse traiter également la dominante locale. Voici une femme atteinte de *métrite douloureuse chronique* qui, en raison de son caractère irritable et du terrain lymphatique et neurasthénique sur lequel cette métrite s'est développée, réclame la cure de *Saint-Sauveur* ; mais cette malade est en même temps anémique et physiquement très déprimée; alors, on aura plus d'avantage à l'envoyer à *Biarritz*, où le climat marin, la balnéation chlorurée-sodique lui donneront le coup de fouet nécessaire, tandis qu'avec un habile emploi des eaux-mères, on pourra modérer la réaction locale d'une lésion utérine trop excitable.

C'est encore dans ces cas difficiles que l'on usera avec profit des cures associées ou successives, et nous confirmons pleinement l'opinion de SABAIL (de *Saint-Sauveur*), qui conseille de compléter le traitement de *Saint-Sauveur* par une cure aux chlorurées-sodiques fortes du Sud-Ouest quand chez une métritique, la lésion locale et les troubles nerveux se sont améliorés, pour laisser la première place à l'affaiblissement et à la débilité générale.

Au contraire, si cette même malade, ayant débuté par la cure saline, se trouve remontée sans que ses troubles nerveux et locaux se soient améliorés de concert, la cure de *Saint-Sauveur* devient un complément d'une rare utilité (1).

---

(1) SABAIL. — La cure de Saint-Sauveur. Indications et contre-indications. *Bulletin du Syndicat général des stations pyrénéennes*, 1896.

H. — De l'emploi des bains de mer.

En principe, nous déconseillons les *bains de mer* aux femmes atteintes de métrite, si ce n'est dans les cas de métrite catarrhale des jeunes filles très anémiques et lymphatiques. Mais, en tout cas, ils sont inférieurs aux cures thermales proprement dites. Le seul cas où vraiment les bains de mer soient indiqués, c'est chez les jeunes filles *leucorrhéiques* par lymphatisme et anémie.

I. — Indications de l'hydrothérapie.

L'hydrothérapie constitue, dans la plupart des cas de métrite, un adjuvant de premier ordre. Même ARAN n'hésite pas à la mettre au premier rang dans le traitement hydrologique des métrites chroniques.

« On se demande, dit-il, si l'on peut indistinctement faire choix de l'hydrothérapie, des eaux minérales ou des bains de mer: je n'hésite pas à donner la préférence à l'hydrothérapie qui répond évidemment au plus grand nombre d'indications possible et qui ne nécessite, autre grand avantage, ni l'éloignement de la malade, ni le renoncement absolu aux exigences de sa situation, pas plus qu'elle ne s'oppose à l'emploi des autres moyens locaux et généraux que l'on veut mettre en usage (1). »

Nous ne partageons pas l'exclusivisme d'ARAN; mais on doit à la vérité de reconnaître que l'hydrothérapie gynécologique est aujourd'hui trop négligée, et qu'à titre d'adjuvant de la cure thermale, elle est capable de rendre de très grands services. Et quand, pour un motif quelconque, on devra renoncer à la cure thermale, l'hydrothérapie constitue une ressource précieuse.

Nous renvoyons aux traités spéciaux de F. BOTTEY, de BENI-BARDE et MATERNE, et de E. DUVAL pour tout ce qui concerne la technique de l'hydrothérapie.

Comme l'a parfaitement indiqué FLEURY qui fut vraiment le créateur de l'hydrothérapie française, la douche froide, à condition qu'elle soit bien adaptée à la malade, s'adresse à la fois aux accidents locaux et aux symptômes généraux. On emploiera la douche en jet brisé qui est tonique et résolutive et on lui associera, si on

---

(1) ARAN. — Leçons cliniques sur les maladies de l'utérus Paris, 1858.

le juge convenable, la douche en nappe sur la région hypogastrique et lombaire. Chez les rhumatisantes, les arthritiques, les
malades à réactions vives, on usera plutôt de la douche écossaise.
Il va sans dire que tous les procédés hydrothérapiques que nous
avons indiqués plus haut trouveront ici leur application.

Traitement hydro-minéral des leucorrhées. — Ce serait le lieu de
parler maintenant du traitement hydrologique des *leucorrhées*.

La plupart des écoulements leucorrhéiques sont sous la dépendance d'une lésion utérine ou annexielle, et leur traitement hydrologique se confond alors avec celui de la maladie causale. Mais, il
est hors de doute aussi que certaines leucorrhées reconnaissent
comme cause essentielle ou tout au moins comme condition
aggravante une maladie générale ou un état diathésique, tels que
la chlorose, l'anémie, le lymphatisme, l'herpétisme, l'arthritisme, etc. Évidemment, dans ces cas, c'est l'état général qui
fournira la principale indication, et ce serait faire double emploi
que de revenir encore ici sur le genre de cure qu'il conviendra de
conseiller.

2° TRAITEMENT HYDRO-MINÉRAL DES OOPHORO-SALPINGITES, PÉRI-MÉTRO-SALPINGITES, PÉRITONITES, ETC.

A. — Considérations générales.

Il n'est pas un médecin versé dans les choses de l'hydrologie
qui n'ait vu guérir des affections annexielles chez des malades
pour qui l'hystérectomie avait été jugée indispensable. « Cela,
dit BOULOUMIÉ, ne commande-t-il pas une grande réserve, alors
surtout que nos collègues exerçant à *Néris*, à *Luxeuil*, à *Saint-
Sauveur*, à *Ussat*, à *Bagnères-de-Bigorre*, à *Salins*, à *Salies*, etc.,
peuvent nous apporter un contingent sérieux d'observations montrant que, dans des cas où l'intervention chirurgicale eût paru
ou avait paru nécessaire, ils ont obtenu des guérisons ou des
améliorations certainement aussi assurées qu'auraient pu les produire des opérations radicales. Ne nous ont-ils pas montré aussi
combien sont difficiles à améliorer les névralgies qui reparaissent
ou qui persistent postérieurement à ces opérations ? » Nous souscrivons absolument à ces sages paroles, et nous conjurons nos
confrères de les méditer sérieusement. Pour notre part, nous avons
eu la satisfaction d'éviter maintes fois de graves opérations, en
usant méthodiquement de cures thermales appropriées.

Ce que l'on doit viser principalement dans le traitement hydro-minéral de ces affections, c'est, comme le dit fort bien FÉLIX BERNARD (1), de *Plombières*, d'agir sur les lésions de voisinage, les empâtements, les exsudats, les adhérences, etc., qui entourent et immobilisent l'utérus et les annexes. Les cures hydro-minérales ont souvent pour effet de résoudre ces exsudats et de mobiliser les organes ; elles peuvent aussi calmer les douleurs provoquées par la lésion, ou avoir une action dérivatrice ou décongestionnante.

Et puis, même quand une intervention chirurgicale, jugée indispensable, a eu lieu, il subsiste trop souvent des adhérences, soit préexistantes, soit consécutives aux manœuvres opératoires, et dans ces cas encore, la cure thermale peut donner des résultats. De plus, cette cure est utile pour préparer le terrain de l'opération et pour la compléter, aussi bien au point de vue de l'état local que de l'état général (2). Enfin la cure n'eût-elle comme résultat que de remonter l'organisme affaibli par la maladie, ou de remédier à certains troubles concomitants (nervosisme, anémie, etc.) qu'elle trouverait encore son utilité.

B. — Indications principales des cures hydro-minérales.

Tout ce que nous avons dit plus haut à propos des indications tirées du terrain et des complications dans le traitement hydro-minéral des métrites peut exactement s'appliquer au chapitre actuel. Nous n'y reviendrons donc pas.

Pendant les *phases aiguës ou subaiguës*, on s'abstiendra de tout traitement thermal. Il est nécessaire d'attendre que la chronicité soit bien établie. Et s'il existe des collections purulentes dans les annexes ou dans le petit bassin, l'abstention est de rigueur. D'ailleurs, en tout état de cause, le traitement hydro-minéral devra toujours être surveillé très attentivement, car une imprudence de la part de la malade ou du médecin peut, même avec les eaux les plus inoffensives, être le point de départ d'une poussée aiguë sur le péritoine pelvien.

---

(1) FÉLIX BERNARD. — Traitement hydro-minéral des maladies des femmes. *Gazette des Eaux*, 1899.
(2) DE RANSE. — De la médication thermale dans le traitement des névralgies utéro-ovariennes graves. *Congrès international d'hydrologie et de climatologie de Paris*, 1890.

En principe, en dehors des indications de terrain et des complications, dans les maladies qui nous occupent, on utilisera deux
sortes de cures : les cures chlorurées-sodiques fortes quand on veut
favoriser la résorption d'exsudats chroniques, et les cures d'eaux
indifférentes, type *Néris*, quand on veut calmer des troubles réactionnels et des douleurs localisées ou irradiées.

En cas de *cure chlorurée-sodique*, on suivra la technique que
nous avons exposée plus haut en parlant du mode d'action générale de ces eaux. Quant aux indications tirées de l'état de la lésion,
DE LOSTALOT (1) (de *Biarritz*) déclare que les eaux chlorurées-
sodiques sont contre-indiquées dans les salpingites catarrhales. La
cure réveille alors les douleurs. En tout cas, il faut procéder avec
ménagement et n'utiliser que les bains au quart.

La *dégénérescence kystique des ovaires* et les petits *hématômes
ovariens* constituent aussi des contre-indications. Au contraire,
quand dominent les *péri-phlébites* et les *péri-lymphangites annexielles*, cette cure donne de bons résultats, à la condition
d'attendre que l'affection soit entrée dans la phase chronique.
DE LOSTALOT pense que les noyaux de péri-métrite qui disparaissent alors après la cure constituent les prétendus fibrômes
résolus sous l'influence de la cure thermale.

L'action résolutive est aussi l'une des propriétés des bains de
boue de *Dax, Barbotan, Saint-Amand, Franzensbad, Marienbad,
Elster* ; mais le bain de boue a une autre action plus énergique
encore et ne doit s'adresser qu'aux lésions tout à fait torpides.

Souvent, on aura avantage, toujours dans le cas de lésions
torpides, alors que le rôle de l'infection peut être considéré comme
terminé et qu'il ne reste plus que des résidus à résorber, on aura
avantage, disons-nous, à associer à la chlorurée-sodique, ou aux
bains de boue, une cure dérivatrice du type *Châtel-Guyon, Brides,
Kissingen, Hombourg*.

Enfin dans le cas où la violence de l'élément douleur fixera le
choix sur une eau faiblement minéralisée et sédative, on s'adressera
plutôt à celles qui jouissent aussi de propriétés résolutives, comme
Ussat, Néris, Plombières, Luxeuil. Ces mêmes eaux rendront également des services dans le traitement des troubles nerveux si
fréquents chez les femmes qui ont subi la castration.

---

(1) DE LOSTALOT. — Traitement des affections de l'utérus et de ses annexes aux
eaux de Salies-de-Béarn. *Orthez*, 1891.

PAUL MORÉLY (1), s'inspirant des travaux et de la pratique de son maître, CHAPUT, déclare dans son excellente thèse que beaucoup de lésions annexielles (collections tubaires suppurées ou non, aiguës ou chroniques, hématosalpinx, hydrosalpinx, pyo-salpinx) accessibles par le vagin, que l'on traite par la laparotomie avec ou sans hystérectomie ou par l'hystérectomie vaginale, guérissent par la simple incision ou la ponction vaginale, qui ne font courir aux malades que des risques infimes et leur conserve un organe « dont la suppression n'est pas exempte de dangers immédiats ni de troubles éloignés ». Cette méthode éminemment conservatrice assure, dit l'auteur, à la plupart des femmes une guérison radicale et définitive. Or, dans ces cas, la *cure chlorurée-sodique*, pratiquée avec les précautions nécessaires, quand les symptômes d'acuité auront disparu, apportera une aide puissante à l'intervention chirurgicale, en favorisant la résolution des exsudats péri-salpingiens.

3° TRAITEMENT HYDRO-MINÉRAL DES DÉVIATIONS UTÉRINES.

A. — Indications générales.

Personne ne peut, en principe, avoir l'absurde prétention d'obtenir, par un traitement thermal, le rétablissement en sa position normale d'un utérus déplacé. Et pourtant, avec un traitement bien conduit de l'entéroptose et une ceinture bien faite, on relève nombre d'utérus abaissés.

D'un autre côté, il est certain que, parmi les déviations utérines, quelques-unes dépendent d'un relâchement des tissus, d'une situation vicieuse ou d'un déplacement causés et entretenus par des reliquats inflammatoires anciens, ou encore d'une compression exercée par des organes voisins, par un intestin habituellement bourré de matières fécales. N'est-il pas évident qu'un traitement hydro-minéral tonique, ou résolutif, ou modificateur des organes compresseurs, de la coprostase, en particulier, pourra avoir un effet utile sur la déviation ou sur l'abaissement de la matrice? Au pis-aller, n'aura-t-on pas alors chance de confirmer et de maintenir ce que des moyens médicaux et chirurgicaux plus puissants auront obtenu?

---

(1) PAUL MORÉLY. — Essai sur l'ouverture des collections annexielles par la voie vaginale. Procédé de M. CHAPUT. *Thèse de Paris*, 1890.

Aussi, dans le premier cas, quand il s'agit de relâchement général des tissus, usera-t-on des eaux sulfureuses d'*Ax*, *Gréoulx*, *Uriage*, *Eaux-Chaudes*, *Luchon*, *Saint-Sauveur* et *Saint-Honoré*.

Dans le second cas, alors qu'on cherche la résolution d'exsudats, on choisira, suivant les indications fournies par l'état général, parmi les eaux chlorurées-sodiques de *Bourbonne-les-Bains*, *Bourbon-Lancy*, *Balaruc*, *Salins*, *Salins-Moutiers*, *Salies-de-Béarn* et *Biarritz*.

De Lostalot résume ainsi les résultats de son expérience sur ce sujet : « Les déviations utérines récentes, avec ou sans prolapsus, consécutives à un accouchement, une fausse couche, sont justiciables des eaux chlorurées-sodiques, comme traitement tonique et excitant de la musculature qui entre en jeu dans la statique utéro-pelvienne, avant comme après les opérations pratiquées dans le but de corriger les déplacements de la matrice ».

B. — Traitement des phénomènes douloureux.

Mais où les cures thermales peuvent rendre d'incomparables services, c'est pour combattre les phénomènes douloureux liés aux déplacements de l'utérus. Le premier devoir du médecin sera de bien déterminer les causes de ces douleurs, car elles reconnaissent de multiples causes, telles que lésions des annexes, pelvi-péritonite, métrite de l'utérus dévié, sténose du col, compression des organes voisins et enfin douleur propre causée par la déviation elle-même.

Dans les cinq premiers cas, ce n'est pas tant la déviation qu'il faut traiter, que la cause surajoutée qui provoque les douleurs ; mais, quand les douleurs sont causées par la déviation elle-même, les eaux faiblement minéralisées de *Néris*, *Ussat*, *Plombières* donnent quelquefois de surprenants effets.

4° TRAITEMENT HYDRO-MINÉRAL DES FIBRÔMES UTÉRINS.

A. — Action locale du traitement hydro-minéral.

On sait de quelle vogue jouissent les eaux chlorurées-sodiques fortes dans le traitement des fibrômes utérins. Avant les progrès de la chirurgie, ces eaux constituaient l'agent thérapeutique le plus souvent employé dans le traitement de ceux-ci, et aujourd'hui encore, dans les cas où l'intervention est discutable, soit parce que les connexions de la tumeur en rendent l'ablation difficile, soit parce que la malade touche à cette époque de la ménopause où les fibrômes utérins s'accroissent beaucoup plus lentement ou deviennent stationnaires, ou présentent même une certaine tendance à la régression ou à l'atrophie, dans ces cas, disons-nous, l'indication des *eaux chlorurées-sodiques* demeure entière, même pour les interventionnistes décidés.

La première question que l'on se pose est celle de savoir si un fibrôme peut disparaître sous l'unique influence du traitement chloruré-sodique. LEJARD (1) dit avoir vu, sur 39 cas de fibrômes, un cas où la tumeur, s'étant totalement aplatie, formait une sorte de plastron sous-pubien. POZZI déclare que les eaux minérales chlorurées-sodiques ont une action indéniable sur les corps fibreux, et agissent, en outre, en relevant la nutrition générale. « Les cas ou j'ai obtenu une amélioration, dit-il, sont très nombreux. »

DESNOS, après avoir loué leur action, essaie de l'interpréter : « On sait que sous l'influence d'un processus irritatif, le tissu du corps fibreux peut subir une dégénérescence régressive granulo-graisseuse, et qu'arrivé à cet état, il peut être résorbé. C'est ainsi que, par le fait du mouvement congestif qui s'opère vers la matrice pendant la gestation, on peut voir des fibrômes qui subissent après l'accouchement un travail d'absorption qui les fait *disparaître* ou diminue considérablement leur volume » (2).

EXCHAQUET (de *Bex*) écrit que « l'action résolutive des eaux s'adresse plus directement aux complications inflammatoires et paraît combattre l'élément congestif habituel qui favorise la croissance des tumeurs.

On peut appliquer ici le traitement intensif dans la mesure du possible, bains prolongés fortement minéralisés et compresses d'eaux-mères.

L'apaisement des symptômes subjectifs de compression, douleurs à la marche, névralgies, irritation vésicale, etc., ne laisse bientôt aux malades aucun doute sur l'efficacité du traitement. Le médecin peut souvent constater en même temps, d'abord un changement de consistance, puis une diminution du volume du fibrôme.

---

(1) Ch. LEJARD. — Salies-de-Béarn, Paris, 1899.
(2) DESNOS. — Traitement des maladies des femmes par les eaux minérales, *Annales de gynécologie*, 1874.

On obtient, en résumé, quelquefois dès la première cure, un arrêt marqué dans la marche du mal ; on arrive parfois, avec deux ou trois saisons, à une régression réelle par atrophie de la tumeur » (1).

DE LOSTALOT (de *Biarritz*) ne pense pas qu'un fibrôme puisse disparaître sous l'influence du traitement balnéaire chloruré-sodique. Il affirme que les observations de fibro-myômes guéris par le traitement thermal sont le résultat d'une erreur de diagnostic, et il cite à l'appui de son opinion des faits très concluants.

Nous ne prolongerons pas cette énumération d'opinions, et nous affirmons avec la majorité des médecins qui exercent aux eaux salées que, si celles-ci ne guérissent pas radicalement les fibrômes en les faisant disparaître, elles ont cependant un effet indéniable, puisqu'elles peuvent réduire le volume de la tumeur et atténuer ou guérir nombre de symptômes causés par cette tumeur elle-même ou par ses complications.

Dans les cas de fibrômes simples, non hémorrhagiques, les choses se passent, en général, de la façon suivante : comme on peut alors augmenter la concentration des bains et arriver aux bains salés purs, dans les eaux chlorurées-sodiques très riches, comme *Salies-de-Béarn* et *Biarritz*, on observe, du dixième au quinzième jour, une congestion plus ou moins intense des organes pelviens, caractérisée par un retour ou une aggravation des phénomènes douloureux et surtout par des pertes blanches qui deviennent aussi plus épaisses ; puis, vers le vingt-cinquième jour, tout s'atténue ; la disparition des douleurs et la diminution de la leucorrhée indiquent la fin de la congestion utérine ; bien souvent, il faut cesser les bains. Alors, commence l'involution fibreuse qui s'affirme pendant un à deux mois après la cessation de la cure. Mais la balnéation chlorurée-sodique a encore pour effet de résoudre les exsudats péri-utérins et de diminuer l'adipose abdominale si fréquente chez ces malades.

En même temps, s'améliorent les symptômes fonctionnels, y compris les métrorrhagies, tandis que l'état général subit un véritable remontement.

B. — Contre-indications spéciales.

Mais si le fibrôme se congestionne facilement comme il arrive

---

(1) EXCHAQUET. — Le traitement thermal de Bex. *Lausanne*, 1896.

chez certaines arthritiques sujettes aux hémorrhagies la cure est contre-indiquée. De même, si les douleurs proviennent non pas d'une compression exercée par le fibrôme, mais bien d'une réaction inflammatoire en instance à sa périphérie.

Il faut savoir aussi que les douleurs névralgiques si fréquentes chez les femmes arthritiques ou même uricémiques, qui présentent des urines rares foncées et sédimenteuses, sont exaspérées par les bains salins à moins qu'on n'use de bains très faibles qui, comme l'a démontré ALBERT ROBIN, provoquent des décharges d'acide urique. Dans ces cas, les bains de *Néris*, d'*Ussat*, seront généralement préférables; mais alors, l'indication symptomatique devient dominante et l'on n'opère pas sur le fibrôme lui-même.

Les bains salés sont également contre-indiqués chez les malades atteintes de troubles cardiaques, même fonctionnels, aussi bien que chez celles qui ont de la dégénérescence ou de la surcharge adipeuse du cœur. Comme le montre DE LOSTALOT, on pourrait courir alors le danger de provoquer une syncope.

Enfin, quand en dehors de toute prévision et dans les cas de fibrôme jusque-là non hémorrhagique ou ne s'accompagnant que de simples ménorrhagies on voit surgir des métrorrhagies pendant la cure saline, il vaut mieux s'abstenir et interrompre la cure ou tout au moins la réduire à des bains de la plus faible concentration.

C. — Indications générales du traitement hydro-minéral.

Les indications générales de la cure ont été bien posées par LAVERGNE et DE LOSTALOT dans les formules suivantes auxquelles nous souscrivons entièrement (1).

1° Fibro-myômes à évolution lente, non accompagnés d'hémorrhagies pouvant devenir rapidement menaçantes;

2° Fibro-myômes développés à l'époque de la ménopause;

3° Fibro-myômes dont le trop grand volume, l'enclavement, rendraient l'extirpation trop dangereuse.

Nous ajouterons que l'albuminurie, due à la compression exercée par un fibrôme volumineux, ne contre-indique pas les eaux, bien au contraire, et nous possédons des observations ou les eaux de *Biarritz* ont produit les plus heureux effets. Mais il faut user des bains de très faible concentration, soumettre les malades au régime

---

(1) DE LOSTALOT. — Indications et contre-indications des eaux chlorurées-bromo-iodurées de Biarritz. *Bayonne*, 1895.

lacté pendant la cure et surveiller attentivement la quantité les urines.

En dehors des eaux chlorurées-sodiques, les tumeurs fibreuses de l'utérus ne sont guère justiciables des autres stations, si ce n'est dans les cas où il y a lieu de traiter non la tumeur elle-même, mais une de ses complications, ou de modifier l'état général de la malade. Cependant, nous devons signaler, au moins pour mémoire, que MAX DURAND-FARDEL déclare que les eaux de *Vichy* exercent sur certains fibrômes une action résolutive, et qu'elles modifient avantageusement les métrorrhagies et les ménorrhagies qui compliquent si souvent ces fibrômes. Nous ne sachons pas que cette opinion ait été confirmée par d'autres observateurs.

Quand il y aura tendance aux poussées congestives du côté du petit bassin, on pourra utiliser avantageusement les cures dérivatrices intestinales et déplétives de *Brides*, de *Marienbad* ou de *Carlsbad*.

Enfin, les malades auxquelles on a pratiqué l'ablation d'un fibrôme bénéficieront d'une cure tonique aux eaux ferrugineuses ou même aux eaux chlorurées-sodiques.

5° TRAITEMENT HYDRO-MINÉRAL DE LA STÉRILITÉ.

La plupart des stations thermales où l'on s'occupe des maladies des femmes inscrivent aussi parmi leurs propriétés, celle de traiter et de guérir la stérilité. *Luxeuil, Saint-Nectaire, Plombières*, avec sa douche locale de vapeur du Capucin qui jouit d'une réputation légendaire, *Saint-Sauveur, Salies-de-Béarn, Evaux*, les stations martiales, salines, chlorurées-sodiques, indifférentes, toutes comptent des succès incontestables à leur actif.

Dans ces succès obtenus avec des eaux d'action si différente, il faut d'abord faire une part aux conditions climatériques, hygiéniques et psychiques, puis considérer que les procédés balnéothérapiques, l'usage interne des eaux, tantôt agissent sur les affections utérines dont la stérilité est une des conséquences, tantôt favorisent la résorption des exsudats, tantôt provoquent des révulsions cutanées, ou des dérivations intestinales qui modifient la circulation utérine, tantôt décongestionnent l'utérus, tarissent les flux, améliorent la réaction pathologique des mucosités vaginales et utérines, réaction qui peut gêner l'activité des spermatozoïdes, tantôt enfin relèvent la nutrition générale fléchissante.

Sans compter que l'absence de rapports sexuels, qui doit être de règle pendant la cure, peut avoir aussi son influence qui n'est pas à dédaigner. Par conséquent, on conçoit comment les cures thermales peuvent agir sur les causes de la stérilité, et comment celle-ci est quelquefois et indirectement guérie.

La première chose à faire, avant de commencer une cure, sera de bien déterminer quelle est la cause de la stérilité.

Quand celle-ci dépend d'un retard dans le développement de l'utérus, d'une sorte d'atrophie évolutive de l'organe (utérus infantile ou pubescent) et s'accompagne de troubles menstruels, tels qu'aménorrhée et dysménorrhée, toute cure qui sera capable de stimuler la nutrition de l'appareil génital et de remonter en même temps l'état général, est à même d'être essayée. C'est ainsi qu'on peut expliquer les succès obtenus aux eaux sulfureuses de *Cauterets*, de *Saint-Sauveur*, aux chlorurées-sodiques, aux ferrugineuses, comme *Forges-les-Eaux*, aux bicarbonatées-chlorurées comme *Royat*, *Saint-Nectaire*, aux indifférentes, comme *Plombières* (source du Capucin), *Luxeuil*, *Evaux*, quand elles sont excitantes de par leurs propriétés ou par les pratiques balnéaires qu'on y emploie.

Ces mêmes eaux sont encore utilisables dans les cas de tendance à l'atrophie qui s'observent, quoique rarement, à la suite de couches et qui semblent dépendre d'une infection.

L'acidité exagérée des sécrétions vaginales sera traitée aux eaux alcalines de *Vichy*, *Vals*, *Royat*, *Saint-Nectaire*, *Châtel-Guyon*, *Brides*, ces deux dernières sources agissant aussi comme dérivatives et décongestionnantes.

Le vaginisme, surtout quand il s'accompagne d'hypersthénie générale et d'irritabilité nerveuse, sera combattu à *Plombières*, *Néris*, *Ussat*, *Bagnères-de-Bigorre*, *Dax*, *Badenweiler*, *Schlangenbad*, *Wildbad*.

Enfin, quand la stérilité dépend d'un mauvais état général, chlorose, scrofule, arthritisme, obésité, on prendra des décisions d'après la dominante morbide de la nutrition, en suivant les indications que nous avons formulées maintes fois au cours de ce travail.

X

Traitement hydro-minéral des maladies
des organes génitaux externes.

1° VAGINITES ET VULVITES. — Les vaginites, quel que soit leur
agent pathogène (gonocoques, saprophytes, staphylocoques, etc.),
sont rarement justiciables de la cure thermale. Cependant quand,
par suite de l'affaiblissement de l'état général, elles prennent une
tendance à la chronicité, comme il arrive, par exemple, chez quelques fillettes, au cours de la convalescence d'affections graves, un
traitement thermal tonique pourra rendre de grands services.

Alors, on pourra combiner l'action anti-catarrhale et modificatrice
des muqueuses que possèdent les eaux ferrugineuses et surtout les
eaux sulfureuses avec leurs effets toniques et remontants.

On aura le choix entre *Cauterets, Saint-Honoré, Luchon, Ax,
Uriage, Gréoulx, Eaux-Bonnes* et *Saint-Sauveur*, parmi les sulfureuses, et entre *Bussang, Spa, Forges, Franzensbad*, parmi les ferrugineuses.

Tout ceci s'applique également aux vulvites. On devra s'attacher
à remonter l'organisme dont l'affaiblissement entretient le trouble
local, en usant, suivant le cas, des eaux sulfureuses, des chlorurées-
sodiques ou des arsenicales, comme *la Bourboule*.

2° DERMATOSES VULVAIRES. — En principe, on les traitera aux
eaux sulfureuses de *Luchon, Cauterets, Uriage*, etc., à la condition
que ces dermatoses ne soient pas excitables.

S'il n'en est pas ainsi, on s'adressera à des eaux plus douces,
comme *Saint-Honoré*. Si, enfin, ces lésions sont d'une extrême
irritabilité, on se contentera du traitement sédatif de *Néris, Plombières, Schlangenbad*.

Les eaux de la *Bourboule* sont tout à fait et spécialement indiquées
dans l'herpès vulvaire.

3° PRURIT VULVAIRE. — Cette affection si tenace et si incommode
demande essentiellement une cure sédative : *Néris, Dax, Plombières,
Ussat* et *Saint-Honoré*.

Mais il ne faut pas oublier que le prurit vulvaire essentiel est d'une extrême rareté, si même il existe. Il est occasionné par une cause locale qu'il faut rechercher et traiter d'abord.

En dehors de la cause locale occasionnelle, ce prurit est entretenu par un état constitutionnel, ou par une maladie déterminée, telle que le diabète, la goutte, le mal de Bright, l'insuffisance hépatique, la dyspepsie par fermentation, etc.

C'est dans la détermination de cette condition de terrain que l'on trouve l'indication urgente de la cure thermale. C'est ainsi que l'un de nous a vu un prurit vulvaire rebelle chez une goutteuse, guérir à *Contrexéville*, pendant qu'une autre malade, celle-là diabétique, bénéficiait de la cure de *Vichy*.

4° ESTHIOMÈNE DE LA VULVE. — On n'a aucune indication ni aucune expérience du traitement thermal de cette affection ; mais peut-être l'esthiomène de la vulve, dont on connaît la nature tuberculeuse, ressortirait-il aux eaux sulfureuses et aux chlorurées-sodiques fortes.

5° LEUCOPLASIE VULVO-VAGINALE. — Elle sera peut-être améliorée par les eaux de *Saint-Christau*, qui ont été employées souvent avec succès par BÉNARD dans la leucoplasie buccale.

Les bains prolongés de *Louèche* pourraient tout au moins être essayés.

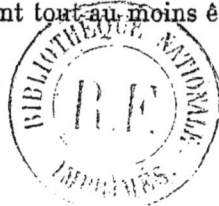

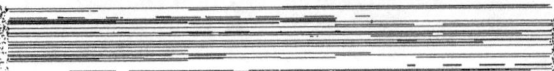

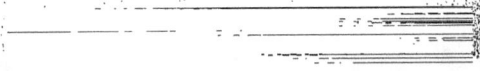

TABLE DES MATIÈRES

TROISIÈME PARTIE

LA MENSTRUATION ET SES ACCIDENTS. — HYGIÈNE ET THÉRAPEUTIQUE

Par PAUL DALCHÉ.

QUATRIÈME PARTIE

THÉRAPEUTIQUE MÉDICALE DES MALADIES DES FEMMES
Par Paul Dalché.

CINQUIÈME PARTIE

TRAITEMENT HYDRO-MINÉRAL DES MALADIES DES FEMMES

Par ALBERT ROBIN.

TABLE ALPHABÉTIQUE

35

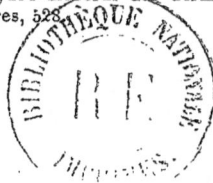

TABLE DES NOMS D'AUTEURS

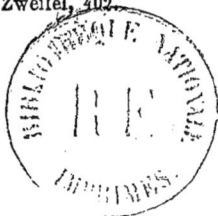

2110-01. — CORBEIL. IMPRIMERIE ÉD. CRÉTÉ.

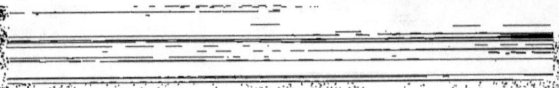

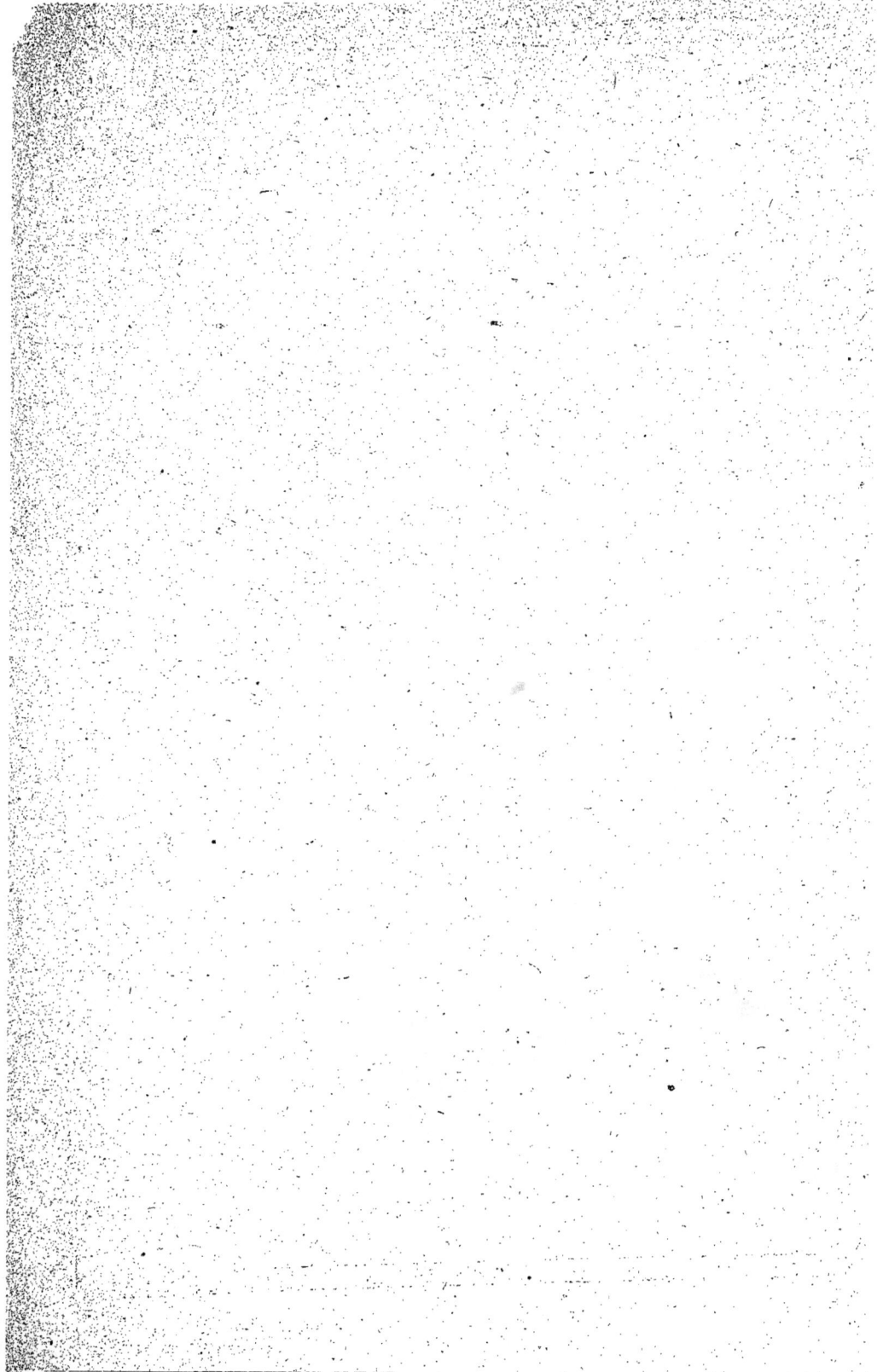

CORBEIL. — IMPRIMERIE ED. CRÉTÉ.